U0265457

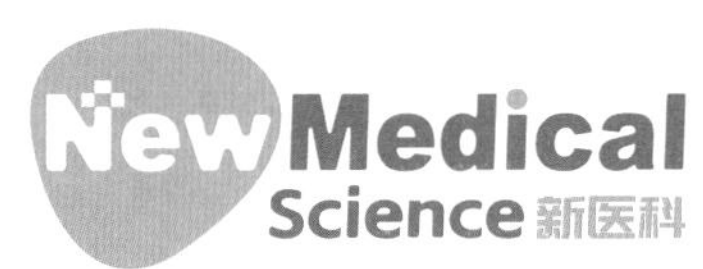

本书为四川大学研究生培养教育创新改革教材建设项目成果，在原研究生教材《分子病理学进展》（四川大学出版社，2006年）的基础上修订完成。

分子病理学进展

ADVANCES IN MOLECULAR PATHOLOGY

步 宏 主审

叶 丰 江 丹 主编

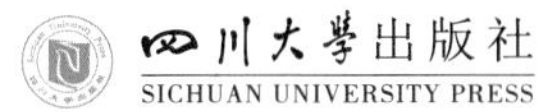

图书在版编目（CIP）数据

分子病理学进展 / 叶丰，江丹主编. — 成都 : 四川大学出版社，2023.10

（新医科丛书 / 张伟总主编）

ISBN 978-7-5690-6290-8

Ⅰ. ①分… Ⅱ. ①叶… ②江… Ⅲ. ①分子生物学－病理学－研究生－教材 Ⅳ. ① R36

中国国家版本馆 CIP 数据核字（2023）第 148778 号

书　　名：分子病理学进展
　　　　　Fenzi Binglixue Jinzhan
主　　编：叶　丰　江　丹
丛 书 名：新医科丛书
总 主 编：张　伟

出 版 人：侯宏虹
总 策 划：张宏辉
丛书策划：侯宏虹　张宏辉
选题策划：龚娇梅
责任编辑：龚娇梅
责任校对：倪德君
装帧设计：叶　茂
责任印制：王　炜

出版发行：四川大学出版社有限责任公司
　　　　　地址：成都市一环路南一段 24 号（610065）
　　　　　电话：（028）85408311（发行部）、85400276（总编室）
　　　　　电子邮箱：scupress@vip.163.com
　　　　　网址：https://press.scu.edu.cn
印前制作：四川胜翔数码印务设计有限公司
印刷装订：四川盛图彩色印刷有限公司

成品尺寸：185mm×260mm
印　　张：24.25
字　　数：584 千字

版　　次：2023 年 11 月 第 1 版
印　　次：2023 年 11 月 第 1 次印刷
定　　价：116.00 元

扫码获取数字资源

四川大学出版社
微信公众号

编委会

主　审　步　宏

主　编　叶　丰　江　丹

编　委（按姓氏拼音排序）

包　骥　卜枫啸　晁宁宁　陈　红　陈　铌　邓　成
丁彦青　冯　敏　高宏伟　龚　萌　谷夏斐　黄　伟
纪洪杰　江　丹　姜　红　蒋莉莉　李轲宇　李　露
李娜娜　李　薇　刘　珍　卢子剑　毛盛强　莫显明
倪银芸　邵振华　申梦佳　石毓君　宋婷婷　苏蓝天
孙林雍　唐　源　仝爱平　王　觅　王晴岚　王姝阳
王威亚　王　巍　王　雪　徐　政　严嘉琦　颜　微
杨丹妮　杨　瑛　姚梦琳　叶　丰　于　萍　袁慧军
张　立　张　娴　赵　今　赵莉莉　赵　莎　周永杰
周永召　邹方东

学术秘书　李凤玲　谢依婷

主编简介

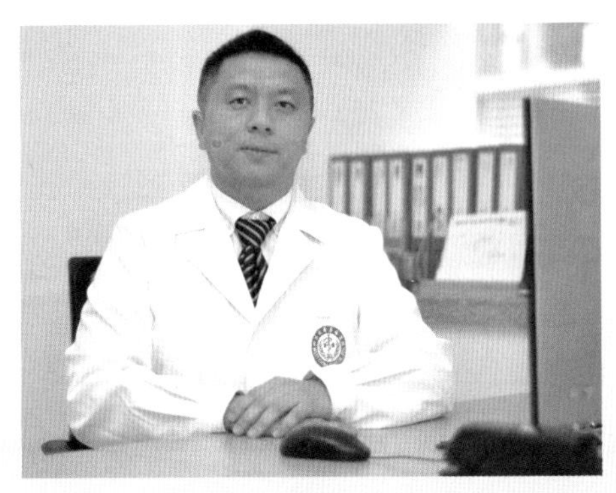

叶丰，教授，博士研究生导师，四川成都人。美国西南医学中心和英国牛津大学访问学者，四川大学华西医院—美国西南医学中心联合培养博士，博士论文入选全国百篇优博，“天府WR计划”天府科技菁英、四川省学术技术带头人后备人选。现任四川大学华西医院临床病理研究所/四川省病理临床应用工程实验室分子诊断室主任，四川大学华西医学中心“分子病理学”课程负责人。该课程的慕课入选2个国家级精品课程平台：教育部国家高等智慧教育精品课程平台、全国医学专业学位研究生教育指导委员会医药学研究生在线教育平台（医学“双一流”建设联盟协办），在平台选课人数长期名列前茅。

主要研究方向：分子病理诊断新技术；抗肿瘤治疗新靶点及新药；家族性甲状腺癌遗传图谱及发病机制。获国家自然科学基金3项，省科技厅\卫健委、成都市科技局等多项基金资助。获得国家发明专利十余项，其中1项转化后获得临床认证进入临床。在*Nature Neuroscience*，*International Journal of Cancer*，*Laboratory Investigation*，*Journal of Biological Chemistry*，*Cancer Science*等期刊发表论文多篇。

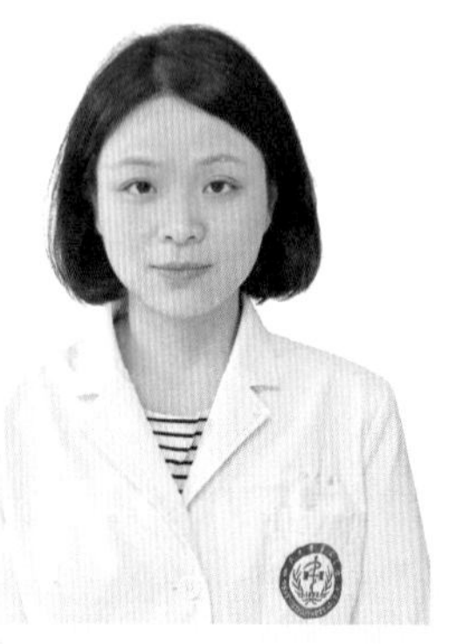

江丹，副教授，四川大学华西临床医学院病理学教研室/华西医院病理科副主任医师，硕士研究生导师；四川省海外高层次留学人才，英国牛津大学高级访问学者，四川大学–牛津大学华西消化道肿瘤国际研究中心成员，四川大学华西医院肠癌、胃癌、消化道早癌及神经内分泌肿瘤多学科联合诊疗（MDT）成员，多次随MDT团队开展基层医院培训工作；四川大学华西临床医学院本科生导师、本科生班主任及四川大学“分子病理学社”学生社团指导教师；临床病理学住院医师及专科医师指导教师，多次担任四川省住院医师规范化培训结业考试考官。曾参加国家卫健委培训项目赴日本进修消化道早癌病理诊断；曾任四川大学华西临床医学院病理学教研室教学秘书及临床病理学实践教学专职教学岗，负责组织排课备课、教学考核及学生管理等工作。

从2012年入职至今授课十余年，教授本科生及研究生课程，包括临床医学八年制“病理学Ⅰ”、临床/基础医学五年制及口腔医学五/八年制等专业“病理学Ⅱ”、护理及康复等专业“病理学Ⅲ”、六年制MBSS留学生“Pathology”及研究生课程“分子病理：基础与前沿”等；获“2014年四川大学本科教学全英语授课教学质量优秀奖”；主持四川大学研究生院教材建设项目1项，主持华西临床医学院本科生教改项目1项；参编《病理学学习指导与习题集》（人民卫生出版社，2018）和《病理学实习指导》（四川大学出版社，2019）；指导学生获省级及校级“大学生创新创业训练计划”项目数项。

主要科研方向：消化道肿瘤分子机制。主持国家自然科学青年基金1项，参与国家自然科学基金面上项目及省部级课题数项。发表高质量研究论文10余篇。

序

四川大学开设“分子病理学”研究生课程已近三十个年头了。感谢这近三十年来参与本课程教学的老师和同学们，是大家的共同努力，使得“分子病理学”这一门课程深受同学们的欢迎。

作为新征程的献礼，我校研究生教材建设基金资助的一批研究生优秀教材相继正式出版，很高兴我们的《分子病理学进展》仍名列其中。

随着医学不断发展和创新意识不断增强，社会对创新型人才的需求也日益增加。四川大学作为国家“双一流”大学，一贯注重研究生培养，其中就包括研究生教材建设。为建设“分子病理学”课程，我们出版过一本研究生教材《分子病理学进展》（四川大学出版社，2006 年），又翻译过一本分子病理学专著《分子病理学：疾病的分子基础》（科学出版社，2012 年）。这次《分子病理学进展》修订后再次出版，我们仍然保持着这门课的一贯风格，即“启发式”“案例式”“情景式”教学，以适应高速发展的分子病理学学科特点，教材仍以“分子病理学进展”为题，不求系统完整。

如今，病理学研究的外延日渐扩大，涵盖临床病理学、分子病理学、病理学技术、细胞病理学及数字病理学等多个领域。我们的教材内容编写涉及以下几个方面：一是疾病发生发展的基础理论；二是分子病理技术前沿；三是各专病的分子机制研究进展。此外，教材中还探讨了一些专病在分子水平的研究成果，包括疾病的病因、发病机制、病理变化、结局和转化的科研前沿。分子病理学交叉融合了分子物理学、免疫学、医学遗传学、临床微生物学，以及生物信息学等多个学科的内容，阅读本教材能帮助读者迅速把握我国病理学者当前的研究兴趣及研究成就，也体现了“启迪思路”大于“知识传递”的理念。

一本教材的出版离不开大家的共同努力与辛勤付出。我殷切地希望同学们如荀子所言，“青，取之于蓝，而青于蓝，冰，水为之，而寒于水”，做到一代强于一代，在不断创新中，将自己的社会价值最大化。优秀教材的作者们对研究生教育的改革有着巨大贡献，本书得到了编委们的大力支持，他们无私奉献、精益求精的精神值得每一位后辈学习与传承。我殷切地希望未来有更多优秀的教师为培养创新型人才提供更多优秀的教材，为建设国内领先、世界一流的四川大学做出更大贡献！

步　宏

2023 年 10 月 于成都

前言

15 世纪意大利外科医生 Antonio 开始了人类有记载的人体解剖，开启了现代医学之路，他被称为病理解剖学之父。1953 年 Watson 和 Crick 在《自然》（*Nature*）杂志提出了 DNA 的双螺旋结构，使得对自然生命在分子水平上的认知得到了统一，标志着分子生物学的诞生。2000 年人类基因组草图完成，人类在等待了 30 万年之后终于看到了自己的“说明书”。二十余年后的今天，在单一实验室内，各种生命组学的工作（如测序+分析）可以在一周内完成，每个人都可以拿到一本属于自己的“说明书”。人类医学进入了大数据驱动下的精准医学时代，现代生命科学研究一天产生的数据量可达过去数年甚至数十年的总和。基于这样的时代变迁，如何准备好面向研究生使用的教材需要团队的认真策划和集体的智慧。我们规划教学安排一直秉着“启发式”“案例式”“情景式”的理念，因此，我们汇聚了针对各病种国内外一流的专家和科研团队的学术研究成果，组织活跃在各领域的一线临床和科研专家，以“案例式”和“情景式”的教学场景编写了这部《分子病理学进展》教材。本教材主要面向医学研究生，也可以作为临床医生、专业技术人员和医学第三方专业人士的工作参考用书。

本教材第一至第十二章介绍病理学科近年发展的新技术、新理论和新方法，第十三至第二十五章是案例式的临床分子病理研究进展。第一章整合分子病理学与计算病理学，是病理学科发展的新方向，本章通过介绍计算病理学概念、常用方法及面临的挑战，让读者较为全面地了解计算病理学的发展趋势，启发读者在实际工作中能更好地将图像信息与分子信息紧密结合。第二章和第三章从细胞的维度系统阐述了一个正常细胞逐步演变为癌细胞的各种生物学变化及这些变化背后的规律和分子通路。近年来，单细胞测序技术的发展有力地推动了肿瘤分子病理机制研究，第四章从单细胞测序的由来、技术进步、生物信息处理到其在肿瘤研究中的应用，通过案例式的分享，介绍了该技术在分子病理学中的重要作用。第五章展示了宏基因组学二代测序技术在病理精准感染诊断中的临床实践，详细介绍了该技术通过直接对样本中所有的核酸序列进行高通量测序，一次性完成细菌、病毒、真菌和寄生虫等病原体的检测，实现临床病理组织感染样本的精准诊断。第六章紧接着介绍了一个非常成熟的临床感染问题的分子病理学研究进展和临床应用案例，即结核病病原学分子诊断技术研究进展。第七章到第十章是基于药物靶标G蛋白偶联受体三维结构的药物设计、糖脂代谢中的G蛋白偶联受体靶点、治疗性抗体和耐药机制研究进展的案例。第十一章分享了近年来在组织病理学诊断上表现出潜在临床价值的质谱成像技术的研究进展和案例，质谱成像保留了组织病理的原位信息，其在分子病理诊断方面无疑具有潜在的重要应用价值。第十二章是临床肿瘤新模型的介绍和应用案例分享。

第十三章至第二十章介绍了常见肿瘤性疾病，包括结直肠癌、胰腺癌、肺癌、甲状腺癌、淋巴瘤、胶质瘤及子宫内膜癌的临床分子病理研究进展。第十三章梳理了结直肠癌侵袭转移中各信号通路的作用，介绍了各关键基因的研究进展，为探索可能的靶点基因提供了信息。第十四章梳理了结直肠癌新辅助治疗及其疗效预测的相关分子研究进展，这对精准预测新辅助治疗疗效，对患者初始治疗方案选择至关重要。第十五章介绍了胰腺癌肿瘤微环境及免疫治疗研究进展，胰腺癌恶性程度高，目前治疗效果不甚理想，深入研究其肿瘤微环境，改变其治疗抵抗的微环境，是研发有效治疗方案的重要方向。第十六章对肺癌分子病理学进展进行了梳理。肺癌已经从传统的病理组织学分型进入分子病理学分型时代，针对其驱动基因的治疗方案，如靶向治疗、免疫治疗也已应用于临床，且研究进展迅速，这是精准医学时代同病异治的典范。第十七章介绍了难治性分化型甲状腺癌的去分化分子机制及再分化治疗现状，提供了肿瘤去分化后对治疗抵抗的认识，通过启动再分化来获得再次治疗有效的治疗研发思路。第十八章从细胞起源、信号通路、细胞遗传学及分子分型等方面介绍了弥漫性大B细胞淋巴瘤的分子病理学研究进展，以分子病理改变为向导的分子分型，对治疗方案选择及预后评估等方面都具有重要意义。第十九章以新发现的H3 K27基因变异在弥漫中线胶质瘤中的作用为例，揭示了关键基因变异在胶质瘤的诊断、治疗及预后等方面的重要作用。第二十章介绍了子宫内膜癌的分子分型研究进展及临床应用策略，通过评估数个基因的状态，子宫内膜癌被划分为不同的分子亚型，不同亚型对应的治疗方案及预后均有明显差别。

第二十一至第二十五章介绍了非肿瘤性疾病，如炎症性疾病（胰腺炎）、皮肤病（大疱性皮肤病）、遗传性疾病（遗传性耳聋、产前筛查）等临床应用场景中，分子病理学起到的重要作用。第二十一章介绍了急性胰腺炎的分子病理基础及药物靶点。急性胰腺炎作为病死率高的病种之一，一直被视为临床危急重症，而传统中医疗法在治疗急性胰腺炎中有神奇疗效，揭示其背后的分子机制及进一步筛选药物靶点，是提高临床疗效的重要研究方向。第二十二章以大疱性皮肤病为例，介绍了在皮肤病领域分子病理学的相关研究进展。第二十三章介绍了遗传性耳聋分子诊断与致病基因鉴定。第二十四章介绍了在产前筛查产前诊断领域，分子病理技术的应用及发展，这是关系出生人口素质的民生问题。第二十五章以肝再生为例，介绍了在机体修复或器官再造领域中分子病理的研究进展。

感谢三十年前我的导师步宏教授率先在国内高校开设了“分子病理学”研究生课程，经过二十余年的建设，本课程已经是校内长期受到学生喜爱的“热门”课程。接力棒交给我多年后，老师长期关注和支持本课程的建设，本书的出版也得益于步宏教授的策划和指导。编写团队主要由四川大学和南方医科大学活跃在分子病理临床和研究的中青年专家组成。其中第一章由步宏、杨李波执笔；第二章由邹方东、王画妮、赵莉莉执笔；第三章由莫显明、赵今执笔；第四章由杨瑛、晁宁宁、倪银芸、毛盛强、姚梦琳、宋婷婷、张立执笔；第五章由周永召、赵聪琳执笔；第六章由王晴岚、杨丹妮、孙林雍执笔；第七章由邵振华、苏蓝天、徐政、颜微执笔；第八章由邓成、王雪执笔；第九章由仝爱平、唐梅、王曾执笔；第十章由叶丰、申梦佳执笔；第十一章由龚萌、陈红执笔；第十二章由包骥、梁作禹、朱星龙执笔；第十三章由丁彦青、王姝阳执笔；第十四章由江丹、张娴、卢子剑、谷夏斐执笔；第十五章由姜红、李轲宇执笔；第十六章由蒋莉莉、唐源、王威亚执笔；第十七章由叶丰、高宏伟、孙林雍执笔；第十八章由赵莎、严嘉琦执笔；第十九章由陈铌、郑林茂执笔；第二十章由王巍、冯敏执笔；第二十一章由黄伟、吴咏姿、李紫钰执笔；第二十二章由李薇、冯迅、王觅执笔；第二十三章由袁慧军、卜枫啸、艾凡荻执笔；第二十四章由于萍、刘珍、李娜娜、李露执笔；第二十五章由石毓君、纪洪杰、周永杰执笔。感谢全体编委及秘书（谢依婷、李凤玲）的辛勤付出和劳动，尤其感谢各临床/研究专家分享的大量临床案例及研究思路，对此我们致以崇高的敬意！

分子病理学外延十分广泛，学科发展速度迅猛，学术前沿也在不断地拓展，新的概念不断涌现，编写组在完成本书稿时持续保持着紧张状态，我们深感自己知识和能力有限，直至交稿仍感觉很多地方仍有改进空间，甚至难免一些错漏之处，恳请读者指正谅解。

叶　丰　江　丹

2023 年 8 月于成都

目 录

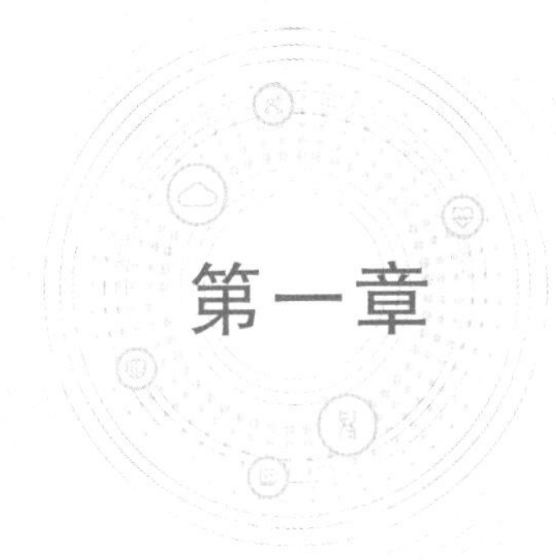

第一章 整合分子病理学与计算病理学：从病理图像获取分子信息

自19世纪以来，显微镜的应用拉开了现代病理学序幕。基于组织形态变化的病理学推动疾病诊断及治疗进一步发展。广义上的分子病理学研究处于疾病状态的分子，包括DNA、RNA和蛋白质。20世纪80年代开始发展的免疫组化技术，使观察者能在显微镜下准确观察病变组织特定蛋白质表达变化。21世纪以来，大量分子技术常规应用于病理学诊断中，如聚合酶链式反应（PCR）、一代测序技术、二代测序技术等，为病理学诊断在显微镜外开辟了更广阔的发展空间。近年来，研究者们在分子层面上的诸多发现改写了常规病理学诊断标准。单纯基于形态学的病理学诊断已经无法满足日益增长的精准诊断和个性化医疗的需求。

而基于形态学的诊断始终是病理学诊断的基石。由于病理切片的保存时限及诊断场所的限制，过去几十年间，基于组织形态学的病理诊断一直未获得突破性发展。仅基于病理切片的病理诊断被称为第一代病理学。

近年来，随着切片扫描仪的技术更新和储存设备的升级，基于病理切片扫描图像的数字病理学已经成为病理研究的新热点。数字病理学是使用数字成像技术的病理学实践活动，包括在数字环境中获取、管理、共享和解释病理图像信息及其他信息。目前，全切片图像已经广泛应用于远程会诊、病理教学、学术交流、多学科会诊等场景中，突破了病理学科交流中的时间和空间限制。例如，在对术中组织冰冻切片诊断的过程中，以前的手术医生仅能得到病理医生的口述或文字诊断内容，在数字病理学中，手术医生可以实现在手术室显示屏上与病理医生就组织形态病理改变进行更有效的沟通。而在多学科会诊中，全切片扫描图像与影像学检查图像同时展现，可以让参与会诊者充分认识到组织病理学变化与影像学图像变化之间的区别和联系，让病理图像不再仅局限在病理医生显微镜下的视野中，让各科的医生和患者更清楚病理医生工作的重要性。将传统切片模式转化为数字模式的病理学被称为第二代病理学。

高清的全切片图像结合计算技术的突飞猛进，让研究者发现了更多组织形态上的细节，形成了病理图像和大数据相结合的新学科——计算病理学（computational pathology，CPATH），这也被称为第三代病理学。虽然计算病理学为病理学科发展提供了新方向，但是也遇到了新的挑战。如何将形态学改变与分子水平的变化相结合，将病理诊断定量化，进一步提高诊断一致性，并从形态学的细微变化得知分子水平改变，缩短诊断时间，是病理学发展遇到的首要挑战之一。本章将从计算病理学的基本概念及常用方法切入，探讨分子病理学与计算病理学之间的可能联系。三代病理学的发展示意图见图 1−1。

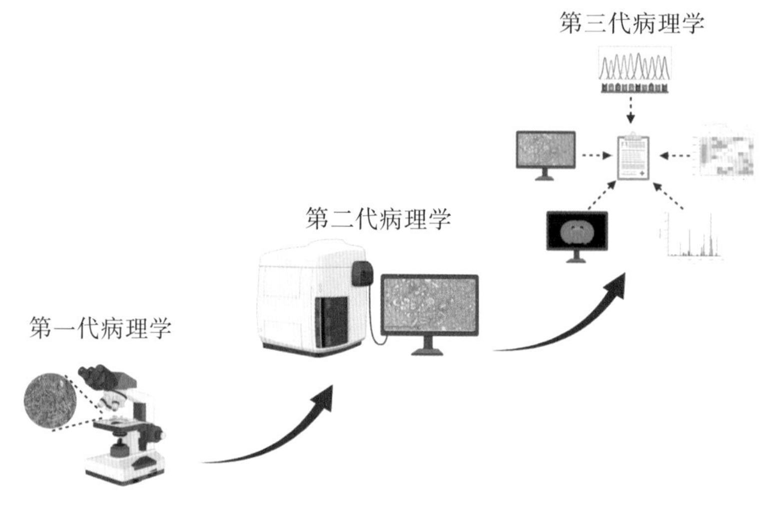

图 1−1　三代病理学的发展示意图

一、计算病理学的概念

计算病理学是近年来病理学领域的热门之一，是病理学的一个分支，涉及运用多种方法对患者数据进行计算分析。从广义而言，计算病理学运用组学及大数据方法，融合病理图像数据及其他多维度数据，以便提取模式并深入分析特征。从狭义而言，计算病理学是指运用机器学习或深度学习等计算技术提取全切片扫描图像信息并分析其特征。不论是广义或是狭义上的计算病理学，如何深入分析病理图像信息并准确提取特征都是研究者关注的热点问题之一。由于在计算病理学的研究过程中，常需要把全切片扫描图像分解成小的单元，与其他临床病理数据通过计算算法分析后，以预测模型的形式再现，因此计算病理学又被视为一种“病理组学”。计算病理学对多方面数据的整合也更符合现代病理医生的日常工作流程：结合分子学检测及其他临床检查结果，通过组织形态学变化得出病理学诊断。计算病理学中涉及的主要名词及说明见表 1−1。

表 1－1 计算病理学中涉及的主要名词及说明

主要名词	说 明
元数据	在数字病理学的背景下，元数据描述与个人、样本或切片相关的描述性数据。它们可能包括图像采集信息、患者人口统计数据、病理医生注释或分类，以及治疗结果数据。例如，元数据通常是允许在数据库中进行搜索的条目。高度复杂、大量、多时间点关联的数据，如纵向图像数据（如放射学）或基因组学数据，通常不称为“元数据”
全切片扫描图像	是组织病理学切片的数字表示，以显微镜分辨率数字化。这些完整的切片扫描图像通常是使用切片扫描仪生成的。切片扫描查看软件能够以模仿传统显微镜使用的方式检查图像，可以在不同的放大倍数下查看图像
注释	数字图像中结构或对象的位置和（或）轮廓的指示，通常由人使用计算机鼠标或绘图板生成。注释可能有关联的标签和可能的其他元数据。标注可以手动生成，也可以通过算法工具建立
黑盒/玻璃盒	人工神经网络可以被视为一个黑匣子，它缺乏对用于决策的图像特征的清晰描述。但是，可以采用方法将其转化为玻璃盒，以努力了解输入参数和网络输出之间的关系
云计算	是使用托管在互联网上的远程服务器网络来存储、管理和处理数据的做法，而不是依赖于本地服务器或个人计算机
图像分析	一种从图像中提取典型可量化信息的方法。在本章中，我们仅讨论应用于组织学切片图像的图像分析，但该术语本身更广泛，适用于从任何图像（无论是否为生物医学图像）中提取信息
数据扩充	深度学习中常用的方法是使用旋转、裁剪、缩放和基于图像直方图的修改等操作来增加训练数据。这提供了许多优点，如促进位置和旋转不变性、对染色可变的鲁棒性，并提高分类器的通用性
卷积神经网络	一种专为图像设计的深度神经网络。它使用内核或过滤器对图像进行卷积，从而产生对区分图像有用的特征
深度学习	机器学习的子集，由允许软件通过将多层人工神经网络暴露于大量数据来训练自己执行任务的算法组成。数据被送入输入层，并以分层方式顺序处理，每一层的复杂性都在增加，在大脑中的分层组织松散地建模。优化函数被迭代训练以塑造层的处理函数和它们之间的连接
机器学习	人工智能的一个分支，其中计算机软件通过暴露于代表性数据来学习执行任务
监督式机器学习	监督式机器学习用于训练模型以预测结果或根据与数据点相关联的标签（即基本事实）对数据集进行分类。监督式机器学习的一个例子包括分类器的设计，以根据手动注释区分良性和恶性区域
无监督式机器学习	无监督式机器学习寻求在不需要基本事实的情况下识别数据集中的自然划分，通常使用聚类分析或模式匹配等方法。无监督式机器学习的例子包括识别具有相似属性的图像或将肿瘤聚类为亚型
金标准	基本事实是“真相”的抽象概念，金标准是用于捕获“基本事实”的实用标准。金标准可能并不总是完全正确，但通常被视为最佳近似值
标签	分配给数据集的类别、数量或标签，在训练期间为算法提供指导。根据任务的不同，基本事实可以是患者或幻灯片级别的特征，也可以是应用于图像中的对象或区域

续表1-1

主要名词	说　明
过拟合	过拟合模型在训练数据上表现良好，但泛化能力差。这是由于模型的低偏差和高方差，模型现在可能过于强烈地适应可能包含噪声的数据
欠拟合	欠拟合模型具有较高的偏差和较低的方差。在这种情况下，数据特征之间重要的潜在相互关系可能会被忽略
交叉验证	一种通过保留一个或多个内部测试集来统计估计模型通用性的方法，然后可以针对经过训练的模型进行测试
自然语言处理	使计算机能够学习并最终分析人类（自然）语言数据的机器学习过程。这可能包括语音、句法、语义和话语（口头和书面）的各个方面

二、计算病理学常用方法

传统的病理图像分析是对图像某个特征进行定位、定性及定量。由于其计算方法没有固定模型，无法进行算法模型迭代更新，常需要在使用过程中实时调整识别参数。这种分析缺少统一标准，用于测试的数据量通常也较少，并且无法直接从图像信息中进行临床结局预测，因此，这种图像分析仅在科研活动中使用，并未应用于临床诊断。

计算病理学重点在于对病变的组织学元素进行分割和分类，合理使用各种计算方法，从图像特征中预测患者预后及治疗反应。这不仅有利于病理诊断向精准化、智能化发展，也有利于病理学科在公众心中重塑一个医疗决策重要决定性项目的印象。计算方法的合理选择是计算病理学发展的关键点。

病理图像识别中常用的算法可以分为两大类：机器学习和深度学习。机器学习算法包括决策树、支持向量机（support vector machine，SVM）、朴素贝叶斯、K-邻近、随机森林等。深度学习是一种使算法能够自动发现有助于计算机视觉任务的相关图像特征的方法。

而根据是否有标签，机器学习和深度学习又可以按照学习方式不同分为监督式机器学习、非监督式机器学习和半（弱）监督式机器学习。监督式机器学习是指通过人工标注后形成训练数据集，从中训练得出一个函数，并用此函数来预测新数据的结果。非监督式机器学习与监督式机器学习相比，训练数据集不需要标签，由算法直接从训练数据集中训练得出函数。半监督式机器学习是指训练数据集中只有部分被人工标注。在全切片扫描图像的识别中，各种学习方式各有其优缺点。例如，在监督式机器学习中，由人工标注的数据集虽然有利于得出易解释的模型，但是此种学习方式需要花费大量人力及时间进行图像标注，同时由于人们对图像认识有限，容易错误标记或遗漏部分信息。而无监督式机器学习中，由于所有的学习均由计算机完成，得出的模型常常难以用现有知识进行解释，也不利于模型的推广使用。因此，研究者需要根据样本数量及研究目标，合理选择计算方法及机器学习方式，得出可解释、易理解的模型。

三、计算病理学面临的挑战

虽然计算病理学在近几年中取得了突破性的进展。分子病理学与计算病理学结合的研究成果也逐渐增多，涉及了分子病理学的主要领域。但是，由于计算病理学目前仍处于起步发展阶段，仍面临众多挑战。

（一）隐私及安全

数据隐私涉及数据获取、数据转化、数据建模及模型公开四个阶段中。在数据获取过程中，由于设备或程序可能会受到网络攻击，诱导设备或程序使用者将医疗数据上传到错误的收集系统，或者更改或损坏医疗数据。因此，在数据获取过程中不仅需要对含有患者隐私的数据进行加密，也需要在收集后或使用中对数据完整性进行再次检测。数据转化是指将图像数据、文本数据或其他格式的数据转化成计算机能够识别的数据类型。在设备故障或多设备间连接不畅的情况下，对存储数据的设备的灵活访问受到影响，可能降低数据转化的有效性，或是无法对转化后的数据进行溯源，从而影响数据安全性。计算病理学中需要融合大量病例数据，不仅是全切片扫描图像，也包含其他可能涉及患者隐私的其他数据。而在数据建模和模型公开的过程中，涉及的患者隐私数据，如特殊检测数据，或模型使用的患者特征性信息越多，越可能出现使用关联技术重新识别个人信息或使用基于数据挖掘的攻击发现和发布敏感信息，从而影响整体数据安全。同时，以上数据的使用也涉及伦理问题，需要有相关机构制定全面的机制进行解决。

（二）数据质量

全切片扫描图像的质量是计算病理学能够顺利发展的基础之一。虽然目前国际上对全切片扫描图像质量没有统一的规范，各个病理科或研究机构均根据自己的实际需求对图像质量进行把控。一般而言，全切片扫描图像的质量控制包括扫描前、扫描中、扫描后三个阶段。在扫描前，技术人员需要检查切片上是否存在组织折叠、组织过厚、染色不均匀、气泡、标签不完整、盖玻片污损等情况。在扫描过程中，部分扫描仪可以对扫描失败的切片进行提醒，包括无法识别标签条码、无法定位组织，或是扫描卡顿等情况。在扫描过程中，技术人员需要监测扫描图像完整性并校准图像定位，同时检查图像颜色失真情况。在扫描后，需要病理医生或研究者查看全切片扫描图像是否满足诊断或研究需求。

（三）存储设备

计算病理学首先需要对病理切片进行扫描并储存。为了获取组织病变更多细节，我们常需要在 20 倍或以上的物镜放大倍率下进行切片扫描，根据扫描区域的大小，所转化出来的数字图像文件大小常在 1GB 以上。在我国，一家大型三甲医院一年的切片数量可超过数十万张。这要求本地工作站或者云存储设备必须具备强大的处理器速度、更大的内存和存储空间及流畅的本地网络访问，才能确保对病理图像的及时调取和存储处理后的图像。而在深度学习算法运行时，还需要不断调整本地或云服务器配置以适应新算法对大量图像数据的调取需要。这些均对存储设备有极高的要求，为了满足计算病理学各个环节的需求，存储设备的成本是每个病理科或研究机构需要综合考虑的。由于病理切片的保存时间有限，因此病理科和研究机构可以根据实际情况，确定全切片扫描图像的扫描放大倍率或单（多）平面，以同时满足病理切片样本的存储要求和成本核算。

（四）处理器配置

由于全切片扫描图像需要在不同倍率下展示病变组织中的不同细节，而基于图像特征算法的运行需要对图像数据达到更快的图像阵列运算。因此，只有图形处理器才能满足计算病理学对图像数据的高效处理要求。目前，我们通常使用的计算机中的图形处理器仅用于对图像的渲染。常见的计算机中的图形处理器分为集成图形处理器和独立图形处理器两类。虽然，独立图形处理器所需的功率更多、体积更大，但是它的性能也更强大，能满足更多场景使用。因此，为实现深度学习，研究者常需要购买配备强大的独立图形处理器的设备或高性能工作站，或向供应商购买包含更高性能图形处理器的云服务器来实现面对多用户群体的深度学习模型。

（五）网络限制

计算病理学常需要对大量全切片扫描图像数据进行处理而得出一个相对稳定的模型。有研究表明，深度学习全切片扫描图像数量需要达到万级才能使模型趋于稳定。因此，计算病理学常采用多中心合作方式来进行研究。这就涉及远程数据存储或远程处理图像数据，在此背景下，网络带宽是研究启动前需要考虑的重要因素。在研究过程中，全切片扫描图像需要从本地或云存储设备传输到分析环境中，足够的网络带宽是保障全切片扫描图像能在网络环境中完整传输的关键。深度学习通常是将全切片扫描图像分割成较小的平铺图像（tiled images）或补丁（patch）后运行算法，暂不支持在整个全切片扫描图像上进行计算。因此，在图像传输时，不推荐将全切片扫描图像进行压缩后传输，以避免在高倍率下进行分割平铺图像或补丁后丢失原始图像的部分细节。因而计算病理学的应用准确性不仅取决于建模时大量数据支撑和硬件支持，也需要网络环境的通畅。网络的上传和下载速度会影响基于云存储设备的图像处理，导致运算结果时间过长或出现较大误差。

（六）获取训练数据

在计算病理学中，深度学习算法是图像分析中常用的算法，它在进行模型构建时需要有相对完整的训练数据及大量的病例量。

1. 数据量大

单一机构中的病例量很难满足深度学习算法对训练数据量的需求。在多机构提供训练时，各个机构的数据格式不一致也同样给计算算法带来挑战。仅就全切片扫描图像而言，由于各个机构常用的组织固定、组织制备、切片染色及扫描仪的细微差异，均可能在切割图像的过程中形成巨大的差异。因此，在多中心研究开始前，对有参与意向的机构中的图像数据进行预处理是一个必要的流程。

2. 数据格式多样

非监督式或弱监督式机器学习方式中，研究者常需要大量的病例作为训练数据，这些训练数据类型除了全切片扫描图像外，可能还包括临床诊疗信息、实验室数据或影像学检查数据。在医院信息系统中，这些需要的数据可能被存放在相互独立的服务器中，并且不同类型的数据具有不同的表现形式。例如，临床诊疗信息是非结构化类型的数据，需要根据研究需要进行相关字段的人工填写或计算机抓取后人工审核；实验室检查数据表现形式多样，可以是文字、图像或表格，需要进行数据格式统一；影像学检查的数据是以图像和非结构化数据类型储存的，应根据研究需要选取部分数据内容。目前，适用于多种数据类型的提取算法构建难度大，因此，很多研究仍主要依赖人工方式从多存储位置获取多种类型数据并进行结构化处理。

3. 标注工作量大

有研究表明，深度学习全切片扫描图像的病例量要达到万级才能获得稳定的模型。而单中心研究中，很难获得如此大量的病例，因此，研究者常需要进行多中心研究来获取足够数量的病例。在监督式机器学习方式下，研究者会对部分全切片扫描图像进行标注。当病例量巨大的时候，标注工作需要的时间、任务繁重程度均会增加，由经验丰富的医生从事标注工作的可能性较小。因此，培训研究参与者进行图像标注、开发简洁的标注工具或多参与者共享标注的模式可简化并加快标注流程。而在图像标注中，研究者需要根据算法及模型预测结果对标注数据的数量及准确性进行权衡。有些研究可能并不需要对所有的训练数据进行标注，或者只需要对需要识别的区域进行大致指示，并不需要对细节进行详细标注。而弱监督式机器学习方式下，计算机可以先主动学习找出不明确的数据点，再通过专家进行标注，以减少标注的工作量。只有当算法无法确定结果时，才使用抽样策略迭代选择小数据量要求专家标注。对于每一次迭代，分类器都会更新，对未标注的数据进行重新评估并进一步改进分类器的能力。

（七）数据质量控制

计算病理学最常用的全切片扫描图像是苏木精-伊红（HE）染色切片图像。由于目前没有公认的组织处理、染色和切片制备的标准，因此同样的组织标本在不同的实验室中可能会有不同的图像呈现。同样的染色后切片在不同的扫描仪下也有不同的呈现效果。Campanella 等的研究比较 Leica Biosystems 的 Aperio AT2 DX 系统和飞利浦 IntelliSite 病理解决方案之间预测的差异，发现亮度、对比度和清晰度会影响预测性能。因此，在单中心研究中表现良好的预测模型可能并不能顺利地在其他研究机构进行推广使用。为了增强模型的泛化能力，减少模型过拟合，研究者可以实施一致的预成像步骤，应用手动或自动图像质量控制过程，使用更大和更具代表性的训练数据集，以及在用于临床工作之前为每个实验室校准算法。这也体现了模型测试时需要外部机构提供测试数据的重要性，测试中也可以通过尽量多地收集真实世界的数据对模型进行测试优化。

（八）模型可解释性

在非监督式机器学习方式中，深度学习直接从全切片扫描图像中提取与临床研究终点指标相关的特征时，用算法得出的与终点相关的图像特征，可能超出传统病理学认知的形态或结构。这些与传统认可的组织病理学“金标准”之间的冲突，导致我们对算法模型缺少监管，难以从病理学专业知识的角度来纠正预测性能不好的模型。因此，为了让深度学习识别的抽象图像特征具象化，研究者常需要努力阐明输入与输出值之间的关系，使模型便于理解。尤其是在模型推广时，预测模型需要用病理医生能够理解的方式来展示图像特征与临床终点指标的相关性，用组织病理学的常用表现方式来展现模型预测过程更能获得病理医生的认可，如此才能实现病理医生和计算机的协同合作。

四、计算病理学与分子病理学的联合应用

当计算算法初次应用于全切片扫描图像时，旨在帮助病理医生识别某些组织学特征，以帮助病理医生快速诊断或提高诊断一致率。这些特征可以是细胞核、细胞、腺体或某些管腔结构。在常规的 HE 染色全切片扫描图像中，可以识别组织特征的算法分为以下三类：①识别图像中与预后相关的基质特征的算法；②自动组织分类和疾病分级的算法和特征方法；③用于预测疾病结果的基于组织学图像的伴随诊断测试。就目前的研究而言，计算算法的发展快于算法在病理学领域的应用。研究者不断发展新的算法旨在提高对全切片扫描图像中热点区域的分类和识别；增加发现特定组织结构与治疗反应及预后的相关性；增加组织病理图像与其他医疗数据的关联性以提高预测的准确性。

而在不同的学习方式中，算法识别出的组织结构类型存在差异。在监督式机器学习中，研究者通过烦琐的人工标注训练数据集中的特征，实现对目标特征的识别。而在非监督式机器学习中，算法常能根据研究分组不同，识别出大量超出传统组织病理学认知的特征。这些特征挑战着传统组织病理学中的“金标准”，也是在显微镜下未被发掘的一部分亚视觉特征。在计算病理学中，算法通过对亚视觉特征和分子病理学检测指标进行充分训练后，可以从某些图像特征中找到与分子特征之间的关联。有了这些研究后，我们可以优化现有的诊断流程。

分子病理学是通过检查遗传和分子异常来研究和诊断疾病的一门科学。它研究疾病在分子水平上的发生、发展和演变。在临床病理诊断工作中，常用的分子病理学方法包括免疫组织化学、PCR、二代测序技术等。分子病理学经过几十年的发展，已经是医疗活动中不可或缺的一部分，它贯穿疾病诊断、治疗、预后的方方面面；尤其是在个性化及精准医疗的背景下，分子病理学的重要性越发显著。而且，随着分子检测手段的不断进步，越来越多的研究表明不同的基因表达水平或突变状态，会对细胞的形态产生影响。这些表观基因组研究进一步加深了研究者对组织病理学的理解。TCGA 肿瘤样本的图像信息及测序数据为肿瘤学研究提供了绝佳的研究样本，这些 HE 染色全切片扫描图像中的特征可能是某些基因组改变的必然结果。例如，在分子病理学中，有些突变基因常是互斥关系，我们对常规组织切片中的图像特征进行分析后，对可能出现某些指标阳性结果的病例进行优先重点检测；对极有可能出现检测阴性的病例，可以少进行分子指标检测或不检测。

目前，经过广大研究者的深入研究，已经搭建了分子病理学与计算病理学之间桥梁。这种多学科、多模态、大数据量的研究为医学的发展提供了方向。在目前已发布的研究中，研究者将 HE 染色全切片扫描图像中的图像信息与蛋白表达水平或基因变异水平进行了关联。

（一）DNA 水平

恶性肿瘤的发生通常被认为是多基因突变导致的最终结果。随着分子病理学检测手段的不断提升，从一代测序技术到二代测序技术，人们发现的肿瘤相关的基因突变越来越多。这些 DNA 水平的变化可用于疾病的鉴别诊断、靶向治疗及预后评估。尤其在肺癌中，靶向 *KRAS*、*HER*2、*EGFR*、*ROS*1 等基因突变位点的靶向药物已经应用于临床。Coudray 等的研究运用深度卷积神经网络训练计算机从 HE 染色全切片扫描图像中预测肺腺癌的基因突变情况，其中 *EGFR*、*TP*53、*KRAS* 等基因突变可以从图像中预测出来，曲线下面积（AUC）可达 0.8 以上。这提示着 HE 染色图像中蕴藏着超过显微镜能分辨的信息。说明结合图像信息，可以实现对突变基因可能性的预判。这种分析在存在异质性的病例中显得尤为珍贵，通过对 HE 染色切片扫描图像分析，我们可以预知可能出现突变的区域，并对该区域进行重点取样，提高测序效率，减少测序的假阴性结果。

（二）RNA 水平

基于 RNA 水平的表达谱分析可以比较直观地展示不同肿瘤中的通路活性；显微切割后的不同肿瘤组织成分的表达谱分析，还可以反映出不同肿瘤组织成分的异质性。基于 RNA 表达水平的表达谱分析已经广泛用于科研中。但是，表达谱分析所需时间较长，而且无法仅通过对整个肿瘤组织的表达谱分析来直观反映肿瘤内部的异质性，以及不同组织成分中的基因表达水平，尤其是肿瘤微环境中的不同成分。虽然现在已有多种显微切割的方式来分割组织中的不同成分，或是进行空间转录测序，但是对于单一样本而言，这些方法均过于耗时耗力，因此并未在临床上广泛使用。例如，基于表达谱分析的分子分型已在大量研究中被证实对乳腺癌的预后预测有重要意义，但是在临床工作中，我们常用免疫组织化学指标来简化分子分型。虽然免疫组织化学指标谱与表达谱之间的分子分型依然存在差异，但是免疫组织化学指标谱也能反映出乳腺癌的预后差异，因此在临床工作中被广泛使用。Wang 等发表了第一个基于全转录组表达的形态学分析，通过深度卷积神经网络结合乳腺癌 HE 染色全切片扫描图像标示了近万个基因的表达水平，并且经过空间转录组测序验证了图像标注基因表达水平的可行性。我们通过这项研究可以看到从常规 HE 染色全切片扫描图像直观获取分子表型的可能性。这种直观地从图像数据中获取的分子表型数据，速度更快，更节省成本，尤其是在大样本量研究中，或是在研究肿瘤异质性或是肿瘤微环境中可以提供直观的数据展示方式。

（三）蛋白质水平

用免疫组织化学的方法检测病变组织中特定蛋白质的表达水平，用作病理鉴别诊断、疾病预后判断或是用药指导。在常规诊断工作中，由于免疫组织化学染色所需时间较长，尤其是鉴别诊断中需要用到大量的免疫组织化学指标，导致诊断时间延长。当组织体积小或是病变范围极小时，常会因为没有足够的组织做免疫组织化学染色导致诊断出现困难。尤其是在疑难病例的诊断中，大量的免疫组织化学指标要求更多组织样本量以及更长的诊断时间。确定转移肿瘤的原发部位对肿瘤的诊断和治疗起着关键作用，然而对于 1%～2%的转移肿瘤而言，尽管经过了影像学检查及免疫组织化学评估，仍然不能确定其原发部位，这为治疗带来难度。Lu 等建立了基于深度学习算法的肿瘤原发部位评估（tumour origin assessment via deep learning，TOAD）模型。该模型基于 HE 染色全切片扫描图像，计算出排位前三的可能原发肿瘤部位，再加做少量的免疫组织化学染色进一步确定原发肿瘤部位。这项研究给我们展示一种将辅助诊断模型用于临床诊断的工作流程：通过 HE 染色图像信息简化现有的免疫组织化学染色流程，降低诊断难度并提高诊断准确性。Farahmand 等的研究中尝试从乳腺癌 HE 染色切片图像中预测 HER2 表达水平及治疗反应。这项来自耶鲁大学的研究将 TCGA−BRCA 中的数据作为验证数据，在 HE 染色切片图像上用热图表示 HER2 阳性的区域。虽然该模型对 HER2 的表达状态预测的 AUC 超过 0.8；但是对曲妥珠单抗在乳腺癌中的治疗反应预测准确性 AUC 仅为 0.6，提示该模型可能需要有更多的数据量和数据来源以提高模型对治疗反应预测的准确性。以上学者给 HE 染色全切片扫描图像的研究提供了思路，组织图像中蕴藏的超过显微镜下认知的图像信息还有待我们进一步发掘。近年来，随着质谱技术的发展，质谱成像技术已可以在特定组织切片中显示蛋白质的空间分布，而关于质谱成像技术和计算病理学的联合应用研究目前相对较少。

从 2008 年到 2022 年，在论文标题或摘要中涉及计算病理学的论文已有数百篇，涉及计算病理学的算法优化、应用探索或发展展望，体现了医学和计算机两大领域的研究者在计算病理学发展中的不懈努力。跨领域多学科的合作模式必然会推动传统病理学向现代病理学转化，这也是第三代病理学能够顺利发展的重要模式。

（步宏　杨李波）

思考题

1. 分子病理学的哪些检测方法可以提高分子特征与病理图像之间的联系？
2. 怎样提高计算病理学的临床适应性？
3. 计算病理学有哪些应用前景？

参考文献

[1] Abels E, Pantanowitz L, Aeffner F, et al. Computational pathology definitions, best practices, and recommendations for regulatory guidance: a white paper from the Digital Pathology Association [J]. The Journal of pathology, 2019, 249 (3): 286－294.

[2] Rashidi H H, Tran N K, Betts E V, et al. Artificial intelligence and machine learning in pathology: the present landscape of supervised methods [J]. Acad Pathol, 2019, 6: 2374289519873088.

[3] Khaloufi H, Abouelmehdi K, Beni-Hssane A, et al. Security model for big healthcare data lifecycle [J]. Procedia Computer Science, 2018, 141 (2018): 294－301.

[4] Campanella G, Hanna M G, Geneslaw L, et al. Clinical－grade computational pathology using weakly supervised deep learning on whole slide images [J]. Nature medicine, 2019, 25 (8): 1301－1309.

[5] Sorell T, Rajpoot N, Verrill C. Ethical issues in computational pathology [J]. J Med Ethics, 2022, 48 (4): 278－284.

[6] Coudray N, Ocampo P S, Sakellaropoulos T, et al. Classification and mutation prediction from non－small cell lung cancer histopathology images using deep learning [J]. Nature medicine, 2018,

24（10）：1559－1567.

[7] Wang Y, Kartasalo K, Weitz P, et al. Predicting molecular phenotypes from histopathology images: a transcriptome-wide expression-morphology analysis in breast cancer [J]. Cancer Res, 2021, 81（19）：5115－5126.

[8] Lu M Y, Chen T Y, Williamson D F K, et al. AI-based pathology predicts origins for cancers of unknown primary [J]. Nature, 2021, 594（7861）：106－110.

[9] Farahmand S, Fernandez A I, Ahmed F S, et al. Deep learning trained on hematoxylin and eosin tumor region of Interest predicts HER2 status and trastuzumab treatment response in HER2＋ breast cancer [J]. Mod Pathol, 2022, 35（1）：44－51.

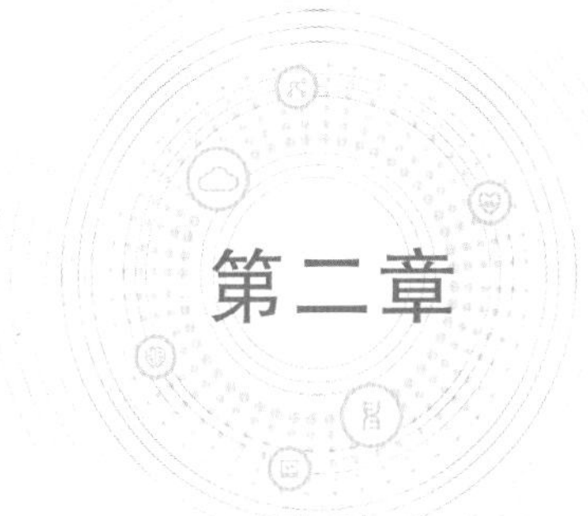

第二章　癌细胞

多细胞生物有高度有序的细胞社会。癌细胞通过打破正常细胞社会赖以构建和运转的基本调控机制，进而表现出细胞增殖失控和侵袭并能转移到机体的其他部位生长等基本特征。癌细胞会破坏机体组织和器官的正常生理功能，严重影响人体健康和生命。正常细胞发生癌变的根本原因是基因组发生了改变。基因突变导致生长与分裂失控，使正常细胞脱离细胞衰老和细胞死亡途径，最终成为癌细胞。除了基因突变，正常细胞的DNA或组蛋白发生表观遗传改变也会导致基因表达模式的改变，从而引起癌症的发生发展。本章主要介绍癌细胞的基本特征、癌变过程中的关键基因和关键信号通路，以及癌症治疗。

第一节　癌细胞的基本特征

正常细胞要发生癌变，必然要逃脱正常的调控机制，从而获得一系列异常特性。尽管不同癌细胞有不同的特性，但总的来说，癌细胞的生长能力和增殖能力增强；能从原发组织逃逸，具有侵袭性，并能转移到机体其他部位存活、增殖；有些癌细胞可通过表达端粒酶或其他方法逃避细胞复制性衰老；癌细胞还能够在压力下存活并不断分裂增殖，具有比正常细胞更高的抗凋亡性。此外，癌细胞在基因组和表观遗传上更不稳定。尽管不同来源的癌细胞具有很多不同的特性，但各类癌细胞往往都有一些基本特征。

一、癌细胞的生长与分裂失去正常控制

根据细胞的增殖状态，机体内有不断分裂增殖的细胞（如干细胞）及终末分化的细胞。机体中绝大多数细胞都是终末分化的细胞，能执行特定的功能（如皮肤细胞和神经细胞等）。机体通过严格调控细胞的增殖与死亡，在动态平衡中维持组织与器官的稳态。癌细胞的生长与分裂失去正常控制，成为“不死”的细胞，其分裂速度快，破坏了正常组织的结构与功能，并破坏细胞的社会性。

与正常细胞相比，癌细胞在体外培养过程中，其生长增殖特性发生改变，增殖能力增强。如图 2-1 所示，正常细胞体外培养时，表现出接触抑制特性，即当细胞增殖生长到细胞相互接触后便停止增殖，因而在培养皿中培养时往往形成单层细胞；而癌细胞即便长满了培养皿，还会继续分裂增殖，失去接触抑制特性而形成细胞岛。在体内或者组织中，癌细胞的增殖行为不受正常调控，严重影响组织和器官功能。

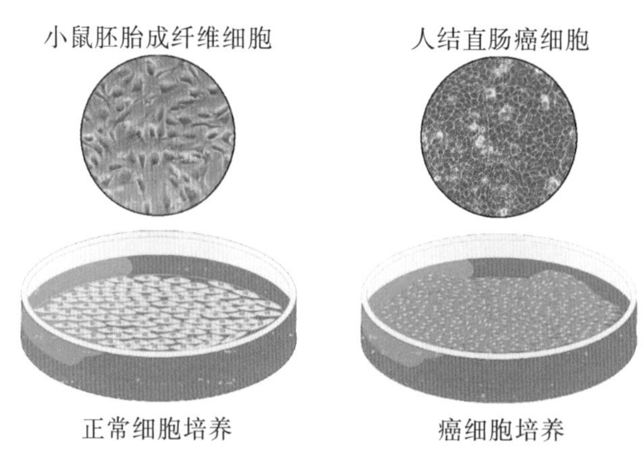

图 2-1　正常细胞与癌细胞生长差异

与癌细胞增殖能力变强相呼应的是癌细胞抵御死亡的能力增强。通常情况下，正常细胞会随着细胞增殖分裂次数增多而引发复制性衰老，而癌细胞的分化程序受到抑制，细胞衰老减缓，程序性死亡减少，获得了“永生”的能力。

二、癌细胞具有转移与扩散能力

癌细胞的转移能力是由癌细胞的浸润性和扩散性决定的。浸润性和扩散性使得癌细胞能从原发组织逃逸，侵袭并转移到身体其他部位存活并大量增殖。

癌细胞的浸润性是指癌细胞黏着性下降而易于浸润周围健康组织的特性。癌细胞的

转移性是指癌细胞通过血液循环或者淋巴途径进行扩散和转移，并在其他部位黏着和增殖的特性。近年来，学术界对从原发灶脱落的循环肿瘤细胞（circulating tumor cells，CTCs）进行了大量研究，认为这些循环肿瘤细胞是肿瘤远处转移的“种子”。癌细胞转移到身体其他部位增殖产生的次级肿瘤称为转移灶。正是因为癌细胞的转移与扩散特性，导致临床上难以通过手术方式将转移与扩散后的癌细胞彻底清除干净，这也是癌症致死的主要原因。不过，大多数癌细胞即便发生了转移和扩散，仍会保留其来源细胞的一些特性。比如，来源于皮肤角质细胞的癌细胞通常会继续合成中间丝角蛋白，而来自皮肤色素细胞的黑色素瘤细胞通常能继续生成色素颗粒。这是临床上判断癌细胞原发部位的依据之一。

三、癌细胞糖代谢程序的改变

葡萄糖是人体内最主要的能量来源。如果有足够的氧气，正常的成人组织细胞通常会将葡萄糖中几乎所有的碳元素全部氧化为CO_2，然后释放到体外。而癌细胞对葡萄糖的代谢程序发生了巨大改变，大部分进入癌细胞的葡萄糖以糖酵解（无氧呼吸）形式被代谢，只有一小部分在线粒体以氧化磷酸化的有氧呼吸方式被代谢产生CO_2和ATP，这一现象称为瓦博格效应（Warburg effect）。由于瓦博格效应，癌细胞为了产生满足自身分裂增殖所需要的ATP和中间代谢产物，从血液中摄取的葡萄糖量远超机体其他正常组织细胞。根据癌细胞大量摄取葡萄糖这一现象，临床上可对葡萄糖或其类似物等进行示踪成像，从而帮助医生发现癌症病灶，进行治疗及预后评估等。

大多数癌细胞的新陈代谢与快速发育的胚胎或大量增殖的组织细胞有相似之处。在有氧糖酵解的过程中，除了产生少量ATP外，还能产生大量乳酸，这种有氧糖酵解产生的中间产物更有利于提供癌灶生长所需的蛋白质、核酸和脂类合成的原料。因为生长中的癌灶需要大量的营养物质被代谢后再合成新的大分子，所以癌细胞即便在氧气充足的情况下，也主要以有氧糖酵解的方式进行葡萄糖代谢。癌细胞的生长能力因为癌细胞倾向于有氧糖酵解的糖代谢方式而增强。

瓦博格效应的分子机制是困扰癌症研究科学家数十年的一大难题。近年来，由于癌细胞代谢重编程和表观遗传学领域研究的发展，人们对瓦博格效应的分子机制有了一些新的发现。比如，癌细胞上调糖酵解过程中的第一个限速酶磷酸果糖激酶－1（phosphofructokinase－1）的表达，从而促进癌细胞有氧糖酵解活性和乳酸的释放，促进了瓦博格效应。癌细胞代谢重编程，也会导致表观遗传修饰发生改变，从而改变癌细胞糖代谢方式。

四、癌细胞的异质性

通过单细胞测序等技术对大量癌细胞的基因组进行测序发现，不管是不同癌组织的癌细胞，还是源于单一细胞克隆的同一癌组织中的癌细胞，它们之间都存在着巨大的遗传和非遗传差异，这就是癌细胞的异质性。

癌细胞基因组的不稳定性是导致其异质性的根本原因。癌细胞的异质性是突变与选择的结果。如图2-2所示，若一个细胞发生癌变并增殖形成克隆，那么这个癌细胞就被称为生成细胞（founder cell），这个克隆被称为始发克隆（founding clone）。在肿瘤细胞所处的微环境中，癌细胞可发生不同的突变，并经历不同的选择，从而形成不同的亚克隆，于是产生了癌细胞间的异质性。即使是相同的结直肠癌（CRC）细胞共享相同的基因组，也有不同的表达谱，显示出多种功能特性，包括对治疗的不同反应。这表明癌细胞异质性的基础不仅体现为遗传学上的基因组差异，还体现为表观遗传及微环境导致的差异基因表达。

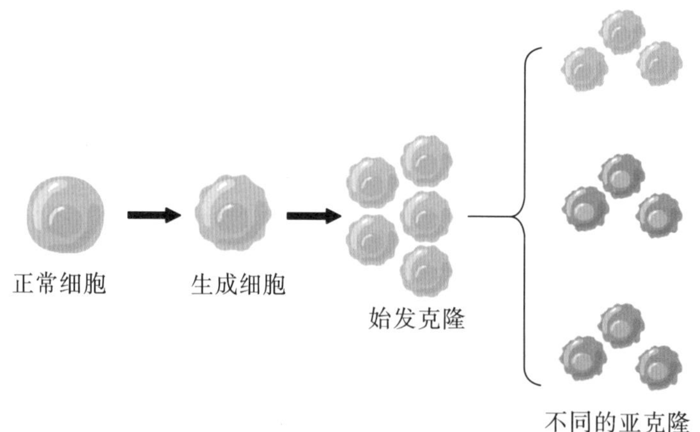

图2-2　癌细胞的异质性

癌细胞这种不断变异、增殖、竞争、进化，并在遗传上表现出多样化的能力，为临床治疗带来了巨大挑战。癌细胞的进化速率很快，向一个新部位的转移或者接受放疗和化疗都可能驱动癌细胞不断变异与进化。这种异质性也给癌症药物的研发和精准医学带来了重大挑战，即使是针对特定生物分子的靶向治疗，也会因为癌细胞的异质性而难以做到100%的应答率。

五、癌细胞的其他特征

除了上述特征外，癌细胞还有很多其他的特征，如具有强大的免疫逃逸能力、端粒长度维持能力、诱导血管生成能力等。

第二节 癌症关键基因突变驱动细胞癌变

癌症的发生是基因突变和自然选择的结果，但癌症不是遗传性疾病。遗传性疾病是由生殖细胞的 DNA 发生突变而引起的可传递给子代的疾病。癌症是由个体携带遗传信息的 DNA 突变而引起的疾病。但与遗传性疾病不同，癌症主要是体细胞 DNA 突变而引发的，一般不是生殖细胞 DNA 发生突变引起的。

一、原癌基因与抑癌基因

决定癌症发生与发展方向的是一系列关键基因突变，这些基因被称为癌症关键基因。癌症关键基因的突变能够驱动癌症的发生、发展与进化。癌症关键基因包括两大类：一类可通过功能获得性突变增强细胞生存能力，驱使细胞癌变，这类基因被称为原癌基因。原癌基因发生突变、过度活跃或过度表达的形式被称为癌基因。另一类基因则通过功能丧失性突变，增强细胞生存能力，导致细胞癌变，这类基因被称为抑癌基因。这两类基因突变都能够直接或间接导致细胞癌变。当原癌基因发生功能获得性突变时，其编码表达的蛋白质通常会增加细胞生存与选择优势，是显性突变，通常只需一个拷贝突变就能表现出致癌的表型；而抑癌基因发生功能丧失性突变失活时，则需要两个拷贝都突变，其编码表达的蛋白质才会增加细胞生存与选择优势，是隐性突变。

最早发现的癌基因是从能够诱发鸡产生癌症的劳氏肉瘤病毒（Rous sarcoma virus）中分离出来的，称为 *Src* 基因。该病毒感染鸡后导致细胞癌变，形成肉瘤，所以这类病毒又称为肉瘤病毒。第一个抑癌基因 Rb 发现于一种罕见的人类癌症——视网膜母细胞瘤。视网膜母细胞瘤发生在儿童时期，由未成熟视网膜的神经前体细胞发展而来，在儿童中的发病率大约为 1/20000。这种癌症的成因既可能是遗传因素又可能是非遗传因素。遗传性视网膜母细胞瘤通常累及双眼；而非遗传性视网膜母细胞瘤中，常只有一只眼受累。Rb 基因编码的 Rb 蛋白是人体几乎所有细胞增殖过程中的调节蛋白，在细胞分裂周期中起重要的调控作用。当 Rb 基因发生突变或表观遗传沉默后，致使 Rb 蛋白抑制细胞增殖的功能丧失，使细胞不适当地进入细胞周期而过度增殖，最终引起细胞癌变。

二、基因变异致癌

癌基因的激活或抑癌基因的失活可有多种形式。第一种是点突变，如癌基因 *RAS* 可发生错义突变，突变后会产生超活化的突变 RAS 蛋白质。第二种是基因扩增导致蛋白质过表达，如癌基因 *MYC* 可在乳腺癌、结直肠癌和胰腺癌中大量扩增。此外，基因缺失可导致细胞某功能表型的丧失，如遗传性视网膜母细胞瘤中位于 13 号染色体上的抑癌基因 Rb 发生缺失。染色体重排也可产生不同的后果，如慢性粒细胞白血病中，9 号染色体长臂末端与 22 号染色体长臂末端发生易位，形成融合的 22 号染色体（又称费城染色体），这使得 9 号染色体上的 *ABL* 基因与 22 号染色体上的 *BCR* 基因融合形成 *BCR*－*ABL* 融合基因。该融合基因表达后，融合蛋白质 ABL 的酪氨酸活性升高，导致癌症发生。染色体易位可能使得基因在基因组中重新定位到新的调控单元，引起基因过表达，如 8 号染色体上的免疫球蛋白高活性启动子与 14 号染色体上的原癌基因 *MYC* 融合，导致 MYC 过表达；此外，染色体易位也可能导致抑癌基因低表达或者失活，如在前列腺癌中，抑癌基因 *P*53、*PTEN*、*BRCA*1 和 *BRCA*2 因染色体易位而被截断，导致基因表达降低，抑癌功能受到影响。

三、表观遗传修饰致癌

表观遗传修饰导致基因沉默是肿瘤进展过程中的一个常见事件。对癌症基因组中甲基化模式的分析表明，表观遗传修饰让抑癌基因失活的机制存在于大多数人类癌症的多种不同抑癌基因表达中。对抑癌基因的表观遗传修饰包括 DNA 甲基化和将基因包装成凝缩的异染色质等。基因突变或由表观遗传修饰沉默抑癌基因都可以阻止抑癌基因发挥抑制细胞增殖的功能。

四、癌细胞基因组不稳定性

癌细胞的基因组极不稳定。通常，癌细胞的染色体核型严重紊乱，出现染色体断裂和重排，使基因组的不稳定性大大增加。即便癌细胞的染色体核型正常或接近正常，仍能够检测到单个基因的多点突变，这反映出癌细胞的 DNA 修复机制失效。

全基因组扫描、转录组分析和单细胞测序技术被广泛应用于检测癌基因与抑癌基因在肿瘤发生与发展中的变化情况。癌症基因组分析能揭示癌细胞基因突变的严重程度。在不同癌症类型、不同癌症患者，甚至同一癌组织的不同癌细胞之间，基因突变的程度都有很大不同。但癌细胞中的大多数突变都不是癌症关键基因的突变，对细胞癌变发生发展并不起决定性作用。

第三节 癌细胞关键信号通路

导致正常细胞癌变的基因突变虽复杂多变，但仍有迹可循。在许多癌细胞中，常常发生调控细胞生长、增殖及应激及 DNA 损伤相关的关键信号通路的失调，其对应的信号通路主要有 Rb 信号通路、Ras/PI3K 信号通路及 p53 信号通路等。在不同癌症中，可能有不同的关键信号通路发生变化。例如，在胶质母细胞瘤中，细胞表面受体酪氨酸激酶，特别是表皮生长因子（EGF）受体多发生突变（与 Ras/PI3K 信号通路有关）；前列腺癌中，雄激素受体信号通路常发生突变；结直肠癌中，Wnt 信号通路通常发生突变；胰腺癌通常存在转化生长因子－β（TGF－β）信号通路的突变；Notch 信号通路的激活突变存在于 50％以上的 T 细胞急性淋巴细胞白血病；核因子 κB（NF－κB）信号通路通常在乳腺癌、B 细胞淋巴瘤中发生突变；Hippo 信号通路在乳腺癌、家族性散发性神经鞘瘤中发生突变等。由于这些关键信号通路在癌症发生发展中的巨大作用，以及癌细胞与微环境中的正常细胞之间存在信号对话，因此，针对癌细胞关键信号通路的研究与癌症治疗策略应运而生。

一、PI3K/AKT/mTOR 信号通路

PI3K/AKT/mTOR 信号通路的突变驱动癌细胞生长。癌细胞增殖时，首先需要细胞生长，进而才能进行细胞分裂。同大多数正常细胞一样，癌细胞的成功增殖通常需要驱动细胞周期运转的胞外信号丝裂原刺激和驱动细胞生长的胞外信号生长因子刺激。而癌细胞能在缺少信号分子刺激的情况下依然生长，其中一个原因就是 PI3K/AKT/mTOR 信号通路的突变和异常激活。PI3K/AKT/mTOR 信号通路是细胞生长调控的关键信号通路，主要由胰岛素或胰岛素样生长因子激活。人体表达 4 种由 *PIK3CA*、*PIK3CB*、*PIK3CG* 和 *PIK3CD* 编码的 PI3K 酶Ⅰ类催化亚型，其中 *PIK3CA* 是人类

癌症中第二高频率突变的基因。其两个最常见的突变位点是 H1047R 和 E542K/E545K。AKT 是致癌信号转导中 PI3K 下游重要的效应因子，其磷酸化参与细胞增殖、代谢和存活。mTOR 是一种丝氨酸－苏氨酸激酶，包括 mTORC1 和 mTORC2 两种细胞复合物。这两种细胞复合物具有不同的亚基组成和底物选择性，其中 mTORC1 可被 PI3K/AKT 激活。保持复杂的 PI3K/AKT/mTOR 信号通路的稳态平衡对于防止异常细胞增殖和维持葡萄糖代谢稳态至关重要。在癌症发展早期，蛋白激酶 AKT 和 mTOR 的异常激活不仅刺激细胞中蛋白质的合成，而且大大增加了细胞对葡萄糖的摄取和细胞脂质合成，以及生物膜合成所需的乙酰辅酶 A 的生成，这也部分解释了肿瘤细胞中观察到的过度无氧糖酵解现象，即瓦博格效应。

癌细胞可以通过多种不同方式激活 PI3K/AKT/mTOR 信号通路，如生长因子受体被异常激活及在癌症中常见的 *PTEN* 磷酸酶的丢失。*PTEN* 是人类癌症中第三高频突变的基因。*PTEN* 磷酸酶通过使 PI3K 催化形成的 PIP_3 分子去磷酸化生成 PIP_2，从而抑制 PI3K/AKT/mTOR 信号通路。因此，*PTEN* 功能丧失后，将无法抑制 PI3K/AKT/mTOR 通路，导致细胞增殖能力增强。此外，该通路的过度活化还可由血液中过量胰岛素引起，因此，肥胖或者 2 型糖尿病患者往往具有更高的患癌风险。

PI3K/mTOR 信号通路还在癌症炎症反应中发挥作用，其抑制剂的促炎潜力对癌症的免疫治疗具有潜在的优势。PI3K 催化亚基 p110γ 在癌症相关巨噬细胞（TAM）中大量表达，并促进表达 IL－10 和 TGF－β。TAM 中高表达 p110γ 的患者生存率通常会降低。抑制 p110γ 发挥抗癌作用完全是通过重新编程免疫微环境实现的。抑制 p110γ 可延缓癌症生长，刺激抗癌 T 细胞反应，并增强免疫检查点阻断的功效。PI3K/mTOR 信号通路抑制剂的促炎作用还可用于开发基于树突状细胞（dendritic cell，DC）的癌症疫苗。mTORC2 作为起始 PI3K 下游在 DC 功能编程中起关键作用。将 mTORC2 缺陷 DC 注射到 B16 黑色素瘤中会刺激 T 细胞反应，从而减缓癌症生长。这种方法有望提高基于 DC 的癌症疫苗的疗效，同时避免全身施用 PI3K/mTOR 信号通路抑制剂。

二、p53 信号通路

*P*53 是一个抑癌基因，因其编码蛋白的分子量为 53kDa 而得名，有时又称 *TP*53。*P*53 是所有已知癌症关键基因中突变率最高的基因，在 50％人类癌症中都发生了突变。p53 作为转录调控因子，其突变通常发生于 DNA 结合区域。由于 p53 蛋白以四聚体形式与 DNA 结合，一个亚基突变也会影响四聚体的功能，因此，作为抑癌基因的 *P*53，一个拷贝突变也能表现出抑癌功能的丧失。如果两个 *P*53 基因拷贝都缺失或失活，小鼠除了在 10 个月左右普遍患上癌症外，其他各方面发育都比较正常。与 Rb 蛋白不同，在正常情况下，体内大多数细胞 p53 蛋白含量都很低，但在细胞 DNA 受损、端粒缩短、低氧、氧化应激等情况下，细胞中 p53 蛋白浓度会显著升高。原癌基因 *MYC* 的过表达也会刺激 p53 蛋白浓度升高。因此，不管是因为细胞过度增殖，还是 DNA 损伤、

端粒缩短、低氧，p53 蛋白都会活化，浓度升高。p53 蛋白浓度升高后，可能引起细胞周期暂停，从而促进细胞修复，也可能导致细胞衰老、细胞凋亡。p53 蛋白是细胞应激的“感应器”之一，可以阻止 DNA 受损的细胞继续增殖。

p53 是维持基因组完整性和稳定性的“卫士”。一方面，p53 在 DNA 受损时诱导细胞周期停滞：当 DNA 受损时，多种激酶（包括 ATM/ATR 和 CHK1/CHK2 等）被募集到受损部位，激活细胞周期停滞的信号通路，p53 蛋白被磷酸化，使得 MDM2 与 p53 蛋白的结合被阻止，避免了 p53 蛋白泛素化降解，细胞中 p53 蛋白浓度升高并进入细胞核转录多种蛋白，包括周期蛋白依赖性激酶（CDK）抑制蛋白 p21，p21 表达后结合 G_1/S−CDK 及 S−CDK，使细胞无法进入 S 期而停留在 G_1 期。另一方面，当细胞内产生大量 DNA 损伤时，活化的 p53 蛋白还能诱导细胞凋亡。总之，p53 蛋白使得细胞在 DNA 受损等应激情况下或停止增殖或衰老或死亡，降低了细胞癌变的可能性。因此，一旦 *P*53 基因突变而丧失功能，其抑制细胞增殖和介导细胞凋亡的能力就会受到抑制。若基因组受到大量损伤的细胞依然能够存活、增殖，细胞癌变的概率将会大大升高。

肿瘤是一种老年性疾病，随着个体年龄增长，基因突变会积累更多，癌变可能性通常更大。但哺乳动物大象寿命可长达 60 岁左右且很少甚至不得癌症，这可能与大象有 20 个拷贝的 *P*53 基因有关。有研究表明，携带多个 *P*53 基因拷贝的超级 *P*53 小鼠，在其自然调节序列的控制下表现出增加的癌症保护效应，同时显示出正常的寿命和整体健康。

第四节 癌症治疗

对癌细胞的深入研究为癌症的预防、诊断和治疗提供了切入点与可能性。包括癌细胞关键信号通路在内的组成型激活对癌症的发生与发展、维持，以及对癌症常规化疗耐药的产生起到了重要的推动作用，因此，针对这些关键信号通路的治疗与干预措施的研究表现出高度的吸引力。近年来，通过免疫学方法治疗癌症取得了巨大进展。这些新的癌症治疗方法，与放疗或者传统的细胞毒性化疗药物相比，具有更大的潜力。原因在于其选择性强，能更好地避开正常细胞而作用于癌细胞，不良反应相对较小。

要抑制癌基因编码的癌蛋白的活性和癌细胞关键信号通路主要有两个策略：一是利用能够进入细胞的小分子药物与细胞内的蛋白激酶结合，靶向抑制激酶的功能；二是直接针对信号通路的最上游成员，即位于细胞膜上的受体，利用抗体来中和细胞膜上的受体并抑制受体活性，从而阻止信号向下游传递。后者不需要抗体进入细胞，好处是通常能触发对表达受体的癌细胞的免疫反应。

一、靶向治疗

利用小分子药物对激酶的抑制作用可对癌细胞进行靶向治疗。例如，在慢性粒细胞白血病中，因为9号、22号染色体易位t（9，22）形成费城染色体，在染色体断裂与融合过程中，*BCR* 的氨基端片段与 *ABL* 的羧基端部分融合，形成融合基因，表达BCR－ABL融合蛋白。ABL是参与细胞信号转导的酪氨酸激酶，而BCR片段替代了ABL正常氨基端部分，导致ABL过度活化，从而刺激造血前体细胞大量增殖，同时细胞凋亡受阻。因此过量的白细胞积聚在血液中，产生慢性粒细胞白血病。BCR－ABL融合蛋白也就成了治疗慢性粒细胞白血病的靶点，而且研发了靶向抑制ABL活性的小分子药物伊马替尼（imatinib），即格列卫。伊马替尼能竞争性地占据ATP结合位点，使得ABL无法活化下游底物，从而阻断癌细胞增殖和存活的信号通路。目前，临床上批准的癌症靶向治疗药物有靶向血管内皮生长因子（VEGF）的Bevacizumab、靶向PI3K的Copanlisib、靶向AKT的Ipatasertib、靶向多腺苷二磷酸核糖聚合酶（PARP）的Talazoparib和Olaparib，以及靶向MDM2的APG－115等。

癌细胞靶向治疗特异性强，不良反应小，但仍面临耐药性问题。耐药性产生的原因较多，包括药物所抑制的靶标下游成员的突变激活，如针对结直肠癌过表达EGFR1的药物西妥昔单抗（cetuximab），若结直肠癌细胞产生 *KRAS* 突变，变成组成型活化，就对西妥昔单抗产生耐药性。此外，靶标本身的突变，如BCR－ABL融合蛋白本身的突变，就可导致对伊马替尼产生耐药性。因此，针对耐药性产生的种种原因，除了药物的迭代升级外，联合用药也是一个不错的方案和策略。

二、免疫治疗

通过增强对肿瘤细胞的特异性免疫反应，可清除体内的肿瘤细胞，从而达到治疗肿瘤的目的。肿瘤组织很复杂，在肿瘤发生过程中，肿瘤能建立自己的微环境，这个微环境称为肿瘤微环境（tumor microenvironment，TME）。肿瘤微环境中有大量肿瘤细胞，还有肿瘤相关的成纤维细胞（CAF）、内皮细胞，以及多种免疫细胞，如巨噬细胞、中性粒细胞、肥大细胞、树突状细胞、T细胞、B细胞、自然杀伤细胞等。但因为肿瘤细胞拥有免疫逃逸机制，肿瘤微环境中免疫细胞很难清除肿瘤细胞。目前发现肿瘤细胞的免疫逃逸机制包括：逃脱免疫系统的识别，抵抗细胞死亡，杀死免疫细胞，以及异常表达表面配体或者分泌肿瘤源性因子，实现免疫抑制。肿瘤细胞甚至可以操纵、“策反”髓系和淋巴系细胞为己所用。因此，如果能够阻断免疫抑制机制，使肿瘤细胞“暴露”于免疫系统中，那么，免疫系统就能够找到并消灭肿瘤细胞，从而达到治愈肿瘤的目的。

肿瘤免疫治疗策略很多，包括抗体治疗、癌症疫苗、过继性细胞疗法和免疫检查点疗法。

抗体治疗是通过抗体介导肿瘤细胞的细胞毒性，抑制肿瘤细胞生长或诱导肿瘤细胞死亡。例如，乳腺癌细胞膜上高表达的 EGF 受体 Her2 结合曲妥珠单抗后，可以很好地抑制乳腺癌细胞的生长。1997 年美国 FDA 批准上市的第一个单克隆抗体（抗 CD20 的利妥昔单抗）成功用于癌症患者的治疗。近 20 年来，单克隆抗体经历了快速的发展并逐渐成为癌症治疗的主力军。

癌症疫苗可用于预防或治疗癌症。人乳头状瘤病毒（HPV）疫苗已在临床应用，在预防妇女宫颈癌方面表现出很好的效果。绝大多数癌症疫苗都具有治疗作用。癌症疫苗的形式包括多肽、重组蛋白、DNA，甚至整个细胞，这些都可刺激免疫系统攻击癌细胞。

过继性细胞疗法是指从肿瘤患者体内分离免疫活性细胞，在体外进行扩增和功能鉴定，然后回输给患者，从而达到直接杀伤肿瘤细胞或激发机体的免疫应答杀伤肿瘤细胞的目的。过继性细胞疗法包括肿瘤浸润淋巴细胞（TIL）疗法和嵌合抗原受体 T 细胞免疫治疗（CAR-T）等。

外显子组测序（ES）表明，TIL 能够识别新抗原或肿瘤相关抗原等独特的突变，因此具有高突变的肿瘤（如黑色素瘤和吸烟诱发的肺癌）或具有错配修复突变的肿瘤，对免疫治疗有更好的响应。突变数量越大，产生新抗原的概率就越高，就越有助于与 MHC 分子结合以识别肿瘤。肿瘤浸润淋巴细胞疗法利用 TIL 这一特性，结合肿瘤测序，识别肿瘤新抗原，设计或选择能够更特异、更有效靶向特定患者肿瘤细胞的 T 细胞，更有效地促进机体的免疫应答，以促进对肿瘤细胞的杀伤作用。

CAR-T 是让 T 细胞表达嵌合抗原受体（CAR）以识别肿瘤特异性抗原，使其更有效地识别和攻击特定肿瘤细胞。CAR-T 细胞的产生首先需要提取患者 T 细胞，在体外经过培养和改造，转染嵌合抗原受体基因，然后重新输回到患者体内，利用这些 T 细胞针对肿瘤细胞的免疫反应来消灭肿瘤细胞。CAR-T 的关键之一是要给 T 细胞装备能识别特定肿瘤细胞的嵌合抗原受体。2017 年，针对 CD19 的 CAR-T 被批准用于儿童急性淋巴细胞白血病（ALL）和成人晚期 B 细胞淋巴瘤。

因为 CAR-T 只能靶向细胞表面表达的抗原，限制了可以靶向的分子。CAR-T 的这种局限性，可利用 T 细胞受体（TCR）重编程的淋巴细胞和其他基因操作进行弥补，即将从健康供体或其他患者中分离得到的肿瘤特异性 TCR 基因导入成熟 T 细胞。利用基因编辑技术可永久破坏成熟 T 细胞内源性 TCR 基因，并用肿瘤特异性基因替代，从而完全重定向细胞特异性。

免疫检查点疗法即通过平衡 T 细胞活性与免疫检查点来促进 T 细胞对肿瘤细胞的识别，激活免疫反应，增强抗肿瘤效果。T 细胞膜上有相应的受体来调节 T 细胞的活性，正常情况下，T 细胞的激活和抑制需要达到完美平衡，从而预防免疫缺陷及自身免疫反应。而平衡 T 细胞活性就与免疫检查点的分子机制相关，其中包括降低 T 细胞活性的检查点，如 CTLA-4、PD-1/PD-L1 等。如图 2-3 所示，当活化的 T 细胞遇到表达 PD−L1 的肿瘤细胞时，T 细胞表面的 PD−1 受体被激活，导致 T 细胞活性降低。同理，CTLA−4 与 CD28 竞争 B7 配体（CD80/CD86）降低 T 细胞活性。一旦 T 细胞的免疫检查点 PD−1 等被肿瘤细胞激活，T 细胞的活性就会降低，无法识别肿瘤细胞。因此，用识别免疫检查点的抑制剂与 PD−1/PD−L1 或 CTLA−4 结合，就可阻断肿瘤细胞激活 PD−1/PD−L1 和 CTLA−4 的活性，从而让肿瘤细胞无法实现其对 T 细胞的免疫抑制“野心”。因此，PD−1/PD−L1 抑制剂或 CTLA−4 抑制剂将有助于刺激效应 T 细胞，增强抗肿瘤反应。James Allison 和本庶佑因为发现并利用抑制 CTLA−4 和 PD−1/PD−L1 的负向免疫调节机制来治疗癌症而获得 2018 年诺贝尔生理学或医学奖。如今，还可以利用基因编辑技术，破坏抑制性受体或使得重定向的 T 细胞表达检查点抑制剂和失活的 PD−1。已有研究利用这一方法，在 TCR 重编程的重定向 T 细胞中，通过基因编辑技术使 PD−1 失去功能，并将该细胞输入了 3 名晚期难治性癌症患者（两名患有多发性骨髓瘤，一名患有黏液脂肪肉瘤），结果显示出可行性和可接受的毒性特征。

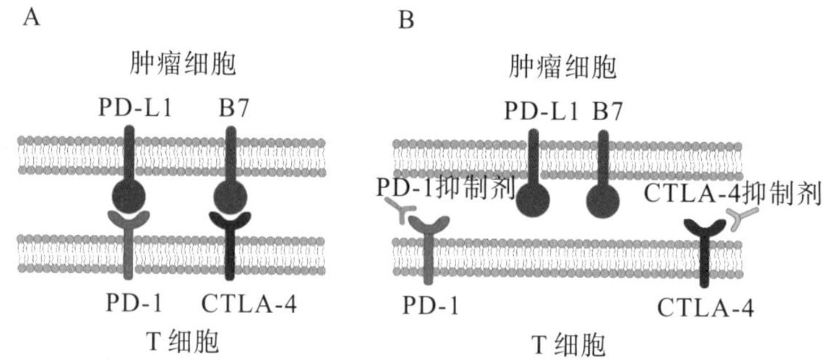

图 2−3　免疫检验点疗法

A. 活化的 T 细胞遇到表达 PD−L1 的肿瘤细胞时，T 细胞表面的 PD−1 受体被激活，导致 T 细胞活性降低。同理，CTLA−4 与肿瘤细胞上的 B7 配体结合，也可降低 T 细胞活性。B. 识别免疫检查点的抑制剂与 PD−1/PD−L1 或 CTLA−4 结合，就可阻断癌细胞对 T 细胞的免疫抑制

肿瘤的免疫治疗还常常联合其他治疗方式。常规化疗可使肿瘤病灶体积减小，可为免疫疗法提供更多的时间发挥作用，将免疫检查点抑制剂与常规化疗结合可以降低肿瘤细胞产生耐药性克隆的可能性，这已在非小细胞肺癌、小细胞肺癌和三阴性乳腺癌中取得了成功。靶向治疗也可以与免疫治疗相结合。阿西替尼，VEGF 受体酪氨酸激酶抑制剂分别与两种抗 PD−1 药物 pembrolizumab 和 avelumab 的联合治疗已被批准在临床使用。虽然联合用药可能会提高疗效，但也会增加毒性。当设计新的组合时，毒性是一个重要的考虑因素，并非所有被批准的药物都可以安全地与免疫疗法结合。

利用患者自身免疫系统对抗肿瘤的新方法，为最终治疗甚至治愈肿瘤带来了希望。然而，并不是所有的患者、所有肿瘤对免疫治疗都有反应，还需要进一步了解肿瘤细胞用以逃避和抑制免疫系统的所有策略，以最终使免疫疗法能更好地应用于肿瘤的临床治疗。

（邹方东　王画妮　赵莉莉）

思考题

1. 癌细胞与体内分化细胞有何区别?
2. 如何确定某一信号通路在癌症的发生发展中发挥了关键作用?
3. 如何理解癌症的发生是基因突变积累和自然选择的结果?

参考文献

[1] William C, Joel S, Theodore P, et al. An expanded universe of cancer targets [J]. Cell, 2021, 184 (5): 1142—1155.

[2] Jing L, Yunhua P, Le S, et al. Skp2 dictates cell cycle-dependent metabolic oscillation between glycolysis and TCA cycle [J]. Cell Res, 2021, 31 (1): 80—93.

[3] David A, Honyin C, Benjamin D, et al. The PI3K pathway in human disease [J]. Cell, 2017, 170 (4): 605—635.

[4] Chan C H, Li C F, Ynag W L, et al. The Skp2-SCF E_3 ligase regulates AKT ubiquitination, glycolysis, herceptin sensitivity, and tumorigenesis [J]. Cell, 2012, 149 (5): 1098—1111.

[5] Manuel C, Maria A, Manuel S, et al. Cellular senescence in cancer and aging [J]. Cell, 2007, 130 (2): 223—233.

[6] Funda M, James L, Josep T, et al. Enhancing anti — tumour efficacy with immunotherapy combinations [J]. Lancet, 2021, 397 (10278): 1010—1022.

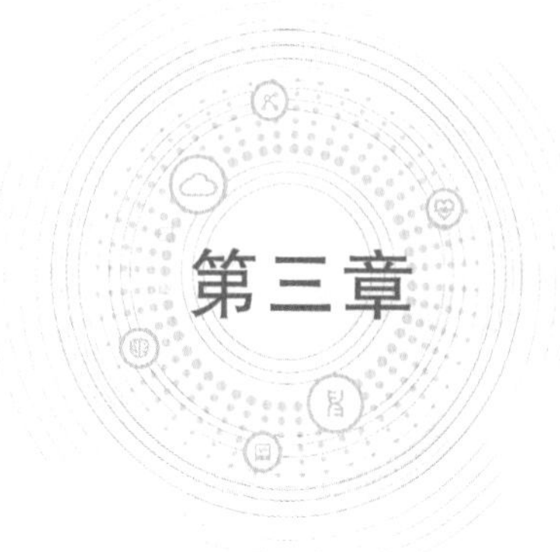

第三章 肿瘤发生与发展学说的演进

一、引言

肿瘤的发生与发展是生命科学和医学探索的核心领域之一。自肿瘤被认识以来，基于生命科学与医学的认知水平，发展出了相应的肿瘤发生与发展学说。随着生命科学与医学认知的进展，肿瘤发生与发展学说也随之演进。每一次肿瘤发生与发展学说的演进，都会催生一系列肿瘤探索研究的进展与繁荣。然而到目前，肿瘤发生与发展的原因与机制尚未完全阐明，有待更进一步的深入探讨。

肿瘤是由一类携带丰富遗传变异和表观遗传变异细胞构成的疾病。关于肿瘤是如何发生的问题，人们已经探索研究超过千年并留下了丰富的知识和研究结果，鉴定出多种物理和化学致癌物如烟草烟雾、放射线、煤焦油，致癌 DNA 病毒如人乳头瘤病毒（HPV）、EB 病毒（EBV）、乙型肝炎病毒（HBV），以及致癌 RNA 病毒如人类嗜 T 细胞病毒−1（HTLV−1）、劳斯肉瘤病毒（RSV）等。遗传学、细胞生物学及分子生物学的发展为探索肿瘤发生与发展提供了理论与方法学基础。随着细胞生物学、分子生物学与遗传学的发展与进步，科学家提出了解释肿瘤发生与发展的体细胞突变学说（somatic mutation theory，SMT），该学说经历不断发展和完善后，在生命科学与医学领域内被广泛接受。该学说认为，肿瘤存在一个共同起源的祖细胞，该细胞在致瘤因子诱导下发生了关键基因突变，如原癌基因激活或抑癌基因失活，使细胞突破正常生长限制，成为不断生长的细胞，即肿瘤细胞，继而形成肿瘤。

体细胞突变学说的基本假设即遗传物质的改变与癌症发生是因果关系。因此，随着 DNA 与 RNA 测序技术的兴起与发展，在获得人体肿瘤组织和肿瘤患者个体样本后，研究者都会展开对肿瘤细胞基因组与表达谱的测序分析。近年来，在全球范围内对肿瘤组织与肿瘤患者个体样本进行的大规模 DNA 与 RNA 测序已经获得了丰硕的肿瘤细胞基因突变数据与证据。肿瘤研究者在理论上期待这些测序结果，认为海量肿瘤样本测序数据应当能确切回答肿瘤发生与发展的基础与机制。然而，随着越来越多的候选肿瘤驱动基因（包括 coding RNA、non-coding RNA 和 microRNA 等）突变被鉴定，在厘清这些基因突变在细胞内的作用后，不但没有明晰肿瘤发生与发展的基础与机制，反而给肿瘤发生与发展的研究工作带来了更多的疑惑和迷茫。大量测序结果显示了体细胞突变学说无法解释的证据，如在大量正常组织内鉴定出多种突变了的肿瘤驱动基因，并发现了不存在遗传突变和表观遗传突变的肿瘤。因此，肿瘤发生与发展的体细胞突变学说有待修正或被新的学说代替。

Ana 和 Carlos 在 1999 年提出体细胞突变学说的替代性观点，即组织组装场学说（tissue organization field theory，TOFT）。组织组装场学说强调机体组织的整体性而非关注细胞水平的改变。它把肿瘤的发生描述为发育紊乱（development gone awry），是组织内实质细胞和间质细胞错误装配产生的结果，而突变只是一种无关紧要的副产品。简单来说，两种学说的核心冲突在于致瘤物的目标到底在细胞水平还是在组织水平。体细胞突变学说认为致瘤物通过诱导细胞突变为肿瘤细胞从而获得异常增殖能力，因此导致肿瘤；而组织组装场学说认为致瘤物作用于包括实质细胞和基质成分（包括基质支持细胞）的整个组织及细胞之间的相互作用后，变异产生肿瘤细胞，进而形成肿瘤。组织组装场学说近年来也有一些实验支持，然而用探测细胞间相互作用方式来探索肿瘤发生与发展有相当的难度，需要高超的实验技术能力与技巧。这一点导致组织组装场学说难以获得更为广泛的认可，并以此为基础对肿瘤的发生与发展进行深入探索。目前绝大多数肿瘤研究者都是基于体细胞突变学说开展肿瘤研究，进行肿瘤发生与发展机制、诊断、治疗与预防等各方面的研究工作。但显然体细胞突变学说如不能突破目前的疑难点，以此学说为基础进行探索研究将难以对肿瘤有更深入的认识和理解，也难以突破肿瘤临床诊断与治疗难题。

体细胞突变学说衍生出的克隆进化模型是目前理解肿瘤发展的主流学说。针对此模型，目前也有大量的修正模型，包括肿瘤发展的线性进化模型、分支进化模型、中性进化模型和间断进化模型等。也有研究认为，在同一肿瘤内部可能存在多种进化模型共存的现象。不难发现，在肿瘤的临床实践中，虽然近年来肿瘤治疗策略不断发展和更新，但其疗效并不尽如人意，肿瘤依旧是医学领域内难以攻克的疾病之一。显然，对肿瘤发生与进展的模糊认识是目前肿瘤成为临床上难点的基础性原因。有鉴于此，本章节对肿瘤发生与发展的学说及其演进路径进行归纳总结，为下一步构建肿瘤发生与发展的新学说提供参考。

二、肿瘤发生与发展经典学说：体细胞突变学说

（一）从感染到体细胞突变的肿瘤学说

在现代医学起始阶段，人类大多数疾病是感染导致的。因此，肿瘤性疾病也同样被

认为是感染性疾病，而肿瘤的转移与浸润被认为是由寄生虫介导的。随着显微镜技术、组织切片及染色技术的发展，人们对肿瘤性疾病有了新的认识。通过观察大量肿瘤组织切片，研究者们发现肿瘤组织是包含有大量分裂细胞的细胞团块，因此肿瘤被更正为是由细胞变异导致的疾病。在治疗上，除手术外的治疗手段应该是控制细胞的分裂，这一思想在百年后的今天未见明确的变化。

1879 年，Hansemann 依据肿瘤外观与生长特性将肿瘤定义为“anaplasia”，即间变，类似于动物在驯化过程中出现的种族特征改变。他在描述肿瘤的特征时，并未将肿瘤的遗传特征包括在内。1914 年，Boveri 依据遗传学与细胞生物学观察结果，提出细胞染色体结构改变是细胞恶性转化的基本原因。他在观察肿瘤细胞时，发现肿瘤细胞几乎总是包含至少一种异常的染色体复合体。这类异常染色体复合体的核分裂相在显微镜下呈现不对称分裂、多级分裂等现象。这是第一次将肿瘤发生归因于细胞染色体的改变。在此基础上，Levy 假设肿瘤细胞来源于一个突变的细胞，可能是一个上皮细胞或结缔组织细胞。由于当时的技术条件限制，细胞突变的本质在那个年代是不清楚的，细胞突变被认为是细胞和它们的染色体发生了错误组合后形成的。

Gade 在 1921 年提出了新观点，即染色体突变和正常体细胞转化为肿瘤细胞这一过程存在明确相关性，同时肿瘤细胞会将新获得的能力转移给子代细胞。这一观点在推动体细胞突变学说形成过程中发挥了巨大作用。1928 年，Bauer 形成了成熟的体细胞突变学说，明确了肿瘤细胞是由体细胞染色体突变形成的变异细胞这一理论。同时 Bauer 指出 Boveri 在 1914 年对肿瘤细胞的观察工作和假设，为体细胞突变学说的形成做出了卓越贡献。Bauer 在肿瘤的治疗上也得出了控制细胞分裂是治疗肿瘤基本方法的结论，这一结论仍然是目前肿瘤治疗的基本策略。

（二）肿瘤的临界体积学说

1951 年，Fisher 和 Holloman 提出一个单一的肿瘤细胞在正常组织中可能无法形成肿瘤。为了方便理解，可以假设肿瘤细胞产生一种水溶性物质，这种物质对细胞代谢是必须的。而正常情况下，一个单一细胞分泌产生的水溶性物质会很快扩散并被稀释，因此它很难持续生长。而多个细胞聚集在一起时，互相存在旁分泌作用，因而得以生长形成恶性病变。这种观点认为，肿瘤发生与生长一定存在一个临界值。Fisher 认为这一临界值约等于 6 个肿瘤细胞，而小于这个临界值的肿瘤细胞克隆无法形成恶性肿瘤，当肿瘤细胞积累到 6 个以上时，肿瘤细胞能够生长形成肿瘤病灶。这一临界值观点也可以很好地解释肿瘤的转移，可以理解为肿瘤细胞转移到远端时，不能立即形成转移灶，当转移的肿瘤细胞达到一个临界数量后，肿瘤细胞的转移才能形成肿瘤的转移灶。这一学说不能解释肿瘤细胞是怎样积累到临界值继而形成肿瘤的。

（三）肿瘤形成的多阶段理论

细胞和分子生物学的知识和研究手段在早期并不发达，很难直接分析肿瘤细胞的分子特性，特别是遗传特性以观察肿瘤细胞的遗传突变。在肿瘤研究的早期阶段，不同年龄段人群肿瘤发病率是研究肿瘤时最容易获得的数据。1953 年，Nordling 通过分析来自英国、法国、挪威和美国男性肿瘤患者的统计数据，发现在 25～74 岁年龄组中，肿瘤死亡率与年龄的 6 次方成正比，这可以理解为肿瘤发生需要病变细胞连续积累 7 次突变，才能形成肿瘤细胞。在此基础上，Armitage 和 Doll 进一步统计了 17 种肿瘤死亡率与年龄的关系并完善了 Nordling 所提出的肿瘤是由发生在同一细胞的连续突变导致的理论。同时，Armitage 和 Doll 指出，根据 Fisher 的理论，肿瘤发病率应当与致瘤物的浓度成 6 次方，而事实上二者是成比例变化的。因此，Fisher 的理论被认为是不可信的。随后 Armitage 和 Doll 将不同年龄段突变率的改变和突变顺序纳入考虑后建立了一个连续突变的数学模型，与观察到的数据非常一致。这些观察证明一个细胞需要经过多阶段突变才能形成肿瘤细胞。多阶段理论的诞生不仅帮助人们更好地理解肿瘤概念，随后出现的一些数学模型也很好地验证和完善了这一理论。Nick Day、Stenback、Moolgavka 等验证并完善了肿瘤细胞形成的多阶段理论，该理论在很大程度上引导了体细胞突变学说的发展，其核心思想沿用至今。

（四）肿瘤发生的“二次打击”学说

在肿瘤细胞形成的多阶段理论盛行之时，Alfred Knudson 对肿瘤的发生有了新的思考。他认为虽然肿瘤细胞形成的多阶段理论能够解释成年患者的肿瘤发生与形成，但是不能解释儿童患者肿瘤的发生与形成，即有例外情况的出现，使一个学说难以成立，需要新的学说替代。1971 年 Knudson 通过对 48 例视网膜母细胞瘤患者进行研究后，提出视网膜母细胞瘤是由两次突变事件诱导发生的，这一观点也被称为“二次打击”学说。他发现遗传性肿瘤病例的发病率与年龄呈线性关系，而散发性病例的发病率与年龄的平方成正比。因此得出结论，在显性遗传病例中，一种突变来源于生殖细胞，另一种突变发生于体细胞，而散发性病例需要在体细胞中发生两次突变。随后，Comings 假设视网膜母细胞瘤发病所必需的两种突变来源于同一基因的两个等位基因。基于此，Friend 等在 1986 年成功克隆出肿瘤抑制基因 retinoblastoma susceptibility gene (*RB*1)，进一步证实了 Knudson 和 Comings 的猜想。“二次打击”学说的出现在很大程度上激励了研究者们对抗肿瘤的信心，自此之后有关寻找癌基因、抑癌基因及癌症驱动基因的研究和报道层出不穷。

（五）肿瘤干细胞学说

在肿瘤研究工作及临床实践中，大量证据显示肿瘤细胞具有两个重要特性：①在体外培养时，人体肿瘤标本中仅有少量的肿瘤细胞能够形成肿瘤细胞系，即发生克隆扩增；在接种免疫缺陷性动物模型时，即在已排除免疫排异反应的前提下也仅有少量肿瘤细胞能够起始移植瘤的形成。②人体的肿瘤细胞均有向其来源组织细胞分化的趋势，肿瘤组织结构也趋向于形成来源组织结构。体细胞突变学说不能解释以上两个肿瘤细胞特性，使肿瘤发生与发展的体细胞突变学说难以成为一个理论。需要新的能够解释肿瘤细胞这两个特性的学说，以便指导肿瘤的研究、诊断、治疗与预防。基于此，干细胞进入了研究者的视野。

正常的成体干细胞具有自我更新和分化为来源组织所有实质细胞类型的能力。在人体的许多组织中都存在这样的层次结构，即成体干细胞分裂产生定向祖细胞，定向祖细胞再分化为组织特异的终末分化细胞。这种结构的好处在于可以最大限度地避免由于过多分裂导致的突变积累，以降低肿瘤发生率。终末细胞通常不再分裂，因此即使它带有一些突变，随着更新换代也会很快消失。只有一种例外情况，就是突变存在于干细胞中，那么在这种情况下所有子代细胞都会携带该突变。事实上，研究者很久以前就假设肿瘤是由具有干细胞特性的细胞或直接由组织特异性干细胞引起的。在经典的肿瘤细胞形成多阶段理论中主体必须是一个生命周期极长的细胞，这使得肿瘤干细胞学说变得非常有说服力。

肿瘤干细胞（cancer stem cells，CSC）被认为是肿瘤内部存在的一小群具有自我更新及分化能力的细胞，因其表现出极强的肿瘤起始能力，故也被称为肿瘤起始细胞。Lapidot 等和 Bonnet 等在 1993 年首次在人类急性髓系白血病患者中证明了肿瘤干细胞的存在。他们发现 $CD34^{+}/CD38^{-}$ 表型的白血病干细胞在非肥胖糖尿病/严重联合免疫缺陷（non－obese diabetic/severe combined immunodeficiency，NOD/SCID）小鼠中可以通过连续移植产生该疾病，这一结果证实了肿瘤干细胞学说。随后，在包括胶质瘤、乳腺癌、黑色素瘤、胰腺癌、胃癌、结直肠癌等一系列实体瘤中证实存在肿瘤干细胞。本书课题组已经在人体结直肠癌和胃癌标本中鉴定出肿瘤干细胞并证实其具有多项分化潜能。例如，结直肠癌肿瘤干细胞（colorectal cancer stem cell，CoCSC）在体外使用内皮细胞培养基 EGM－2 进行定向诱导分化可以得到 $CD31^{+}VEGFR2^{+}Tie2^{+}$ 的内皮细胞，同时使用结直肠癌肿瘤干细胞在 SCID 小鼠体内进行接种也发现结直肠癌肿瘤干细胞能够直接分化为功能性的内皮细胞来构筑肿瘤新生血管。另外，通过在体外对结直肠癌肿瘤干细胞进行神经方向的诱导分化，可以得到微管结合蛋白 2（MAP2）阳性的神经细胞，将结直肠癌肿瘤干细胞移植至 SCID 小鼠体内也发现存在表达人特异标志基因的神经元，参与肿瘤微环境的构建，这项研究工作首次确认了肿瘤干细胞的神经分化潜能。由于多数鉴定肿瘤干细胞的工作都需要长期的体外培养实验，目前尚不确定在人体肿瘤组织内是否存在肿瘤干细胞，以及其是否具有分化为内皮细胞和神经细胞、构建功能血管和神经组织的能力。但是，在肿瘤组织内存在具有成体干细胞特性的肿瘤干细胞，该类肿瘤干细胞在肿瘤治疗方面具有很大潜力。未来的研究可致力于通过鉴定肿瘤干细胞特异性标志物开发一系列的抗体和靶向小分子，或探索促进肿瘤干细胞分化为不能自我更新的终末细胞相关通路并开发出特定靶向小分子用于肿瘤治疗，并以此为基础获得肿瘤干细胞是否是肿瘤起源细胞的证据。

三、肿瘤细胞基因组突变模式

通常的观点认为肿瘤细胞内基因组的改变来源于基因突变的累积，比如DNA损伤修复机制受损导致的基因突变所形成的细胞内基因组改变。最常见肿瘤细胞内基因组的改变包括单个核苷酸点突变（single nucleotide polymorphisms，SNPs）、小片段插入或缺失（insertion-deletion，InDel），以及基因组结构变异（structure variation，SV）。其中基因组结构变异导致的后果较为复杂，包括插入、缺失、反转、染色质内易位、染色质间易位、基因拷贝数变异（copy number variation，CNV）等。细胞内染色质非整倍体被认为是肿瘤细胞的特征之一，其发生通常归因于肿瘤细胞的基因组不稳定性。然而，细胞内染色质非整倍体对肿瘤发展的意义尚不清楚。此外，细胞内基因融合也可能发生，即两个或多个基因的部分或全部序列融合成一个新的杂合基因。融合的基因可能成为肿瘤细胞的驱动基因并作为一种肿瘤特异性抗原，这种融合蛋白通常可作为潜在的肿瘤治疗靶点。

由于细胞基因组发生的突变在细胞分裂时可遗传给子代细胞，这些突变能在个体一生中积累下来。有些细胞内的基因突变可能是在肿瘤细胞的祖先细胞还处于生物学上正常状态时获得的，这些基因突变不会使细胞带有肿瘤表型特征。肿瘤细胞基因组中其他突变可能是肿瘤细胞祖先细胞及其子代细胞在不断分裂中获得的。正常人在细胞分裂时一对碱基出现突变的概率是10^{-10}，这一比例在许多肿瘤细胞中升高，这一现象被Loeb命名为突变表型。比如在结直肠癌和子宫内膜癌中，由于MLH1和MSH2等基因异常而导致DNA错配修复缺陷，在多核苷酸序列中表现出单核苷酸改变和小片段插入/缺失获得率增加。随肿瘤发展而增加的体细胞突变率的优点使它可以有效增加DNA序列多样性，以保证肿瘤在生长过程中的选择效应，优选出具有生长优势的DNA突变，保证肿瘤细胞的生长。然而，也有学说认为正常细胞的突变率可能足以解释肿瘤的发展，而不需要肿瘤细胞积累更多的突变表型以保证肿瘤细胞的生长优势。

对肿瘤细胞基因组中的每个体细胞突变，都可以根据其对肿瘤发展的后果进行分类。驱动突变赋予细胞生长优势，并在肿瘤发展过程中被积极选择；其余的突变是“乘客”，也叫中性突变，“乘客”只是在肿瘤细胞起源的祖先细胞形成驱动突变时恰好存在于细胞中而被携带。在不同肿瘤之间，驱动基因的数量也有所不同。从“二阶段”致癌的角度可以将驱动突变进一步划分为起始突变和进展突变。起始突变形成肿瘤的原始亲本细胞克隆遗传标记，而进展突变显示出一种与取样部位相关的突变模式。起始突变以克隆突变的形式存在，而进展突变以亚克隆突变的形式存在。不是所有肿瘤细胞都带有相同的进展突变，表明进展突变发生于起始突变之后。科学家们通过分析乳腺癌、结肠癌、肺腺癌等9种常见癌症样本数据，在肿瘤细胞的亚克隆中发现了许多驱动基因的突变，显示肿瘤细胞基因突变带有起始突变和进展突变特性。研究人员对2658例共38种癌症类型的全基因组进行测序分析，通过匹配正常组织和肿瘤组织后，获得了泛癌基因组改变结果，这些结果包括了基因突变位点、染色体结构改变、基因拷贝数变异及全基因组倍性改变，并鉴定出多种早期和晚期驱动突变（或者称为起始突变和进展突变）的基因。通过分析不同肿瘤细胞亚克隆的变异数量和特征，研究者们精准地还原了单个肿瘤组织的基因突变进化过程。目前已经确定了多种癌症的早期驱动基因，如结直肠癌早期即可发生 *APC* 突变，随后是 *KRAS*、*TP*53 和 *SMAD*4。而胰腺癌的四种经典起始突变是 *KRAS*、*CDKN*2*A*、*TP*53 和 *SMAD*4。

经典的渐进性基因突变学说并不能解释所有肿瘤细胞中基因组突变进化现象。新的观点认为：除了经典的基因突变以外，在肿瘤细胞可能发生了某些事件导致肿瘤细胞基因组得以在短时间内获得爆炸性的巨大改变。事实上，通过对肿瘤细胞基因组的测序分析逐渐发现，存在短时间内部分肿瘤细胞其基因组在小范围区域发生大量的基因突变，也即肿瘤细胞基因组内发生局部高突变。这与体细胞突变“循序渐进”的方式大相径庭，这种基因突变的频率与密度犹如疾风骤雨，故该模式以“*kataegis*”（希腊语“暴风雨”的意思）命名，多见于乳腺癌细胞基因组中，随后确认在其他一些肿瘤类型中也存在这类突变模式。断裂—融合—桥循环（breakage-fusion-bridge cycles，BFB cycles）突变模式是另一种推动基因组快速进化的染色体灾难性重排过程，该过程涉及细胞的有丝分裂后期双着丝粒染色单体的断裂、无端粒染色体 DNA 末端的融合，以及由这些融合导致的双着丝粒染色体在分裂后期再次形成连接。从断裂—融合—桥循环形成的原理来看，断裂—融合—桥循环常会与细胞内染色质碎裂（chromothripsis）伴随出现。染色质碎裂指 DNA 双链断裂导致染色质碎裂成许多片段，然后在 DNA 损伤修复机制下将这些碎裂片段随机重新连接在一起，导致一条甚至多条染色质重排，形成嵌合型染色质。尽管断裂—融合—桥循环模式的确切诱因与机制不明，现普遍认为与端粒危机和循环染色质重组有关。细胞内染色质捕获（chromoplexy）是一种类似染色质碎裂的过程，涉及多个基因组重排事件。这些事件通常以链状方式发生，将空间上远距离的基因组片段连结起来，它可以同时影响位于不同染色质上来自同一信号途径多个驱动因子的基因片段。Baca 等人通过建立计算模型，在前列腺癌细胞基因组中发现了染色质捕获现象。染色质碎裂和染色质捕获被认为是肿瘤细胞基因组产生最复杂重排的主要原因，二者都包含染色质破碎和基因组 DNA 片段再融合的过程。但二者也不完全相同：①前者是数以百计的 DNA 断点聚合在同一个染色质内，而后者的重排不会发生染色质片段的大规模聚集现象，通常仅几十处染色质片段聚集，且分布于多个染色质上。②前者是在肿瘤进展早期出现的单一灾难性事件，而后者可以在肿瘤进展过程中多次发生。全基因组倍增（whole-genome doubling，WGD）是肿瘤细胞由原本的二倍体在分裂中出现错误形成四倍体的现象，这种倍性改变在肿瘤细胞中非常普遍，会进一步增加基因组不稳定性。在人类 10000 例恶性肿瘤样本中，约有 36％的肿瘤在进化过程中经历了一次以上的全基因组倍增。另外一种特殊情况是非整倍体染色质，这种表型在肿瘤细胞中也很常见，是肿瘤细胞的标志之一，然而非整倍体染色质出现的原因及它对肿瘤发生与发展的意义尚不明确。基因突变地震式扩增（seismic amplification）现象是最新被 Rosswog 等在儿童神经母细胞瘤中鉴定出来的，指在癌症基因组中出现多重重排和不连续的拷贝数增多变异现象。在人类 38 种癌症共 2756 例样本中，9.9％的病例当中存在基因突变地震式扩增现象。

以上描述几乎涵盖了全部类型的肿瘤细胞基因组改变。从小规模的点突变到大规模的染色质重排，研究者很难确认每种改变对肿瘤发生的作用和贡献，再加上表观遗传组学的变异，基因组改变带来的后果更是不可预测。随着近十年来大规模平行测序（massive parallel analysis，MPS）的兴起，在全世界研究者的共同努力下，非常可喜的是已经鉴定出了不同肿瘤类型间特异性的基因组变异模式和驱动基因突变。随着超大量测序结果的呈现，我们不难注意到在不同肿瘤甚至同种肿瘤间肿瘤细胞基因组改变巨大的变异性和难以预测性，需要重新考虑肿瘤细胞基因改变是否必然和肿瘤发生与发展相关联。

四、肿瘤进化中的选择作用

为了更深刻地认识和理解肿瘤的发生与发展，需要明确肿瘤细胞变化发展的机制与驱动原因。1976 年，Nowell 提出了关于肿瘤进化的里程碑式的学说，即肿瘤的克隆进化学说，在那之后“随机突变”和“自然选择”被用来描述肿瘤细胞的变化与肿瘤的发展。与物种起源的达尔文进化论相似，肿瘤的克隆进化学说认为肿瘤的发展基于两个主要过程，一是单个肿瘤细胞通过随机突变获得可遗传的变异，二是肿瘤细胞在增殖过程中不断受到来自环境的自然选择压力。可以理解为在肿瘤细胞增殖的过程中，细胞基因的变异始终在发生，在偶然情况下某个细胞获得了相比原先肿瘤细胞额外的选择优势，这个优势细胞克隆将成为新的优势肿瘤细胞亚群，最终带有适应性基因突变的肿瘤细胞克隆得以快速增殖，并在群体中所占比例越来越高，这种现象被称为克隆选择（clonal selection）。在这一学说的思想之下，肿瘤内部的细胞遗传突变多样性应处于较低水平。

然而，随后几十年的肿瘤进化研究提示了高度的肿瘤细胞遗传突变及细胞异质性，这种高度的肿瘤细胞异质性和基因突变的异质性也被认为是导致多数肿瘤治疗失败的机制。针对原发性肾癌、乳腺癌、肺癌、结直肠癌、前列腺癌等多种肿瘤组织多区域测序的研究发现，肿瘤组织内部普遍存在大量的异质性肿瘤细胞群体与基因突变的异质性。从表型上来说，一个完整的肿瘤由具有不同生长速度、侵袭能力、药物敏感性的肿瘤细胞亚群组成，这些结果很难利用达尔文进化论进行解释。这种肿瘤细胞异质性及肿瘤细胞基因突变的异质性也可能是肿瘤细胞基因组的不稳定性导致的。为了更好地解释肿瘤细胞与肿瘤细胞基因变异的高度异质性，Sottoriva 等人提出了“大爆炸模型”来解释肿瘤细胞与基因变异的高度异质性。以结直肠癌为例，通过在肿瘤不同部位取样以重建最初肿瘤细胞分裂事件，结果显示在结直肠癌形成早期即出现多种类型的突变肿瘤细胞，各子代细胞以单个扩张的形式生长，因此形成混合的亚克隆群体，在肿瘤内部不存在严格的选择作用。来自中科院的研究团队在肝癌组织内近 300 个区域取样进行外显子测序和基因变异的鉴定，结果显示肝癌组织内存在巨大的多样性肿瘤细胞群体，明确提示了肿瘤细胞的非达尔文进化模式。木村资生（Kimura Motoo）提出生物体中性进化概念，认为生物体的进化主要是中性突变在自然群体中进行随机的遗传漂移的结果，而与选择无关。Williams 等通过对 14 种类型的肿瘤进行基因组测序，发现了大量突变等位基因频率符合幂律分布，由此提出了肿瘤的中性进化学说。肿瘤进化的“大爆炸模型”或“中性进化学说”的关键点为：①一旦发生癌变，尽管各肿瘤细胞存在不同突变类型，子代肿瘤细胞以相同的速率发生增殖；②突变的发生时间而非适应性决定了其在肿瘤细胞群内的比例与丰富程度。

五、肿瘤进化的间断-平衡和渐进学说

如上所述，肿瘤克隆进化学说强调群体中不断获得适应性突变和随后的选择作用，这通常被认为是渐进的。尽管缺乏进化速度的精确测量，目前的遗传学证据表明，这种突变积累的渐进进程在肿瘤进化中并不普遍。Niles Eldredge 和 Stephen Jay Gould 提出了生物进化的间断-平衡学说，他们认为物种进化是一种在短时间内爆发式产生的进化与在长时间稳定状态下一系列渐变进化之间交替进行的过程。这一观点可以很好地解释寒武纪物种大爆发。如果类比到肿瘤进化，可以认为肿瘤内部的间断-平衡是在某一时期的爆炸式突变和随后稳定的克隆扩张。需要注意的是，间断-平衡学说强调在时间上出现阶段性的变化而从未否定选择作用。通过对乳腺癌样本进行单细胞测序发现，肿瘤细胞的拷贝数变异多发生于乳腺癌形成早期而非在整个进化过程中逐渐积累而成，同时分析结果显示出了进化过程中的克隆停滞表型。应用结直肠癌患者来源的肿瘤类器官进行核型分析，在连续几代肿瘤细胞中重建进化路线，结果支持肿瘤的间断-平衡进化模式。另外，也有研究使用模型预测肿瘤进化模式，显示肿瘤进化模式取决于肿瘤组织发生与发展的空间结构。对胰腺导管腺癌（pancreatic ductal adenocarcinoma，PDAC）的研究显示，其存在两种不同的进化模式，由于存在公认的癌前病变（胰腺上皮细胞瘤变），一些研究认为是长期的基因突变累积导致了逐级增加的突变细胞最终发展至胰腺导管腺癌。然而另一些研究表明，胰腺导管腺癌细胞基因组内存在复杂染色质重排，提示胰腺导管腺癌细胞间断-平衡进化过程。进一步对胰腺导管腺癌细胞分析显示，大多数拷贝数改变发生在非整倍体细胞群体中，提示在胰腺导管腺癌中，点突变发生在初始二倍体阶段，随后基因组不稳定导致了染色体破碎等复杂重排事件，这可能是推动胰腺导管腺癌发生与发展的根本驱动力。

六、肿瘤发生的组织组装场学说

限于技术原因，目前很难准确描述肿瘤细胞最初是如何产生的。考虑到体细胞突变学说可以很好地解释许多恶性肿瘤的发生，从基因的角度进行肿瘤研究也相对容易，因

此体细胞突变学说在一百多年来尽管经历了多次修正，仍然获得最广泛的认可。然而，肿瘤发生与发展中仍存在体细胞突变学说无法解释的现象。Parker 和 Mack 等人通过对脑室管膜瘤探索后发现，脑室管膜瘤存在三种亚型：一种是肿瘤细胞携带驱动突变的肿瘤亚型；另一种是肿瘤细胞缺乏驱动突变但具有表观遗传变异的肿瘤亚型；更重要的是，存在一类遗传和表观遗传都未改变的肿瘤亚型。另一项研究更有说服力，通过对 2658 例共 38 种肿瘤进行全基因组分析后发现，有 5%的肿瘤样本未能鉴定出驱动基因突变。此外，大量关于正常组织细胞的测序结果进一步动摇了体细胞突变学说的地位。2015 年，Martincorena 等通过对皮肤癌中常见的 74 个肿瘤驱动基因进行超深靶向测序揭示了阳光暴露后正常皮肤组织中细胞的克隆扩增。这是首次在人体正常实体组织中发现细胞克隆扩增的现象。在随后的几年内，大量研究表明人体血液系统、支气管、食管、肝、子宫内膜、尿路上皮的正常组织中普遍含有肿瘤驱动基因突变的细胞克隆扩增。这些克隆扩增的范围非常广，整个组织可能因这些携带驱动基因突变的细胞克隆被重塑。Bartomeu Colom 等人的研究表明，小鼠食管内正常上皮细胞中存在大量含有基因突变的细胞克隆而仍然维持正常细胞行为，并揭示了肿瘤的自发消退现象。关于这一现象，作者解释为来自周围正常组织内的优势克隆带给肿瘤组织的进化压力导致肿瘤组织在后期自行消失。尽管关于其机制的探究并不是非常有说服力，但这一现象的出现足够说明肿瘤的发生在一些特殊情况下是可逆的，这一点也有悖于体细胞突变学说。Edoardo 等利用蛙皮素（caerulein）诱导小鼠发生胰腺炎，随后在小鼠体内表达突变型 *KRAS*，即可导致小鼠发生胰腺癌。由于受到体细胞突变学说的指导，作者可能认为 *KRAS* 突变在其中发挥着更重要的作用。然而仅具有 *KRAS* 突变的小鼠无法形成肿瘤的事实提示，细胞内驱动基因突变在肿瘤发生中可能不具有关键作用。

1999 年，Ana Soto 和 Carlos Sonnenschein 提出体细胞突变学说的替代性观点：肿瘤发生于生物体的组织水平，就像正常的形态发生一样，在这一形态发生场中基质和实质细胞长期的异常相互作用导致肿瘤发生，因此被称为组织组装场学说（TOFT）。组织组装场学说与体细胞突变学说对肿瘤在许多方面有着截然不同的理解。例如，尽管存在单克隆和多克隆之争，体细胞突变学说始终认为肿瘤是一种细胞水平的疾病。体细胞突变学说的中心思想是突变，突变是肿瘤发生的最根本原因，也是肿瘤发展的驱动力。而与之相反，组织组装场学说认为肿瘤是一种基于组织而非细胞的疾病，它把肿瘤的发生描述为发育紊乱，而突变只是一种无关紧要的副产品。总的来说，可以认为两种学说的核心冲突在于致癌物的目标到底是细胞还是组织。体细胞突变学说认为致癌物通过诱导细胞突变形成肿瘤细胞，肿瘤细胞发生异常增殖后形成肿瘤；而组织组装场学说认为致癌物的目标是包括上皮细胞和基质成分的整个组织及其细胞之间的相互作用，由于干扰了细胞间相互作用或者说破坏了组织间的稳态作用从而导致肿瘤形成。组织组装场学说区别于体细胞突变学说的最大不同是：组织组装场学说认为生物体中所有细胞的默认状态都是增殖而非静止的，细胞不需要内源性或外源性的刺激，如来自“癌基因”或“生长因子”的刺激来增殖，而恰恰相反，它需要来自组织的约束以保持自己的增殖处于抑制状态。当致癌物解除了组织约束时，细胞得以恢复其默认状态并再次增殖，最终形成肿瘤团块。在生物界，单细胞生物的默认状态是增殖与运动，从这一点来考虑，肿瘤细胞的迁移和侵袭能力并不是通过突变获得，而仅是约束作用消失后细胞恢复到其增殖与运动的默认状态。

2000 年，Barcellos-Hoff 和 Ravani 设计实验干扰了基质和上皮细胞的相互作用，通过对小鼠的乳腺间质进行电离照射以影响其细胞外基质成分、细胞因子的产生及细胞间相互作用所涉及的受体，在清除了之前由照射导致的癌性上皮细胞后，在脂肪垫中接种了 Comma-D 细胞，这是一种永生化但非致瘤的乳腺上皮细胞，结果发现 Comma-D 细胞仅在照射组产生肿瘤。这一结果初步提示了基质细胞在肿瘤发生中具有不可忽视的作用。2004 年，Maffini 等分别将大鼠乳腺上皮和间质暴露于致癌物甲基亚硝基脲（N−nitrosomethylurea，NMU），然后重组这些组织，意外发现暴露过的基质成分与正常乳腺上皮细胞的组合导致了肿瘤发生，而相反的组合却没有产生肿瘤。这些实验结果冲击了上皮细胞的突变导致乳腺癌发生的观点。来自人体组织的研究也发现类似结果：分别获取来自人体的正常、出现良性增生或恶性肿瘤的前列腺基质组织，与非致瘤的良性上皮细胞混合后移植入小鼠肾囊。结果发现，只有出现恶性肿瘤的前列腺基质组织可以刺激良性细胞形成高度浸润的恶性肿瘤组织。

组织组装场学说认为恶性肿瘤是可逆的，这也为恶性肿瘤的治疗提供了全新的视角。Maffini 研究发现，受 NMU 诱导产生的癌性大鼠乳腺上皮细胞在正常的基质作用下可以恢复正常表型并发挥功能。也就是说，只要让肿瘤细胞周围布满正常组织，肿瘤就不会发生或者被逆转。事实上，这种可逆性在神经母细胞瘤中也已被证实，位于神经母细胞瘤间质的施万（Schwann）细胞就被发现可诱导增殖性神经母细胞转化为成熟非增殖性的神经节细胞。随后的一些研究进一步证实了这种可逆性，并且这一现象在临床中也被观察到。

事实上，我们不得不承认肿瘤微环境在肿瘤发展、转移过程中的重要性。肿瘤微环境由肿瘤细胞和其周围的成纤维细胞、免疫细胞、内皮细胞等间质细胞及细胞外基质（extracellular matrix，ECM）共同组成。癌症相关成纤维细胞（cancer-associated fibroblasts，CAFs）被证实可以分泌多种生长因子促进肿瘤生长、血管生成和转移。此外，CAFs 产生的趋化因子不仅在肿瘤微环境中招募各种类型细胞，还构成细胞外基质成分。肿瘤相关巨噬细胞（tumor-associated macrophages，TAMs）是肿瘤微环境中的主要免疫细胞类型，对肿瘤的发生与发展也有重要作用。此外，慢性炎症和损伤被认为与某些肿瘤的发生密切相关，如反流相关的食管癌和吸烟相关的肺鳞状细胞癌。长期的慢性损伤会影响上皮细胞和间充质细胞的相互作用，这是决定组织结构和细胞特性的关键因素。一方面，通过诱导肿瘤微环境中各类细胞的代谢重编程，促进 ECM 的重构。ECM 的成分也被认为可以决定细胞分化和调节细胞命运。从肿瘤微环境的其他成分中分离出肿瘤细胞来观察肿瘤细胞的变化显然是不完全的。考虑到肿瘤细胞和其他基质细胞之间的紧密联系，在检测它们的变化时，将它们视为一个整体是相当合理的。

组织组装场学说从最初由 Ana 和 Carlos 提出至今约二十多年，尽管它的确提出了一些颠覆传统认知的证据，然而体外细胞培养很难模拟体内的真实环境和重现多细胞类型的相互作用，这种客观限制决定它的研究之路还很漫长，体细胞突变学说在之后的很多年里可能依然是占据绝对优势的主流思想。两种学说表面上似乎互不相容，然而近年来关于肿瘤微环境在肿瘤发展、转移过程中发挥作用的研究屡见不鲜，这些结果显示在肿瘤的发生与发展过程中，肿瘤相关的任何组织都是不可被割裂开来的整体，为肿瘤发生与发展的组织组装场学说提供了支持。

七、总结与展望

回顾一百多年来，肿瘤研究领域出现了各种非凡的、堪称里程碑式的成果，尤其是在过去二十年内，肿瘤基因组学井喷式的研究成果让人目不暇接。然而，研究者也发现了在当下肿瘤体系框架内无法解释的结果。任何科学的进步都是在不断质疑和否定中发展和前进的，需要不断总结规律去修正这些理论。本章中提出的关于肿瘤发生与发展过程中的各类学说与争论，如体细胞突变学说和组织组装场学说、克隆进化和中性进化学说、间断-平衡进化和渐进进化争论，都是与生命科学及医学科学发展水平相当的认知所导致的。每种肿瘤发生与发展学说的提出一定是符合其当时的研究结果和证据的。总结这些学说的形成与发展过程，为更好地设计新的研究工作铺平知识道路和技术道路，以进一步获得肿瘤发生与发展的证据，形成与之相适应的肿瘤发生与发展新学说或模型，指导肿瘤研究、治疗方案开发与临床实践；而不是将大量的精力用于已经不被研究结果与证据支持的学说，积累大量的对进一步认识肿瘤发生与发展机制和临床需求没有价值的研究结果。

（莫显明　赵今）

思考题

1. 试述体细胞突变学说的核心思想。
2. 请列举几种经典的驱动基因，并推测其对肿瘤发展的意义。
3. 如何理解组织组装场学说与体细胞突变学说的不同之处？

参考文献

[1] Gerstung M，Jolly C，Leshchiner I，et al. The evolutionary history of 2，658 cancers [J]. Nature，2020，578（7793）：122-128.

[2] Shangguan W，Fan C，Chen X，et al. Endothelium originated from colorectal cancer stem cells

constitute cancer blood vessels [J]. Cancer Sci, 2017, 108 (7): 1357-1367.

[3] Lu R, Fan C, Shangguan W, et al. Neurons generated from carcinoma stem cells support cancer progression [J]. Signal Transduct Target Ther, 2017, 2: 16036.

[4] Williams M J, Werner B, Barnes C P, et al. Identification of neutral tumor evolution across cancer types [J]. Nat Genet, 2016, 48 (3): 238-244.

[5] Sonnenschein C, Soto A M, Rangarajan A, et al. Competing views on cancer [J]. J Biosci, 2014, 39 (2): 281-302.

[6] Boveri T. Concerning the origin of malignant tumours by Theodor Boveri. Translated and annotated by Henry Harris [J]. J Cell Sci, 2008, 121 (Suppl 1): 1-84.

[7] Sonnenschein C, Soto A M. The society of cells - cancer and control of cell proliferation [J]. J Pathol, 1999, 190 (4): 518-519.

[8] Bonnet D, Dick J E. Human acute myeloid leukemia is organized as a hierarchy that originates from a primitive hematopoietic cell [J]. Nat Med, 1997, 3 (7): 730-737.

[9] Nowell P C. The clonal evolution of tumor cell populations [J]. Science, 1976, 194 (4260): 23-28.

[10] Knudson A G Jr. Mutation and cancer: statistical study of retinoblastoma [J]. Proc Natl Acad Sci U S A, 1971, 68 (4): 820-823.

[11] Armitage P, Doll R. The age distribution of cancer and a multi-stage theory of carcinogenesis [J]. Br J Cancer, 1954, 8 (1): 1-12.

[12] Fisher J C, Hollomon J H. A hypothesis for the origin of cancer foci [J]. Cancer, 1951, 4 (5): 916-918.

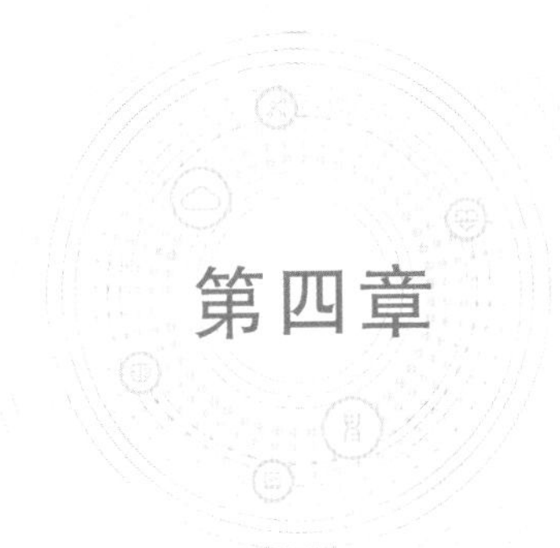

第四章 单细胞测序及其在肿瘤研究中的应用

多细胞生物在细胞分裂和分化过程中必然会出现不同细胞间的差异，形成遗传信息的异质性。传统的检测方法提取肿瘤组织的整体遗传信息，然后通过测序等技术检测遗传信号，其表达谱体现的是肿瘤个体中所有细胞的结果，而每个细胞的定量信息是其平均化的结果。肿瘤个体的整体分析忽略了肿瘤中不同细胞间的异质性；批量表达谱平均化了肿瘤中每个细胞中信息的表达量，掩盖了关键信息的差异；肿瘤个体的整体分析，对于肿瘤细胞的进展及肿瘤微环境的了解有限。而单细胞测序可以检测单个细胞异质性、识别稀有细胞、揭示细胞间差异情况。单细胞测序可用于单细胞多组学平行研究，分析单个细胞的基因组、转录组、表观基因组及蛋白质组；可用于单个细胞的功能状态研究，以无偏差的方式推断和发现新的细胞类型；可用于构建细胞谱系的分化轨迹，创建细胞发育谱系的分析图谱；同时发现新的基因，在定量罕见变异和转录本时具有更高的灵敏度。

一、单细胞测序概述

（一）单细胞测序的兴起与发展

单细胞测序（single cell sequencing）技术是指在单个细胞水平上对转录组或基因组进行扩增并测序，以检测单个细胞在基因组学、转录组学、表观组学和蛋白组学等多个组学的数据。单细胞测序主要涉及单细胞基因组测序、单细胞转录组测序和单细胞表观基因组测序等。2009 年单细胞转录组测序技术出现后，随之出现了多种单细胞测序技术和平台，实现了单细胞测序技术的高通量及高分辨率。Nicholas 等 2011 年开发了单细胞基因组测序技术，2013 年又开发出了单细胞全基因组 DNA 甲基化检测技术。随后，研究者在细胞分选技术、核酸扩增技术、信噪比提高等方面进行不断优化和改进，也进一步开创了单细胞 Hi-C 测序、单细胞 ChIP 测序、单细胞 ATAC 测序技术等。

（二）单细胞测序在肿瘤研究中的应用

单细胞测序作为一种新兴的测序技术可从单个细胞的不同组学水平对恶性肿瘤异质性、肿瘤演变、肿瘤微环境及临床诊治等多个方面进行深入研究，为肿瘤发生机制的研究和临床治疗提供新的视角。

单细胞测序在揭示肿瘤异质性问题上存在独特的优势，能发现肿瘤细胞的多种亚型，进而再对各类亚型细胞的性质进行比较，揭示导致不同肿瘤细胞免疫特性、生长速度、侵袭能力等表型相关差异的机制，以及对不同抗肿瘤治疗方案敏感性差异的原因，为肿瘤异质性的进一步解决提供了可能，也促进了肿瘤的精准治疗。多年来，多项肿瘤相关研究通过单细胞测序鉴定出一些在肿瘤发生与发展中发挥关键作用的细胞亚群及异常基因，同时鉴别出一些肿瘤细胞特有的突变基因，有助于挖掘肿瘤发生、转移的潜在关键因子，也为判断肿瘤是否有转移或评估复发的高风险提供了理论依据，有潜在的临床应用价值。肿瘤细胞与其所处的微环境为一个相互作用、共同进化的整体，因此肿瘤微环境的组成亦是影响肿瘤发生、发展和转移的重要因素，对于肿瘤的研究具有重要意义。肿瘤微环境主要由肿瘤细胞、基质细胞（如成纤维细胞、免疫细胞）及细胞外基质等组成。单细胞测序全面地展现了肿瘤微环境中各组成部分的特有特征，并明确肿瘤细胞与微环境各组分之间的相互作用，尤其是肿瘤与免疫细胞的关系，有助于探索肿瘤免疫治疗的潜在新靶点。单细胞测序可对肿瘤耐药细胞进行谱系追踪，并有助于探索肿瘤异质性及肿瘤干细胞在肿瘤耐药机制中发挥的作用，同时挖掘关键的耐药基因，为肿瘤耐药的靶向治疗提供理论基础。此外，单细胞测序还可以推动恶性肿瘤分型的进一步明确，也可发现肿瘤相关免疫细胞特有的表面标志物，为不同肿瘤亚型的靶向治疗和免疫治疗方法提供参考，促进肿瘤个性化临床治疗的发展。

二、单细胞测序的核心技术

单细胞测序是指在单个细胞水平上对转录组或基因组进行扩增并测序，以获得单个细胞在基因组学［结构变异（structural variation，SV）、拷贝数变异（copy number variant，CNV）、单核苷酸变异（single nucleotide variant，SNV）等］和转录组学（RNA 表达水平；转录本的选择性剪接）等多个组学方面的数据。单细胞测序的基本流程（图 4-1）可以简单概括如下：单细胞（核）的分离和裂解；DNA/RNA 提取及扩增；文库构建；文库测序；数据分析。分离单细胞的技术包括有限稀释法、显微操作法、流式分选法、激光显微分割法、微流控分离法等，通常单个细胞的 DNA/RNA 含量极低，需要对其进行扩增后才能满足后期测序实验的要求，扩增效率和扩增产生的偏差是需要考虑的主要因素，实验目的和测序平台决定了采用的文库构建方法。

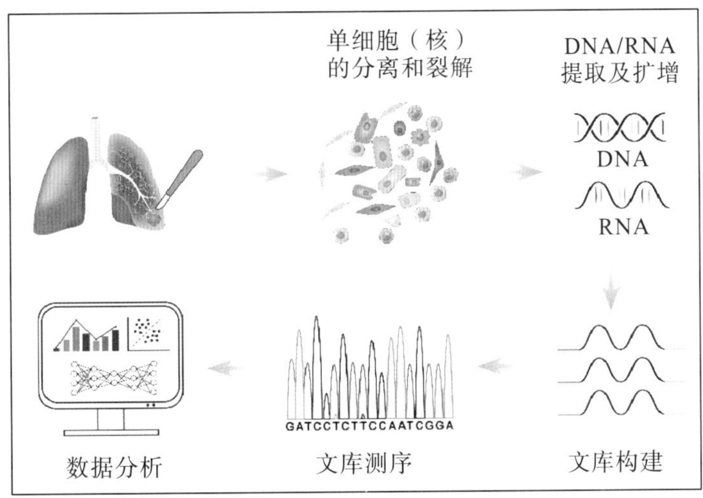

图 4－1 单细胞测序基本工作流程

（一）组织单细胞处理方法

如今，单细胞测序技术日益普及，除学习和掌握基本分离单细胞样本的技术外，还需要我们掌握特殊组织样本的处理方法。从实验动物中获取的器官组织需要进一步处理成能进行建库的样本，因此掌握正确解离组织、制备合格单细胞悬液的技术是必须的。

常见的组织类型如小鼠肝、心、肺和脑组织，肿瘤组织、皮肤组织等，适合用酶解法进行组织的消化解离，常见消化酶主要是胰蛋白酶类、胶原酶、溶菌酶和弹性蛋白酶等；脾、淋巴结和胸腺组织则适合用研磨法来处理；对比较特殊的组织样本，如半月板组织或脑组织等，则需要特殊的酶和消化方式（如冷消化）来处理样本，确保最后的细胞质量合格。

1. 研磨法

研磨法操作步骤如下：

（1）先将组织剪成 1～2mm 长组织块，放入组织研磨器中，转动研棒，研至匀浆。

（2）加入 10ml 0.9%氯化钠溶液（生理盐水），冲洗研磨器，收获细胞悬液，并经 200 目尼龙网过滤，1500 r/min 离心 5min。

（3）弃上清液，加红细胞裂解液重悬沉淀，室温作用 5min，加等体积的磷酸缓冲盐溶液（phosphate buffer saline，PBS）中和后，1500r/min 离心 5min，弃上清液，用 PBS 洗涤一次，再用 PBS 重悬，细胞计数后即可使用。

2. 酶解法

酶解法操作步骤如下：

（1）先将组织在缓冲液中剪成糜状，用胰蛋白酶或胶原酶消化组织块，胰蛋白酶适用于消化细胞间质较少的软组织，如胚胎、上皮、肝、肾等组织。胰蛋白酶工作浓度一般为 0.1%～0.5%。对于纤维较多的组织或较硬的肿瘤组织常用 0.25%胶原酶，胶原酶对组织中胶原蛋白类结构消化作用强，它仅对细胞间质有消化作用而对上皮细胞影响不大。胶原酶常用浓度为 0.1～0.3μg/ml，用大于组织量 30～50 倍的胰蛋白酶液或胶原酶液在 37℃摇床上消化组织，消化时间的长短依组织类型而定。一般来说，胰蛋白酶作用 20～60 分钟，胶原酶需 1～4 小时，一般还会加入 DNA 核酸内切酶。

（2）消化完毕后，将细胞悬液通过 70μm 孔径网过滤，以除掉未充分消化的组织。已过滤的细胞悬液经 1500r/min 离心 5min 后，弃上清液，加红细胞裂解液重悬沉淀，室温作用 5min，加等体积的 PBS 中和后，1500r/min 离心 5min，弃上清液，用 PBS 洗涤一次，再用 PBS 重悬，细胞计数后即可使用。

3. 激光捕获显微切割技术

除了需要处理的实体组织样本外，从切片组织如冰冻切片或者石蜡切片中分离和富集单个细胞，则需要用到激光捕获显微切割技术（laser capture microdissection，LCM）。激光捕获显微切割技术的基本原理（图 4-2）是通过一束低能红外激光脉冲激活热塑膜，并选择性地将目标细胞或组织碎片分离切割，利用激光的能量将切割下来的目标细胞弹射到收集管中，进行下游实验。激光捕获显微切割系统包括倒置显微镜、固态红外激光二极管、激光控制装置、控制显微镜载物台的操纵杆、电耦合相机及彩色显示器等。机械臂悬挂可以控制覆有热塑膜的塑料帽，将其放置在脱水组织切片上的目标部位上。切片需要贴在乙烯乙酸乙烯酯膜（ethylene vinyl acetate membrane，EVA 膜）上，其厚度为 100～200μm，最大吸收峰接近红外激光波长，能够吸收激光产生的绝大部分能量，并在激光束照射区域的温度瞬间提高到 90℃时，保持数毫秒后迅速冷却，以保证生物大分子不受损害。

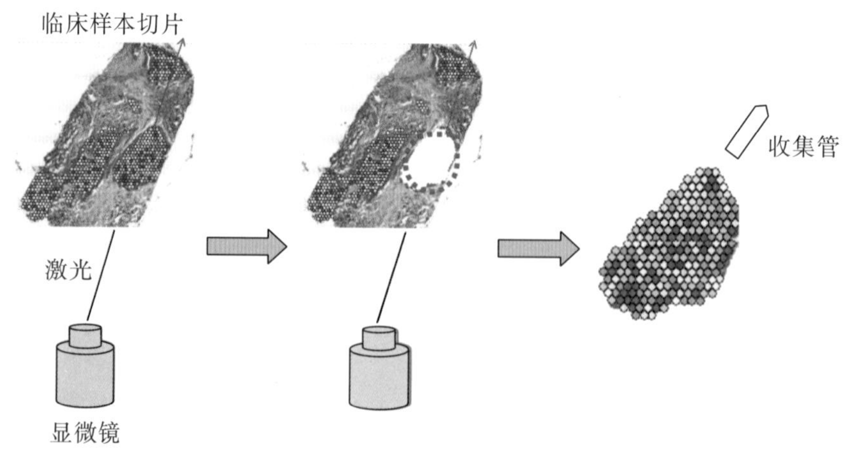

图 4-2　冰冻组织样本的激光捕获显微切割原理

激光捕获显微切割操作步骤如下：

（1）将制备好的组织切片通过倒置显微镜载物台中的真空泵固定，根据标本选择倒置显微镜模式，调节显微镜，定位目标区域。

（2）将带有 EVA 膜的收集管放置于目标组织或细胞上方，应用低能量近红外激光照射其底部，使 EVA 膜软化产生黏附力，黏附目标组织或细胞于 EVA 膜上，从而使其与周围组织或细胞分离。将切割的组织或细胞弹射到加有提取液的离心管中，提取 DNA、RNA 或蛋白质，用于下游分析。

4．流式分选

对于来自体液中的细胞，如血液中的血小板、红细胞、白细胞等细胞，以及已经解离成单细胞的悬液中的特定细胞群的富集，一般采用流式分选或者磁珠分选的方式。磁珠分选（magnetic-activated cell sorting，MACS）原理就是用结合了磁珠的抗体去标记细胞，让目标细胞带上磁珠，通过磁场将已结合磁珠与未结合磁珠的细胞分离开来。MACS 是细胞分选的重要手段，其使用的设备简单，只需要一块磁铁，无需专门的大型仪器，所分离获得的细胞活性好，适用于大多数的实验室，而缺点则是其能分选的细胞类型有限。流式分选（fluorescence-activated cell sorting，FACS）的部分原理与 MACS 一致，其利用荧光素标记不同的分子，通过调节合适的电压、补偿等，通过荧光将目标细胞与非目标细胞区分开来（图 4－3）。

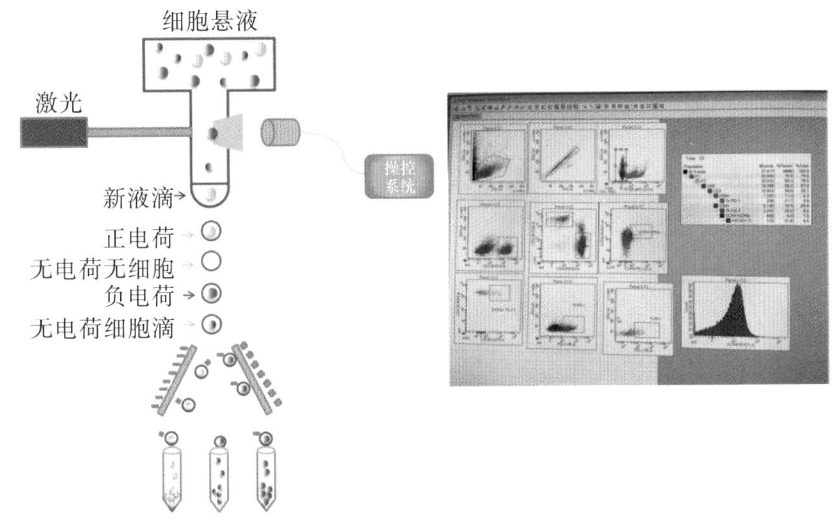

图 4－3　组织单细胞样本的流式分选原理

流式分选操作步骤如下：

（1）获取单细胞悬液，加入目标荧光抗体染色单细胞，调整好细胞上机之前的浓度。

（2）细胞过滤筛过滤掉单细胞悬液中大的细胞团块或者较大的杂质后，转移细胞悬液到流式管中，避光置于冰上，直到细胞悬液上机。

（3）流式分选仪做好上机前的准备，监测设定好分选条件，上机细胞开始分选细胞，上机回测，并监测细胞的纯度。大部分的细胞染色方法与流式分选所用的方法基本相同，但需要注意以下几点：①样本在无菌状态下进行操作，确保样本未被污染；②准备充足的细胞量；③建议上样管中缓冲液都使用含有 2% 胎牛血清（fetal bovine serum）的 PBS 缓冲液。

以上是主要的单细胞分离处理的方式方法，在实际实验中要根据不同的样本选择适合的处理方法以获得最佳的实验数据，对这些基础方法的掌握程度将决定下游实验的成功与否。

（二）单细胞转录组测序技术

2009 年汤富酬开发出了第一个单细胞转录组测序方法，如今不同的单细胞转录组测序（single-cell RNA sequencing，scRNA－seq）流程有了大量的改进，但是它们一般都分为以下五步：①单细胞（核）的分离和裂解；②逆转录；③cDNA 扩增；④构建文库；⑤测序。早期的操作非常直接，就是先将单个细胞逐个分离出来再分别进行建库，然而这种操作通量低而且成本高。所以更常见的是基于标签序列（barcode）的单细胞识别方法，该方法的核心思想是对每个细胞的 mRNA 进行逆转录时，为其加上独一无二的标签序列（细胞专属）。这样即便是混合起来测序，我们也可以把携带相同标签序列的 RNA 片段视为来自同一个细胞。通过这种策略，我们可以基于次建库，获得上万个单细胞的转录组信息。目前学术界已发表了很多 scRNA－seq 方法，下面将近些年发表的几种主要技术介绍一下。

1. 首个单细胞 RNA 测序

2009 年汤富酬等开发了首个单细胞 RNA 测序方法——Tang 2009，并应用于单个小鼠胚胎细胞的测序。他们在显微镜下人工吸取单个细胞并裂解。细胞裂解后，直接利用带有锚定序列（UP1）的多聚（T）引物进行逆转录获得 cDNA 第一链，并用核酸外切酶除去多余引物。之后，将多聚（A）添加到 cDNA 第一链的 3′端。使用带有不同锚定序列（UP2）的多聚（T）引物合成 cDNA 第二链。随后，使用上述两种锚定序列（UP1 和 UP2）的引物扩增 cDNA。产物 cDNA 被打断并通过大小筛选后用于测序文库制备。值得注意的是，由于第二链合成的起始位置正是第一链合成终止的位置，很可能引入依赖于反转录酶解离的偏倚。

2. 单细胞标记的逆转录测序

单细胞标记的逆转录测序（single-cell tagged reverse transcription sequencing，STRT－seq），这一方法最大的特点就是在模板转换的时候引入细胞特异性条形码序列。在该方法中，先将单个细胞挑选到单个管中进行裂解，其中加入 3～6 个胞嘧啶的寡核苷酸（dT）引物进行第一链 cDNA 合成。每个孔中加入 8 个合成 mRNA 作为内部对照。为了使反应孔结合一个特定的标签序列（细胞特异），STRT－seq 利用了逆转录酶模板切换机制，在每个反应孔的辅助寡核苷酸指导 cDNA 3′端引入一段特异性序列（带有 6bp 标签序列）。cDNA 合成完成后，将反应产物在同一试管中混合、纯化，并进行单引物 PCR 扩增。这样就减少了细胞间的扩增偏差，并且可以保持较低的 PCR 循环次数。接下来就是对扩增的样本进行建库测序。

3. RNA 转录物 5′端转换机制测序

RNA 转录物 5′端转换机制测序（switching mechanism at 5′－end of the RNA transcript sequencing，SMART－seq）是一个具有里程碑意义的重要技术，其于 2012 年由美国和瑞典研究者共同开发，并发表在 *Nature Biotechnology* 上。它作为一种单细胞测序方案，能够覆盖完整的转录本，能够在全基因组范围内挖掘调控网络，从而实现对单细胞转录组本的异构体分析和 SNA 检测，尤其适用于对等位基因的特异性表达或剪接变体的深入研究。

在该方法中，先分离单个细胞并裂解，将 RNA 与包含 oligo（dT）的引物杂交。然后添加几个无模板的胞嘧啶（C）核苷酸，生成 cDNA 第一条链。这种 poly（C）只添加到全长转录本上。然后将寡核苷酸引物与 poly（C）突出杂交，合成第二条链。全长 cDNA 经过 PCR 扩增，以获得纳克级的 DNA。PCR 产物纯化后可用于测序。

这种方法的最大特点是应用了一种来源于 Moloney 小鼠白血病病毒（Moloney murine leukaemia virus reverse transcriptase，MMLVRT）的反转录酶。该酶同时具有模板转换及末端转移酶活性，其在转录到 mRNA 的 5′端末端的时候，会在新合成的 cDNA 的 3′末端添加非模板胞嘧啶核苷。如果反应体系中的寡核苷酸中含有可与胞嘧核苷互补配对的鸟嘌呤核苷酸，反转录酶则可进行模板转换，并逆向起始转录。这种机制称为 RNA 模板 5′端转换机制（SMART），SMART－seq 因此得名。由于模板转换优先选择 5′端具有帽子结构的 RNA，这一方法将富集含有完整 5′末端的转录本，从而提高了转录本的覆盖面及全长转录本的数目。

4. 单细胞 RNA 线性扩增测序

单细胞 RNA 线性扩增测序（cell expression by linear amplification and sequencing，CEL－seq）是一种采用线性扩增的单细胞测序方法，由以色列理工学院的研究者开发并于 2012 年发表在 *Cell Reports* 上。线性扩增的主要优势是错误率比较低，不过线性扩增和 PCR 都存在序列偏好。该方法利用带有唯一条形码的引物在单管中对每个细胞进行逆转录。在第二链合成后，将所有反应管的 cDNA 混合，并进行 PCR 扩增，扩增后 DNA 的双端深度测序能够准确检测两条链的序列。

5. 大规模并行单细胞 RNA 测序

大规模并行单细胞 RNA 测序（massively parallel single－cell RNA sequencing，MARS－seq）也是一种常用的单细胞转录组建库和测序方法，该方法主要的特点就是通量大，可以同时检测多个细胞。另外，该方法在检测基因表达方面也具有较高的准确性和灵敏度。MARS－seq 的原理与 CEL－seq 类似，均是通过 T7 启动子连在 oligo（dT）引物上，可以在 cDNA 合成后启动体外转录（in vitro transcription，IVT）。但与 CEL－seq 不同的是，MARS－seq 在单细胞分离时，主要使用的是流式分选，而 CEL－seq 采用细胞稀释法。

6. SMART－seq2

SMART－seq2 是经 SMART－seq 改进的一种测序方法，也是目前最常用的单细胞转录组技术之一。其与 SMART－seq 最大的区别是，SMART－seq2 使用锁核酸（locked nucleic acid，LNA）、更高浓度的 $MgCl_2$ 及甜菜碱，而且不再需要纯化步骤，可大大提高产量。SMART－seq2 在包含游离 dNTP 和带有通用 5′端锚定序列的 oligo（dT）寡核苷酸的缓冲液中裂解单细胞后开展逆转录，这个反应也在 cDNA 的 3′端添加 2～5 个无模板的胞嘧啶（C）核苷酸，然后加入模板转换寡核苷酸（template-switching oligo，TSO），它携带了两个核糖鸟苷和一个修饰鸟苷，在 3′端产生 LNA 作为最后一个碱基。轻度扩增 cDNA 后测序文库。

7. 单细胞 RNA 条码测序

Broad 研究所开发的单细胞 RNA 条码测序（single cell RNA barcoding and sequencing，SCRB－seq）技术采用的是 PCR 扩增。该技术需要结合流式分选或者其他细胞分选方法，把单细胞分配到微孔里去。SCRB－seq 与 SMART－seq 比较相似，只不过 SCRB－seq 会整合特异性的细胞条码，以分辨扩增分子的来源，更准确地定量转录本。此外，SCRB－seq 并不生成全长 cDNA，而是像 CEL－seq 一样富集 RNA 3′端。

多种单细胞转录组测序方法比较见表 4－1。

表 4－1　多种单细胞转录组测序方法比较

方法	第一链合成	cDNA 覆盖	扩增方法	分子计数	链特异性	复用
Tang 2009	是	3′偏好全长	PCR	否	否	否
STRT－seq	是	5′tag（TSS）	PCR	是	是	是
SMART－seq	是	全长	PCR	否	否	否
CEL－seq	是	3′tag（UTR）	IVT	是	是	是
MARS－seq	是	3′tag（UTR）	IVT	是	否	是
SMART－seq2	是	全长	PCR	否	否	否
SCRB－seq	是	3′tag（UTR）	PCR	是	是	是

8. 单细胞测序平台

目前，被大规模使用的单细胞测序平台主要有以下五种：10X Chromium Single Cell Gene Expression Solution（简称 10X Genomics 平台）、BD Rhapsody™ Single－Cell Analysis System（简称 BD Rhapsody™系统）、Illumina© Bio－Rad© Single－Cell Sequencing Solution、ICELL8 Single－Cell System 及 C1™单细胞全自动制备系统。

基于 10X Genomics 平台，利用微流控技术进行单个细胞分选，将带有条形码和引物的凝胶珠和单个细胞包裹在油滴中；在每个油滴内，凝胶珠溶解，细胞裂解释放 mRNA，通过逆转录产生用于测序的带条形码的 cDNA；液体油层被破坏后，cDNA 后续进行文库构建，使用Illumina测序平台对文库进行测序检测即可一次性获得大量单细胞的基因表达数据，10分钟内自动完成多达10000个细胞的捕获，从而达到在单细胞水平进行表达测序的目的。

BD公司推出的Rhapsody™系统采用了分子标签技术，能为单细胞中每个转录本标记特异性分子标签，实现单细胞水平上基因表达谱的绝对定量。同时，每个细胞也会被标记特异性细胞标签，使得高通量平行建库成为可能。结合BD Rhapsody™系统特有的单细胞分离技术，单次实验可制备100～10000个单细胞文库，用户可根据需求定制引物，将检测范围集中在目标基因，大幅降低后续测序成本。BD Rhapsody™系统与WaferGen公司的ICELL8平台的检测原理非常类似，都基于微流控芯片技术。细胞悬液经注入孔注入后，自然沉降到反应孔中，随后，磁珠（beads）同样由注入孔注入，即可在单个反应孔中捕获其中的细胞。这里的磁珠是刚性磁珠，捕获后在低温条件下可以保存3个月。磁珠上的序列结构与10X Genomics平台相似，可以捕获到游离mRNA的polyA尾。同时，该系统具有成像系统，在细胞捕获后即可直观地看到细胞捕获数、细胞状态等信息，平台可实现多样本混合捕获，微孔板的孔数高达22万个。两种常用单细胞测序平台的原理差异见表4－2。

表4－2 两种常用单细胞测序平台的原理差异

单细胞测序平台	10X Genomics	BD Rhapsody™
单细胞分离	微流控芯片	油包水蜂巢板（scanner检测）
通量	同时测8个样本	最多可测4个样本
细胞活性	85％以上	65％以上
细胞直径	小于40μm	小于40μm
表面蛋白检测	可以	可以
单细胞ATAC测序	可以	不能

（三）生物信息学

单细胞RNA测序（scRNA－seq）使研究者能够以前所未有的分辨率研究基因表达图谱，这一潜力吸引着更多研究者应用单细胞分析解决研究问题。随着可用的分析工具越来越多，如何组合成一个更新更好的数据分析流程也越来越难。我们详细阐述了一个典型的单细胞转录组测序数据分析的各个步骤的细节和注意事项，包括预处理（质控、标准化、数据校正、特征选择、降维）和细胞/基因水平的下游分析等。由于越来越多的分析方法出现及不同编程语言的倾向，下面基于一般的流程给出常见的分析过程和分析工具介绍。图4－4展示了典型的单细胞转录组测序数据分析的一般流程，展示了从序列比对到质控、修正批次效应、降维、细胞分群及更深入的分析等步骤。

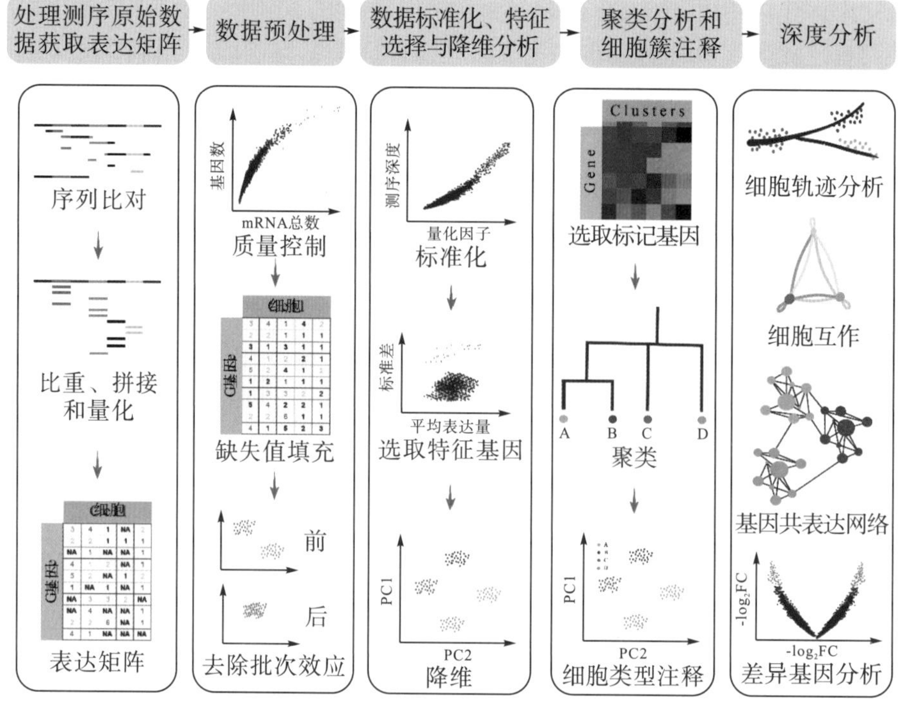

图 4-4 典型单细胞转录组测序数据分析的一般流程

1. 处理测序原始数据获取表达矩阵

测序原始数据通常指测序下机得到的 fastq 格式文件，需要经过一定的处理，将其中研究需要的信息，如标签序列（barcode）、唯一分子标识符（UMI）及基因的序列等提取出来，方便下一步分析。目前我们常用的是 Fastp、Cutadapt、Trimmomatic 等分析工具，该处理主要是去除测序时引入的连续的 N、低质量线粒读长（reads）、以及建库时引入的接头序列等。

处理完 fastq 格式文件之后，我们需要从中分析出每个细胞中基因表达的信息，即获得表达矩阵。对于这一步处理，我们常采用的是 STAR、Salmon 或 Kallisto 等比对工具，将测得的序列片段比对到参考基因组或者转录组。同时根据建库时的标签序列白名单对每个真实捕获到的细胞标签序列进行比对，分出每个细胞的基因表达矩阵。

经过以上的步骤，得到分子计数矩阵（count matrix）或读数矩阵（reads count）。这取决于单细胞文库构建方案中是否包含唯一分子标识符（unique molecular identifiers，UMI）。我们拿到的数据主要包含以下几个重要指标：①细胞数（number of cells），即捕获到的细胞数，是通过分析与细胞关联的条形码的数目计算出来的。根据这个值，我们可以知道这次单细胞测序捕获了多少细胞。②中值 UMI 数（median umi counts per cell），这个指标代表的是每个细胞中被检测到 UMI 数据的中位数。UMI 是目前许多高通量单细胞测序平台用到的一种分子标签，会给细胞中每个被捕获的 mRNA 分子打上一个独特的标签，用来在分析中校准基因的表达量。通过这个指标，我们可以了解到每个高质量细胞中大概有多少个 mRNA 分子被捕获到。③中值基因数

(median genes per cell)，这个指标代表的是每个细胞中被检测到的基因数目的中位数。人体一共有约 2 万个基因，虽然我们希望能测到的基因越多越好，但由于转录水平的不同和测序量的限制，每个细胞中能测到的基因只有这 2 万个中的一部分。这个指标可以让我们了解到，在这次单细胞测序中每个细胞中大概有多少个基因被测到。

2. 数据预处理（质量控制、缺失值填充和批次矫正）

scRNA－seq 数据的分析是从一个细胞×基因的稀疏矩阵开始的，该矩阵主要描述每个细胞的基因丰度，而矩阵的单个元素则代表特定转录本读长的数量（count）。通常数据需要经过质量控制（QC）、缺失值填充、批次矫正等处理和优化。

常见的质量控制指标有 4 项：①根据每个细胞中转录本的总量或库的大小进行合格细胞的筛选。②依据线粒体读长（reads）所占的百分比来筛选合格细胞。③采用 Spike-in 占基因总表达量的比例来判断细胞是否符合标准。④根据每个基因在所有细胞中表达量的总和来筛选基因缺失值填充，也称为降噪（denoising）或插补(imputation)。单细胞转录组测序的数据包含各种噪声，这种噪声的一个特别突出的来源是信号丢失（dropout）。推断信号丢失事件，用推断出的合适的表达值替换这些零以减少数据集中的噪声成为几种最新工具的目标（MAGIC、DCA、cVI、SAVE，scImpute）。进行缺失值填充可改善基因与基因相关性的估计，但缺失值填充可能引入错误的相关信号。此外，缺失值填充也可以与标准化、批次校正和其他下游分析整合进行。

当将细胞分组操作时可能会带来批次效应（batch effect），比如不同芯片上的细胞、不同测序通道中的细胞或在不同时间点收集的细胞都归类于不同的组，这个时候进行单细胞测序数据整合的时候就需要去除样本数据之间的批次效应。目前，14 个算法，如 MNN，Fast MNN，MultiCCA，Seurat 3（Integration），MMD－ResNet，Harmony，Scanorama，BBKNN，scGen，Combat，LIGER，limma 和 scMerge、ZINB－WaVE 等都可以进行批次矫正。

3. 数据标准化

scRNA－seq 中，由于细胞之间的异质性及技术因素，各单细胞文库大小和测序深度会有不同，需要通过统计学方法消除这种差异，即数据标准化（normalization）。数据标准化可以通过调整计数数据（scaling count data）等获得细胞之间可比的相对基因表达丰度。

常用的数据标准化方法是测序深度标准化，也称为“每百万计数标准化”（CPM 标准化）。该方法来自普通转录组表达分析，使用每个细胞的测序深度作为 size factor 对计数数据进行标准化。CPM 标准化假设数据集中的所有细胞最初都包含相等数量的 mRNA 分子，并且计数深度差异来源于技术问题。这一方法的变体有：把量化因子(size factor）放大 10^6 倍如 CPM，或 size factor 乘以数据集中所有细胞的测序深度的中位数。CPM，高计数过滤 CPM 和 scran 用线性全局缩放对计数数据进行标准化。还有非线性标准化方式如 downsampling 可以处理更多的混杂因素的影响。scran 比其他标准化方法对后续批次校正和差异表达分析效果更好。理论上，非线性标准化方法优于全局标准化方法，尤其是在有较强批次效应影响的情况下。因此，非线性标准化方法特别适用于基于板的 scRNA－seq 数据，因为不同板之间往往会产生批次效应。

标准化是对细胞计数数据进行缩放处理以使其在细胞之间可比，也可以在基因层面对基因计数进行归一化（scale）以便于基因内部进行直接比较。基因归一化是指一个基因减去其在所有样本表达的均值然后除以其在所有样本中表达值的标准差。归一化后，这个基因在所有样本表达的均值为 0，表达值用单位方差的形式表示。归一化后，所有基因在下游分析时权重是一样的。归一化后，原始基因的表达丰度信息就没了，换成了以无标度的标准差来表示。

4．特征选择与降维分析

（1）特征选择。scRNA－seq 数据集降维的第一步通常是特征选择。在此步骤中，对数据集基因进行过滤，仅保留对数据的变异性具有信息贡献的基因（在数据中变异大的基因）。这些基因通常被定义为高变化基因（highly variable genes，HVG）。根据任务和数据集的复杂性，通常选择 1000～5000 个 HVG 用于下游分析。Scanpy 和 Seurat 中都实现了一种简单而流行的选择 HVG 的方法。

（2）降维分析。特征选择后，可以通过专用的降维算法进一步对单细胞表达矩阵进行降维，降维有两个主要目标：可视化和信息汇总（summarization）。降维分析一般包括线性降维和非线性降维，主成分分析（principal component analysis，PCA）和扩散映射（diffusion map）是两种常用的降维方法，在单细胞测序分析中也很流行。PCA 是通过最大化每个可能维度中捕获的残差（residual variance）来进行降维，实际上，PCA 通常被用作非线性降维方法的预处理步骤。扩散映射是一种非线性数据降维技术，由于扩散映射维度强调数据的转换，因此主要用于诸如细胞分化之类的连续过程，而 PCA 则是尽可能多地保留全局差异。可视化时一般使用非线性降维方法，scRNA－seq 数据可视化的最常见的降维方法是 t 分布－随机邻近嵌入（t－distributed stochastic neighbour embedding，t－SNE）和统一流形逼近与投影（uniform approximation and projection method，UMAP）。

5．聚类分析和细胞簇注释

聚类（clustering）主要是依据细胞－细胞距离矩阵将细胞归属到数目不等的类群中，使高度相似的细胞最大限度地聚为一个类群，目标是探究或鉴定组织样本中细胞类型或亚型。目前，在 scRNA－seq 数据分析中最流行的聚类策略有层次聚类（hierarchical clustering）和分割聚类（partitioning clustering）。

在基因水平上，对每个簇的分析是鉴定其标记基因（marker genes）。这些所谓的标记基因代表了细胞簇的特征，用于给细胞簇一个有生物学意义的标签。该标签代表集群中细胞的身份。由于任何聚类算法都会聚类出细胞簇，因此聚类获得的生物簇的准确性只能通过其生物学注释进行衡量。有两种方法可以使用参考数据库信息注释细胞簇：使用计算出的标记基因或使用完整的基因表达谱。可以通过对目标簇的细胞和数据集中的所有其他细胞进行差异表达（differential expression，DE）分析来鉴定标记基因集。通常，我们关注在目标簇中上调的基因。由于预期标记基因表达变化幅度较大，因此通常使用简单的统计检验（如 Wilcoxon 秩和检验或 t 检验）就可以对两组细胞的基因进行差异检验分析。

6. 细胞层面的分析

在细胞层面，聚类和轨迹分析代表单细胞测序数据的两个不同分析视角，并可以在粗粒度（coarse-grained）的图形展示中进行统一。细胞组成数据分析围绕不同样本落入每个细胞簇的细胞比例进行。这一比例可能在疾病状态下发生变化。要研究单细胞测序数据的细胞组成变化，需要足够的细胞数量来稳健地评估细胞簇的比例，并需要足够的样本数量来评估细胞簇组成中的背景变化。

7. 基因层面的分析

目前，虽然我们专注于表征细胞结构的基因水平分析方法，但是单细胞测序数据的基因水平分析有更广泛的内容。差异表达分析、基因集分析和基因调控网络分析都可以直接研究数据中的分子信号。这些方法不是描述细胞异质性，而是把这种异质性作为理解基因表达差异的背景。不同用途的基因集信息可以在校正过的基因注释数据库中获取。为了解释差异基因结果，通常按共有的生物进程对基因进行分组。

三、单细胞测序在肿瘤研究中的应用

单细胞测序技术已成为肿瘤研究中广泛使用的工具，能够表征肿瘤的细胞组成及每个细胞的分子状态，使人们能够对肿瘤异质性、肿瘤细胞的克隆发展和进化、免疫治疗、肿瘤微环境细胞类型组成和细胞状态转变进行新的探索，追踪肿瘤细胞的转移和扩散，了解肿瘤治疗过程中肿瘤细胞的耐药性演变。单细胞测序技术目前能够跨分子水平测量肿瘤异质性，包括 DNA、RNA、蛋白质和表观遗传学。

（一）单细胞转录组测序

单细胞转录组测序（scRNA－seq）是指一种能够对单个细胞中转录本进行非靶向定量的技术，常用于绘制肿瘤微环境的细胞状态和系统发育图谱，识别新的细胞类型，确认罕见的细胞群，精准肿瘤分型，探索肿瘤发生与发展及耐药过程的分子机制。

1. 肿瘤异质性

同一肿瘤组织中，存在多种不同的基因型或者亚型的细胞，同一种肿瘤在不同个体也可能表现出不一样的治疗效果及预后；更有甚者，在同一个体的肿瘤细胞，也存在不同的特性和差异。这种肿瘤异质性可以影响其分化、侵袭、转移及治疗手段反应等诸多方面，是导致临床肿瘤治疗效果不佳的主要原因，且与临床治疗耐药息息相关。scRNA－seq 在肿瘤研究中揭示的最主要特征就是瘤内、瘤间的异质性。在胶质瘤、黑色素瘤、头颈鳞状细胞癌和卵巢癌等多种肿瘤类型中，scRNA－seq 研究揭示了肿瘤患者间肿瘤细胞异质性较大，非肿瘤细胞异质性较小。例如，在肝细胞癌中应用 scRNA－seq 揭示肝癌的异质性主要归因于肿瘤干细胞（CSCs）的存在，不同 CSCs 亚群可能包含不同的致癌驱动因子，且与肝癌预后独立相关。在胰腺导管腺癌研究中应用 scRNA－seq 不仅解密了胰腺导管腺癌（pancreatic ductal adenocarcinoma，PDAC）中的肿瘤内异质性，同时揭示了肿瘤细胞转录状态与 T 细胞活化之间的联系，发现了抗肿瘤治疗的潜在生物标志物。

2. 肿瘤免疫微环境

肿瘤免疫微环境中免疫细胞浸润并分泌炎性介质，形成炎性微环境，这一微环境有助于肿瘤的异质性。从整体上了解免疫细胞的组成和状态对于研究肿瘤免疫治疗应答、抵抗的机制是十分必要的。在单细胞测序中，通常与 T 细胞受体（T cell receptor，TCR）/B 细胞受体（B cell receptor，BCR）测序结合靶向肿瘤中的 T/B 细胞进行肿瘤免疫异质性、免疫耐受的探索，以及潜在免疫治疗靶点的发现。例如，在三阴性乳腺癌中，应用 scRNA－seq 技术发现 CD8 阳性的组织驻留记忆（CD8 positive tissue－resident memory，$CD8^+$ TRM）细胞高水平表达免疫检查点和效应蛋白，并与乳腺癌患者的良好预后显著相关。对肺癌的研究则揭示根据 TNFRSF9 的表达可以从肺癌浸润调节性 T 细胞（regulatory T cells，Tregs）中分出一群处于激活状态的 Tregs，该群 Tregs 中抑制功能相关基因的表达水平更高，可能为肿瘤中真正发挥抑制功能的 Tregs，且与肺腺癌患者的预后相关，可作为另一可靠的临床标志物。在肝癌的研究中则系统揭示了肝癌的免疫微环境亚型，深入解析了肿瘤相关中性粒细胞的功能异质性，并通过小鼠肝癌模型证明靶向肿瘤相关中性粒细胞有望形成新的肝癌免疫治疗策略。

3. 肿瘤分型

肿瘤的细胞来源和分型是基础研究和临床治疗的两个难题，了解细胞的起源有助于鉴定致癌基因，根据致癌基因的差异可以对肿瘤分型，并有助于开发有针对性的药物。应用 scRNA－seq 技术，研究者解析了髓母细胞瘤国际公认分型中Ⅲ型与Ⅳ型的分子特征，揭示其主要差异在于不同类型（分化与未分化）的细胞比例，同时推测了Ⅲ型和Ⅳ型肿瘤可能的起源与致癌通路，为研发靶向药物提供新的思路和基础。在非小细胞肺癌（non small cell lung cancer，NSCLC）研究中，根据患者肿瘤免疫微环境的浸润模式将 318 名 NSCLC 患者划分为 4 种肿瘤免疫表型：免疫缺失型、B 细胞型、T 细胞型和髓细胞型，并定义了每种亚型的细胞因子信号特征。

4. 肿瘤耐药性

肿瘤耐药性是肿瘤治疗中的一个重大挑战，可导致疗效不佳或治疗后复发。肿瘤细胞的异质性被认为是肿瘤耐药性的主要原因。目前认为导致肿瘤耐药性有两种机制：固有耐药性和获得性耐药性（固有耐药性是在使用抗肿瘤药物之前就存在耐药性，产生于罕见的已经存在的亚克隆；获得性耐药性在治疗期间或者治疗后发生，是一种获得的新突变）。单细胞测序技术则为探究肿瘤耐药性提供了一个新的前景。在肺腺癌（lung adenocarcinoma，LUAD）小鼠模型和人肿瘤的单细胞测序研究中，发现了一种处于高可塑性细胞状态（high－plasticity cell state，HPCS）的肿瘤细胞，具有高分化、高增殖能力、高致瘤能力和耐药性，且与患者预后不良相关联，可作为临床治疗靶标。

5. 肿瘤发生与发展

肿瘤发生是一个渐进式的过程，涉及多级反应和突变的积累。肿瘤的生物功能特征包括：持久的增殖信号、对生长抵制基因的逃避、细胞死亡受阻、寿命无限、血管发生、激活浸润和转移。因此，明确肿瘤发生与发展的分子机制，对指导药物开发、诊断和治疗有着重要的理论和临床意义。例如，神经母细胞瘤的单细胞测序研究揭示了不同临床表型的神经母细胞瘤的神经母细胞分化轨迹，强调了致癌性基因 *MYCN* 和 *TFAP2B* 缺失可阻断其分化，并可能为设计治疗干预措施以克服分化障碍提供依据。肾透明细胞癌中 scRNA－seq 与 scATAC－seq 的联合应用，确定了四个具有预后意义的介导肿瘤细胞特异性调控程序的关键调控因子（HOXC5、VENTX、ISL1 和 OTP）。

（二）单细胞全基因组测序

单细胞全基因组测序技术是在单细胞水平对全基因组进行扩增与测序的一项新技术，可用于研究肿瘤进化动力学，解析肿瘤克隆进化过程，构建肿瘤微环境中细胞进化树，明确细胞进化过程中的分子事件，常结合 scRNA－seq、单细胞 ATAC 测序等技术用于探索肿瘤的发生与发展过程，辅助注释细胞类型，促进对肿瘤病因、分类、进展和表型－基因型关系的理解，鉴定肿瘤细胞特异的基因突变，为临床治疗提供新的治疗思路与方案。

直接应用于人类癌症的回顾性谱系追踪推断的单细胞测序技术包括单细胞靶向DNA 测序和单细胞全基因组（single-cell whole genome sequencing，scWGS），前者可检测一组反复出现的驱动程序突变，从而高度灵敏地捕获成千上万个细胞的体细胞基因型；后者则可以分解克隆特异性和细胞基因组事件，从而能够计算拷贝数改变（copy number variation，CNV）和结构变异（structure variation，SV）的累积率和成千上万个单个细胞的突变模式。例如，应用单细胞 DNA 和 RNA 测序技术对 20 例三阴性乳腺癌患者在新辅助化疗期间的纵向样本，分析描绘其耐药进化轨迹，揭示耐药基因型的预先存在及对化疗反应重编程获得的转录特征。

（三）单细胞转座酶可接近性染色质测序

利用转座酶研究染色质可接近性高通量测序（assay for transposase－accessible

chromatin with high throughput sequencing，ATAC－seq）是 2013 年由斯坦福大学 William Greenleaf 和 Howard Chang 实验室研发的用于研究染色质可及性（即染色质的开放性）的高通量测序技术。真核生物的染色质高级结构是由核小体紧密折叠形成的，仅有小部分松散开放区域在 DNA 转录复制过程中可解开紧密结构从而结合调控因子。这部分解开的染色质就称为开放染色质（open chromatin）或可接近性染色质（accessible chromatin），而染色质区域打开后允许其他调控蛋白与之结合的特性称为染色质的可及性（chromatin accessibility）。因此，染色质的可及性反映的是调控因子与开放染色质结合的状态，与转录调控密切相关。ATAC－seq 就是利用转座酶 Tn5 容易结合在开放染色质的特性，携带已知 DNA 标签序列的转座复合物加入细胞核后，在开放染色质区域进行剪切和插入，通过高通量测序便可获得转录因子等转录调控的关键信息。在全基因组范围内检测染色质开放状态的研究方法有 ATAC－seq 及传统的 DNase－seq、MNase－seq 及 FAIRE－seq 等，ATAC－Seq 由于所需组织细胞量较少，且实验操作简单、可重复性好，目前已经成为研究染色质开放状态的首选技术方法。

通过研究不同组织细胞的染色质开放性，我们可以从表观生物学的角度来解读细胞的异质性，近年来，单细胞 ATAC 测序（scATAC－seq）逐渐成为肿瘤研究领域的热点，科研人员利用 scATAC－seq 在单细胞层面研究肿瘤发生与发展的表观调控机制，从而探究肿瘤异质性和肿瘤潜在标志物预测，并应用于临床诊断和治疗。实际应用中，scATAC－seq 通常与其他测序方法一起联用，检测单个肿瘤细胞的染色质开放情况进行组合分析。例如，采用 scATAC－seq 和 scRNA－seq 联合的单细胞检测分析方法，解读系统治疗的前列腺癌患者对抗肿瘤药物恩杂鲁胺（enzalutamide）的早期治疗反应和耐药性模型，通过研究前列腺癌的异质性，从肿瘤单细胞转录组的基因调控方面识别肿瘤治疗反应的分子预测因素，最终为临床治疗决策提供强有力的信息。

（四）单细胞蛋白质组测序

单细胞蛋白质组学对细胞的单个或极微量蛋白质总体进行分类和定量。由于蛋白质不可扩增的特性，其对定量技术和仪器设备的灵敏度提出了极高的要求。近几年，特别是基于质谱方法的单细胞蛋白质组技术的快速发展，很大程度上可以弥补单细胞水平蛋白质研究的需求。但是，单细胞蛋白质组检测和分析技术主要面临两大挑战：一是如何高通量地获取单细胞蛋白质组样本；二是如何准确检测和分析单细胞蛋白质组样本数据。如今，许多成熟的单细胞蛋白质组定量技术涌现，如液相二级质谱（LC－MS/MS）的 TMT 标记定量检测单细胞－蛋白质组的技术；单细胞－蛋白质组质谱技术（single cell ProtEomics，SCoPE－MS）和纳米微孔蛋白质（nano droplet processing in one-port for trace samples）技术；基于抗体的荧光定量技术；单细胞质谱流式技术（single-cell mass cytometry）、单细胞蛋白印迹（single-cell Western blotting）及基于 PCR 免疫分析的 Proseek Multiplex 技术和基于纳米孔单分子蛋白质测序技术（nanopore protein sequencing）。目前该技术应用于肿瘤研究。

1. 肿瘤异质性和治疗性耐药

先前病理学家就发现许多蛋白质在肿瘤细胞中的表达并不是均一的。例如，大多数接受靶向CD19嵌合抗原受体T细胞治疗的肿瘤患者，这些患者最初对治疗有响应，但是约30%的患者会复发，原因是肿瘤细胞表达选择性剪接产生的CD19亚型，并且缺乏编码抗原表位的外显子，最终导致了肿瘤的复发。单细胞蛋白质组测序可用于全面研究治疗性耐药的机制，无论是内源性抵抗（intrinsic resistance）和外源性抵抗（adaptive resistance）都参与这一过程，以采取更有效的治疗策略。

2. 癌症免疫治疗

单细胞蛋白质组测序已被用于表征T细胞亚型及其他亚细胞群，同时观测它们在不同免疫疗法诱导下对肿瘤的反应。单细胞蛋白质组测序结合T细胞受体链测序（T cell receptor sequencing，TCR）及配对新抗原的DNA测序，提高了对肿瘤微环境中受体-配对的认识，进一步指导肿瘤免疫治疗策略选择。

3. 临床治疗药物筛选

高通量药物筛选能够全面评估生物活性分子对精准治疗的影响，可以为临床治疗方式与药物选择提供依据。例如，质谱流式技术（cytometry by time-of-flight mass spectrometry/mass cytometry，CyTOF）可以通过对每个细胞进行条形码编码来评估每个细胞对药物的响应。随着单细胞蛋白质组测序技术的不断发展和成熟，每个细胞可以测量的参数数量和分析的细胞数量都将继续增加。单细胞蛋白质组测序和相关数据分析的发展可能会成为扩大和完善单细胞多组学方法所需的关键基石，使我们能够建立一个全面的人类细胞图谱，包括人体的每一个细胞，以及关键模型生物的配套图谱。

（五）空间转录组测序

空间转录组测序（spatial transcriptomics，ST）相关的技术最早可以追溯到20世纪60年代，该技术于2016年由瑞典卡罗琳斯卡研究所提出，随后该技术得到了广泛发展和应用。目前，用于空间转录组测序的技术主要分为四类：原位分子杂交技术（in situ hybridization，ISH）、激光捕获显微切割技术（LCM）、原位测序技术（in situ sequencing，ISS）、基于分子矩阵空间转录组技术。

1. 肿瘤空间异质性

肿瘤组织内的细胞具有极大的异质性，同一肿瘤常常包含不同的克隆亚型。成纤维细胞、免疫细胞等所构成的肿瘤微环境也可在同一肿瘤的不同部位出现差异，肿瘤异质性的产生一定程度上增加了治疗难度。识别肿瘤组织内部各细胞亚群的空间分布位置或许对患者的诊疗有更大的帮助。空间转录组测序技术为描述肿瘤微环境、肿瘤异质性、疾病进展、识别肿瘤亚型提供了强有力的新工具。在临床，胰腺癌患者的生存率很低，其肿瘤微环境中细胞相互作用的机制尚需探索。Moncada 等采用空间转录组测序（ST）与 scRNA－seq 相结合的方法绘制胰腺导管癌的空间图谱，发现了导管细胞、巨噬细胞、树突状细胞和肿瘤细胞亚群的富集程度受到了空间限制，其通过 scRNA－seq 识别的细胞类型标记将空间转录组表达谱反褶积为细胞类型比例，从而更好地探索亚群空间和功能之间的关系，这也首次分析了胰腺导管癌中细胞亚群的空间位置信息。前列腺癌在全球老年男性中的发病率居高不下，而寻找前列腺癌的新的分类方法迫在眉睫。Berglund 等对多灶性前列腺癌进行了空间转录组测序，使用空间转录组测序方法绘制了基因表达谱，进一步展现其基因表达的异质性，发现得到的肿瘤表达区域要大于注释肿瘤区域，更准确地呈现了肿瘤病灶的范围，这也许会成为一种新的前列腺癌的分类方法，同时也对以后预测潜在肿瘤、前列腺上皮内瘤等一系列前列腺恶性肿瘤的发生与发展提供重要的参考。

2. 肿瘤免疫研究

目前，空间转录组测序技术在肿瘤免疫学中也取得显著的进展，如肿瘤免疫逃逸、免疫微环境重编程等，具有重要的意义。Salmén 等对乳腺癌进行空间转录组测序，利用空间转录组测序方法分析了 10 例确诊为 $HER2^+$ 乳腺癌的患者的肿瘤组织切片，绘制了乳腺癌微环境中免疫细胞的三维图像。该研究发现肿瘤组织中侵袭性区域缺乏免疫细胞浸润，患者总体生存率较低，今后可以继续研究各种类型的肿瘤细胞与免疫细胞的相互作用，这可能是肿瘤治疗的关键。空间转录组测序一旦能够揭示肿瘤发生的免疫机制，将大大推动肿瘤免疫治疗模式的发展。

四、单细胞测序的发展趋势

综上所述，单细胞测序通过对成千上万甚至更多个肿瘤细胞进行高通量测序，可以全面绘制肿瘤细胞的图谱、完成细胞谱系的追踪、精确比较不同肿瘤细胞的异质性，实现对恶性肿瘤多角度、多层次的全面直观的认识，从而指导肿瘤的临床诊断及治疗等。

此外，单细胞测序技术并不是一个单一、固定的技术，相反，它是一类快速演进、迭代更新的技术。近年来，单细胞测序技术一直在向着高效、低成本、高通量和高质量方向发展。未来，随着单细胞蛋白组学、单细胞代谢组学等新型测序技术的出现，单细胞测序技术会变得更加精细，被更加广泛地应用于科研实验和临床诊断工作中。

（杨瑛　晁宁宁　倪银芸　毛盛强　姚梦琳　宋婷婷　张立）

思考题

1. 简述SMART－seq2技术的优势和应用范围。

2. 相比组织样本制备单细胞悬液流程，血液样本的单细胞悬液制备流程有什么区别?

3. 结合肿瘤研究的具体临床问题，基于单细胞测序技术设计可实现的实验研究方案。

参考文献

[1] Tang F, Barbacioru C, Wang Y, et al. mRNA－seq whole-transcriptome analysis of a single cell [J]. Nat Methods, 2009, 6 (5): 377－382.

[2] Islam S, Kjällquist U, Moliner A, et al. Characterization of the single-cell transcriptional landscape by highly multiplex RNA－seq [J]. Genome Res, 2011, 21 (7): 1160－1167.

[3] Ramsköld D, Luo S, Wang Y C, et al. Full-length mRNA－seq from single-cell levels of RNA and individual circulating tumor cells [J]. Nat Biotechnol, 2012, 30 (8): 777－782.

[4] Hashimshony T, Wagner F, Sher N, et al. CEL－seq: single-cell RNA－seq by multiplexed linear amplification [J]. Cell Rep, 2012, 2 (3): 666－673.

[5] Jaitin D A, Kenigsberg E, Keren-Shaul H, et al. Massively parallel single-cell RNA－seq for marker-free decomposition of tissues into cell types [J]. Science, 2014, 343 (6172): 776－779.

[6] Picelli S, Björklund Å K, Faridani O R, et al. Smart－seq2 for sensitive full-length transcriptome profiling in single cells [J]. Nat Methods, 2013, 10 (11): 1096－1098.

[7] Soumillon M, Cacchiarelli D, Semrau S, et al. Characterization of directed differentiation by high-throughput single-cell RNA－seq [J]. Anat Rec, 2014, 217 (1): 16.

[8] Luecken M D, Theis F J. Current best practices in single-cell RNA－seq analysis: a tutorial [J]. Mol Syst Biol, 2019, 15 (6): e8746.

[9] Zheng H, Pomyen Y, Hernandez M O, et al. Single-cell analysis reveals cancer stem cell heterogeneity in hepatocellular carcinoma [J]. Hepatology, 2018, 68 (1): 127－140.

[10] Peng J, Sun B F, Chen C Y, et al. Single-cell RNA－seq highlights intra-tumoral heterogeneity and malignant progression in pancreatic ductal adenocarcinoma [J]. Cell Res, 2019, 29 (9): 725－738.

[11] Savas P, Virassamy B, Ye C, et al. Single-cell profiling of breast cancer T cells reveals a tissue-resident memory subset associated with improved prognosis [J]. Nat Med, 2018, 24 (7): 986－993.

[12] Guo X, Zhang Y, Zheng L, et al. Global characterization of T cells in non-small-cell lung cancer

by single—cell sequencing [J]. Nat Med, 2018, 24 (7): 978—985.

[13] Xue R, Zhang Q, Cao Q, et al. Liver tumour immune microenvironment subtypes and neutrophil heterogeneity [J]. Nature, 2022, 612 (7938): 141—147.

[14] Hovestadt V, Smith K S, Bihannic L, et al. Resolving medulloblastoma cellular architecture by single—cell genomics [J]. Nature, 2019, 572 (7767): 74—79.

[15] Salcher S, Sturm G, Horvath L, et al. High-resolution single-cell atlas reveals diversity and plasticity of tissue-resident neutrophils in non—small cell lung cancer [J]. Cancer Cell, 2022, 40 (12): 1503—1520. e8.

[16] Marjanovic N D, Hofree M, Chan J E, et al. Emergence of a high-plasticity cell state during lung cancer evolution [J]. Cancer Cell, 2020, 38 (2): 229—246. e13.

[17] Jansky S, Sharma A K, Körber V, et al. Single-cell transcriptomic analyses provide insights into the developmental origins of neuroblastoma [J]. Nat Genet, 2021, 53 (5): 683—693.

[18] Kim C, Gao R, Sei E, et al. Chemoresistance evolution in triple-negative breast cancer delineated by single-cell sequencing [J]. Cell, 2018, 173 (4): 879—893. e13.

[19] Buenrostro J D, Giresi P G, Zaba L C, et al. Transposition of native chromatin for fast and sensitive epigenomic profiling of open chromatin, DNA-binding proteins and nucleosome position [J]. Nat Methods, 2013, 10 (12): 1213—1218.

[20] Taavitsainen S, Engedal N, Cao S, et al. Single-cell ATAC and RNA sequencing reveal pre-existing and persistent cells associated with prostate cancer relapse [J]. Nat Commun, 2021, 12 (1): 5307.

[21] Moncada R, Barkley D, Wagner F, et al. Integrating microarray-based spatial transcriptomics and single-cell RNA—seq reveals tissue architecture in pancreatic ductal adenocarcinomas [J]. Nat Biotechnol, 2020, 38 (3): 333—342.

[22] Berglund E, Maaskola J, Schultz N, et al. Spatial maps of prostate cancer transcriptomes reveal an unexplored landscape of heterogeneity [J]. Nat Commun, 2018, 9 (1): 2419.

[23] Salmén F, Vickovic S, LarssonL, et al. Multidimensional transcriptomics provides detailed information about immune cell distribution and identity in HER2+breast tumors [J]. Bio Rxiv, 2018: 358937.

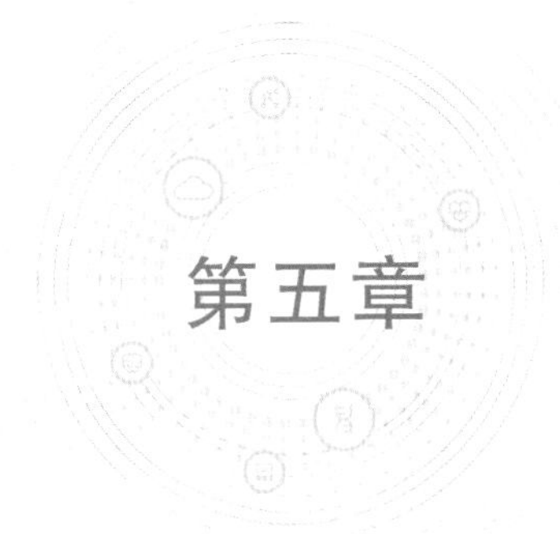

第五章 mNGS 和 tNGS 在病理精准感染诊断中的临床应用

感染性疾病是威胁人类健康的主要疾病之一，WHO 指出，全球每年约 1500 万人死于感染性疾病。此外，抗生素的耐药性问题也日益严重，至 2050 年，抗生素的耐药性问题可能导致 3 亿人死亡。感染性疾病的精准治疗需要早期明确病原体及抗生素的耐药性，传统的诊断方法很大程度上依赖于培养来选择、分离和鉴定病原体，难以满足临床需求。因此，感染性疾病的诊断迫切需要快速、精准的病原体检测技术。目前，二代测序（next-generation sequencing，NGS）已被应用于临床实践，包括宏基因组学二代测序（metagenomics next-generation sequencing，mNGS）和靶向二代测序（targeted next-generation sequencing，tNGS）等。大量的研究指出 mNGS 在病原体检测方面具有良好的临床应用潜能，并且在临床应用规范方面形成了相应的专家共识。近几年，tNGS 开始应用于临床，但尚未在临床环境中得到广泛应用。临床医生对于这两种检测方法的比较及 tNGS 的临床应用了解较少。病理学诊断是很多疾病最终诊断的“金标准”，病理学诊断对于阐明感染性疾病的本质、病变特征，探索感染原因、发病机制均具有重要作用。感染性疾病病理学诊断一般是通过形态学及分子学检查辨认病变特征，明确是否为感染性疾病，然后进一步依据相关病原体形态学寻找感染线索，在病原体识别上存在很大的经验性偏倚。

综上，本章会着重探讨 mNGS 技术结合传统病理学诊断在感染性疾病临床中的具体应用。

一、mNGS

（一）mNGS 概述

宏基因组学二代测序（mNGS）是直接对样本中所有的核酸序列进行高通量测序，一次性完成细菌、病毒、真菌和寄生虫等病原体的检测。mNGS 不基于预先培养、富集或扩增且无偏倚的技术特点使其可以快速全面地鉴定致病病原体，是一种有力的临床诊断工具。

（二）mNGS 在临床诊断及治疗中的应用

mNGS 是一种高效的病原体检测工具，已经广泛运用在血液系统、呼吸系统、消化系统、中枢神经系统、泌尿生殖系统和假体、关节等临床感染的诊断实践中。大量的临床研究证实了 mNGS 在罕见及新发病原体检测和合并感染病原体检测等应用中具有临床价值，且 mNGS 检测阴性有助于排除感染性疾病。除此之外，mNGS 在菌株分型、毒力与耐药基因检测、医院感染控制监测、社区传染性疾病暴发监测等方面具有巨大的潜力，可以为临床诊断及治疗提供高效精准的病原学依据。因此，在临床实践过程中，mNGS 正改变着感染性疾病的诊治方式。然而，mNGS 仍然具有一些局限性，包括难以区分定植和感染、宿主背景信息的干扰、检测成本较高、缺乏实验过程和结果判读的统一标准等。

二、tNGS

（一）tNGS 概述

靶向二代测序（tNGS）是指在文库制备之前对样本目标核酸序列富集扩增后再进行高通量测序的方法。其核心为靶向富集目标序列，减少不必要的测序步骤，减少检测时间和技术成本，不仅可以快速鉴定细菌、真菌、病毒、寄生虫等多种病原体，还可以检测多个耐药基因，助力病原体的快速鉴别与检测。

（二）核酸富集方法

核酸富集方法可分为杂交捕获法、靶向扩增和靶向降解三大类。

1. 杂交捕获法

杂交捕获法为最常用的核酸富集方法。杂交捕获法是核苷酸探针通过特异性物理结合（即碱基互补配对原理）来捕获目标核酸序列，然后从样本中去除未结合核酸序列的方法，包括微阵列杂交、液相杂交，目前临床以液相杂交为主。

微阵列杂交也称为固相杂交，通过芯片上多重核苷酸探针对目标核酸序列进行捕获富集，是第一个被广泛应用于高通量测序的核酸富集方法。多重探针具有密度高、叠瓦式排布、灵敏度高等特点，但是由于芯片设计及制造的成本较高，目前固相杂交的临床应用较少。液相杂交为探针、核酸序列在液体环境中进行杂交捕获富集，然后将非特异性结合的核酸序列洗涤去除，最后对纯化后的文库进行扩增富集，其灵敏度和特异度较高，为靶向富集核酸最常用的技术方法。杂交捕获法可以实现对目标核酸序列的大范围捕获富集，且均一性较好，由于技术的关键在于探针与靶标的互补配对，因此在前期工作中，需要设计大量探针。然而目前一些技术的固有问题仍未解决，如无法捕获相对未知的序列、基因组的覆盖度较局限且不同探针之间可能存在干扰等。

CRISPR－Cas技术为杂交捕获法的一个特例，其利用小向导RNA（sgRNA）和Cas蛋白相互作用来特异性结合靶标，对DNA文库进行目标区域的富集。CRISPR－Cas靶标结合是一个比固相杂交、液相杂交更简单的过程，Cas9－sgRNA复合物在中等温度下快速与双链DNA结合，无需变性和退火等过程，避免了单链DNA相关的结构问题，简化了整个技术流程。该技术目前仍具有一些局限性，包括合成多种sgRNA的成本较高等。因此，目前寻找新的富集方法的动力持续存在。

2. 靶向扩增

靶向扩增主要使用多重PCR扩增技术，设计针对靶向序列的多重PCR引物，通过同时或连续的周期性复制来扩增目标核酸序列，其特点为操作简单、成本低，灵敏度高。同时，多重PCR引物也会带来一系列问题，如扩增覆盖均一度较差，检测范围具有局限性，一般适用于基因序列较少或者突变位点的检测。

另外，分子倒置探针富集法（molecular inversion probes，MIP）也属于靶向扩增的一种类型。MIP是一种使用口袋式核苷酸探针来捕获目标核酸序列的方法，探针两端含有特异性序列可以通过DNA连接酶与靶标形成环形探针来进行目标核酸序列的富集，可用于短DNA序列的扩增。由于MIP成本较高、探针设计困难且均一性较差，目前临床应用相对较少。

3. 靶向降解

靶向降解可选择性去除非目标核酸序列，即通过不同的方法从样本中去除不需要的背景序列或者人源性序列，如使用 CRISPR－Cas 技术选择性去除非目标核酸序列后进行靶向序列的扩增，构建符合要求的文本库，该法可降低样本信息的复杂程度。目前，基于 CRISPR－Cas 技术的富集方法正在作为一个快速发展且有前景的领域在不断优化。

在临床工作中，如何选择合适的富集方法需要考虑多种因素，包括成本、预期目标、样本量、不同富集技术的特点等。例如，若需要确定一个或几个区域序列时，靶向扩增可能是时间及成本－效益最高的选择。如果需要确定数千至数十万个区域序列时，杂交捕获法可能是最优选。

（三）tNGS 的临床应用

1. 构建病原体和抗生素耐药性基因的诊断平台

目前已经建立了针对已知细菌和病毒的检测平台，使用数百万种探针分别选择性覆盖已知的细菌和病毒核酸序列。其中 BacCapSeq 是世界上首个可以同时筛查所有已知人类致病菌及其毒性和抗生素耐药性基因的诊断平台。VirCapSeq－VERT 技术是针对病毒基因的靶向测序方法，可在血液和组织等样本中检测 207 种已知病毒。此外，基于靶向富集原理的 GenSeizer 平台可以特异性地鉴定分枝杆菌的种类及耐药基因，且不存在交叉反应，是明确分枝杆菌感染的一种高效、可靠的检测平台。有研究将环介导等温扩增（LAMP）和 CRISPR 技术联合，实现高效、特异且灵敏地检测糖尿病足感染患者样本中的耐甲氧西林金黄色葡萄球菌（MRSA），打破了传统分子诊断技术对设备的依赖性，在病原体现场快速检测中拥有巨大的应用潜力。

2. tNGS 在不同临床样本中的临床诊断效能

目前，tNGS 已经应用于呼吸道样本（如肺泡灌洗液、痰液等）、血液、脑脊液、粪便等样本的病原体检测中，一些临床研究评估了其在临床应用中的诊断性能，证明了 tNGS 的临床应用价值。

与常规检测相比，tNGS 在重症社区获得性肺炎患者的肺泡灌洗液中和急性下呼吸道感染患者的痰液中对病原体诊断的灵敏度和特异度均较高，通过直接对痰液中结核分枝杆菌进行测序可提供比常规痰培养更全面的耐药检测结果，可以作为传统呼吸道样本检测的补充方法。tNGS 可以从结核病患者的粪便中识别病原体及其耐药性基因，为难以提供呼吸道样本的结核病患者提供关键的诊断信息。目前，有研究采用 tNGS 方法进行血液样本测序，通过对目标序列进行扩增富集，减少人源序列的干扰，表现出较好的特异度及灵敏度（均达到 90%），快速准确地检测血液中的病原体，为临床诊治提供依据。对关节液中 16S rRNA 的 tNGS 与培养法相比，具有更高的病原体阳性检出率。一项回顾性研究评价了 tNGS 与 mNGS 在脑脊液病原体检测中的性能，结果显示 tNGS 比 mNGS 更灵敏、及时、经济。

3. tNGS 用于抗生素耐药性的检测与评估

tNGS 在病原体检测和耐药诊断方面具有临床应用潜能，已被应用于结核病、甲型流感病毒病原体的检测和耐药性评估。有研究指出，利用分子倒置探针技术可以检测炭疽芽孢杆菌等病原体中的环丙沙星耐药标志物。tNGS 在检测巨细胞病毒和结核分枝杆菌复合群耐药性方面灵敏度较高，可获得完整的结核分枝杆菌复合耐药预测报告，且与痰培养药敏结果的一致性较高。tNGS 有助于结核分枝杆菌和某些病原体抗生素耐药性基因的快速、经济、灵敏和特异性鉴定。和其他耐药性基因分子诊断一样，tNGS 在耐药性基因预测方面缺乏标准化且全面的耐药性基因位点信息，在多重感染中，尚不能确定耐药性基因和病原体的对应关系。目前，对于 tNGS 的临床研究仍有限，需要更多的临床研究来进一步探究 tNGS 的诊断效能和应用特点。

三、mNGS 与 tNGS 的比较

mNGS 与 tNGS 都是基于高通量测序技术的病原体检测方法，两者在技术原理、工作流程及检测结果等方面具有不同的特点（图 5−1）。

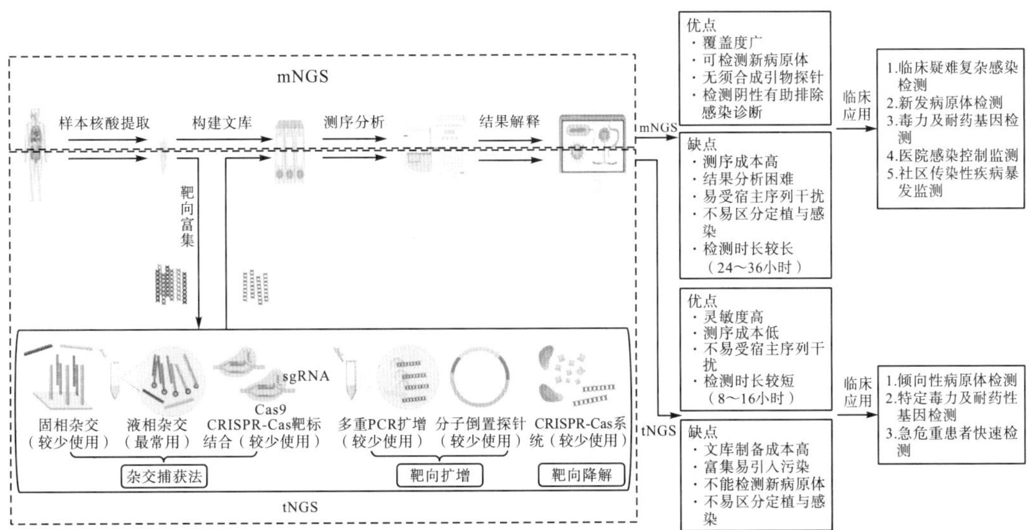

图 5−1 宏基因组学二代测序（mNGS）与靶向二代测序（tNGS）的临床应用比较

（一）mNGS 与 tNGS 特点总结

（1）技术特点：mNGS 在样本中检测尽可能多的 DNA 和（或）RNA 序列，而 tNGS 通过富集特定核酸靶点来进行检测。

（2）优势：mNGS 可以无偏倚地检测样本中所有的遗传信息，提高检测罕见和未知病原体的能力；tNGS 检测具有不受人类基因组的影响、检测成本低、样品运输要求

较低等优点。

（3）局限性：mNGS 的局限性包括宿主及背景菌序列的干扰、无法区分感染和定植等；tNGS 检测依赖于设计数百到数千个核苷酸探针，富集过程易引入污染，且检测范围具有局限性，不能检测新病原体。

（4）工作流程：mNGS 的技术要求较低，但需要复杂的生物信息学分析；tNGS 的工作流程需要更多的时间和试剂来制备文库，但简化了生物信息学分析。

（5）技术及时间成本：mNGS 通常需要对每个文库进行至少 2000 万次读取，成本较高，测序时长相对较长（24～36 小时）；与 mNGS 相比，tNGS 每个样本的测序成本更低，检测快速（8～16 小时）。

（二）mNGS 与 tNGS 面对的共同挑战

（1）测序结果解释：NGS 的灵敏度受到多个变量的影响，可能涉及从样本收集到生物信息学分析的所有步骤。因此，mNGS 和 tNGS 在工作流程之前，临床实验室必须权衡技术和生物信息学专业知识，定义 NGS 结果的报告标准，以便进行适当的解释。

（2）定植与感染：病原体的核酸可以在感染部位存在一段时间，因此检测到核酸可能并不表明病原体仍然引起感染，我们无法通过 mNGS 检测来区分定植和感染。同样对于 tNGS，在报告中出现高检测序列数的条件致病菌也会干扰临床医生的判断。

（3）mNGS 和 tNGS 技术正在不断优化，仍需要大量的临床研究来验证它们的诊断效能和应用规范。

由于 mNGS 和 tNGS 具有各自不同的优势和局限性，有研究基于两者的技术原理进行了合并，既延续了 mNGS 检测范围的全面性，又保留了 tNGS 靶向富集的聚焦性。针对 RNA 病毒检测已经开发了添加引物富集的宏基因组测序（metagenomic sequencing with spiked primer enrichment，MSSPE），通过在逆转录反应中加入特定的病毒引物，对靶标病毒进行富集，兼顾了 mNGS 和 tNGS 的优势，提升了 mNGS 对目标病毒的检测能力，并且改善了 tNGS 对病毒基因组的覆盖率。该技术仅在部分 RNA 病毒检测中得到验证，未在 DNA 病毒及非病毒病原体中推广实践，目前尚未在临床中得到广泛应用。如何将 mNGS 和 tNGS 技术进行整合优化，是需要继续深入探讨和研究的问题。

四、mNGS 与 tNGS 临床应用展望

对于临床上常规方法难以确诊的患者，mNGS 和 tNGS 有助于早期明确诊断和治疗，改善患者的预后。mNGS 检测范围广，但对于病原体序列较少的样本检测存在一定的局限性，tNGS 是一种对已知病原体的高灵敏度检测技术，显著提高低序列病原体的临床检出率，弥补了 mNGS 的缺陷，提高了病原体的检出率，进一步协助临床医生

的诊疗。对于疑难复杂感染或新发病原体感染的患者，推荐使用 mNGS 进行病原体检测，对于有明确病原体倾向性的患者，可使用 tNGS 进行辅助诊断。也有可能同时或者先后采用多种方法，如新发病原体采用 mNGS 获得初始序列后，再次评估时可选用 PCR 或 tNGS 进行检测。

利用 NGS 技术进行病原体鉴定是一个新兴的领域，如何选择最佳的检测方法是需要继续研究的方向。临床医生需要结合患者病情及不同技术的特点来选择合适的检测方法。随着测序成本的持续下降及技术的不断进步和扩展，它们正在改变病原体检测的临床实践，并扩大对传染病或微生物组学的临床理解。其中，NSG 与传统的病理学技术进行综合，是解决目前感染性疾病病理学诊断的重要方向之一。

五、mNGS 联合传统病理学诊断在感染性疾病中的诊疗应用案例

Kardin 认为病理医生通过组织病理学技术诊断感染需要做到以下几条：①确立感染的形态学诊断；②评估宿主的免疫状态；③缩小病原体的鉴别诊断范围；④证实微生物培养的结果；⑤否定微生物培养的相关性；⑥确立与感染无关的诊断；⑦鉴定在原发性感染或肿瘤中合并的感染；⑧鉴定出新的病原体。这 8 条是感染性疾病病理学诊断的要点。

感染性疾病病理学诊断主要是通过形态学检查辨认病变特征，再确定炎症类型，提示相关病因线索。对于具体的感染性病原体病因鉴定，也依赖于电镜、组织化学、免疫组织化学和分子病理学检测。感染性疾病的病理学诊断能够明确的主要病变为炎症，主要包含 7 种类型的炎症特征：①渗出性炎症；②坏死性炎症；③肉芽肿性炎症；④泡沫样巨噬细胞反应；⑤间质性炎症；⑥细胞病变/细胞增生性改变；⑦无细胞反应。在不同的感染性疾病中，以及疾病的不同部位与阶段会各有不同侧重的病理学描述，如结核病的基本病理特征为干酪样坏死、结核性肉芽肿，其具有诊断意义。感染性疾病病理学检查的主要作用是确定炎症类型和明确感染病原体，但是存在部分“异病同征”干扰。病理变化有时能直接确定病原体，有时却只能给出病因诊断的线索，需借助电镜、组织化学、免疫表型和分子病理学等技术进一步确定病因，精准性不强，且耗时耗力，需要逐步排除。

病原体培养是感染性疾病病因诊断的“金标准”，但组织培养要求条件较高，采集的样本的质与量显著影响培养结果，对一些培养条件苛刻的病原体，有时需要培养数周至数月才能有结果，其阳性结果也未必与病灶中的病原体一致，病原体培养的阳性率也非常低。mNGS 技术联合传统病理学诊断技术是实现感染性疾病精准诊断的有效途径之一。

本书团队应用 mNGS 技术联合传统病理学诊断技术快速明确变态反应性支气管曲霉病患者，经标准治疗后，患者快速康复，具体病例展示如下。

患者，男，43岁，以“双侧胸背部疼痛1月余”为主诉入院。1月余前患者无明显诱因出现双侧胸背部疼痛，呈阵发性疼痛，性质不详，每次持续3～5分钟，无明显加重或缓解因素，不伴放射痛，无咳嗽、咳痰，无胸闷、气紧，无发热、盗汗，无咯血。

外院查胸部CT显示：双肺感染，双肺上叶部分支气管黏液栓形成。结核干扰素释放试验（－）。纤维支气管镜检查显示：双肺段以上支气管炎症。纤维支气管镜刷片抗酸染色（－）。纤维支气管镜灌洗液培养（－）。TB－DNA（－）及Xpert均（－）。先后予以盐酸莫西沙星等抗感染治疗后复查胸部CT显示效果不佳。入院前36年，患者于外院诊断为“支气管哮喘”，平素予以舒利迭250μg/50μg 1吸，每天1次，近1年未复发。患者入四川大学华西医院进一步治疗，胸部CT显示：双肺多发簇状分布结节、条片影，以右肺上叶后段及左肺上叶舌段为著，局部支气管显示不清，管腔内黏液栓？血常规：嗜酸性粒细胞百分率21.5%，嗜酸性粒细胞绝对值1.38×10^9/L，总IgE 1640.00 IU/ml（参考值：5.00～150.0 IU/ml）。余入院常规检查及病原体检查结果均未见明显异常。纤维支气管镜检查进一步提示：双侧各级支气管较多白色黏痰，右上前段外侧分支支气管黄白色痰栓样物质阻塞。同时在纤维支气管镜引导下取气道内病变黏膜组织行mNGS联合传统病理学诊断检测。2天后，气道内病变黏膜组织mNGS报告提示：烟曲霉菌。曲霉IgA抗体308.39 AU/ml，曲霉IgM抗体39.03 AU/ml，烟曲霉过敏原特异性IgE抗体5.67 IU/ml（参考值：0～0.35 IU/ml）。经临床医生初步评估诊断考虑为：变态反应性支气管曲霉病。

患者入院后给予伏立康唑联合泼尼松的综合治疗。7天后，行传统病理学检测。纤维支气管镜病理活检提示：病变部位，右上叶前段外侧支。送检大量炎性渗出物、嗜酸性粒细胞及夏科雷登结晶中查见可疑杆状真菌。免疫组化：PCK（上皮＋）、CK7（上皮＋）、LCA（淋巴细胞＋）、Syn（－）、CgA（－）、TTF－1（－）、P63（局灶上皮＋）、Ki－67（＋，5%）。特殊染色：抗酸（－），PAS、六胺银可疑（＋）。TB－PCR：未检出确切结核杆菌DNA片段。传统病理学检测进一步支持了该患者为变态反应性支气管曲霉病。后继续接受抗真菌及激素联合治疗1月余，患者复查胸部CT，病灶明显好转。mNGS技术联合传统病理学诊断技术快速明确变态反应性支气管曲霉病诊断。

综上，在感染性疾病诊疗方面，进一步将mNGS技术和传统病理学诊断技术的优势融合起来，必将引领感染性疾病的病理学诊断迈向精准医学时代。

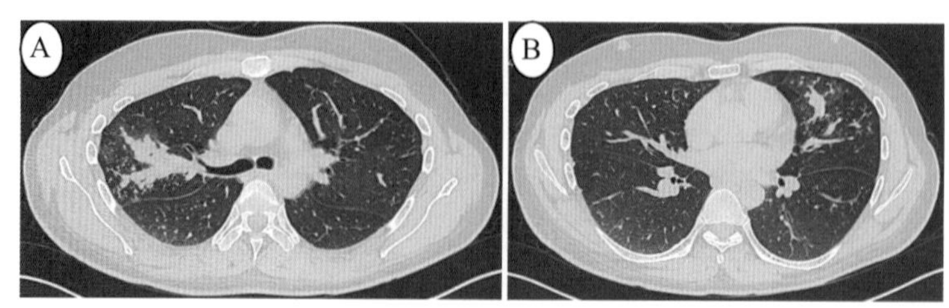

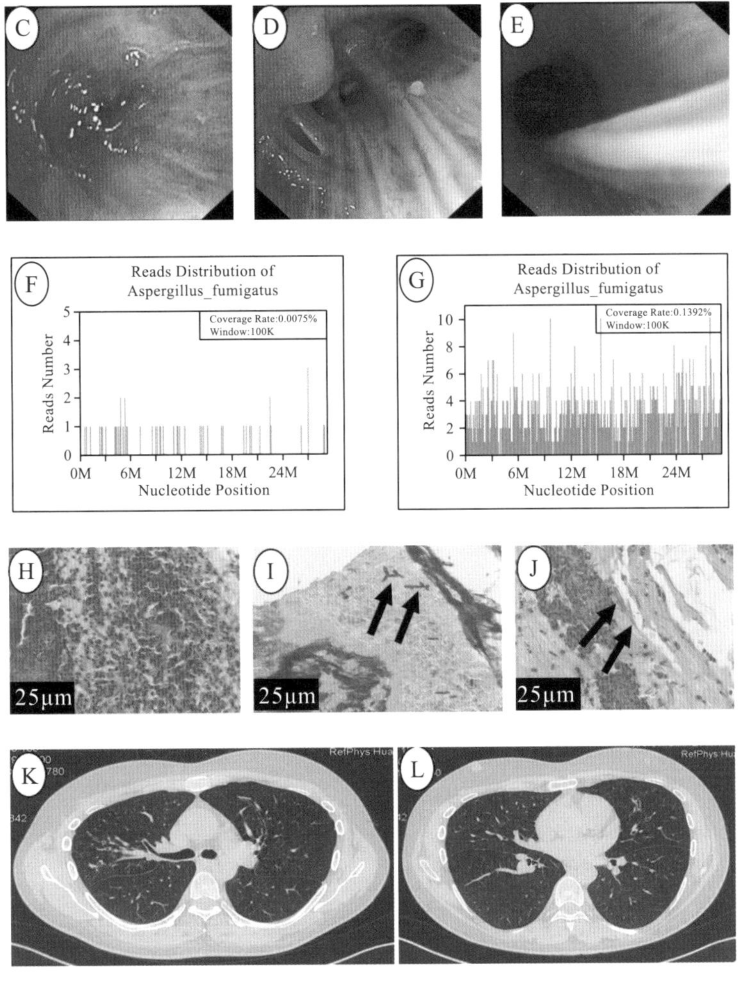

图 5-2　mNGS 技术联合传统病理学诊断技术快速明确变态反应性支气管曲霉病诊断一例

A、B 为患者胸部 CT 检查，示双肺多发簇状结节；C、D、E 为纤维支气管镜下气道内黏液栓；F、G 为检测基因组序列在曲霉菌全基因组上的覆盖度；H、I、J 为传统病理学检查示嗜酸性粒细胞、杆状真菌及夏科雷登结晶；K、L 为治疗后胸部 CT 检查示既往簇状结节明显减少。

（周永召　赵聪琳）

思考题

1. 基于二代测序的 mNGS 与 tNGS 病原体诊断技术是否会取代传统病原体诊断技术成为未来疑难感染性疾病诊断的最主要技术？

2. mNGS 与 tNGS 病原体诊断技术哪一个可能是未来感染性病理组织病原体诊断

的核心技术？

3. 未来，疑难感染性疾病病理形态诊断与 mNGS 和 tNGS 病原体分子诊断技术如何结合才能够引领疑难感染性疾病迈向精准医学时代？

参考文献

[1] Li X, Zhao J, Zhang B, et al. Drug development concerning metallo-β-lactamases in gram-negative bacteria [J]. Front Microbiol, 2022, 13: 959107.

[2] Sugden R, Kelly R, Davies S. Combatting antimicrobial resistance globally [J]. Nat Microbiol, 2016, 1 (10): 16187.

[3] Hansen I, Isaksson J, Poth A G, et al. Isolation and characterization of antimicrobial peptides with unusual disulfide connectivity from the colonial ascidian synoicum turgens [J]. Mar Drugs, 2020, 18 (1): 51.

[4] Torres-Sangiao E, Holban A M, Gestal M C. Advanced nanobiomaterials: vaccines, diagnosis and treatment of infectious diseases [J]. Molecules, 2016, 21 (7): 867.

[5] Cansizoglu M F, Tamer Y T, Farid M, et al. Rapid ultrasensitive detection platform for antimicrobial susceptibility testing [J]. PLoS Biol, 2019, 17 (5): e3000291.

[6] Bursle E, Robson J. Non-culture methods for detecting infection [J]. Aust Prescr, 2016, 39 (5): 171−175.

[7] Zhang T, Niu Z, Wu F, et al. Qualitative and quantitative detection of surgical pathogenic microorganisms Escherichia coli and Staphylococcus aureus based on ddPCR system [J]. Sci Rep, 2021, 11 (1): 8771.

[8] Mitchell S L, Simner P J. Next-generation sequencing in clinical microbiology: are we there yet? [J]. Clin Lab Med, 2019, 39 (3): 405−418.

[9] Miao Q, Ma Y Y, Wang Q Q, et al. Microbiological diagnostic performance of metagenomic next-generation sequencing when applied to clinical practice [J]. Clin Infect Dis, 2018, 67 (suppl 2): S231−S240.

[10] Li B, Xu L, Guo Q, et al. GenSeizer: a multiplex PCR-based targeted gene sequencing platform for rapid and accurate identification of major mycobacterium species [J]. J Clin Microbiol, 2021, 59 (2): e00584−20.

[11] Gu W, Miller S, Chiu C Y. Clinical metagenomic next-generation sequencing for pathogen detection [J]. Annu Rev Pathol, 2019, 14: 319−338.

[12] Huang Z, Zhang C, Fang X, et al. Identification of musculoskeletal infection with non-tuberculous mycobacterium using metagenomic sequencing [J]. J Infect, 2019, 78 (2): 158−169.

[13] Chen T T, Zhou P, Nie L, et al. Allergic bronchopulmonary aspergillosis with chest pain as atypical symptoms [J]. Lancet Infect Dis, 2022, 22 (1): 150.

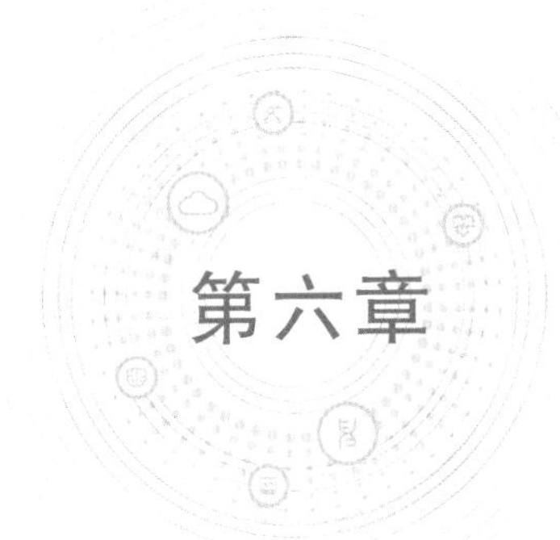

第六章 结核病病原学分子诊断技术研究进展

结核病（tuberculosis，TB）是由结核分枝杆菌（*Mycobacterium tuberculosis*，Mtb）感染引发的一种慢性消耗性疾病，是全球十大致死疾病之一，曾是致死人数最多的单一传染病。2021 年，全球有 1060 万新发结核病例，有 160 万人死于结核病。尽管结核疫情如此严重，世界卫生组织（WHO）估算全球每年仍有近 300 万结核患者被漏诊、漏报。目前，结核病的临床实验室诊断手段主要有四类：痰涂片/组织切片染色镜检、免疫学诊断、细菌培养和病原学分子诊断。

痰涂片/组织切片染色镜检是利用萋－尼（Ziehl－Neelsen）染色法或荧光染料金胺O法将样本中的结核分枝杆菌染成紫红色或亮黄色，通过在显微镜下观察以确定样本中是否有结核分枝杆菌。痰涂片/组织切片染色镜检操作简单、成本低廉，因此在临床检测中被广泛应用。但该方法不能够区分结核分枝杆菌和其他抗酸细菌（如非结核分枝杆菌、诺卡氏菌等）；此外，该方法的灵敏度较低，需待检样本具有较高的菌载量（5000～10000 CFU/ml 以上）才会被检测到。结核病的免疫学诊断目前主要是结核菌素试验（tuberculin skin test，TST）和干扰素释放试验（interferon-gamma release assay，IGRA）。结核菌素试验通过皮下注射结核菌素纯蛋白衍生物（purified protein derivative，PPD），检测人体针对结核菌抗原的迟发型变态反应情况（注射部位硬结的大小），以此判断待试者是否感染过结核分枝杆菌。由于交叉免疫反应的存在，结核菌素试验不能区分结核分枝杆菌感染、非结核分枝杆菌感染和结核疫苗（BCG）免疫，也无法区分潜伏感染和活动性结核；同时在免疫缺陷人群（如 HIV 感染人群）中的阳性率较低。干扰素释放试验利用结核分枝杆菌特异性抗原体外刺激外周血中的 T 细胞，检测其干扰素的释放量，有效地规避了结核菌素试验中的假阳性问题；但其检测费用远高于结核菌素释放试验，同样也无法区分潜伏感染和活动性结核。结核分枝杆菌培养目前仍是结核病诊断和药物敏感性检测的“金标准”。但由于结核分枝杆菌生长缓慢，培养的方法耗时较长，对临床治疗的指导往往具有滞后性。

结核病病原学分子诊断技术是以临床标本为检测对象，结核分枝杆菌相关基因为诊断标志物，完成对标本中是否含有结核分枝杆菌核酸或耐药基因突变的一系列检测方法。病原学分子诊断技术弥补了因结核分枝杆菌生长缓慢对检测周期的影响，对实验室生物安全等级的要求也低于细菌培养方法；同时病原学分子诊断技术往往还具有准确、高效、高通量和可实现自动化等优点。

第一节　结核病病原学分子诊断技术的原理

根据诊断目的的不同，结核病病原学分子诊断技术主要分为两类：结核病病原学检测和结核耐药性诊断。

结核病病原学分子诊断主要靶向结核分枝杆菌基因组中特有的保守的管家基因，常用的靶标基因有：*IS*6110、16*S rRNA*、*rpoB*、*recA*、*gyrB*、*mpt*64、*hsp*65 等。由于 *IS*6110 为多拷贝基因，以 *IS*6110 为靶标的检测方法的灵敏度往往比以其他单拷贝基因为靶标的检测方法高，*IS*6110 也是结核病原学分子诊断最常用的靶标。但这并不绝对，极少部分的结核分枝杆菌菌株中的 *IS*6110 拷贝数较低甚至缺失，因此降低了对这些样本的灵敏度，甚至出现假阴性结果。

由于结核分枝杆菌基因水平转移发生率极低，其耐药主要由基因组上的基因突变介导。目前，已知的结核分枝杆菌耐药机制主要分为以下三类：①激活前体药的酶的基因突变失活，如异烟肼需要 KatG 蛋白催化变成有活性的异烟肼－NAD 加合物，结核分枝杆菌通过突变失活 *katG* 基因获得对异烟肼的耐药；②靶蛋白突变导致对药物亲和力的降低，如 RNA 聚合酶 RpoB 亚基的突变导致对利福平耐药；③通过过表达外排泵将药物泵出胞外或改变细胞壁的通透性降低对药物的摄取，如过表达 MmpL5 外排泵等。不同耐药基因的突变在临床耐药菌株中发生的频率不同，且引起的耐药水平往往也具有较大差异。抗结核药物的主要耐药相关基因、功能、介导的耐药水平及在临床耐药菌株中的突变频率如表 6－1 所示。

表 6－1　抗结核药物的主要耐药相关基因及其耐药机制

药物	药物作用机制	耐药相关基因	耐药机制	耐药水平	耐药基因功能	临床耐药突变发生频率
利福平	抑制转录	*rpoB*	药物靶标	通常高水平，少数低水平，与具体突变位点有关	RNA 聚合酶 β 亚基	93.8%
异烟肼	抑制分枝杆菌酸合成等	*katG*	药物活化	中高水平	过氧化氢酶	60%～95%
		inhA	药物靶标	低水平	2－顺－烯酰基酰基载体蛋白还原酶	5%～47%

续表6－1

药物	药物作用机制	耐药相关基因	耐药机制	耐药水平	耐药基因功能	临床耐药突变发生频率
吡嗪酰胺	机制未明，可能具有多作用靶点	*pncA*	药物活化	高水平	烟草酰胺酶/吡嗪酰胺酶	70%
		rpsL	药物靶标		核糖体 S1 蛋白	
		panD	药物靶标		天冬氨酸脱羧酶	
乙胺丁醇	抑制阿拉伯半乳聚糖的合成	*embCAB* 操纵子	药物靶标	低中水平	阿拉伯糖基转移酶	70%
		embCAB 操纵子非编码区	改变靶蛋白表达水平	低中水平		15%
喹诺酮类	抑制 DNA 复制	*gyrA*	药物靶标	低中水平	DNA 解旋酶 A 亚基	42%～94%
		gyrB	药物靶标	低中水平	DNA 解旋酶 B 亚基	<5%
利奈唑胺	抑制蛋白质合成	*rplC*	药物靶标	中高水平	编码核糖体 L3 蛋白	三基因合为 29.4%～54%
		rrl	药物靶标	中高水平	编码 23S rRNA	
		rplD	药物靶标	低水平	编码核糖体 L4 蛋白	
氯法齐明	机制未明，可能破坏细菌细胞膜	*Rv0678*	增加外排泵的表达	低中水平	编码转录因子	20%～39%
		pepQ	未明	低水平	可能编码一种肽酶	
		Rv1979c	未明	低水平	可能编码一种细胞壁通透酶	
乙硫异烟胺	抑制分枝杆菌酸合成	*ethA*	药物活化	高水平	黄素单加氧酶	56%
		ethR	抑制 ethA 的表达	低水平	转录抑制因子	
		inhA	药物靶标	低水平	2－顺－烯酰基酰基载体蛋白还原酶	20%
链霉素	抑制蛋白质合成	*rpsL*	药物靶标	高水平	S12 核糖体蛋白	52%～59%
		rrs	药物靶标	中等水平	编码 16S rRNA	8%～21%
		gidB	药物靶标	低水平	16S rRNA 甲基转移酶	
阿米卡星/卡那霉素	抑制蛋白质合成	*rrs*	药物靶标	高水平	编码 16S rRNA	76%
		eis			氨基糖苷转移酶	
		whiB7			转录	

续表6－1

药物	药物作用机制	耐药相关基因	耐药机制	耐药水平	耐药基因功能	临床耐药突变发生频率
卷曲霉素	抑制蛋白质合成	*rrs*	药物靶标	高水平	编码 16S rRNA	70%
		tlyA	药物靶标	低水平	20－O－甲基转移酶	
对氨基水杨酸	抑制叶酸和胸腺嘧啶核苷酸代谢	*thyA*	药物靶标	中等水平	胸苷酸合成酶	37%
		folC			二氢叶酸还原酶	
		ribD			二氢叶酸合成酶	
		dfrA			核黄素合成酶	

第二节　结核病病原学分子诊断技术

根据分子诊断技术使用的分子生物学原理不同，目前结核病病原学分子诊断技术主要有实时荧光定量 PCR 技术、线性探针技术、恒温扩增技术和基因组测序技术几类。

一、实时荧光定量 PCR 技术

（一）GeneXpert MTB/RIF

GeneXpert MTB/RIF（简称 Xpert MTB/RIF）技术是 2010 年由美国 Cepheid 公司研发推出的，一种以结核分枝杆菌特异的 *rpoB* 基因 81bp 利福平耐药决定区为靶点的半巢式实时 PCR（RT－PCR）技术。该技术先用特异性引物扩增结核分枝杆菌特异的 *rpoB* 基因 81bp 利福平耐药决定区，再用荧光标记的分子信标（molecular beacon）对 *rpoB* 基因上利福平耐药相关突变进行检测，实现了结核病病原学诊断和利福平耐药的同步化检测。此外，Xpert MTB/RIF 试剂盒结合 Cepheid 公司的 GeneXpert 仪器平台，在封闭的一次性试剂盒内实现了细胞裂解、核酸提取、核酸扩增和突变检测的一体化和自动化操作，降低了对生物安全和劳动力的需求，检测耗时不到 2 小时。研究显示，Xpert MTB/RIF 检测的综合灵敏度约为 85%（利福平耐药检测的灵敏度为 96%），综合特异度为 99%（利福平耐药检测的特异度为 98%）。其中对痰涂片和培养双阳性样本的灵敏度高达98%，对痰涂片阴性/培养阳性样本的灵敏度为67%，对Mtb/HIV双重感染的痰样本的灵敏度为85%。对于儿童结核病，Xpert MTB/RIF对培养阳性样本的综合灵敏度约为66%（特异度>98%），但对于培养阴性的样本，其检测灵敏度较低，仅为4%。基于上述研究数据，WHO于2010年正式强烈推荐使用Xpert MTB/RIF用于结核/耐药早期诊断。

（二）GeneXpert MTB/RIF Ultra

GeneXpert MTB/RIF Ultra（以下简称Xpert Ultra）又被称为下一代Xpert技术，在Xpert MTB/RIF的基础上做了一些技术改进，以增加其检测的灵敏度。Xpert Ultra增加了结核分枝杆菌基因组中多拷贝的*IS*6110和*IS*1081序列作为PCR扩增的分子靶标，并将样本处理室的体积增加了1倍以提高初始样本容纳量。上述改进将Xpert Ultra对结核分枝杆菌的检测下限从113 CFU/ml降低至16 CFU/ml。多中心的临床研究表明，Xpert Ultra将对结核检测的总体灵敏度从85%提高到了88%，但其检测的特异度相较于Xpert MTB/RIF略有下降（从98%降至96%）。相比于初治肺结核患者，Xpert Ultra对复治患者检测的特异度略低，为93%。因此，对结核复发率高的地区，Xpert Ultra核酸检测（特别是结果为弱阳性时）可能会导致假阳性，应结合其他临床资料综合分析。鉴于其不错的检测能力，2017年WHO推荐使用Xpert Ultra作为成人和儿童结核（无论HIV共感染与否）早期诊断的首要选择。此外，Xpert Ultra采用新设计的4组针对*rpoB*基因耐药决定区的稀松分子信标（sloppy molecular beacon，SMB），提高了对利福平耐药相关的*rpoB* 533密码子突变的检测质量，同时排除了*rpoB*基因Q513Q和F514F的沉默突变，克服了Xpert MTB/RIF出现假阳性的部分限制。结合溶解曲线分析，Xpert Ultra还解决了利福平异质性耐药检测问题，检测下限低至5%（突变DNA占比）。Xpert Ultra在检测利福平耐药方面的灵敏度与Xpert MTB/RIF相当。

（三）GeneXpert XDR

目前，Xpert MTB/RIF和Xpert Ultra已经在数十个国家获得较为广泛的应用，但是它们具有同样的缺点，即仅能检测结核单一利福平耐药，无法对其他抗结核一线、二线药物的耐药性进行检测。为解决这个问题，Cepheid公司开发了GeneXpert XDR（以下简称Xpert XDR）和配套的10色通道检测模块（而非Xpert MTB/RIF和Xpert Ultra使用6色通道检测模块），可以同时检测异烟肼、氧氟沙星、莫西沙星、卡那霉素、阿米卡星的耐药。在308例结核分枝杆菌培养阳性的受试者中，以表型耐药为金标准，Xpert XDR对异烟肼、氧氟沙星、莫西沙星、卡那霉素、阿米卡星耐药检测的灵敏度分别为83.3%、88.4%、96.2%、71.4%和70.7%。2020年Xpert XDR被正式推出，然而对其进一步的评估还在进行当中。此外，由于WHO不再推荐使用乙硫异烟胺、卡那霉素和阿米卡星等药物，而是推荐使用贝达喹啉、普托马尼、利奈唑胺等新药治疗多耐药/广泛耐药结核，因此 Xpert XDR 将来的广泛应用可能会受到限制。结核分枝杆菌针对贝达喹啉、普托马尼等新药耐药的分子机制目前还不十分清楚，因此还未能开发出检测这些药物耐药的分子诊断技术。

（四）Truenat MTB、Truenat MTB Plus 和 Truenat MTB－Rif Dx

印度 Molbio Diagnostics 公司近几年推出了更适合在低收入国家使用的可以同时检测多个靶标、检测效率高且检测成本较低的 Truenat 系统，包括 Truenat MTB、Truenat MTB Plus 和 Truenat MTB－Rif Dx。该系统被认为是 GeneXpert 的替代产品，于 2020 年通过了 WHO 专家组技术性能的验证并获得了 WHO 的推荐。Truenat 系统检测使用单独的 TruePrep 仪器（一种可用电池驱动的自动化设备）和配套的试剂盒自动提取纯化痰液中的结核分枝杆菌 DNA（耗时约 25 分钟）。提取的 DNA 加样到 Truenat MTB 或 Truenat MTB Plus 微量实时荧光定量 PCR 检测芯片上后，在 Truelab－UNOTM（电池驱动的手持式热循环仪）上进行 PCR 扩增检测分析（耗时约 35 分钟）。Truenat MTB 微量实时荧光定量 PCR 检测芯片以结核分枝杆菌核苷二磷酸还原酶基因（*nrdB* 基因）片段为检测靶标，其在痰液样本中的检测下限约为 100 CFU/ml。Truenat MTB Plus 的检测芯片同时以 *nrdZ* 基因片段和 *IS*6110 片段为检测靶标，因此具有更高的检测灵敏度，其在痰液样本中的检测下限约为 30 CFU/ml。如果 Truenat MTB 或 Truenat MTB Plus 检测阳性，TruePrep 提取的 DNA 可以进一步上样到 Truenat MTB－Rif Dx 芯片上，基于荧光探针检测 *rpoB* 基因上的耐药相关突变。Truenat MTB－Rif Dx 检测利福平耐药的总体灵敏度为 82%（其中在痰涂片阳性样本中的灵敏度为 86%，阴性样本中为 33%），总体的特异度为 98%；其灵敏度和特异度与 Xpert MTB/RIF 相当。由于 Truenat 系统只对结核分枝杆菌检测阳性样本进行利福平耐药性检测，大大节省了试剂和检测成本。此外，Truenat 系统的仪器设备可以使用电池驱动，可以在电力设施不完善的国家或地区推广使用。

（五）MeltPro TB

MeltPro TB 是由中国厦门致善生物公司开发的一种基于荧光 PCR 熔解曲线法的新型分子检测试剂盒，可用于利福平、异烟肼、二线注射类药物和氟喹诺酮类药物的检测，使它能够检测多耐药结核（multi-drug resistant TB，MDR－TB）和广泛耐药结核（extensive-drug resistant TB，XDR－TB）。该试剂盒采用闭管法，避免了扩增产物的污染，检测可在 3 小时内完成。手动提取 DNA 后，MeltPro TB 使用 PCR 仪通过熔解曲线分析检测耐药性，可以定性检测多个探针覆盖的序列中从野生型到突变型的熔解温度变化。耐药基因的突变会打乱碱基的组成成分，导致 DNA 的熔解温度降低，在 PCR 体系中加入两端分别标记有荧光基团与淬灭基团的探针，计算荧光值和 DNA 熔解温度的负倒数，获得熔解曲线，从而得出靶标基因的序列信息。2013 年，我国国家食品药品监督管理总局批准 MeltPro TB 用于对利福平和异烟肼耐药的定性检测。MeltPro TB

检测利福平耐药的灵敏度为 92%～96%、特异度为 99%，检测异烟肼耐药的灵敏度和特异度分别为 90.8%和 96.4%。对于二线药物，国内多中心试验评估 MeltPro TB 针对痰涂片阳性标本鉴别耐多药结核和广泛耐药结核的性能，其灵敏度分别为 86.7%和 71.4%。目前这款产品只在中国销售。

二、线性探针技术

线性探针技术（LPA）的主要原理是利用生物素标记的特异性引物对结核分枝杆菌多个检测靶点进行多重 PCR 扩增，扩增产物与预固定在消化纤维素膜上的特异性（野生型和突变型）寡核苷酸探针杂交，再对杂交物上的生物素标记的 DNA 片段进行酶联免疫显色检测，通过肉眼观察条带显色情况即可判断样本中是否含有结核分枝杆菌 DNA，以及是否含有耐药相关突变。2008 年，WHO 推荐 LPA 用于结核病患者的利福平和异烟肼耐药检测，这是 WHO 最早推荐使用的结核病病原学分子诊断技术。目前，基于 LPA 技术的商品化结核分子诊断产品主要有 Genotype MTBDRplus（德国 Hain 公司)、Nipro NTM＋MDR－TB（日本 Nipro 公司）和 Genotype MTBDRsl（德国 Hain 公司)。

（一）Genotype MTBDRplus

2004 年，德国 Hain 公司推出 Genotype MTBDR 用于结核诊断和利福平、异烟肼耐药检测。Genotype MTBDR 以结核分枝杆菌 *rpoB* 基因和 *katG* 基因为检测靶标。由于 Genotype MTBDR 只检测 *katG* 基因预测异烟肼耐药，其对异烟肼耐药检测的灵敏度较低，仅约 70%。随后，Hain 公司推出了 Genotype MTBDRplus ver1.0，增加了检测 *inhA* 启动子区域突变以更全面预测异烟肼耐药。2011 年，Hain 公司进一步优化了样本制备流程，推出了 Genotype MTBDRplus 的更新版本 Genotype MTBDRplus ver2.0。对多个临床研究数据的综合分析显示，对于痰涂片阳性样本，Genotype MTBDRplus ver1.0/ver2.0 对结核检测的灵敏度约为 94.4%；对于痰涂片阴性样本，其检测灵敏度较低，仅为 44%（0%～76%)。以表型耐药为“金标准”，Genotype MTBDRplus ver1.0 对利福平和异烟肼耐药检测的综合灵敏度为 97.1%和 90.2%（特异度分别为 98.9%和 99.2%)；Genotype MTBDRplus ver2.0 对利福平和异烟肼耐药检测的综合灵敏度为 95.0%和 93.6%（特异度分别为 98.3%和 99.1%)。

（二）Nipro NTM＋MDR－TB

与 Genotype MTBDRplus 相似，Nipro NTM＋MDR－TB 也以 *rpoB*、*katG*、*inhA* 启动子为检测靶点。但在膜预固定探针设计方面，Nipro NTM＋MDR－TB 增加了

rpoB－AVI、*rpoB*－INT、*rpoB*－KAN 3 条探针，因此其不但能检测结核分枝杆菌，还能检测 3 种非结核分枝杆菌，即鸟分枝杆菌、胞内分枝杆菌和堪萨斯分枝杆菌。此外，Nipro NTM+MDR－TB 还增加了检测 *katG* S315N 突变的探针，而 MTBDRplus 只有检测 *katG* S315T 突变的探针。Nipro NTM+MDR－TB 使用的其他与利福平和异烟肼耐药相关的 *rpoB*/*katG*/*inhA* 启动子突变位点与 Genotype MTBDRplus 相同。综合多个临床研究数据，Nipro NTM+MDR－TB 对利福平和异烟肼耐药检测的灵敏度分别 94.3%和 86.9%，特异度分别为 99.1%和 98.1%。但其对两种药物的检测灵敏度在不同研究中差异较大（利福平：75%～100%，异烟肼：50%～95%），可能与不同研究中的样本类型、菌株差异等有关。

（三）Genotype MTBDRsl

为检测结核分枝杆菌对氟喹诺酮类和二线注射类药物（阿米卡星、卡那霉素等）的耐药，Hain 公司开发了 Genotype MTBDRsl。Genotype MTBDRsl ver1.0 靶向检测 *gyrA*、*rrs*、*embB* 耐药相关突变，以分别预测对氟喹诺酮类、二线注射类药物和乙胺丁醇的耐药。Genotype MTBDRsl ver 2.0 移除对 *embB* 基因突变的检测，增加了对 *gyrB* 基因突变（与氟喹诺酮类耐药相关）和 *eis* 基因突变（与二线注射类药物耐药相关）的检测。在痰涂片阳性标本中，Genotype MTBDRsl ver1.0 检测氟喹诺酮类耐药的灵敏度和特异度分别为 86.2%（95%*CI*，74.6%～93%）和 98.6%（95%*CI*，96.9%～99.4%），检测二线注射类药物耐药的灵敏度和特异度分别为 87.0%（95%*CI*，38.1%～98.6%）和 99.5%（95%*CI*，93.6%～100%）。Genotype MTBDRsl ver2.0 在痰涂片阳性标本中检测氟喹诺酮类耐药的灵敏度为 97%（95%*CI*，83%～100%），特异度为 98%（95%*CI*，93%～100%），检测二线注射药物耐药的灵敏度为 89%（95%*CI*，72%～98%），特异度为 90%（95%*CI*，84%～95%）。在痰涂片阴性样本中，Genotype MTBDRsl ver2.0 对氟喹诺酮类和二线注射类药物耐药检测的灵敏度均为 80%（95%*CI*，28%～99%）。

由于需要将 PCR 扩增产物进行杂交检测，LPA 与 GeneXpert 等实时荧光定量 PCR 技术相比，其自动化程度低、手工操作复杂且容易产生污染，因此一定程度上限制了其推广和应用。

三、恒温扩增技术

（一）环介导恒温扩增技术

环介导恒温扩增（loop-mediated isothermal amplification，LAMP）技术针对靶基

因 DNA 链上的 6 个区段设计 4 条不同的特异性引物，利用链置换 DNA 聚合酶在恒定温度下进行的 DNA 高效扩增反应。该反应不需要 PCR 仪等热循环仪设备和特殊试剂，只需把基因模板、引物、链置换 DNA 聚合酶、反应缓冲液置于一定温度下（60℃～65℃），经一个步骤即可完成反应，扩增效率极高，可在 15～60 分钟内实现 10^9～10^{10}倍扩增，并可以直接通过肉眼观察是否有绿色荧光或白色沉淀判读结果，适合在基层实验室或偏远山区推广使用。利用 LAMP 技术，以 *IS*6110 和 *gyrB* 为检测靶标，日本 Eiken 化学公司开发了一个结核分子诊断试剂盒：TB－LAMP。2016 年，WHO 分析了关于 TB－LAMP 的 13 个临床试验数据，以细菌培养为"金标准"，在肺结核痰样本中 TB－LAMP 检测的灵敏度为 66％～82％（综合灵敏度为 77.7％），特异度为 90％～99％（综合特异度为 98.1％）；其综合表现与 Xpert MTB/RIF 相当。鉴于此，WHO 于 2016 年正式推荐 TB－LAMP 作为成年人肺结核（无论 HIV 感染阳性与否）的诊断手段，可以在资源不足的地区代替 Xpert MTB/RIF。为解决扩增产物交叉污染导致的假阳性问题，Joon 等利用脱氧尿苷三磷酸（dUTP）/尿嘧啶－N－糖基化酶（UNG）策略改良了 TB－LAMP（利用 dUTP 代替扩增反应中的 dTTP，使得扩增产物 DNA 中的 T 被 U 代替，而模板 DNA 中不含 U 碱基；下次扩增反应前加入 UNG 将模板中可能交叉污染的扩增产生的 DNA 降解掉）。改良后的 TB－LAMP 可以消除污染 DNA 的扩增，同时对疑似肺结核患者的痰液也表现出较高的灵敏度（94.4％）和特异度（97.2％）。

（二）交叉引物扩增技术

交叉引物扩增（crossing priming amplification，CPA）技术是 2008 年由中国杭州优思达公司独立研发的一种新的核酸恒温扩增技术，也是中国首个具有自主知识产权的等温核酸扩增技术。它针对目的基因 4 或 5 个区域设计 4 或者 5 条特异性引物（2 条交叉引物/2 条剥离引物，或 1 条交叉引物/2 条剥离引物/2 条探针引物），利用具有链置换特性的 Bst DNA 聚合酶、甜菜碱，在 63 ℃左右条件下高效、快速、高特异性地扩增靶序列。基于 CPA 技术，以 *IS*6110 为检测靶标，优思达公司开发了 EsayNAT MTC 试剂盒。该试剂盒将 DNA 提取、纯化、扩增、检测整合到一个卡盒（分 3 个小室）中进行，结合其配套的仪器，极大地缩短了人工操作的时间。整个检测流程耗时低于 2 小时，成本约为 Xpert 的一半。临床研究数据显示，其检测的灵敏度为 84％～93％（综合灵敏度为 87％），特异度为 87％～99％（综合特异度为 97％）。

（三）RNA 恒温扩增实时检测

RNA 恒温扩增实时检测（simultaneous amplification and testing for *Mycobaterium tuberculosis*，SAT－TB）是由中国上海仁度生物公司开发的，以结核分枝杆菌 16S rRNA 为检测靶标的 RNA 恒温扩增检测技术。该技术用含有 T7 启动子序列的特异性引物，在莫洛尼鼠白血病病毒（M－MLV）逆转录酶作用下将 16S rRNA 部分片段逆转录成一个 170bp 左右的 cDNA；该 cDNA 在 T7 RNA 聚合酶作用下转录出大量的 RNA 片段。扩增的 RNA 片段用特异性荧光探针检测。在肺结核痰液样本中，以临床诊断为标准，SAT－TB 检测的灵敏度为 58.3%～67.6%，特异度为 100%；以细菌培养为标准，其灵敏度为 92%～99.4%，特异度为 76.2%～93.1%。对于肺外结核检测，研究表明其灵敏度和特异度分别为 41.6%和 100%；若以细菌培养为标准，其灵敏度和特异度分别为 83.6%和 79.4%。由于 RNA 只存在于活的结核分枝杆菌中，细菌死亡后其胞内的 RNA 会很快降解，因此 SAT－TB 被认为是检测样本中的活菌，可以排除样本中因死菌的存在而导致的假阳性。

SAT－TB 技术不需要 PCR 仪等热循环设备，对仪器设备的依赖性较低，适合在欠发达地区推广使用。但由于 SAT－TB 技术扩增效率高，对防污染措施要求严格，往往其自动化程度越高其检测结果越可信。此外，由于其特殊的扩增原理，该技术目前还未能够检测结核分枝杆菌耐药突变。

四、基因组测序技术

随着二代测序技术（next-generation sequencing，NGS）的发展和成本的大幅度降低，基因组测序技术在病原诊断、进化分析和耐药突变分析中的利用越来越受到人们的重视。不同于上述基于探针的靶序列识别和突变检测方法只能检测特定序列和突变，基因组测序技术能提供更全面的序列信息，有助于更高分辨率的菌株分型和同时识别多种耐药突变，有利于鉴别不同菌株（或耐药株）的混合感染。2021 年，WHO 发布了全球 3 万多株耐药结核菌株的全基因组测序分析数据和表型耐药结果。数据显示，全基因组测序对利福平、异烟肼、乙胺丁醇、吡嗪酰胺、左氧氟沙星、莫西沙星、链霉素、乙硫异烟胺、阿米卡星等药物耐药预测的灵敏度（和特异度）分别为 93.8%(98.2%)、91.2%(98.4%)、86.7%（93.3%）、72.3%（98.8%）、84.4%（98.3%）、87.7%（91.6%）、82.4%(95.4%)、75.7%(91.4%)、77.3%(99.0%)。提示对于耐药机制研究较为清楚的药物的耐药检测，可以使用基因组测序代替药敏试验。我国的研究也得到类似的结果。

目前全基因组测序的起始 DNA 量要求仍较高，需要先培养临床样本中的细菌以获得足够量的基因组 DNA，增加了检测耗时。为解决这一难题，人们开发了不依赖于培养的靶向扩增子测序技术（amplicon-based targeted sequencing）。该技术以从临床样本中直接提取的 DNA 为模板，多重 PCR 扩增欲测序区域，高通量测序扩增产物，获得扩增区域的序列（突变）信息。由于靶向扩增子测序只测序基因组上部分感兴趣的区域，其测序成本和分析难度相对于全基因组测序较低。基于靶向扩增子测序技术，法国 Genoscreen 公司开发 Deeplex Myc－TB 诊断试剂盒。该试剂盒同时扩增测序结核分枝杆菌基因组上的 24 段区域，其中 3 段区域用于菌种的鉴定、菌株分型，另外 21 段区域用于 15 种抗结核药物的耐药性分析。此外，该试剂盒还能检测低至 3%异质性耐药。类似地，ABL 公司开发了 DeepChek－TB 试剂盒，除不含利奈唑胺耐药相关区域，其扩增测序区域基本与 Deeplex Myc-TB 相同。目前两个试剂盒都还处于研究评估阶段，还未被批准用于临床检测。

由于基因（组）测序需要先进的测序设备和分析平台，其成本也较其他分子诊断技术高，因此其应用目前仍局限于大型医疗中心，在欠发达或偏远地区难以推广。但随着基因（组）测序成本的进一步降低，以及便携式测序设备（如 Oxford Nanopore 公司的 MinION 和 Illumina 的 Miseq）的发展，基因（组）测序技术有望在更大范围内用于结核病病原学分子诊断。

第三节 总结与展望

结核病病原学诊断是结核病患者发现、确诊的重要途径。痰涂片/组织切片染色镜检价格低廉、操作简单，但其灵敏度低；细菌培养的灵敏度较高，一直以来作为结核病实验室病原学诊断的金标准，但其检测周期过长，不能为临床提供及时的检测结果。随着分子生物学技术的发展和结核分枝杆菌基因组序列、耐药机制的逐步解析，过去几十年涌现出了包含上述技术在内的一系列灵敏度和特异度均较高的结核病病原学分子诊断技术。鉴于此，WHO 于 2013 年修订了结核病的诊断标准，将结核分子诊断阳性的患者纳入病原学阳性的范畴。我国也于 2017 年重新修订了肺结核诊断标准，此标准将分子生物学诊断阳性作为病原学阳性的诊断依据。然而，目前的结核分子诊断技术仍然存在着在痰涂片阴性样本和肺外结核样本中灵敏度低、不同临床场景中的表现差异较大、部分药物耐药预测准确率低、实验室核酸污染导致假阳性等问题。我们仍需进一步探索结核分枝杆菌基因功能、调控等生命本质问题，进一步解析其耐药机制、致病机制；结合分子生物学和材料科学的进展，开发出更高灵敏度/特异度和更自动化的分子诊断技术。

虽然在过去十年间分子诊断技术的应用使得结核诊断耗时大幅缩短和结核病患者发现率增高，然而从长期结果来看，这些新技术并未导致世界范围内结核病患病率和死亡率的显著下降。一个重要的原因是这些新技术的检测成本仍较昂贵、需要配套的仪器设备和基础设施，使得这些技术在中低发展水平的国家和地区难以推广；而较大比例的结核病患者恰恰分布在这些国家和地区。因此，发展能够在欠发达国家和地区推广的，性能良好、价格低廉、仪器设备依赖度低的结核病病原学分子诊断技术也尤为重要。

（王晴岚　杨丹妮　孙林雍）

思考题

1. 结核病病原学分子诊断相较于结核病免疫学诊断，其优势和劣势是什么？

2. 在临床检测实践中，影响结核病病原学分子诊断技术灵敏度和特异度的因素有哪些？

3. 我们可以从哪些方面进一步优化结核病病原学分子诊断技术？

4. 除本章提到的镜检、培养、核酸分子检测等手段外，试想我们还能从哪些角度开发新的结核病病原学诊断技术？

参考文献

[1] WHO. Global tuberculosis report 2021 [M]. Geneva：World Health Organization Press，2021.

[2] WHO. Automated real-time nucleic acid amplification technology for rapid and simultaneous detection of tuberculosis and rifampicin resistance：Xpert MTB/RIF system：policy statement [M]. Geneva：World Health Organization Press，2011.

[3] WHO. WHO meeting report of a technical expert consultation：non-inferiority analysis of Xpert MTB/RIF ultra compared to Xpert MTB/RIF [M]. Geneva：World Health Organization Press，2017.

[4] Chakravorty S，Simmons A M，Rowneki M，et al. The new Xpert MTB/RIF ultra：improving detection of mycobacterium tuberculosis and resistance to rifampin in an assay suitable for point-of-care testing [J]. mBio，2017，8 (4)：e00812－e00817.

[5] Xie Y L，Chakravorty S，Armstrong D T，et al. Evaluation of a rapid molecular drug-susceptibility test for tuberculosis [J]. N Engl J Med，2017，377 (11)：1043－1054.

[6] WHO. Molecular assays intended as initial tests for the diagnosis of pulmonary and extrapulmonary TB and rifampicin resistance in adults and children：rapid communication. Policy update [M]. Geneva：World Health Organization Press，2020.

[7] Nathavitharana R R，Cudahy P G，Schumacher S G，et al. Accuracy of line probe assays for the diagnosis of pulmonary and multidrug-resistant tuberculosis：a systematic review and meta-analysis [J]. Eur Respir J，2017，49 (1)：1601075.

[8] Theron G，Peter J，Richardson M，et al. GenoType© MTBDRsl assay for resistance to second-line anti-tuberculosis drugs [J]. Cochrane Database Syst Rev，2016，9 (9)：CD010705.

[9] WHO. The use of loop-mediated isothermal amplification (TB－LAMP) for the diagnosis of pulmonary tuberculosis：policy guidance [M]. Geneva：World Health Organization Press，2016.

[10] Joon D，Nimesh M，Varma-Basil M，et al. Evaluation of improved IS6110 LAMP assay for diagnosis of pulmonary and extra pulmonary tuberculosis [J]. J Microbiol Methods，2017，139：

87—91.

[11] Deng S, Sun Y, Xia H, et al. Accuracy of commercial molecular diagnostics for the detection of pulmonary tuberculosis in china: a systematic review [J]. Sci Rep, 2019, 9 (1): 4553.

[12] Cui Z, Wang Y, Fang L, et al. Novel real—time simultaneous amplification and testing method to accurately and rapidly detect Mycobacterium tuberculosis complex [J]. J Clin Microbiol, 2012, 50 (3): 646—650.

[13] 沙巍，何娅，蒋瑞华，等. 实时荧光核酸恒温放大检测（SAT）法对肺结核诊断价值的研究 [J]. 中国防痨杂志，2012，34（6）：377—379.

[14] 崔振玲，沙巍，黄晓辰，等. RNA 恒温扩增技术快速检测痰标本中结核分枝杆菌的研究 [J]. 中华结核和呼吸杂志，2011，34（12）：894—897.

[15] Li T, Shi T, Sun Y, et al. Application of real-time simultaneous amplification and testing method to accurately and rapidly detect extra-pulmonary tuberculosis [J]. BMC Infect Dis, 2020, 20 (1): 303.

[16] WHO. Catalogue of mutations in Mycobacterium tuberculosis complex and their association with drug resistance [M]. Geneva: World Health Organization Press, 2021.

[17] Feuerriegel S, Kohl T A, Utpatel C, et al. Rapid genomic first-and second-line drug resistance prediction from clinical Mycobacterium tuberculosis specimens using Deeplex-MycTB [J]. Eur Respir J, 2021, 57 (1): 2001796.

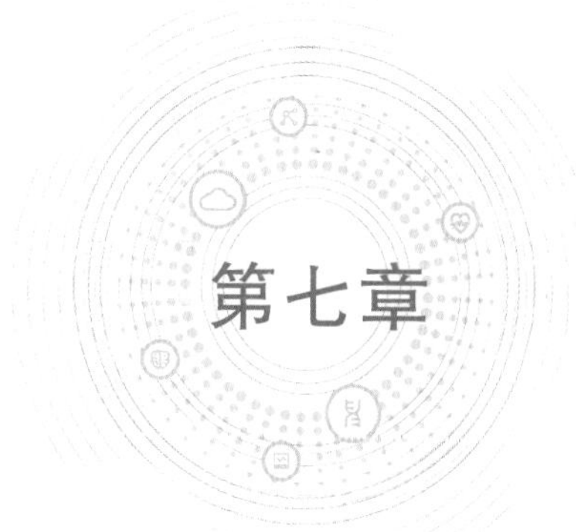

第七章 基于药物靶标G蛋白偶联受体三维结构的药物设计

细胞表面的膜蛋白充当着细胞与外界环境之间的通信接口，其中最大和最多样化的膜蛋白家族之一是G蛋白偶联受体（G protein-coupled receptor，GPCR）。GPCR在激动剂的刺激下招募并结合特异性的G蛋白异源三聚体，从而使得G蛋白异源三聚体被活化而引发下游信号的级联反应。GPCR的另外一条信号通路是通过阻遏蛋白（arrestin）介导的信息传递。阻遏蛋白最早被发现具有拮抗G蛋白信号传导的作用，GPCR的C端被激酶磷酸化后招募阻遏蛋白，这一过程阻碍了G蛋白与GPCR的相互作用并使得其受体发生内化。GPCR是正常生理功能的重要调控者，同时也是多种疾病的参与者，如神经系统疾病、炎症性疾病、癌症和代谢性疾病等。因此，GPCR是重要的药物靶标。一方面，G蛋白偶联受体数据库（GPCRdb）统计结果显示获批上市的靶向GPCR的药物中53%是拮抗剂、42%是激动剂；另一方面，在临床实验中的靶向GPCR的药物47%属于拮抗剂、45%属于激动剂。基于结构的药物研发和分子优化离不开三个主要的结构解析技术的发展与应用，磁共振波谱（nuclear magnetic resonance，NMR）、X射线（X−ray）晶体学和冷冻电镜（cryo−EM）。这三种技术也是解析和研究GPCR结构与功能的主要手段。在过去的二十多年中，已经有一百多种各类GPCR的结构被相继解析，其中包括91种A类GPCR的545种结构、14种B1类GPCR的66种结构和9种C类GPCR的55种结构等。结构的解析对于理解GPCR功能和基于GPCR三维结构的药物设计提供了重要的结构生物学基础。

第一节　G 蛋白偶联受体简介

一、G 蛋白偶联受体的分类

细胞是人类和其他生命体赖以生存的基本单位，生物膜的出现使得细胞可以形成一个独立的个体生存于周围环境中，同时保证细胞与周围环境进行精准的信息交流和有选择的物质交换。细胞表面的膜蛋白充当细胞外部和内部环境之间的通信接口，其中 GPCR 是最大和最多样化的膜蛋白家族之一。它由人类基因组中的 800 多个基因编码，负责监测广泛的胞外信号并在细胞内级联放大，调控复杂多样的生理反应，通过直接或间接的方式参与许多疾病过程，如神经系统疾病、炎症性疾病、癌症和代谢性疾病等。那些胞外的信号分子也被称为 GPCR 的配体，包括激素、气味、趋化因子、光、脂质、神经递质、蛋白质和肽类等。

GPCR 可以分为六大类：A 类为视紫红质类（rhodopsin－like），B 类为促胰液素受体家族（secretin receptor family），C 类为促代谢谷氨酸信息素（metabotropic glutamate/pheromone），D 类为真菌交配信息素受体（fungal mating pheromone receptor），E 类为环腺苷酸受体（cyclic AMP receptor），F 类为 Frizzled/Smoothened 家族。它们的基本特征是都存在七个跨膜 α 螺旋，这些片段由胞外环和胞内环的氨基酸片段交替连接。然而每个家族的受体又具有独特的结构特征，从而构成了复杂多样的最大膜蛋白家族。如此之多的 GPCR 中存在接近半数的受体功能未知，尚未明确相应的内源性配体，这一类 GPCR 被称为孤儿受体。随着研究者们的不断研究，已经有一些孤儿受体相继被脱孤儿化，并发现它们在生理病理过程中发挥着重要的作用。

二、G 蛋白偶联受体的信号转导

GPCR 作为最大的膜蛋白家族，介导大多数细胞对外部刺激的反应，是细胞内部与外部环境之间通信的基本节点之一。脊椎动物的大部分生理学或病理学功能都依赖于 GPCR 的信号转导，信号分子（配体）种类繁多，从光、激素、神经递质再到离子等，多样化的配体激活相应的 GPCR 引发细胞内复杂多变的信号传递。其中最为经典的是

GPCR 在激动剂的刺激下招募并结合特异性的 G 蛋白异源三聚体，这使得 G 蛋白异源三聚体被活化而引发下游信号的级联反应。在非活化状态下，鸟苷二磷酸（GDP）结合的 Gα 亚基与特异性的 Gβγ 异源二聚体紧密结合形成 G 蛋白异源三聚体。GPCR 在激动剂的刺激下作为鸟嘌呤核苷酸交换因子（guanine nucleotide-exchange factor，GEF），促进 Gα 结合的 GDP 释放，之后无核苷酸结合的 Gα 结合鸟苷三磷酸（GTP），同时导致 Gβγ 的解离。结合 GTP 的 Gα 亚基和游离的 Gβγ 都能够通过与下游效应蛋白相互作用来传导信号。Gα 亚基的 GTP 酶位点将结合的 GTP 水解成 GDP 使得 Gα 亚基信号转导被终止，此外细胞内的 GTP 酶激活蛋白（GTPase-activating proteins，GAPs）与 Gα 亚基结合后，可以加速与 Gα 亚基结合的 GTP 的水解，而 Gβγ 与 Gα 亚基的再次结合使得 Gβγ 信号传导终止。除了 G 蛋白信号通路外，GPCR 的另外一条信号通路是通过阻遏蛋白（arrestin）介导的信息传递。阻遏蛋白最早被发现具有拮抗 G 蛋白信号传导的作用，GPCR 的 C 端被激酶磷酸化后招募阻遏蛋白，这一过程阻碍了 G 蛋白与 GPCR 的相互作用并使得受体发生内化。根据目前所知，GPCR 与特定激动剂结合后会特异性地招募阻遏蛋白，从而发挥不同于 G 蛋白信号的下游信号通路，这一特定配体被称为信号偏向性配体。

（一）G 蛋白信号通路

G 蛋白的 Gα 亚基根据序列和功能的相似性可分为四个家族：$G\alpha_i$、$G\alpha_s$、$G\alpha_q$ 和 $G\alpha_{12}$（图 7－1）。在 $G\alpha_s$ 家族中共有两个成员：$G\alpha_s$ 和 $G\alpha_{olf}$，而 $G\alpha_s$［“s”代表刺激（stimulation）］在大多数类型的细胞中均有表达，$G\alpha_{olf}$［“olf”代表嗅觉（olfactory）］只在嗅觉感觉神经元中特异性表达。$G\alpha_i$［“i”代表抑制（inhibition）］家族是最大和最多样化的家族，包括 $G\alpha_{i1}$、$G\alpha_{i2}$、$G\alpha_{i3}$、$G\alpha_o$、$G\alpha_t$、$G\alpha_g$ 和 $G\alpha_z$，该蛋白家族已经在大多数类型的细胞中被检测到。$G\alpha_o$ 在一些神经元中高表达，并具有两个剪切变体：$G\alpha_{oa}$ 和 $G\alpha_{ob}$。$G\alpha_t$［“t”代表转导（transducin）］含有两个亚型 $G\alpha_{t1}$ 和 $G\alpha_{t2}$，$G\alpha_{t1}$ 在眼睛的视杆细胞中表达，$G\alpha_{t2}$ 在眼睛的视锥细胞中表达。$G\alpha_g$［“g”代表味觉（gustducin）］存在于味觉细胞中，而 $G\alpha_z$ 在神经元和血小板中表达。在人类中，$G\alpha_q$ 家族由 $G\alpha_q$、$G\alpha_{11}$、$G\alpha_{14}$、$G\alpha_{15}$ 和 $G\alpha_{16}$ 组成。$G\alpha_q$ 和 $G\alpha_{11}$ 广泛地表达，$G\alpha_{14}$ 主要见于肾、肺和肝中，$G\alpha_{15}$ 和 $G\alpha_{16}$ 在造血细胞中特异性表达。$G\alpha_{12}$ 家族含有 $G\alpha_{12}$ 和 $G\alpha_{13}$，它们均可在大多数类型的细胞中表达。

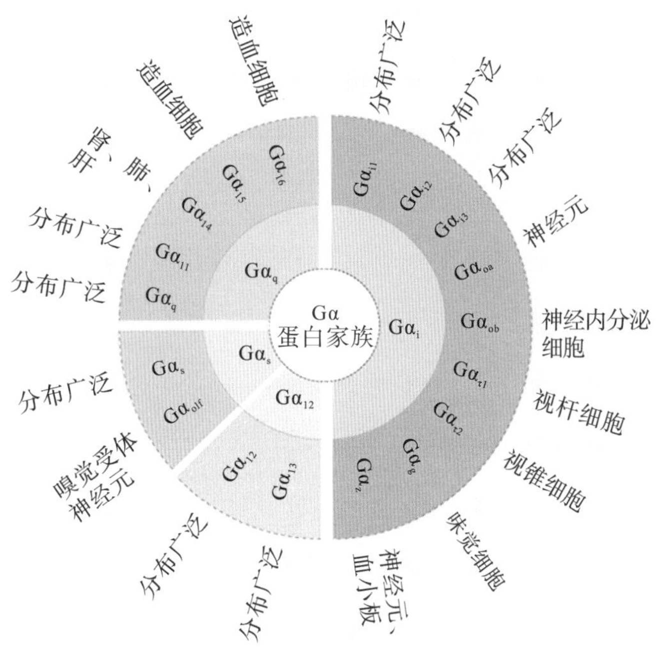

图7－1 Gα蛋白家族的分类及表达部位

单个GPCR可以与一种或多种G蛋白偶联，每种G蛋白同样可以激活下游的多个效应分子。通常$G\alpha_s$亚基作用于腺苷酸环化酶以此增加第二信使环磷酸腺苷（cyclic adenosine monophosphate，cAMP）水平，而$G\alpha_i$则抑制腺苷酸环化酶活性并降低cAMP水平。$G\alpha_q$家族可结合并激活磷脂酶C（phospholipase C，PLC），PLC水解磷脂酰肌醇－4，5二磷酸（phosphatidylinositol 4，5－bisphosphate，PIP_2）并产生第二信使1，4，5－三磷酸肌醇（inositol 1，4，5－triphosphate，IP_3）和二酰甘油（diacylglycerol，DAG）。Gβ亚基和Gγ亚基以二聚体形式激活许多信号分子，包括磷脂酶、离子通道和脂质激酶。除了调节这些经典的GPCR介导的第二信使生成系统外，Gα亚基中的$G\alpha_{12}$和$G\alpha_q$及Gβγ还可以调控细胞信号转导中关键分子的活性，如小GTP结合蛋白Ras和Rho家族及丝氨酸－苏氨酸激酶的丝裂原活化蛋白激酶（mitogen-activated protein kinase，MAPK）家族的成员，包括细胞外信号调节激酶（extracellular signal-regulated kinase，ERK）、C-Jun氨基末端激酶（C-Jun N-terminal protein kinase，JNK）、p38和ERK5，然而这一复杂的信号网络尚未完全阐明。

（二）阻遏蛋白信号通路

20世纪80年代后期，β－arrestin的发现是由于研究者观察到高纯度的G蛋白受体激酶2（GRK2）使得重组的β_2－肾上腺素受体（β_2AR）系统中G蛋白活化脱敏的能力丧失，然而通过添加高浓度的视觉抑制蛋白可以修复丧失的脱敏能力。之后结合其他实验结果并通过分子克隆证实了β－arrestin 1和β－arrestin 2的存在。目前发现并成功克隆的阻遏蛋白家族共有 4 名成员：arrestin 1［也称为 S 抗原（S antigen）或视觉阻遏蛋白（visual arrestin）］、arrestin 2（β－arrestin 1）、arrestin 3（β－arrestin 2）和 arrestin 4［又称为 X 阻遏蛋白（X arrestin）或视锥阻遏蛋白（cone arrestin）］。Arrestin 1 和 arrestin 4 主要分布在动物的视觉感官系统中，以调节视觉感光受体的信号传导，另外两种阻遏蛋白广泛分布在全身各组织中，它们的 N 端序列相似度在 78%左右，C 端序列却很不保守。

大约在十五年前已经确认 β－arrestin 能够充当 GPCR 下游非 G 蛋白依赖性信号传感器，并成为 GPCR 信号传导模式的一个组成部分。MAP 激酶 ERK 的激活已成为这种不依赖于 G 蛋白的 β－arrestin 信号传导的原型：β－arrestin 为 ERK 级联的各种成分提供支架，使它们靠近以促进 ERK 活化。这种 β－arrestin 依赖性 MAP 激酶活性已被证明可调节细胞趋化性、细胞凋亡、癌症转移和蛋白质翻译。β－arrestin 将活化的受体带到网格蛋白包被的小坑中进行内吞作用，在网格蛋白包被的囊泡上形成由受体、β－arrestin 和 ERK 组成的复合物似乎是 ERK 活化的起始点。基于 GPCR 与 β－arrestin 间的作用模式和相互作用的稳定性，可以将受体分成 A 和 B 两类。A 类 GPCR 与 β－arrestins 相互作用短暂、亲和力低，在内化后被迅速地被回收到细胞膜上。相比之下，B 类 GPCR 与 β－arrestin 相互作用更加稳定持久，使得受体再循环缓慢，并且进行后续降解。有研究推出了一个新的作用方式，β－arrestin 2 通过与 $β_1$－肾上腺素能受体（$β_1$ AR）的短暂相互作用，然后靶向网格蛋白涂层结构（clathrin-coated structures，CCSs），在没有任何受体存在的情况下与 ERK 形成复合物从而引发 ERK 激活。尽管这一新的 β－arrestin 信号通路仍需要更多的实验证据加以验证和充实，但是这也让我们认识到 GPCR 信号系统的复杂性和多功能性仍然需要进一步的探索。

第二节　G 蛋白偶联受体结构研究进展

在过去的 20 多年中，已经有一百多种各类 GPCR 的结构被相继解析。这些结构包括 GPCR 单独与各种类型的配体（如药物小分子、肽类、抗体）结合形成的复合物结构，以及 GPCR 结合激动剂后与 G 蛋白异源三聚体形成的复合物结构。这些结构的成功解析为 GPCR 的结构和功能多样性研究提供了前所未有的见解。

随着技术的不断发展与进步，截至 2022 年 2 月 8 日，由 GPCR 领域的专业数据库 GPCRdb 的统计信息，我们可以看到 2011 年后 GPCR 的结构研究呈现快速发展，一些其他家族的 GPCR 结构相继被报道，2016 年之后更是呈现高速发展势态，并且 B1 类（分泌素类）家族和 C 类（代谢型谷氨酸类）家族的结构研究也得到了长足的发展。GPCR 结构生物学研究的又一个新的台阶是 2017 年多个课题组合作首次应用冷冻电镜技术（cryo－EM）成功解析全长的 B 类 GPCR 降钙素受体（calcitonin receptor，CTR）

与激动剂三文鱼降钙素（salmon calcitonin，sCT）和 $G\alpha_s\beta\gamma$ 异源三聚体的冷冻电镜复合物结构。

一、X射线解析GPCR晶体结构

在过去几十年的不懈努力下，GPCR结构生物学研究领域取得了一个个里程碑式的突破性成果（图7－2）。其中，在2000年，哺乳动物中第一个高分辨率三维晶体结构牛GPCR视紫红质受体被Palczewski K. 等解析。2007年，Brian Kobilka团队和Raymond Stevens团队合作解析了第一个高分辨率人源GPCR三维晶体结构，即 β_2－肾上腺素受体（β_2AR）结合抑制剂咔唑心安（Carazolol）的晶体复合物结构。这一工作攻克了人源GPCR从异源系统表达到结晶过程中的众多技术难题，为此后人源GPCR的结构解析奠定了坚实的基础。在2011年，Brian Kobilka团队解析了 β_2AR结合纳米抗体Nb80的晶体结构，该结构中Nb80结合在受体细胞内侧区域，使得受体呈现类激活构象。同年，Brian Kobilka团队借助晶体学方法成功解析了 β_2AR－$G\alpha_s\beta\gamma$ 复合物三维结构，这让人们第一次看到了GPCR结合下游G蛋白异源三聚体时的结构信息。2015年，中国科学院上海药物研究所的徐华强团队使用晶体学方法并借助自由电子激光技术（X-ray free-electron laser，XFEL）成功解析了首个GPCR视紫红质蛋白（rhodopsin）结合阻遏蛋白1（arrestin 1）复合物的结构。在2016年，Christopher Tate研究团队使用工程G蛋白（mini-G_s）解析了人腺苷 A_{2A}受体（A_{2A}R）类激活构象的晶体结构，结合mini-G_s 的受体TM6螺旋细胞内端远离螺旋束的中心并产生14 Å位移。目前，经过二十多年的发展已有四百多个不同家族不同构象状态的GPCR结构通过X射线晶体学方法得到解析。

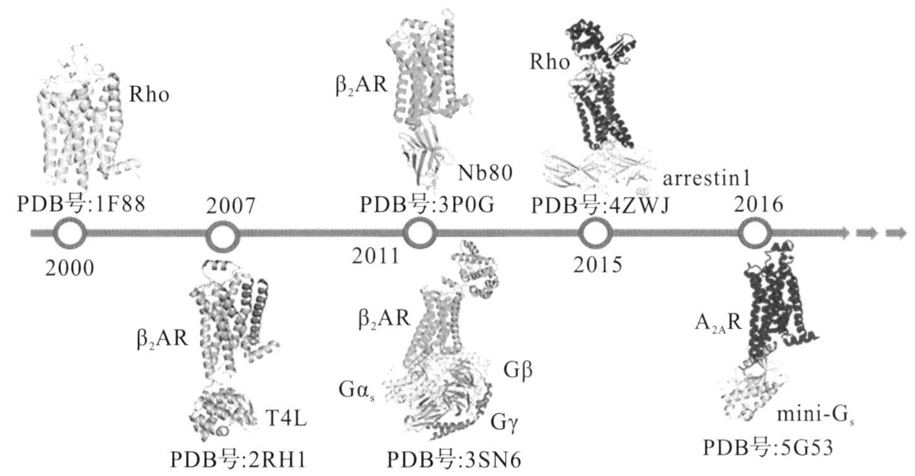

图7－2　X射线解析GPCR结构的里程碑式成果

微晶电子衍射（microcrystal electron diffraction，MicroED）是近些年新兴起的一

种非常有前景的技术。在蛋白质晶体学方面，能够达到与 X 射线衍射相当的分辨率，测试和收集样品所需的晶体更小，在很大程度上降低了对像 GPCR 这种难结晶或晶体很小的蛋白质晶体优化筛选的难度和周期。2021 年，Tamir Gonen 等人通过将 $A_{2A}R$ 的 LCP 转换为海绵相，然后将晶体使用聚焦离子束研磨成薄片，通过 MicroED 解析了 2.8 Å 的结构。这一工作为 MicroED 解析 GPCR 结构提供了基础，但是该技术的应用仍然需要前期的蛋白质工程改造等一系列的优化过程，GPCR 晶体的优化筛选仍然具有挑战，幸运的是在晶体大小上得到了弥补。MicroED 目前处于起步阶段，在 GPCR 晶体学上的应用更是新的尝试，仍然需要更多的探索和实践。

二、冷冻电镜解析 GPCR－G 蛋白复合物结构

最近几年冷冻电镜技术在 GPCR 结构生物学研究中呈现爆发式发展并且创造了多个里程碑式的工作成果。2017—2022 年初，有 251 个 GPCR 结构被冷冻电镜解析，其中包含一个使用冷冻电镜解析的 $A_{2A}R$ 的晶体结构，根据 GPCRdb 统计数据，这一数量占 GPCR 结构总数量的 1/3 以上（251/689，2022 年 2 月 8 日统计数据）。在此期间有许多传统技术手段难以解析的重要 GPCR 结构，以及 GPCR 与新型下游蛋白的复合物结构信息的神秘面纱被相继揭开。其中，最具有代表性的有 A 类孤儿受体 GPR52、MRGPRX2、MRGPRX4 和 GPR139 与下游 G 蛋白异源三聚体复合物的结构，这对于了解和研究 A 类孤儿受体的生理功能及药物开发提供了非常重要的结构信息。2020 年，酿酒酵母中 D1 类 GPCR 信息素受体（STE2）与 G 蛋白异源三聚体复合物被 Christopher Tate 团队等人解析。该结构为设计靶向真菌 GPCR 的新药提供了模板，可用于治疗多种难治性真菌疾病。C 类 GPCR 是以二聚体的形式发挥功能的，既可以是两个相同亚基组成的同二聚体也可以是两个不同亚基组成的异二聚体。这类受体比较特别的是一个亚基负责结合激动剂而另一个亚基负责 G 蛋白活化，而这种不对称作用的分子机制是不清楚的。2020 年，C 类 GPCR 中 γ－氨基丁酸（GABA）B 型受体（GABAB）在许多状态下的结构信息被相继报导，包括无配体结合的 apo 状态、结合拮抗剂的状态、结合激动剂的状态，以及同时结合激动剂和正向别构调节剂（positive allosteric modulator，PAM）的状态。这些结构信息在一定程度上帮助我们了解配体与 C 类 GPCR 的结合模式及配体对受体构象变化的调控，但是仍然不清楚这种异源二聚体模式的 GPCR 是如何激活下游 G 蛋白的。随后的 2021 年，刘剑峰团队、张岩团队和 Jean－Philippe Pin 团队合作解析了 C 类 GPCR 中异源二聚体 GABAB 与 $G\alpha_{i1}G\beta\gamma$ 复合物的高分辨率冷冻电镜结构，这一工作首次揭示了二聚体 GPCR 结合 G 蛋白的新型模式。黏附素类 GPCR（aGPCRs）是 GPCR 家族中的主要成员之一，调节许多生理过程，包括大脑发育、离子水稳态、炎症和细胞命运决定。aGPCRs 的突变与人的某些疾病有关，包括振动性荨麻疹、双侧额顶多微肌、软骨形成、Usher 综合征和男性不育症。然而对其配体或结构了解的缺乏限制了关于这一类受体的更加深入的分子机制研究

和药物研发。2021年，孙金鹏、张岩和徐华强等团队合作解析了糖皮质激素应激激素激活黏附性G蛋白偶联受体G3（ADGRG3，也称为GPR97）分别与两种激动剂即抗炎药［倍氯米松（Beclomethasone）］和类固醇激素［氢化可的松（Hydrocortisone）］结合的G蛋白异源三聚体复合物结构，并在$G\alpha_o$的α5螺旋末端发现了独特的棕榈酰化修饰，这一工作填补了这一家族结构信息上的空白。同年，Appu Singh和Kirill Martemyanov团队合作与Yunje Cho团队分别在*Science*和*Nature Communications*上同时报道了C类孤儿受体GPR158与RGS7−Gβ5信号传导复合物的冷冻电镜结构。这些工作对了解GPCR与下游信号蛋白的新型识别结合模式及理解GPCR的信号调控和信号传导机制发挥了重要的作用。

三、冷冻电镜解析GPCR非激活结构

随着冷冻电镜技术和GPCR蛋白质工程技术的发展，人们试图将冷冻电镜单颗粒分析技术用于解析GPCR非激活态结构。尽管蛋白质的大小是冷冻电镜结构解析的一个重要参照，但2019年王宏伟等以3.2 Å的分辨率解析了分子量为52 kD的链霉亲和素蛋白的近原子结构。与模式蛋白不同，尽管A类GPCR的分子量大小平均在50 kD左右，但是受体的高度不稳定性和灵活性是冷冻电镜结构解析的一大瓶颈。2020年，Naotaka Tsutsumi等将Fzd5受体的ICL3融合BRIL蛋白，蛋白纯化中加入anti-BRIL Fab和anti-Fab Nb，增加蛋白质稳定性的同时也增加了蛋白复合体的分子量，最终解析出3.7 Å分辨率的结构。尽管这种策略的应用还未在别的受体上报道过，但这也让我们看到了这种方法的可行性。

2021年，Gabriella Collu等通过将刚性融合蛋白Ampc β−内酰胺酶插入β_1AR的ICL3中，以此使受体达到足够的质量和稳定性以满足冷冻电镜的数据收集要求，该项研究最终解析了分辨率为3.6 Å的冷冻电镜结构，与先前晶体结构比较表明该受体处于非激活构象。尽管研究者称Ampc β−内酰胺酶融合蛋白的几何形状理论上广泛适合A类GPCR，但其通用性需要更多的实践证据。

同年，Georgios Skiniotis等将OPRK受体的ICL3片段通过筛选有机地重组在神经降压素1受体（NTSR1）、μ−阿片受体（MOR）和没有被解析结构的生长抑素受体2（SSTR2）的ICL3片段中。然后在蛋白样品制备过程中加入抗OPRK ICL3的纳米抗体Nb6，采用此方法成功借助冷冻电镜单颗粒分析技术解析了NTSR1结合拮抗剂SR48692的2.4 Å结构、MOR结合拮抗剂alvimopan的2.8 Å结构和SSTR2的3.1 Å apo结构。相比上述的两种插入融合蛋白策略，该策略在分辨率上和细节上达到了很高的质量，与受体先前的晶体结构分辨率相当或更好，无需进行广泛的蛋白质工程筛选和结晶，是冷冻电镜探索GPCR非活性构象的一大进步。但是，OPRK受体第三个胞内环（ICL3）移植的通用性仍然需要更多的受体验证。

第三节 药物靶标：G 蛋白偶联受体

一、G 蛋白偶联受体药物

在美国食品药物监督管理局（FDA）批准的所有药物中，有超过 30%的药物靶向 G 蛋白偶联受体并用于广泛的疾病治疗，涉及炎症、中枢神经系统、心血管、呼吸系统和消化系统等疾病，这些药物中有 25%靶向仅在人类中表达的可成药 GPCR 靶点。据统计，目前有 103 个 GPCR 靶点拥有至少一种用于临床的上市药物，其中 41 个是激动剂成药靶点、27 个是拮抗剂成药靶点，既可以作为激动剂成药又可以作为拮抗剂成药的靶点有 35 个。在过去几年里，相继有 41 种靶向 GPCR 的药物获得了美国 FDA 的批准（不包括诊断剂），占该期间批准的药物总数的 19%。2019 年，32 种新的口服型小分子药物中有 7 种以 GPCR 为靶标，并且每年都有少数首创新药进入以 GPCR 为靶标的市场。目前有超过 142 种靶向 83 种不同 GPCR 的化合物药物正在进行临床试验，有 19 种化合物分子还未获得美国 FDA 批准。据统计，现有 403 个 GPCR 靶点具有潜在的治疗用途，因此在激动剂或拮抗剂的作用模式下，存在 800 多种靶向方式。然而事实上只有不到 13%的靶向方式被用于成药，这还不包括 GPCR 复杂的药理学特性中部分激动剂、偏向性激动剂和别构调节剂等，为进一步的药物研发留下了巨大空间。

根据 GPCRdb 的统计结果，靶向 A 类 GPCR 的药物中有 492 个被批准上市，454 个处于临床试验阶段，其中靶向胺能受体的有 296 个批准药物和 169 个处于临床试验阶段的药物，其次是靶向阿片受体和前列腺素受体的药物，适应证包括疼痛与偏头痛、过敏、心血管系统疾病（高血压等）、肺部疾病、精神系统疾病（抑郁症、帕金森病和精神分裂）等。A 类 GPCR 中一大部分属于孤儿受体，对孤儿受体的脱孤儿化研究是 GPCR 发展的一个重要方向。近些年，有部分孤儿受体的结构信息被人们解析，如 GPR52、MRGPRX2、MRGPRX4 和 GPR139。靶向孤儿受体的已有 1 个批准药和 7 个处于临床试验阶段的药物，这些孤儿受体可作为治疗多种适应证的潜在新靶标，如作为治疗糖尿病靶标的 GPR119、富含亮氨酸重复序列的 GPCR4（LGR4）和作为治疗胃肠道疾病的靶标 LGR5、作为治疗过敏性炎症靶标的 GPR35、作为缓解痉挛靶标的 GPR55，作为治疗血小板减少症靶标的原癌基因 MAS1（MAS），以及作为治疗溃疡性结肠炎靶标的 GPR84。其次是靶向 B1 类 GPCR 的药物，此类药物是除 A 类受体相关药物外相对报道较多的，具有 22 个批准药和 51 个临床试验阶段的药物，用于治疗肥胖、骨质疏松症、偏头痛、焦虑症和抑郁症等。

二、靶向 GPCR 药物研发新途径

现代药物发展和靶向受体药物开发的主要出发点是选择性调节或基于受体机制微调，使受体下游信号通路由一种向另一种转变。许多 GPCR 的下游存在多种信号分子，这些信号分子发挥着不同的作用，引起不同的细胞反应。研究发现，有些配体可以增强受体与某一信号 G 蛋白的偶联，从而向能够发挥治疗作用的通路用药，这种调节方式称为信号偏向性或功能选择性调节。除了在多种 G 蛋白间选择外，GPCR 与另一信号蛋白 β 阻遏蛋白间的激活程度属于是选择性调节概念范畴。这些概念对合理的药物开发与设计极具参考价值，同时加深了我们对 GPCR 的认识和理解，它们如同一个信号开关，能够通过自身构象的改变引发多种不同信号反应。

人们希望药物尽可能地发挥其积极的治疗作用，同时减少其带来的不良反应。不良反应的产生一方面来源于配体与非靶标的非特异性作用，影响不需要的靶标和不需要的组织细胞，另一方面是激动剂分子不能很好地区分受体的治疗信号通路和不良反应信号通路。基于临床治疗需要和遇到的问题，有些信号偏向性配体、别构调节剂和抗体药物等配体可能会是今后药物的发展趋势（图 7—3）。

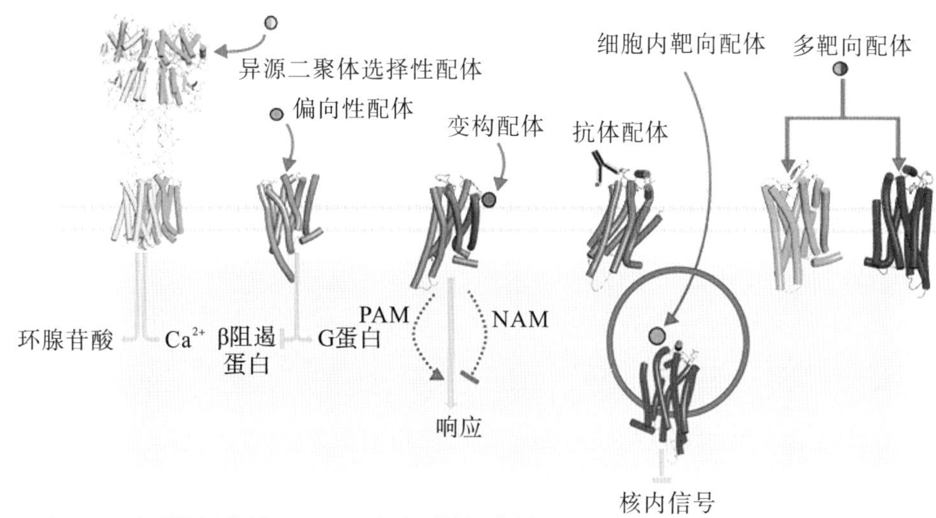

PAM：正向别构调节剂，NAM，负向别构调节剂。

图 7—3　靶向 GPCR 的新型药物途径

（一）靶向二聚体或多聚体药物

在过去的几十年中，人们越来越认识到 GPCR 可以聚合形成二聚体和更高阶的寡聚体，从而产生不同化学成分的同源或异源蛋白质复合物，这增加了对 GPCR 家族结

构和药理学的认识。尽管早期是以假设概念提出的，但越来越多的研究表明受体的信号传导不仅受配体的直接作用，还受到细胞膜上其他蛋白或受体之间相互作用的影响。第一个关于 GPCR 二聚化的研究由 Michel Bouvier 小组于 1996 年发表，他们报道了在 *Sf*9 细胞中表达的 β_2－肾上腺素能受体形成的 GPCR 二聚体的功能表征。因为不是在完全生理情况下，显然这是一个很具挑战性的发现。不同的是，在 GPCR 家族中 C 类受体是非常特别的，因为它们必须以二聚体的形式才能发挥作用，这不仅表现为结构上的特殊，也使得它们的药理学变得复杂。目前研究较多和较为深入的是 GABAB 受体，结构生物学的发展促进了该受体多种构象结构的相继报道。最新的研究显示二聚体结构中 GB1 亚基结合配体而 GB2 亚基结合 G 蛋白复合物，尽管有些问题仍然需要继续探索，如是否存在 GB1 和 GB2 亚基的角色互换，这种独特的激活模式的生理意义等。

在非 C 类受体中，Ursula Quitterer 小组发现了第一个病理学相关的 GPCR 异源二聚体，它是血管紧张素Ⅱ1 型受体（angiotensin Ⅱ type 1 receptor，AT_1R）和 2 型缓激肽受体（type 2 bradykinin receptor，B_2R）之间形成的蛋白质复合物。Ursula Quitterer 小组系统地总结了近二十多年来关于 AT_1R 和 B_2R 的二聚化对病理学作用的研究结果，为研究其他受体二聚化或多聚化的功能和治疗研究提供了宝贵的参考。更多研究发现 A 类受体存在多聚体并发挥重要作用，GHSR－D2R 异源二聚体通过影响 G 蛋白构象来调节多巴胺信号传导，室旁核中的 MC4R 二聚化和弓状核中的 GHSR－MC3R 异二聚体可能是能量代谢调控新途径，有成为治疗靶点的潜力。因此针对聚集体的药物可能会是一个很具前景的药物研发方向。

（二）细胞内的 GPCR 靶向药、多药理学药物和抗体靶向 GPCR 药物和信号偏向性配体

1. 细胞内的 GPCR 靶向药

以往人们认为 G 蛋白偶联受体信号转导仅发生在细胞膜表面，然而最新研究将这一范围扩展到了细胞内的隔室中。这些隔室目前主要发现分布在线粒体膜、内化小体、高尔基体膜和细胞核膜。一些 GPCR 在发生内化的早期阶段仍然保持与膜上的激动剂结合，并维持受体完整信号传导的复合物结构。一旦发生受体内化，这种完整的复合物结构可以继续发挥信号传导功能。这种情况在一些受体中具有独特的细胞内细胞器膜功能，如线粒体膜上的大麻素 1 型（CB1）受体和褪黑素 1 型（MT1）受体。这些级联反应具有治疗多种疾病的潜力，但是由于目前关于其作用机制的了解相对较少，导致其开发在很大程度上受限。目前已有相关报道，物质 P 是速激肽 1（NK1）受体的内源性激动剂配体，NK1 受体在物质 P 的作用下触发信号级联反应，发生内化就会伴随疼痛的发生。之后研究者使用可锚定在细胞膜上的拮抗剂偶联物，这种靶向内化小体上的 NK1 受体拮抗剂与非锚定偶联物药物相比，可以达到有效抑制疼痛的作用。针对 NK1 受体的另一种治疗方法是采用对酸碱度敏感的纳米粒子材料作为递送载体，拮抗剂吸附在纳米粒子中，含有拮抗剂的纳米粒子随着 NK1 受体内化，纳米粒子所在的内化体中

拮抗剂药物释放达到治疗效果。

激活位于心肌细胞内的高尔基体膜上 β_1 AR 信号传导，足以诱导磷脂酶 C（PLC）依赖性水解 4－磷酸磷脂酰肌醇（PI4P），这是高尔基体的主要磷脂。此外，TSHR 的激活也参与了 PI4P 水解的过程。除使用透膜分子配体外，还可用一种非传统药理学方法可识别的 β_1 AR 激活态的纳米抗体 Nb80，通过化学诱导募集到高尔基体并与 G 蛋白竞争结合活化后的受体，从而抑制 G 蛋白信号通路，减少 PI4P 水解的同时减轻细胞肥大和心房利钠因子（ANF）的表达，这可能为治疗心力衰竭提供了新的治疗途径。与上述发现类似，研究者同样在核膜和内质网膜上发现了 GPCR，其中位于核膜上的代谢型谷氨酸受体 5（mGluR5）在很多重要的神经细胞中发挥神经元可塑性、疼痛、学习和记忆等重要作用。这些发现让我们对 GPCR 有了新的认识，选择性地调节亚细胞定位的受体在多个空间和时间上的不同信号传导调节器，可能是一种新的治疗途径。

2. 多药理学药物

对于单基因疾病我们往往追求高度特异性的药物并尽可能减少药物不良反应。而有些疾病如精神类疾病往往受多因素的影响，一方面是外界环境因素，另一方面患者自身的许多细胞分子发生改变。如果专注单一药理靶标治疗效果可能不佳。因此，调控两个或多个靶标的药物对于临床治疗可能更有帮助，这可以通过多种药物的联合用药或设计出能够靶向多个靶标的药物来实现。例如，大多数常用于治疗抑郁症的三环类抗抑郁药能够靶向预期目标之外的靶标，带来了不错的临床效果，并且还有几种抗抑郁药物如阿戈美拉汀、维拉唑酮和沃替西汀同样靶向多种受体。还有几种单一作用的选择性血清素再摄取抑制剂（SSRI）也已被证明依赖于几种 5－羟色胺（5－HT）受体的调控。事实证明，多靶点治疗药物的应用可能为多病因疾病治疗提供有用的参考。

3. 抗体靶向 GPCR 药物

免疫检查点疗法在恶性肿瘤中的应用是恶性肿瘤治疗领域的一个革命性事件。多个靶向 GPCR 的抗体在治疗肿瘤方面显示出了很好的应用前景。靶向 GPCR 的第一个单克隆抗体药物 mogamulizumab 于 2012 年通过日本医疗器械审评审批机构（PMDA）审批在日本上市。Mogamulizumab 是一种抗 CC 趋化因子受体 4（CCR4）的单克隆抗体，作为 CCR4 的抑制剂用于治疗患有复发或难治性蕈样肉芽肿（mycosis fungoides，MF）或 Sézary 综合征（Sézary syndrome，SS）的成年患者，该药也为治疗复发或难治性皮肤 T 细胞淋巴瘤提供了新的选择。2018 年之后，一种名为厄瑞努（erenumab）的全人源单克隆抗体获得美国 FDA 和欧洲药品管理局（EMA）的批准，作为降钙素受体（CGRP）的拮抗剂用于预防成人偏头痛发作，这使得在降钙素受体样受体（CLR）治疗偏头痛中 GPCR 的现代抗体疗法得以扩展。内皮素受体 A（ETA）是肺动脉高压（PAH）的主要治疗靶点，首个靶向 ETA 的单克隆抗体 getagozumab 获得批准用于治疗肺动脉高压，可显著降低缺氧诱导和野百合碱（MCT）诱导的 PAH 猴模型的肺动脉压，并进一步减轻 MCT 诱导的 PAH 猴的肺动脉压和右心室肥大。目前最新的一项研究，一种针对 CCR5 的人源化单克隆抗体 leronlimab，可阻断乳腺癌细胞转移并增强

DNA 损伤化疗诱导的细胞死亡，为预防和减少乳腺癌转移提供了强有力的临床前证据。这些抗体药物在疾病治疗方面显示出独特的优势，然而还有数量众多的受体仍然没有抗体，因此抗体药物开发有很大的现实需要和空间。

4. 信号偏向性配体

偏向性配体的信号传导除了受配体因素影响外，还受到受体本身信号强弱不均等的影响（图 7－4）。随着结构生物学和细胞信号研究技术的进步，信号偏向性配体的研究和开发变得越来越多。这其中最为经典的案例可能是吗啡的主要 GPCR 靶点 μ－阿片受体（μOR）。过去的研究认为 μOR 通过激活 $G\alpha_i$ 介导的信号通路发挥镇痛作用，而呼吸抑制和其他潜在致命不良反应主要由 β－arrestin 2 信号通路的激活引起。然而最新的研究结果表明 β－arrestin 2 可能与导致 μOR 受体镇痛的不良反应不相关，因此对于这种现象需要重新审视。尽管如此，开发选择性激活 G 蛋白信号通路同时避免 β－arrestin 2 与 μOR 偶联的激动剂，仍然是目前的一个临床用药研发方向，μOR 的第一个信号偏向性配体 Oliceridine 在 2020 年获得美国 FDA 批准。同家族中 κ－阿片受体（κOR）的激动剂也具有镇痛特性，药物依赖性和滥用的风险相对较低，不足之处是存在镇静、运动功能障碍、幻觉和烦躁等不良反应。目前已报道的 κOR 受体 G 蛋白信号偏向性激动剂有 RB－64、mesyl salvinorin B、triazole 1. 1、diphenethylamines 和 LOR17，这些配体对临床前环境中的不良反应有改善。此外，涉及信号偏向性传导的受体还有 AT_2R、κOR、DRD2、CTR、CCR、β－肾上腺素受体和腺苷受体等。例如，β－肾上腺素受体家族中的两个亚型 β_1AR 和 β_2AR，卡维地洛是它们的非选择性信号受体拮抗剂，用于治疗高血压和冠心病等，研究发现该药物偏向于 β－arrestin 的募集、G 蛋白偶联受体激酶激活和 ERK1/2 磷酸化。这一类药物中还有阿普洛尔、布欣多洛和奈必洛尔同样用于治疗高血压和充血性心力衰竭。同家族中 β_3AR 受体也存在信号偏向性配体，CL316243 是 cAMP 偏向性分子，L748337 和 SR59230 是 ERK/p38 磷酸化偏向性分子。

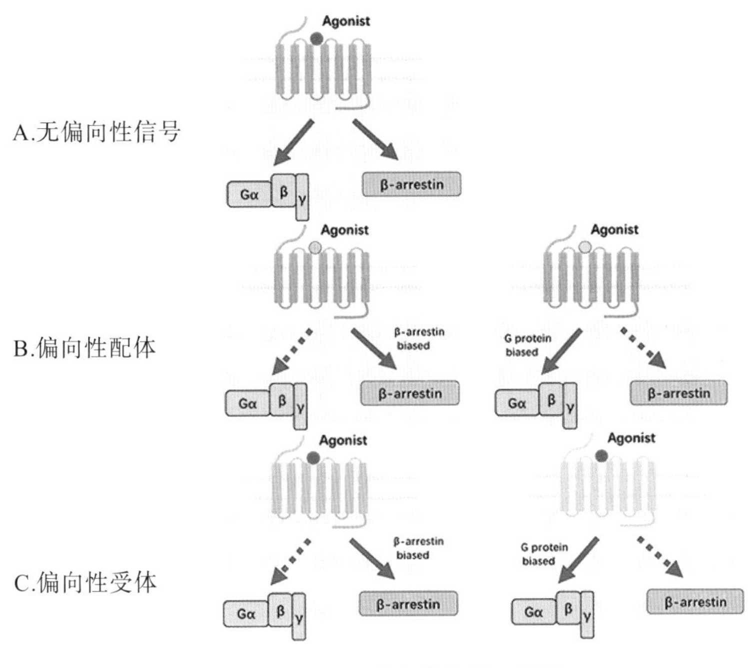

图7-4 GPCR信号偏向性示意图

三、GPCR别构调节剂的药理学特性及成药优势

近些年来，GPCR的别构调节剂已成为开发高选择性配体和潜在治疗药物的新途径。从配体结合模式上比较，别构调节剂结合位点不同于正位结合位点，其结合在受体上除正位结合位点之外的位置，以此增强或抑制受体结合激动剂时的激活效应。根据别构调节剂的作用机制，其分成以下几类：①正向别构调节剂（PAM），PAM与受体上的别构位点结合，能够增加正位激动剂配体的功效，从而在结合激动剂时增强受体激活；②Ago-PAM，其单独使用时就足以诱导受体激活，同时也可提高正位激动剂的功效；③负向别构调节剂（NAM），NAM的结合位点也不同于正位结合位点，通过负协同作用抑制受体激活，从而降低正位激动剂的功效。别构调节剂的结合位点与正位结合位点相比保守性不高，使得别构调节剂分子有更好的亚型选择性。这种独特的结合模式在中枢神经系统疾病治疗中很有优势，并且有些别构调节剂正被作为阿尔兹海默病、肌张力障碍、帕金森病、精神分裂症和其他脑部疾病的潜在候选药物。

别构调节剂有外源性和内源性两种来源，内源性GPCR别构调节剂包括G蛋白、β-arrestin、离子（如Zn^{2+}、Na^{+}、Cl^{-}）、芳香族氨基酸（如L-苯丙氨酸、L-色氨酸、L-酪氨酸）、脂质、受体活性修饰蛋白（RAMPs）、自身抗体（特别是在疾病状态下）、黑皮质素受体辅助蛋白（MRAPs）、膜牵张和其他形成同型/异二聚体的GPCR。其中Na^{+}是很多GPCR的内源性别构调节剂，Na^{+}与周围氨基酸残基形成氢键网络参与调节受体的激活和抑制，并且根据 Na^+ 结合位点的特性而设计的氨基酸突变很大程度上提高了受体的热稳定性，这种氨基酸突变策略在晶体结构解析中经常被使用。此外，一项针对 β_2AR 的研究发现，磷脂酰甘油（DOPG）明显有利于异丙肾上腺素结合并促进受体活化，而磷脂酰乙醇胺（DOPE）有利于拮抗剂普萘洛尔结合并稳定受体的非活性状态，这些研究表明磷脂可作为 GPCR 的直接别构调节剂。此后又有研究报道磷脂酰肌醇－4－磷酸（PI4P）能够增加 5－HT_{1A} 介导的 G 蛋白活性，胆固醇（cholesterol）能够调控正位激动剂的结合，同时在一些别的受体中也发现胆固醇的别构调节作用。在 GHSR 的一项研究中也发现了 PIP_2 和 GM3 这两种脂质可对受体的 G 蛋白活化发挥别构调节作用。这些研究发现证明受体－磷脂双分子层界面存在别构调节位点，并且为其他受体别构调节剂的进一步发现提供了指导。

外源性别构调节剂多数是人工合成或虚拟筛选的一些化合物分子，2020 年的一项研究统计了已经报道的受体结合别构调节剂的结构，比对结果显示这些别构调节剂几乎都结合在受体跨膜螺旋外侧。值得注意的是，在 CB1 受体中外源性别构调节剂分子 ORG27569 与内源性脂质分子胆固醇共享同一个别构结合位点。

随着人们对 GPCR 药理学的深入了解和实验技术的快速发展，对别构调节剂的机制研究更加精细化，出现了一类新兴的 GPCR 配体偏向性别构调节剂（biased allosteric modulators，BAMs），它们与正位结合位点之外的不太保守的调节基序结合，并对受体信号通路产生特异性影响。尽管 GPCR 靶向药物发现取得了历史性的成功，但许多 GPCR 靶向疗法会产生严重的剂量限制性不良反应。BAMs 具有治疗潜力，因为它们具有别构和配体偏向性的优势组合，这些特征共同提供了前所未有的时间、位置、受体亚型和信号通路选择。这种分子可能会限制脱靶不良反应，允许靶向以前“无法治疗”的 GPCR，并允许将治疗作用与不良反应分开。

越来越多的证据表明，信号偏向可以通过内源性别构调节剂调控。膜牵张能够诱导血管紧张素Ⅱ 1 型受体（AT_1R）信号偏向 β－arrestin。此外，同源或异源受体二聚化的形成会诱导偏向性受体信号。受体辅助蛋白 MRAP2 调节生长激素释放肽受体（GHSR）的信号偏向和组成活性。钙敏感受体（CaSR）的偏向信号能够被自身抗体别构调控。受体活性修饰蛋白（RAMP）可以调节受体的信号偏向，包括血管活性肠多肽 1 受体（VIP1R）、降钙素受体（CTR）和肾上腺髓质素－降钙素受体样受体。Na^+ 参与调节 δ－阿片受体（δOR）的偏向信号传导。

除内源性 BAMs 外，还有一些外源性 BAMs 报道，包括小分子、一种脂肽 pepducins、肽和双联配体（bitopic ligands）。其中有些受体的 BAMAs 调节较具代表性，如神经降压素受体 1（NTSR1）的 ML314 和 SBI－553，以及大麻素 1 型（CB1）受体的 ORG27569 和嘧啶基联苯脲、LDK1285、LDK1288、LDK1305 和 PSNCBAM1 等。尽管 CB1 和 NTSR1 的偏向别构调节导致相似的 G 蛋白抑制、β－arrestin 募集、受体内化和激动剂结合，但是仍然存在较大不同。SBI－553 通过神经降压素诱导的 β－arrestin 偏向 MAPK 信号转导，单独使用时不会增加 pERK1/2 的生成。而关于 ORG27569 对 MAPK 信号转导的影响尚不清楚，不同的研究认为其通过 β－arrestin 1 或 $G\alpha_i/Go\alpha_o$ 充当 ERK1/2 信号传导别构激动剂，或作为别构拮抗剂或反向激动剂调控

ERK1/2信号。目前已经确定的BAMs作用可能是多种多样的，但这些多样化的偏向性别构调节剂使得特定受体信号传导调控更加精准，从而可以调控特定功能的信号通路。

四、基于结构的药物设计和药理学研究

当今药物的筛选与发现的方法多种多样，包括基于结构的药物设计（SBDD）、基于片段的药物设计（FBDD）、计算机药物辅助设计（CADD）、人工智能（AI）药物发现等。这些方法针对不同的实验需要，各有特定的优势，且多种方法可相辅相成。目前，随着结构生物学的快速发展，以基于结构的药物设计为主的多种方法联合使用的优势越来越突出。

回顾靶向GPCR药物发现历史，较早基于结构的靶向GPCR药物设计是2012年Sosei Heptares描述的使用A_{2A}R结构识别一系列候选的拮抗剂药物。该方法借助计算机筛选不同分子骨架的化合物，然后使用配体与受体复合物的多个结构支持的SBDD来开发化合物。从结构对比发现，未开发的配体正位结合位点区域被先导化合物占据，使得结构上更加紧凑和有效（图7－5）。除此之外，化合物AZD4635在临床前被验证为一种潜在可单独使用或与程序性死亡受体1（PD－1）抑制剂联合作为免疫调节剂治疗癌症的药物。

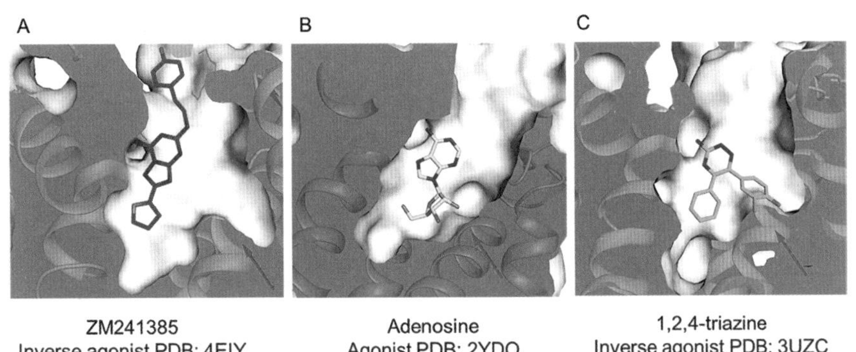

图7－5 A_{2A}R与不同配体结合的正位结合位点

毒蕈碱受体在治疗认知、注意力和精神分裂症和老年痴呆症方面有价值，也是精神类疾病药物研发的热点，使用FBDD发现先导化合物和基于多个结构的SBDD进行鉴定，可以优化更高选择性和活性的药物。Sosei Heptares与Allergan合作发现了对毒蕈碱M_1受体或M_4受体同时具有选择性的正位结合位点激动剂（或双重激动剂），有三种药物已进入早期临床试验。随后，Christopher等人采用FBDD发现先导化合物并使用与mGlu5受体结合的一系列配体进行了优化，得到一种新型mGlu5负向别构调节剂HTL0014242。针对别构调节剂分子的优化，难点在于它的结合位点位于蛋白质深处，

并且可能只在与配体正位结合时被诱导。在这种情况下，化学结构中的微小变化会导致效力完全丧失（“活性悬崖”），从而很难对配体进行有效的改变以优化药物特性。但是该系列化合物的 X 射线衍射数据表明，分子发生了微小的变化仍保持高活性，利于通过药效学快速识别候选药物。该药物已完成早期临床试验，正在推进评估其用于治疗肌萎缩侧索硬化症（ALS）的潜在疗效。2022 年的一项人类血清素 2A 受体（5－HT_{2A}R）研究中，研究者通过分析 5－HT_{2A}R 分别与迷幻药物 psilocin（裸盖菇素的活性代谢物）、D－麦角酸二乙胺（LSD）、内源性神经递质 5－HT 和非致幻性迷幻类似物甘草苷结合的复合物结构，了解到扩展结合口袋（EBP）可能会增强 5－HT_{2A}R 的 β－arrestin 募集，促进 β－arrestin 偏向性配体的识别，并基于结构设计出 5－HT_{2A}R 的 β－arrestin 偏向激动剂 IHCI－7086。

在 GPCR 药理学研究中，AT_1R 是偏向性激动剂药理学研究的经典模型系统，对内源性激动剂血管紧张素Ⅱ（AngⅡ）八肽的结构修饰会导致较强的 β－arrestin 信号偏向性传导。特别是 AngⅡ的 C 端第八位氨基酸 F 的改变，很大程度上削弱了 $G\alpha_q$ 介导的信号传导。内源性激动剂 AngⅡ第八位氨基酸残基缺失的小肽 TRV026 和第八位氨基酸 F 突变为 A 的小肽 TRV023 均缺乏 $G\alpha_q$ 依赖性肌醇磷酸的产生。然而，这两种改造的小肽激动剂是 β－arrestin 信号偏向性配体且能够促进 β－arrestin 依赖性内吞作用。这些 β－arrestin 信号偏向性配体对于心力衰竭治疗是有益的，它们与临床上使用的 AT1R 拮抗剂有相同的抗高血压作用，β－arrestin 介导的信号途径能够改善心脏功能。Wingler 等人的一项研究报道了 AT_1R 偏向性分子诱导受体构象变化差异导致受体对下游信号发生了偏向性选择。内源性激动剂 AngⅡ不是 β－arrestin 信号偏向性配体，破坏受体核心氨基酸极性作用网络，导致受体构象与 β－arrestin 信号偏向性配体诱导的构象差异。$N295^{7.46}$的重排可能足以促进 β－arrestin 偶联所需的构象变化，而 $N111^{3.35}$的翻转对 $G\alpha_q$ 信号至关重要。AngⅡ诱导的受体构象比 β－arrestin 信号偏向性配体诱导的受体构象更扩张。该研究中 AT1R 结构定义了偏向性激动剂的作用机制，并为该系列药物靶点的复杂信号药理学提供了结构解释。然而，众多 GPCR 的信号偏向性激动剂的分子作用机制仍不清楚。

第四节　总结与展望

GPCR 对于人体生理病理反应发挥着重要调控作用，使得 GPCR 一直是生物医药研究领域的热点。经过多年的研究与探索，人们对 GPCR 的了解逐渐增多。随着结构生物学相关技术的快速发展，一些较为重要的受体结构被相继解析，同时也使得 GPCR 结构解析更加快，也促进了相关药物的研发进程。这些对于探索 GPCR 复杂生理病理功能和基于结构的药物设计意义重大。GPCR 药物研发除了探索经典正位配体药物外，别构调节剂也已成为GPCR药物研发的热点。尽管GPCR别构调节剂的分子调节机制尚处于探索阶段，其具有的受体特异性、亚型选择性和信号偏向性等药理学特性使其成为未来GPCR药物研发的重点领域。此外，GPCR家族中有近一半的受体孤儿功能未知且其内源性配体尚不明确，这一类GPCR被称为孤儿受体。因此，探究这些受体在人体中存在的意义是GPCR研究领域的又一命题，这既是挑战也是机遇。

（邵振华　苏蓝天　徐政　颜微）

思考题

1. GPCR的结构解析常用的方法是哪两种，分别介绍它们的优缺点。
2. GPCR信号偏向性对于药物研发具有怎样的指导作用？
3. GPCR别构调节剂的作用机制可以分为哪几种？

参考文献

[1] Cao D，Yu J，Wang H，et al. Structure-based discovery of nonhallucinogenic psychedelic analogs [J]. Science，2022，375（6579）：403－411.

[2] Mantas I，Saarinen M，Xu Z D，et al. Update on GPCR-based targets for the development of novel antidepressants [J]. Mol Psychiatry，2022，27（1）：534－558.

[3] Crilly S E，Puthenveedu M A. Compartmentalized GPCR signaling from intracellular membranes [J]. J Membr Biol，2021，254（3）：259－271.

[4] Wang Y，Yu Z，Xiao W，et al. Allosteric binding sites at the receptor-lipid bilayer interface：novel targets for GPCR drug discovery [J]. Drug Discov Today，2021，26（3）：690－703.

[5] Kooistra A J，Mordalski S，Pándy-Szekeres G，et al. GPCRdb in 2021：integrating GPCR sequence，structure and function [J]. Nucleic Acids Res，2021，49（D1）：D335－D343.

[6] Tsutsumi N，Mukherjee S，Waghray D，et al. Structure of human Frizzled 5 by fiducial-assisted cryo-EM supports a heterodimeric mechanism of canonical Wnt signaling [J]. Elife，2020，9：e58464.

[7] Shaye H，Ishchenko A，Lam J H，et al. Structural basis of the activation of a metabotropic GABA receptor [J]. Nature，2020，584（7820）：298－303.

[8] Congreve M，de Graaf C，Swain N A，et al. Impact of GPCR structures on drug discovery [J]. Cell，2020，181（1）：81－91.

[9] Wingler L M，Skiba M A，McMahon C，et al. Angiotensin and biased analogs induce structurally distinct active conformations within a GPCR [J]. Science，2020，367（6480）：888－892.

[10] Quitterer U，Abdalla S. Discovery of pathologic GPCR aggregation [J]. Front Med（Lausanne），

2019, 6: 9.

[11] Stauch B, Cherezov V. Serial femtosecond crystallography of G protein-coupled receptors [J]. Annu Rev Biophys, 2018, 47: 377-397.

[12] Syrovatkina V, Alegre K O, Dey R, et al. Regulation, signaling, and physiological functions of G-proteins [J]. J Mol Biol, 2016, 428 (19): 3850-3868.

[13] Allegretti M, Cesta M C, Locati M. Allosteric modulation of chemoattractant receptors [J]. Front Immunol, 2016, 7: 170.

[14] Ranjan R, Gupta P, Shukla AK. GPCR signaling: β-arrestins kiss and remember [J]. Current Biology, 2016, 26 (7): R285-288.

[15] Rajagopal S, Rajagopal K, Lefkowitz R J. Teaching old receptors new tricks: biasing seven-transmembrane receptors [J]. Nat Rev Drug Discov, 2010, 9 (5): 373-386.

[16] Dorsam R T, Gutkind J S. G-protein-coupled receptors and cancer [J]. Nat Rev Cancer, 2007, 7 (2): 79-94.

[17] Fredriksson R, Lagerström M C, Lundin L G, et al. The G-protein-coupled receptors in the human genome form five main families. Phylogenetic analysis, paralogon groups, and fingerprints [J]. Mol Pharmacol, 2003, 63 (6): 1256-1272.

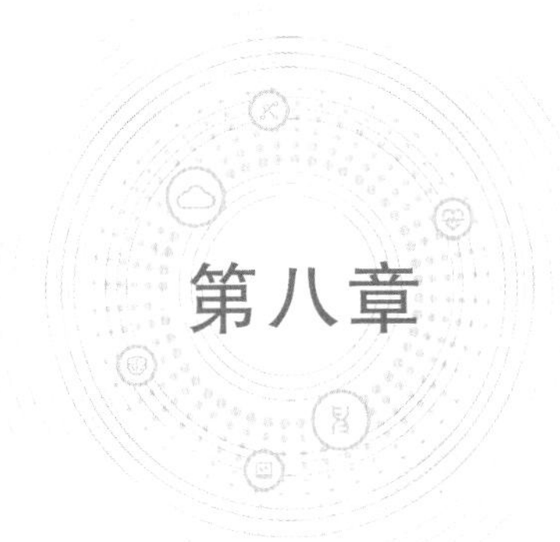

第八章 糖脂代谢中的G蛋白偶联受体靶点

G蛋白偶联受体（G protein-coupled receptor，GPCR）也被称为七次跨膜结构蛋白，是一类广泛存在于生物体内细胞膜上的受体蛋白，它们可以识别多种类型信号分子，包括激素、趋化因子、内源性的神经递质、前列腺素、生物胺、蛋白酶、脂类、生长因子、核苷、气味分子和光线等。作为细胞外信号分子的感受器，GPCR广泛参与动物的多种生理过程，如动物生长、发育过程及内分泌和代谢调节等。同时GPCR和糖尿病、肿瘤等重要疾病的发生和治疗密切相关，已成为药物研发领域最热门的靶点之一。

糖和脂肪是人体能量的主要来源，糖脂代谢是动物特别是人类最重要的生理代谢过程之一，糖脂代谢紊乱会导致一系列代谢性疾病发生，如肥胖症、糖尿病、脂肪肝、高血脂症等。GPCR与糖脂代谢的相关研究可以推动相关疾病的新型药物的开发，也可以帮助人们更好地控制和预防相关代谢性疾病的发生。生物体的糖脂代谢主要受到一类多肽激素的调控，它们属于同一胰高血糖素家族，包括胰高血糖素（glucagon，GCG）、胰高血糖素样肽1（glucagon−like peptide−1，GLP1）、胰高血糖素样肽2（glucagon−like peptide − 2，GLP2）及葡萄糖依赖性促胰岛素多肽（glucose − dependent insulinotropic polypeptide，GIP）等。胰高血糖素家族的多肽激素主要通过与它们的受体——胰高血糖素家族受体（一类典型的B类GPCR）结合来调节。其中GCG和GIP作为生物体调节糖脂代谢的主要激素，分别通过结合并激活胰高血糖素受体（glucagon receptor，GCGR）和葡萄糖依赖性促胰岛素多肽受体（glucose − dependent insulinotropic polypeptide receptor，GIPR）行使糖脂代谢调控的主要功能。

一、GPCR信号通路

GPCR能够被多种信号及分子激活，包括蛋白质、离子、脂类、光和气味等。当

GPCR 受到这些信号及分子的刺激时，其构象发生改变，然后在细胞内部产生一系列的变化，将信号由细胞外传递到细胞内。异三聚体鸟嘌呤核苷酸结合蛋白（即 G 蛋白）作为信号转导子，附着在细胞内表面质膜上，将受体连接至效应子，进而连接至细胞内信号转导通路。G 蛋白由 α、β 和 γ 三个亚基组成。在人类基因组中，有 16 个基因编码 21 个 G 蛋白 α 亚基，其中 5 个基因编码 6 个 G 蛋白 β 亚基和 12 个 G 蛋白 γ 亚基。根据 G 蛋白 α 亚基的主要序列相似性，异源分子通常分为四个主要类别：Gαs、Gαi、Gαq 和 Gα12。GPCR 被激活后，G 蛋白亚基与二聚体亚基解离，继而引发级联的下游第二信使通路，并最终通过各种应答元件诱导基因转录，包括报告基因 cAMP 反应元件（CRE）、核因子活化 T 细胞反应元件（NFAT－RE）、血清反应因子反应元件（SRF－RE）和血清反应元件（SRE）等。

二、GPCR 分类与功能

GPCR 在人类基因组中至少有 831 个基因参与其编码，根据特性，GPCR 通常被划分为六大类（即 A、B、C、D、E 和 F）：A 类为视紫红质类（rhodopsin－like），B 类为促胰液素受体家族（secretin receptor family），C 类为促代谢谷氨酸信息素（metabotropic glutamate/pheromone），D 类为真菌交配信息素受体（fungal mating pheromone receptor），E 类为环腺苷酸受体（cyclic AMP receptor），F 类为 Frizzled/Smoothened 家族。GCGR 和 GIPR 都属于 B 类 GPCR。

B 类 GPCR 是研究最为深入的 GPCR 家族之一，尤其在肠－脑相互作用和神经内分泌系统等方面的研究。B 类 GPCR 家族成员数量相对较少，但是却表现出独特且保守的序列结构特征。人类中 B 类 GPCR 家庭主要由 15 个成员组成，根据其基因亲缘关系，它们又分为五个亚家族：第一个亚家族包含促肾上腺皮质激素释放激素受体 1（corticotropin releasing hormone receptor 1，CRHR1）和促肾上腺皮质激素释放激素受体 2（corticotropin releasing hormone receptor 2，CRHR2）；第二个亚家族包括降钙素受体（calcitonin receptor，CALCR）和类 CALCR（calcitonin receptor-like，CALCRL）；第三个亚家族包括甲状旁腺激素受体 1（parathyroid hormone receptor 1，PTHR1）和甲状旁腺激素受体 2（parathyroid hormone receptor 2，PTHR2）；第四个亚家族包括 GCGR、胰高血糖素样肽 1 受体（glucagon－like peptide－1 receptor，GLP1R）、胰高血糖素样肽 2 受体（glucagon－like peptide－2 receptor，GLP2R）及 GIPR；最后一个亚家族包括生长激素释放激素受体（growth hormone releasing hormone receptor，GHRHR）、促胰液素受体（secretin receptor，SCTR）、血管活性肠肽受体 1（vasoactive intestinal peptide receptor 1，VIPR1）、血管活性肠肽受体 2（vasoactive intestinal peptide receptor 2，VIPR2）和垂体腺苷酸环化酶激活多肽受体（adenylate cyclase activating polypeptide receptor 1，ADCYAP1R1）。B 类 GPCR 的跨膜螺旋（transmembrane helices，TMH）结构不同于 A 类 GPCR，B 类 GPCR 在

TMH 中具有高度的氨基酸同一性，但不包含 A 类 GPCR 中常见的氨基酸残基。特别是，B 类 GPCR 含有相对较长的约 120 个氨基酸残基的 N 末端胞外域（extracellular domain，ECD），具有形成二硫键网络的保守赖氨酸残基，这种特性对于配体与这些受体的结合非常重要。

三、胰高血糖素及其受体

（一）胰高血糖素

1920 年，Kimball 和 Murlin 首次报道了胰岛素以外的胰因子的存在。作为 GCGR 内源性配体，GCG 由前胰高血糖素（proglucagon）加工而成，前胰高血糖素由 160 个氨基酸构成，主要在肠道及中枢神经系统及胰岛 α 细胞表达。机体在禁食或低血糖状态下大量表达前胰高血糖素，并在组织特异性激素原转化酶 1/2/3（prohormone convertase 1/2/3，PC1/2/3）的作用下，经过剪切加工生成 GCG、GLP1、GLP2、肠高血糖素（glicentin）、肠高糖素相关胰多肽（glicentin-related pancreatic polypeptide，Grpp）、胃泌酸调节素（oxyntomodulin）多种产物。前胰高血糖素的加工过程受到不同激素原转化酶——PC2 和 PC1/3 的差异表达的严格调控，在胰岛的 α 细胞中主要表达 PC2，前胰高血糖素主要被剪切加工为胰高血糖素。而在表达 PC1 的肠道 L 细胞中，前胰高血糖素被切割形成了许多“胰高血糖素样”激素，包括肠高血糖素、胃泌酸调节素、GLP1 和 GLP2。

近些年，对于 GCG 在机体高血糖方面的作用被越来越广泛地提及。研究表明，削弱或阻断的胰高血糖素信号转导会降低肝的葡萄糖生成，可以改善葡萄糖耐量和高血糖症。

（二）胰高血糖素受体

GCGR 是 GCG 的受体，其结合 GCG 并被激活后，行使糖脂代谢调控的主要功能。GCGR 在 1993—1994 年被首次发现，之后小鼠及人类 GCGR 相继被检测出来并成功克隆。作为典型的 B 类 GPCR，GCGR 主要由一个很长的 N 端（包含 130 多个氨基酸）、细胞外结构域（ECD）、跨膜结构域（TMD）及胞内的 C 端组成，ECD 和 TMD 是受体与其内源肽配体结合及调控细胞信号转导所必需的。B 类 GPCR 的 ECD 和 TMD 之间的三级相互作用在调节受体活性中起关键作用，多肽配体通过将其 C 端区域靶向受体的 ECD，同时将其 N 端区域与受体 TMD 的结合袋结合，从而刺激激活受体的下游信号通路。

GCGR 在不同物种之间具有高度的序列同源性，暗示其功能的保守性。以哺乳动物为例，GCGR 主要在肝组织中表达，同时其也在大脑、心脏、肾、胃肠道和脂肪组织中有少量表达。最初发现 GCGR 在肝的主要功能是调节血糖上升，包括促进糖原降解释放葡萄糖及促进糖异生增加肝糖原释放，自 1950 年以来就一直将 GCG 用于低血糖急症的治疗。

四、葡萄糖依赖性促胰岛素多肽及其受体

（一）葡萄糖依赖性促胰岛素多肽

肠道内分泌细胞通过生产和分泌多肽来响应肠道内营养物质的吸收，以及和机体内分泌激素的反应，其中最为重要的多肽包括 GIP、GLP1 及 GLP2。1971 年，John Brown 从肠道黏膜中分离出来一种多肽，此肽的外源性给药可抑制狗的胃酸分泌，因此他将其称为胃抑制肽。John Brown 及其同事随后发现胃抑制肽具有促进胰岛素分泌的特性，并将其重新命名为葡萄糖依赖性促胰岛素多肽（GIP）。GIP 的促胰岛素活性依赖于葡萄糖，这意味着只有在升高血浆葡萄糖浓度的情况下，GIP 才可以诱导胰岛素分泌，是第一个被分离并表征其特性的肠促胰岛素多肽。GIP 由小肠内分泌细胞 K 细胞分泌，K 细胞产生的前体 GIP 长度为 144 个氨基酸，大多数 K 细胞在前体 GIP 的 Arg65 号位点进行切割，产生长度为 42 个氨基酸且具备生物学活性的成熟多肽，主要存储在内分泌颗粒细胞中，经外界刺激后分泌并随血液循环到达身体各处，并作用于 GIPR 使胰岛素分泌增加。此外，丝氨酸蛋白酶二肽激酶（serine protease dipeptide kinase）通过切割 GIP 的前两个氨基酸，使其失去生物活性，从而限制其功能。在健康人体内，GIP 的半衰期为 7 分钟，餐后状态下 GIP 的浓度较高。

（二）葡萄糖依赖性促胰岛素多肽受体

GIPR 属于 B 类 GPCR 家族，下游偶联 Gs 蛋白，激活腺苷酸环化酶（adenylate cyclase，AC），调控下游环腺苷酸（cAMP）的产生及传递下游信号。人类 GIPR 基因全长 13.8kb，包含 14 个外显子。GIPR 全长 466 个氨基酸，包括 1 个信号肽和 7 个跨膜螺旋域。

GIPR 在全身特定组织的细胞中表达，包括胰腺、脂肪、大脑，其中许多细胞可以直接或者间接控制体重。首先，胰腺组织高度表达 GIPR，这种组织通常作为 GIPR 表达水平的阳性对照。小鼠胰岛 RNA 分析显示，胰岛 α 细胞、胰岛 β 细胞与胰岛 δ 细胞的 GIPR 表达水平相当，这与 GIPR 激动剂增加啮齿类动物和人类胰高血糖素和胰岛素分泌的报道一致，人类胰岛的单细胞 RNA 测序（sc－RNAseq）也支持胰岛细胞中 GIPR 的表达。其次，GIPR 已在多个脂肪组织数据库中被鉴定，在啮齿类动物和人类

的白色脂肪组织样本中可以检测到GIPR的mRNA水平，但在组织内异质细胞群中，该基因的表达细胞类群暂时不清楚。对啮齿动物棕色脂肪组织中GIPR的表达分析结果相对更明确，使用Myf5－Cre特异性靶向棕色脂肪可以有效消除其中的GIPR表达水平，但GIPR在人类棕色脂肪或白色脂肪组织中的表达尚未进行专门研究。

五、哺乳动物的糖代谢调控

糖代谢稳态常被视为维持机体代谢稳定的重要部分之一，对哺乳动物而言，糖代谢稳态的破坏会导致机体器官损伤，糖尿病的典型特征便是血糖过高，过多的血糖无法被快速处理，往往对脑、肾、神经乃至发育造成无法修复的氧化损伤。机体对血糖的调节机制比较复杂，激素在血糖稳定中起到重要作用，使进食后血糖可以快速恢复到正常值，饥饿过程中，血糖也会维持在一定范围内。一些激素可以快速让机体对血糖调控做出反应，如糖皮质激素、生长激素、胰岛素、胰高血糖素等。

（一）糖原的合成

糖原是哺乳动物体内储存糖类的主要形式，它主要在肝和肌肉中合成和储存。糖原的合成需要消耗ATP，通过磷酸化作用将葡萄糖转变为葡萄糖－6－磷酸，再经过一系列反应合成糖原。

肝合成的糖原主要供应全身能量需求，肝中合成糖原的过程大致可以分为三个阶段：①外周组织（如骨骼肌）将葡萄糖转化为丙酮酸或乳酸，并通过血液循环运输到肝；②肝吞噬这些产物并代谢转化为葡萄糖；③葡萄糖进入肝细胞内，被磷酸化为葡萄糖－6－磷酸，然后进一步被磷酸化为葡萄糖－1－磷酸，最终通过糖原合成酶的催化作用将葡萄糖－1－磷酸转化为糖原。

肌肉中合成糖原的过程则较为简单，它们可以直接利用血浆中的葡萄糖或肝合成的葡萄糖进行合成。

（二）糖原的分解

糖原的分解发生在糖原储备物不足时，主要通过糖原酶的作用将糖原分解为葡萄糖，并释放能量供给细胞活动。此外，糖原分解还可以产生支链淀粉等其他多糖物质。

肝和肌肉中的糖原分解方式略有不同。在肝中，当血糖浓度下降到一定程度时，肝细胞会通过糖原酶的作用将糖原分解为葡萄糖，并释放到血液中保持正常的血糖水平。肌细胞中的糖原分解主要用于肌肉自身的能量需求，当肌肉活动需要大量的能量时，肌细胞会通过糖原酶的作用将糖原分解为葡萄糖，供给肌肉运动所需的能量。

（三）激素与糖代谢

不同激素在糖代谢中发挥不同的作用。胰岛素（insulin）和瘦素（leptin）可以促进葡萄糖的摄取和利用，抑制糖异生；糖皮质激素、胰高血糖素和生长激素则相反，它们可以促进糖异生，抑制葡萄糖的摄取和利用。这些激素之间的平衡调节使得机体能够有效地维持血糖水平的稳定。

1. 胰岛素

胰岛素是主要的降血糖激素之一。它通过促进葡萄糖在体内的摄取和利用，调节血糖水平。胰岛素能够刺激葡萄糖转运蛋白 4（glucose transporter 4，GLUT4）的表达和迁移，使得细胞膜上的 GLUT4 增多，从而提高细胞对葡萄糖的摄取。同时，胰岛素还能通过激活糖原合成酶的活性，促进肝和肌肉组织中的糖原合成，从而将多余的葡萄糖存储起来。此外，胰岛素还可以抑制肝中的糖异生作用，即抑制葡萄糖转化为糖原的过程，从而降低血糖水平。

2. 糖皮质激素

糖皮质激素是由肾上腺皮质分泌的一类激素，能够影响多种代谢反应，包括糖代谢。糖皮质激素能够刺激肝中的糖异生作用，即将非糖原物质如乳酸和氨基酸转化为葡萄糖，从而提高血糖水平。同时，它可以降低细胞对葡萄糖的摄取和利用。此外，它还可以抑制糖原合成酶的活性，使得糖原在体内的生成减少。

3. 胰高血糖素

胰高血糖素是由胰岛 α 细胞分泌的一种激素，其主要作用是升高血糖。它可以通过刺激肝的糖异生作用，增加葡萄糖生成量，从而提高血糖水平。同时，胰高血糖素能够抑制胰岛素的分泌和作用，从而降低细胞对葡萄糖的利用，促进糖异生。

4. 瘦素

瘦素是由脂肪组织分泌的一种激素，其主要作用是促进能量代谢。瘦素能够通过抑制肝中的糖异生，减少葡萄糖生成量，从而降低血糖水平。同时，瘦素可以提高胰岛素敏感性，从而提高细胞对葡萄糖的摄取和利用。此外，瘦素能够抑制胰岛素的分泌，从而降低血中胰岛素的浓度，减少葡萄糖的合成和储存。

5. 生长激素

生长激素是由垂体前叶分泌的一种激素，其主要功能是促进生长和代谢。生长激素能够刺激肝中的糖异生作用，增加葡萄糖生成量，从而提高血糖水平。同时它可以抑制 GLUT4 的表达和迁移，从而降低细胞对葡萄糖的摄取，减少葡萄糖的利用。

六、哺乳动物的脂质代谢调控

脂肪组织是能量分配的调控中心，作为一个储存器，通过脂肪的形成与分解维持代谢稳态。但是在能量平衡的状态下，仍然存在脂质合成与分解，这使得脂肪组织成为一个相当动态的组织结构。哺乳动物的脂质代谢主要发生在肝、脂肪和肌肉组织。脂质代谢稳态被视为维持机体代谢稳定的重要组成部分之一。脂质代谢的失调往往会导致诸如肥胖、高脂血症、动脉硬化等的发生。哺乳动物体内激素在脂质代谢稳定中起到了关键的作用，如胰岛素、胰高血糖素、生长激素、肾上腺素等。

（一）脂质的合成

肝是脂肪酸从头合成的主要组织，其次是脂肪组织，三酰甘油和脂质合成需要脂肪组织提供稳定的游离脂肪酸，肝可以摄取血浆中的游离脂肪酸，与载脂蛋白结合后包装成为极低密度脂蛋白（very low－density lipoprotein，VLDL）并释放到血液中。在脂肪组织和肌肉组织的毛细血管处，内皮细胞附近的脂蛋白脂肪酶（lipoprotein lipase，LPL）将 VLDL 水解为脂肪酸后转运进脂肪组织中形成三酰甘油，或者转运到肌肉组织中进行脂肪酸 β－氧化供能。一些非脂质物质也可以转化为脂肪，其主要为来自饮食、糖原分解或者糖异生，以及参与氨基酸代谢的碳水化合物，如乳酸和甘油。乙酰辅酶 A（acetyl coenzyme A）在脂肪酸的从头合成中起着关键作用。乙酰辅酶 A 由丙酮酸借助丙酮酸脱氢酶脱氢，之后在乙酰辅酶 A 羧化酶的催化下转化为丙二酰辅酶 A，这个步骤是脂肪酸合成的限速步骤。最后丙二酰辅酶 A 由脂肪酸合成酶催化延伸形成脂肪酸，新形成的脂肪酸和甘油 3－磷酸酯化为三酰甘油。

（二）脂质的分解

脂肪细胞中的三酰甘油在激素敏感性三酰甘油脂肪酶（hormone－sensitive lipase，HSL）的作用下被水解成游离非酯化脂肪酸（non－esterified fatty acids，NEFA）和甘油。游离脂肪酸与白蛋白结合后转运至肌肉内进行脂肪酸 β－氧化。

脂肪分解是脂肪酸循环的一个分支代谢过程，脂肪分解主要是通过一种位于皮下脂肪和腹部脂肪的脂肪酶（adipose glyceride lipase，ATGL）来完成的，这种酶能够催化脂肪分解为脂肪酸和二酰甘油，这是脂肪分解的第一个限速步骤。之后激素敏感性三酰甘油脂肪酶和 LPL 分别催化甘油和单硬脂酸甘油酯（glycerin monostearate，GMS）去除脂肪酸。脂肪分解后，游离脂肪酸能够通过血液循环转运到不同组织部位，由不同的细胞类型加以应用。血浆中过量的游离脂肪酸会导致脂肪毒性，破坏细胞膜的完整性，从而改变细胞的酸碱稳态，并引发有害的脂质生成。

（三）激素与脂质代谢

脂质代谢过程受多种激素的调节，如胰岛素、胰高血糖素、生长激素、肾上腺素等。不同的激素通过不同的作用途径参与脂质代谢的调控，它们之间存在着复杂的相互作用和平衡。

1. 胰岛素

胰岛素通过促进各级组织摄取血液中的葡萄糖和游离脂肪酸，促进脂质的合成并抑制脂肪分解。血浆胰岛素通过抑制激素敏感性三酰甘油脂肪酶降低血清中的游离脂肪酸，增加肌肉摄取游离脂肪酸，并抑制脂肪分解，从而有助于肝糖原的产生。此外，胰岛素也能够刺激脂肪细胞中的 LPL 活性，以此增加 VLDL 的水解。

2. 胰高血糖素

在哺乳动物中，胰高血糖素增强了脂肪组织中的三酰甘油及游离脂肪酸的释放，能够不同程度地促进脂肪分解，胰高血糖素对脂肪分解的刺激作用伴随着葡萄糖摄取和氧化而显著增强。胰高血糖素与位于脂肪细胞膜外表面的特定蛋白质结合，激活腺苷酸环化酶、蛋白激酶及激素敏感性三酰甘油脂肪酶，最后促进三酰甘油分解。

3. 生长激素

生长激素是一种由垂体前叶细胞分泌的多肽类激素，具有多种组织特异性作用，其中包括对肌肉及骨骼的合成代谢作用，以及脂肪组织的分解代谢作用。生长激素调节人体胰岛素敏感性，诱导脂肪分解及释放游离脂肪酸。生长激素也和 IGF－1 在血液中呈现正相关关系，IGF－1 能够刺激脂肪生成，同时抑制生长激素诱导的脂肪分解。

4. 肾上腺素

肾上腺素是由肾上腺髓质分泌的一种能够调节心脏和心血管功能的激素，主要在交感神经系统中发挥作用。交感神经系统的激活主要负责机体的“战斗或逃跑”，在此过程中刺激肾上腺素的分泌，促进分解代谢，增加脂肪组织的氧化、能量消耗及胰岛素介导的葡萄糖摄取。

七、GCGR 与糖脂代谢

（一）GCGR 与糖代谢

GCGR 激活后的主要功能是维持血糖稳定，血浆中 GCG 的水平上升导致肝葡萄糖输出的增加，促进肝糖原降解和糖异生。在短期禁食期间（少于12小时），血糖水平主要取决于肝中糖原分解和释放葡萄糖，但随着时间的流逝，当糖原储存枯竭，维持正常的血糖更多地依赖于糖异生。GCG－GCGR激活下游Gs信号，使细胞内cAMP水平增加，进一步激活蛋白激酶A（PKA），导致下游糖异生基因葡萄糖－6－磷酸酶（glucose－6－phosphatase，G6PC）和磷酸烯醇丙酮酸羧化激酶（phosphoenolpyruvate carboxykinase，PEPCK）的转录，以及糖原磷酸化酶的激活，促进肝糖原分解和糖异生，维持机体血糖平衡。另外PKA激活磷酸化酶激酶（glycogen phosphorylase），后者活化的磷酸化酶，除抑制糖原合酶（glycogen synthase，GS）外，还通过激活糖原磷酸化酶增加了糖原向1－磷酸葡萄糖的转化。这些过程总体上降低了糖原水平并导致肝葡萄糖释放，升高血糖。其次，GCG－GCGR信号激活PKA能通过抑制磷酸果糖激酶2（PFK－2）活性从而抑制糖酵解。

目前已知高血糖患者的特征除了与胰岛素相关，也和胰高血糖素分泌异常和增多相关。因此，GCGR调控糖代谢的机制相关研究对于相关糖代谢疾病［如1型糖尿病（T1DM）和2型糖尿病（T2DM）］的治疗有非常重要的意义。GCGR全身敲除小鼠实验结果清楚地表明，在缺乏胰高血糖素作用的情况下并不会发生胰岛素缺乏导致的血糖异常（1型糖尿病），并且在WT鼠中一旦存在高血糖，就可以通过消除胰高血糖素的作用恢复到正常状态，证实GCG系统在升高血糖方面的重要作用。同时与野生型对照组相比，这些GCGR全身敲除小鼠的基础血糖水平要低一些，且葡萄糖耐量增加，这表明胰高血糖素在维持血糖方面是必需的。

（二）GCGR与脂质代谢

对于脂质代谢，GCG－GCGR同样通过下游偶联的Gs蛋白激活PKA－cAMP信号通路，增加细胞内cAMP含量，从而上调肉碱酰基转移酶－1（carnitine palmitoyltransferase，CPT－1）和β－氧化所需其他基因的转录，促进脂肪分解和脂肪酸氧化。其次，激活的PKA也会导致乙酰辅酶A羧化酶（acetyl－coa carboxylase，ACC）失活，从而抑制丙二酰辅酶A的形成，解除对β－氧化的抑制作用，使得游离脂肪酸转移至β－氧化，减少其重酯化为三酰甘油，从而减少VLDL释放到循环系统。

相关实验也发现，急性给予小鼠30 μg / kg胰高血糖素后，其血浆的游离脂肪酸和三酰甘油浓度降低，肝三酰甘油含量和分泌降低。此外，每8小时注射10 μg胰高血糖素，持续21天，导致三酰甘油和磷脂的血浆浓度分别降低70％和38％。体外实验中，胰高血糖素在培养的肝细胞和分离的肝细胞中同样抑制了三酰甘油的合成和释放。胰高血糖素还降低了大鼠肝VLDL的合成。

八、GIPR 与糖脂代谢

（一）GIPR 与糖代谢

GIPR 是一种在胰岛素分泌和代谢调节中起重要作用的蛋白质。GIPR 通过与其配体 GIP 结合，会引起细胞内嵌段酪氨酸激酶的自磷酸化，从而启动一系列信号通路，包括 cAMP/PKA、PI3K/AKT、Ca^{2+} 等信号通路，刺激胰岛素释放，促进葡萄糖利用和存储，从而对血糖水平的调节发挥作用。在糖代谢方面，GIPR 参与了胰岛素介导的糖代谢和葡萄糖稳态调节。当血糖水平升高时，GIPR 能够促进胰岛 β 细胞分泌胰岛素，并通过正反馈机制放大胰岛素分泌反应，从而降低血糖水平。同时，GIPR 还可以抑制胰岛素分解酶的活性，从而延长血中胰岛素的半衰期。此外，GIPR 还可以促进葡萄糖的摄取和利用，促进葡萄糖转化为能量或者脂肪等形式存储。这些过程在整个葡萄糖代谢过程中都非常重要。近期也有研究表明，GIPR 与 2 型糖尿病、代谢综合征等代谢性疾病相关。总之，GIPR 是胰岛素分泌和糖代谢调节中的一个重要因素，其作为新的靶点已经成为代谢性疾病治疗领域的研究热点。

（二）GIPR 与脂质代谢

近年研究发现，内源性 GIP 分泌水平高低被认为与过度营养和肥胖发展有关，部分原因是认为 GIP 的表达似乎与人体的营养状况呈正相关，尤其是在人类口服脂质之后，能够显著刺激 GIP 的释放，表明 GIP 在三酰甘油的摄取中起到某些作用。GIP 能够降低餐后血浆中三酰甘油的增加量，这一效应部分是通过 GIP 对脂肪细胞的直接作用来增加血浆中脂肪酶的活性来实现的。有研究表明，在瘦素受体缺乏的小鼠中观察到 GIP 和胰岛素在血浆中的水平显著升高，可能它们之间的合成代谢会影响脂肪体积的大小。综上所述，GIP 对肥胖和葡萄糖稳态的调节可能部分是通过改变体内瘦素水平或者通过调节瘦素信号通路完成的，然而在 K 细胞敲除 GIP 基因的小鼠体内，瘦素水平依旧与脂肪质量成正比，这表明 GIP 的作用并不直接调节瘦素的产生。

尽管对于 GIP 平衡瘦素和胰岛素的水平，调控机体代谢的方式目前并不明确，但是 GIPR 被发现在脂肪组织中表达，说明 GIP 有可能具备调节脂肪细胞敏感性的功能，促进膳食脂质的储存，通过促进白色脂肪组织储存能量并改善脂质的长期储存，减少肝、骨骼肌、心脏和胰腺等组织中的脂肪异位与脂质堆积。调节 GIPR 活性可以防止体重增加和随后的肥胖，而调节血管中的 GIPR 活性可以改变冠状动脉粥样硬化病变的进展。此外，GIP 能够增加白色脂肪组织的血流量，降低游离脂肪酸含量，并刺激脂肪细胞的葡萄糖摄取和三酰甘油储存。重要的是，注射 GIP 可以减少 2 型糖尿病患者循环游离脂肪酸水平，尽管有证据表明，GIP对白色脂肪组织中的血流量和三酰甘油的沉积水平及成脂作用在糖尿病患者中减弱，这一效应可能与白色脂肪中GIP受体表达减少有关，且后续试验中，体重减轻后，GIP增加白色脂肪组织储存三酰甘油的能力得到恢复。因此，GIP被认为是一种有效的脂肪细胞胰岛素敏化剂。

九、小结

GPCR与糖脂代谢关系密切，通过与其对应配体结合刺激下游信号通路，可以调控生物体中重要的糖脂代谢过程，它已经成为研究糖尿病、肥胖等代谢性疾病的热点。通过对GPCR信号通路的深入研究，我们可以更好地理解这些代谢性疾病的发生机制，并且为治疗和预防这些疾病提供有力支持。同时，研究GPCR还可以帮助我们了解人体各种生理功能的调节，开发出更加精准的靶向药物，为人类健康事业做出贡献。总之，随着技术的不断发展，我们对GPCR与糖脂代谢的研究也将会越来越深入，相信未来会有更多的突破和进展。

（邓成　王雪）

思考题

1. 什么是G蛋白偶联受体（GPCR）？可分为哪几类？功能是什么？
2. G蛋白偶联受体（GPCR）如何调控糖脂代谢？
3. 简要阐述哺乳动物糖脂代谢与激素之间的关系。

参考文献

[1] Kim W，Egan J M. The role of incretins in glucose homeostasis and diabetes treatment [J]. Pharmacol Rev，2008，60 (4)：470－512.

[2] Morrow N M，Hanson A A，Mulvihill E E. Distinct identity of GLP－1R，GLP－2R，and GIPR expressing cells and signaling circuits within the gastrointestinal tract [J]. Front Cell Dev Biol，2021，9：703966.

[3] Cheng Z，Garvin D，Paguio A，et al. Luciferase reporter assay system for deciphering GPCR pathways [J]. Curr Chem Genomics，2010，4：84－91.

[4] Culhane K J，Liu Y，Cai Y，et al. Transmembrane signal transduction by peptide hormones via

family B G protein-coupled receptors [J]. Front Pharmacol, 2015, 6: 264.

[5] Kimball C P, Murlin J R. Aqueous extracts of pancreas: iii. some precipitation reactions of insulin [J]. J Biol Chem, 1923, 58 (1): 337−346.

[6] Zhang H, Qiao A, Yang D, et al. Structure of the full-length glucagon class B G-protein-coupled receptor [J]. Nature, 2017, 546 (7657): 259−264.

[7] Brown J C, Dryburgh J R. A gastric inhibitory polypeptide ii: the complete amino acid sequence [J]. Can J Biochem, 1971, 49 (8): 867−872.

[8] Dupre J, Ross S A, Watson D, et al. Stimulation of insulin secretion by gastric inhibitory polypeptide in man [J]. J Clin Endocrino Metab, 1973, 37 (5): 826−828.

[9] De Heer J, Rasmussen C, Coy D H, et al. Glucagon-like peptide-1, but not glucose-dependent insulinotropic peptide, inhibits glucagon secretion via somatostatin (receptor subtype 2) in the perfused rat pancreas [J]. Diabetologia, 2008, 51 (12): 2263−2270.

[10] Yang J, Macdougall M L, Mcdowell M T, et al. Polyomic profiling reveals significant hepatic metabolic alterations in glucagon-receptor (GCGR) knockout mice: implications on anti-glucagon therapies for diabetes [J]. BMC Genomics, 2011, 12: 281.

[11] Guettet C, Mathe D, Riottot M, et al. Effects of chronic glucagon administration on cholesterol and bile acid metabolism [J]. Biochim Biophy Acta, 1988, 963 (2): 215−223.

[12] Eaton R P. Hypolipemic action of glucagon in experimental endogenous lipemia in the rat [J]. J Lipid Res, 1973, 14 (3): 312−318.

[13] Bobe G, Ametaj B N, Young J W, et al. Exogenous glucagon effects on health and reproductive performance of lactating dairy cows with mild fatty liver [J]. Anim Reprod Sci, 2007, 102 (3−4): 194−207.

[14] Thondam S K, Daousi C, Wilding J P H, et al. Glucose-dependent insulinotropic polypeptide promotes lipid deposition in subcutaneous adipocytes in obese type 2 diabetes patients: a maladaptive response [J]. Am J Physiol. Endocrinol Meta, 2017, 312 (3): E224−E233.

[15] Asmar M, Arngrim N, Simonsen L, et al. The blunted effect of glucose-dependent insulinotropic polypeptide in subcutaneous abdominal adipose tissue in obese subjects is partly reversed by weight loss [J]. Nutr Diabetes, 2016, 6 (5): e208.

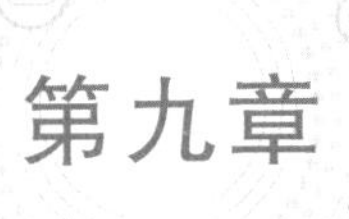

第九章 治疗性抗体的研究进展

第一节 单克隆抗体

单克隆抗体（monoclonal antibody，mAb）是由相同的B细胞克隆，针对特定抗原产生的一组抗体。单克隆抗体在几个特性上是相同的，如蛋白质序列、抗原结合位点区域、对其靶标的结合亲和力及下游功能效应。单克隆抗体的这些特征突出了它们与多克隆抗体（具有异源活性并识别抗原上不同表位）的差异。单克隆抗体以其特异性高、靶向性强、不良反应发生率低、开发成功率高等特点，成为众多生物制药企业和科研院所的研究热点。

一、单克隆抗体的结构

单克隆抗体具有“Y”形结构，总分子量约为150 kDa，是由四条对称的多肽链构成的单体，包括两条相同的分子量较大的重链（heavy chain，H链）和两条相同的分子量较小的轻链（light chain，L链）。重链间及重、轻链间由共价键（主要是二硫键相互作用）连接，形成对称结构，提供了稳定性。

每条重链或轻链均由恒定区（constant region，C区，包括CH和CL）和可变区（variable region，V区，包括VH和VL）组成。V区内氨基酸组成及排列顺序的变化程度并不均一，其中变化最为剧烈的特定部位称为超变区（hypervariable region，HVR），该部位因在空间结构上可与抗原决定簇形成精密的互补，故超变区又称互补性决定区（complementarity determining region，CDR）。VH 和 VL 各有 3 个 CDR，分别称为 CDR1、CDR2、CDR3，其中 CDR3 变异程度最大，是决定是否与抗原特异性结合的重要部位。每个单克隆抗体都有两个相同的“臂”，称为抗原结合片段（fragment of antigen-binding，简称 Fab 段），充当抗原结合位点。“Y”形结构的主干，称为可结晶片段（crystalizable fragment，简称 Fc 段），是单克隆抗体的恒定区。Fc 段决定了抗体的类别及其功能特性（图 9－1）。

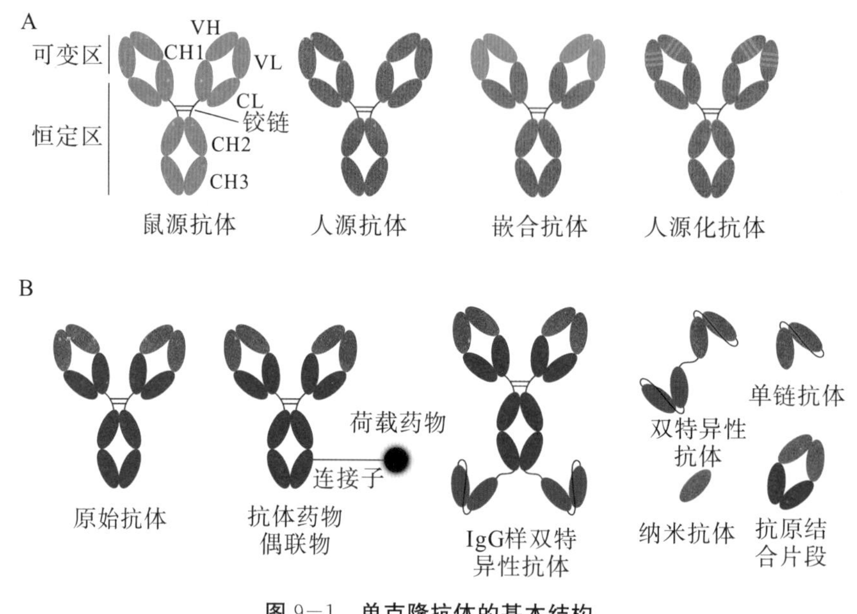

图 9－1　单克隆抗体的基本结构

二、单克隆抗体的功能

单克隆抗体分为五类，包括 IgG、IgM、IgD、IgE 和 IgA，它们具有识别和消除抗原的不同效应机制。此外，Fc 段还可以与多种受体相互作用，如免疫系统成分 Fc 受体或 FcRs（在免疫细胞上表达）和补体系统的成分（如 C1q）。免疫系统成分对 Fc 段的识别会启动抗体的效应功能，如抗体依赖性细胞毒性（ADCC）、抗体依赖性细胞吞噬作用（ADCP）和补体依赖性细胞毒性（CDC）。抗体的稳定性和灵活性及其效应因子功能（如激活 ADCC、CDC 及与 C1q 的相互作用）是决定免疫球蛋白是否适合开发为治疗性 mAb 的重要因素。大多数临床可用的单克隆抗体是 IgG。IgG 是一种大小为 150 kDa 的糖蛋白，由两条重链和两条轻链组成。CH2 结构域中的第 297 个氨基酸精氨酸存在一个保守的糖基化位点，在 Fc 段的结构构象及其与 FcR、补体成分 C1q 的结合中发挥重要作用。

IgG 由 IgG_1、IgG_2、IgG_3 和 IgG_4 四个亚类组成，它们的 CH 区及铰链区（Fab 段与 Fc 段结合的区域）不同。铰链区之间的差异赋予每个 IgG 亚类许多独特的特性，包括灵活性、稳定性和两个 Fab 段之间的距离。此外，每个亚类的结合位点之间的氨基酸差异可以解释 IgG 亚类的效应功能差异。IgG 亚类之间的这些差异与它们治疗目的的选择相关。在 IgG 亚类中，IgG_3 与其他亚类相比具有更长的铰链区，这使得它不适合靶点结合。另一方面，IgG_3 不能用蛋白 A 纯化，并且与其他亚类相比，半衰期最短（约 7 天），异型多态性高。因此，需要工程技术来修改 IgG_3 铰链区的氨基酸含量，以用于开发治疗药物。同时，市场上的大多数 mAb 治疗药物由 IgG_1、IgG_2 或 IgG_4 组成，具有缓慢清除和长半衰期的特性。

IgG_1 具有高稳定性并表现出强大的效应功能，包括 ADCC、CDC，以及和 C1q 结合，是治疗性单克隆抗体的主要组成部分。与其他亚类相比，IgG_1 对 FcR 的亲和力更高（对 FcR 的亲和力排序依次为 $IgG_1>IgG_3>IgG_4>IgG_2$）。

IgG_2 与抗原相互作用的亲和力低，并且与 IgG1 相比功能活性也有所降低。根据抗体链之间二硫键的类型，IgG_2 具有三种异构体（称为 IgG_2－A、IgG_2－A/B 和 IgG_2－B）。这些异构体可以相互转换，这种被称为二硫键改组的现象可以调节血清中 IgG_2 的活性。

IgG_4 对 C1q 亲和力低，因此，当宿主效应因子功能不理想时，该 IgG 亚类可作为治疗性单克隆抗体出现。那他珠单抗（tysabri）和吉妥珠单抗（gemtuzumab ozogamicin，mylotarg）分别是多发性硬化症和急性髓性白血病的治疗性 IgG_4 单克隆抗体。

三、单克隆抗体的发展

1986 年，美国食品和药品监督管理局（FDA）批准了第一个治疗性单克隆抗体 muromonab－CD3（Orthoclone OKT3），用于治疗急性移植排斥反应。Muromonab－CD3 在某种程度上是 Kohler 和 Milstein 于 1975 年提出的杂交瘤技术的直接成果。鼠单克隆抗体是通过杂交瘤技术开发的第一代单克隆抗体，其结构中没有人类成分，可能会产生人类抗小鼠抗体（HAMA）反应。HAMA 反应在接受者中引起超敏反应（如过敏反应和血清病），导致抗体被快速清除或有效性降低。为了克服这些问题，成熟的技术可以将鼠抗体转化为类似人抗体的结构，同时保留它们的结合特性。阿昔单抗被称为抗血小板膜糖蛋白Ⅱb/Ⅲa（GPⅡb/Ⅲa）Fab 嵌合抗体，在 1994 年被美国 FDA 批准用于治疗血小板聚集。虽然嵌合抗体在一定程度上解决了 HAMA 反应，但其 V 区仍为鼠源性，存在诱导 HAMA 反应的可能性，需要进一步优化。另一个新进展是利用 CDR 移植技术产生人源化抗体。达利珠单抗（daclizumab）是一种抗 IL－2 受体抗体，是美国 FDA 于 1997 年批准用于预防移植排斥反应的第一个人源化单克隆抗体。为了继续降低人源化单克隆抗体的免疫原性，Gregory Winter 于 1990 年开发了一项用于产生完全人源化单克隆抗体的重要技术。该技术是在噬菌体展示技术的基础上，将不同的外源基因插入噬菌体载体。随着噬菌体的增殖，外来蛋白将展示在噬菌体表面，形成噬菌体文库。阿达木单抗（修美乐）是一种抗肿瘤坏死因子－α（TNF－α）的全人源化单克隆抗体，于2002年被美国FDA批准用于治疗癌症和自身免疫性疾病。从转基因小鼠制备全人源化单克隆抗体代表了另一种用于生成全人源化单克隆抗体的技术。帕尼单抗是一种抗表皮生长因子受体（EGFR）全人源化单克隆抗体。纳武单抗（nivolumab）靶向程序性细胞死亡蛋白1（PD－1），这是一种全人源化IgG4单克隆抗体，也是通过转基因人源化小鼠产生抗体平台产生的。

截至2022年7月底，共有123种单克隆抗体获批上市。从2021年起，全球范围内有65种新的单克隆抗体获得批准。其中PD－1是这些已获批的新单克隆抗体中开发最多的靶点。

派姆单抗（pembrolizumab）是一种人源化抗PD－1单克隆抗体，于2014年被美国FDA批准用于治疗晚期实体瘤，如非小细胞肺癌（NSCLC）、早期三阴性乳腺癌（TNBC）和恶性胸膜疾病。纳武单抗作为一种抗PD－1单克隆抗体，也于2014年获得美国FDA的批准，被批准用于治疗复发或转移性头颈部鳞状细胞癌、晚期肾细胞癌和非鳞状非小细胞肺癌。许多随机临床试验表明，接受纳武单抗联合派姆单抗治疗的NSCLC患者的总生存期长于接受多西紫杉醇治疗的患者。Ustekinumab（Stelara）是一种人源化单克隆抗体，可与IL－12和IL－23共有的p40亚基结合，后者是克罗恩病病理生理学中涉及的炎症细胞因子。它被批准用于克罗恩病和溃疡性结肠炎的诱导缓解和维持治疗。嵌合抗体，如利妥昔单抗是美国FDA批准用于治疗淋巴瘤患者的第一个单克隆抗体。Ublituximab，靶向CD20，是一种新型糖工程抗CD20单克隆抗体，在复发性慢性淋巴细胞白血病患者中具有单药活性。目前，Ublituximab正在接受美国FDA审查，用于治疗多发性硬化症、复发缓解型多发性硬化症、淋巴瘤和弥漫性大B细胞淋巴瘤（DLBCL）。Obexelimab是一种嵌合单克隆抗体，可靶向CD19分子并同时结合Fcγ受体IIb（FcγRIIb），FcγRIIb是唯一一种在B细胞表面表达的抑制性Fcγ受体。Obexelimab用于治疗自身免疫性疾病系统性红斑狼疮，已用于治疗104名中度至重度系统性红斑狼疮患者的Ⅱ期临床试验。Naxitamab是一种人源化IgG1抗去唾液酸神经节苷脂（GD2）单克隆抗体，用于治疗神经母细胞瘤、骨肉瘤和其他GD2阳性癌症。它于2020年获得美国FDA加速批准作为治疗药物上市。Isatuximab是一种抗CD38单克隆抗体，用于治疗患有多发性骨髓瘤的成人。

第二节　抗体衍生物及抗体片段

近年来，抗体偶联药物和双特异性抗体作为新型抗体药物，是当前药物研发的热点，获批数量逐年增加。此外，Fab段、单链可变片段（scFv）、纳米抗体（VHH）等抗体片段也陆续获批上市或进入后期临床试验和研发阶段。

一、抗体偶联药物

抗体偶联药物（antibody-drug conjugate，ADC）由三个主要成分组成：单克隆抗体、细胞毒性有效载荷和适当的接头。单克隆抗体作为“导弹”，靶向具有抗原特异性表达的肿瘤细胞表面，然后通过受体介导的内吞作用，将具有细胞毒性的小分子药物释放到细胞内，杀死肿瘤细胞。抗体的“导弹”能力取决于两个因素：靶细胞表面抗原表达水平和结合靶抗原后抗体的内化程度。通常情况下，ADC 有效载荷可分为两大类：

（1）微管蛋白聚合抑制剂（美登木素生物碱和奥瑞他汀）。包括美登素 1（DM−1）、单甲基奥瑞他汀 E（monomethyl auristatin E，MMAE）和单甲基奥瑞他汀 F（monomethyl auristatin F，MMAF），其中以 MMAE 应用最为成熟。

（2）DNA 损伤剂（包括 Calicheamicin、SN−38、DXd 和 PBD）。DNA 拓扑异构酶抑制剂（以 DXd 为代表）是最有前途的。其他小分子有效载荷，如假单胞菌外毒素 A（PE38）和 RNA 聚合酶Ⅱ抑制剂（α−鹅膏菌素）也正在研究中。

思美曲妥珠单抗（trastusumab emtansine，T−DM1）是一种抗 HER2 ADC，包含微管蛋白聚合抑制剂 DM−1，是第一个用于实体瘤的 ADC。美国 FDA 于 2013 年批准其作为二线药物用于治疗 HER2 阳性转移性乳腺癌。Inotuzumab ozogamicin 包含人源化抗 CD22 IgG_4 抗体和 calicheamicin，2017 年也被美国 FDA 批准用于治疗复发或难治性 B 细胞前体急性淋巴细胞白血病。Polatuzumab vedotin（Polivy）是一种 ADC，可将单克隆抗 CD79−β 抗体与 MMAE 共价偶联。2019 年 6 月，美国 FDA 加速批准 polatuzumab vedotin 与苯达莫司汀加利妥昔单抗联合用于治疗成人复发/难治性弥漫性大 B 细胞淋巴瘤。

二、双特异性抗体

双特异性抗体（bispecific antibody，BsAb）是一种旨在识别两种不同的抗原或同一抗原的两个不同结合表位的抗体。BsAb 有多种类型，包括只有两个抗原结合片段的微小蛋白质和类似 IgG 的具有额外结构域的大分子。与传统单克隆抗体相比，双特异性抗体多了一个特异性抗原结合位点，因此特异性更高，靶向肿瘤细胞更精准，脱靶毒性更低。BsAb 具有连接细胞或蛋白质之间桥梁的特殊功能，可以募集更多的免疫细胞靶向肿瘤细胞或抑制疾病靶点的多重交联。BsAb 还可以结合细胞毒性有效载荷，作为 BsAb 药物结合物，以获得更好的治疗效果。

BsAb 有两种主要形式：IgG 形式（如 Catumaxomab）和非 IgG 形式（如 Blinatumomab）。BsAb IgG 形式保留了 Fc 段介导的功能，例如 ADCC、CDC 和

ADCP；还保留了 Fc 段的物理性质，提高了分子稳定性并延长了半衰期，并保持了血清稳定性。然而，BsAb 非 IgG 形式，如双特异性 T 细胞接合器（bispecific T－cell engager，BiTE），缺少整个 Fc 段。BiTE 由两个不同的单链可变片段（scFv）组成，通过小连接肽共价连接 CD3 和肿瘤相关抗原，体积小（大小约 55kDa），且灵活度高，可以避免 Fc 受体介导的相关毒性效应器功能，但半衰期较短。

早期的治疗性 BsAb 是 BiTE，T 细胞激活在 20 世纪 80 年代中期首次被确定。BiTE 抗体构建体能够同时将 TCR 复合物内的 CD3ζ 结合到细胞表面肿瘤相关抗原，以实现不依赖主要组织相容性复合体（MHC）的肿瘤相关抗原靶向特异性杀死肿瘤细胞。2014 年，Blinatumomab，一种靶向 CD3/CD19 的 BiTE，首次被批准用于治疗血液学完全缓解的 B 细胞急性淋巴细胞白血病患者。越来越多的 BsAbs 靶向免疫检查点分子或致癌信号通路和细胞因子，或肿瘤相关抗原已被批准使用治疗癌症或正在进行后期临床试验开发。Erfonrilimab（PD－L1/CTLA－4 BsAb）和 Cadonilimab（PD－1/CTLA－4 BsAb）均在中国处于后期临床试验阶段。在 KN046 试验中，Erfonrilimab 正在用于治疗转移性非小细胞肺癌和晚期胰腺导管腺癌；除此之外，它还被美国 FDA 指定为治疗胸腺上皮肿瘤的孤儿药。卡多尼利单抗治疗胃癌和胃食管结合部腺癌及宫颈癌的临床试验正在进行中，并已在中国获得快速通道同时被指定为孤儿药。Ivonescimab（PD－1/VEGF－A BsAb）也正在进行用于治疗 EGFR 抑制剂治疗失败的 EGFR 阳性的转移性非小细胞肺癌患者的Ⅲ期试验。Emicizumab－kxwh（Hemlibra）是一种具有 Fc 段的双特异性人源化抗凝血因子$Ⅸ_a$/Ⅹ单克隆抗体，其作用机制是模仿凝血因子Ⅷ的功能；与凝血因子Ⅸa 和Ⅹ结合后，促进因子Ⅹ降解为因子$Ⅹ_a$ 并释放因子$Ⅹ_a$，从而在 A 型血友病患者体内进行并完成凝血级联反应。

三、抗体片段及其类似物

除了全抗，研究人员还在药物开发过程中使用抗体片段，如 Fab 抗体、单链可变片段（scFv）抗体和单域抗体（single domain antibody）。此外，研究者根据抗原的结合和结构特征，还开发了不同的抗体类似物，如 Anticalin、Centyrin、设计的锚蛋白重复蛋白（DARPins）、Affibody 和 Knottin。

在驼科及鲨鱼科动物体内，存在一种天然缺失轻链的抗体，称为重链抗体。重链抗体包含一个重链可变区（VHH）和 CH2、CH3 恒定区，它的 VHH 形成一个独立的蛋白结构域，可以单独重组表达，且具有表达水平高、稳定性好的优点。这种 VHH 单域抗体分子量只有 15kDa，是传统抗体分子量的 1/10，因此又被称为纳米抗体。目前，VHH 是研发最热门的抗体片段，有已获批使用或进入临床试验的品种。康宁杰瑞公司开发的 Envafolimab（KN035）是通过将抗 PD－L1 纳米抗体与人 IgG1 抗体的 Fc 段融合而产生的。它在中国被批准用于治疗错配修复缺陷或既往治疗过的高微卫星不稳定性晚期实体瘤的成年患者。2022 年 2 月 28 日，美国 FDA 批准了 Ciltacabtagene autoleucel（CARVYKTI）用于治疗患有复发性或难治性多发性骨髓瘤的成年患者。此外，许多中外团队正在开发许多用于治疗和预防新型冠状病毒（SARS-CoV-2）的新型 VHH 吸入药物。

第三节 治疗性抗体的发现策略

基因工程抗体的发现是开发治疗性抗体的必经之路。自 1975 年以杂交瘤技术为基础的单克隆抗体发明以来，噬菌体展示、转基因动物、单 B 细胞、人工智能（AI）辅助设计等多种抗体制备方法相继出现（图 9-2），使用最广泛和成功的是杂交瘤技术。大部分获批的治疗性抗体都来源于小鼠杂交瘤。由于噬菌体展示、转基因动物和人类单 B 细胞克隆技术等抗体制备技术的扩展，理论上可以从任何生物体中筛选和选择针对任何靶标的治疗性抗体。人工智能和机器学习也有可能对抗体发现和制备产生变革性影响。

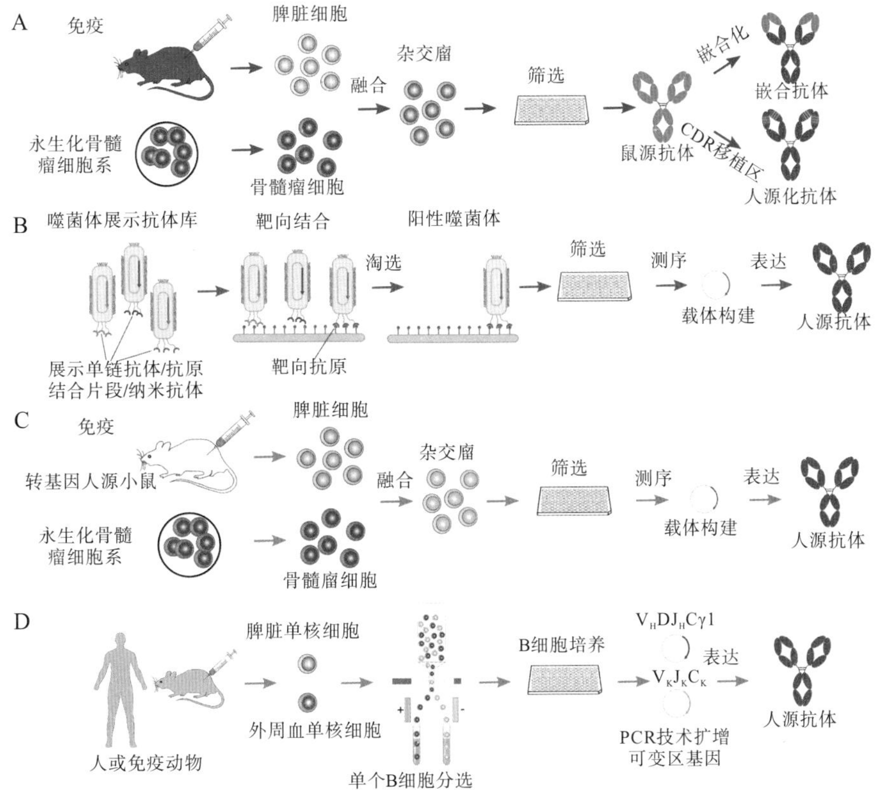

图 9-2 用于开发治疗性抗体的技术

一、杂交瘤技术

单克隆抗体由单个B细胞克隆产生，并与抗原的相同表位结合。Milstein和Köhler于1975年首次使用杂交瘤技术制备了单克隆抗体，此方法涉及以下几个步骤：①用适当佐剂乳化的特定抗原免疫小鼠，加强注射通常在2周后进行，然后当小鼠产生足够量的抗体时处死。免疫期间使用包括ELISA和流式细胞术在内的技术对外周血中抗体效价进行测定。小鼠被处死后，分离脾脏，然后用酶促或机械方法进行组织消化，从而释放B细胞。②B细胞和骨髓瘤细胞（像肿瘤细胞一样永生）进行融合。融合前，骨髓瘤细胞应与8－氮鸟嘌呤一起培养，使其对次黄嘌呤、氨基蝶呤和胸苷（HAT）培养基敏感。融合过程是通过聚乙二醇进行的，聚乙二醇可导致细胞膜融合。融合过后，会出现多种细胞，包括融合B细胞－骨髓瘤细胞、未融合B细胞、未融合骨髓瘤细胞、B细胞－B细胞融合细胞、骨髓瘤细胞－骨髓瘤细胞融合细胞。因此，应使用次黄嘌呤、氨基蝶呤和胸苷（HAT）培养基筛选B细胞－骨髓瘤融合细胞。该培养基的两种成分，次黄嘌呤和胸苷，是核苷补救合成途径的代谢物。因此，只有具有核苷补救合成所必需的酶（次黄嘌呤－鸟嘌呤－磷酸核糖基转移酶）的细胞才能在该培养基中存活。另一方面，未融合的B细胞寿命有限，因此无法正常生长。因此，只有被称为“杂交瘤”的B细胞－骨髓瘤融合细胞才能在培养基中生长。③通过ELISA、抗原微阵列测定、放射免疫测定或免疫斑点印迹等方法评估不同B细胞克隆分泌的抗体的抗原结合能力，最后选择稳定的克隆。融合的杂交瘤和产生的单克隆抗体可以储存在液氮中。

虽然杂交瘤技术可能非常适合治疗性抗体的开发，但是，使用该技术存在一些重要问题。一方面，杂交瘤技术需要6～8个月才能获得足够数量的单克隆抗体，因此其开发过程非常漫长。另一方面，由于抗体的鼠源性，它们可以在宿主中触发HAMA反应，从而在重复给药时加速单克隆抗体的清除和不良反应的发生。这个问题可通过开发工程抗体来解决，以产生嵌合抗体或人源化抗体。这些工程抗体是使用鼠的V区或CDR及人类的C区创建的，旨在降低HAMA反应并保持目标特异性。

然而，人源化抗体技术最大的缺点是缺乏通用的方法。每个分子的人源化都需要案例分析、分子建模、广泛的修改及反复试验。此外，由于鼠源序列的存在，使用人源化单克隆抗体并不能完全避免免疫排斥或过敏的风险。

二、噬菌体展示技术

噬菌体展示技术于1985年首次用于在病毒表面表达克隆的抗原。外来蛋白质，如抗体的基因，在与噬菌体的pⅢ外壳蛋白基因融合并展示在其表面时，保留了其正确折叠和与抗原结合的能力。该技术为临床使用的治疗性抗体的开发做出了巨大贡献，并且被视为抗体展示筛选开发的第一项技术。George Smith 教授和 Gregory Winter 教授因在“肽和抗体的噬菌体展示”技术方面的开创性工作，于 2018 年获得诺贝尔化学奖。

该方法涉及将编码特定抗体的基因序列整合到丝状噬菌体的 DNA 序列中，从而导致在噬菌体衣壳表面表达感兴趣的蛋白质。这些噬菌体文库可以从健康供体、携带特定疾病（如转移性癌或特定感染）或已用特定抗原免疫（创建免疫文库）的个体生成。M13 是一种丝状噬菌体，广泛用于噬菌体展示技术产生抗体和感染大肠埃希菌（*E. coli*）菌株。Fv 抗体、Fab 抗体、单链抗体等更小的重组抗体片段的发现对抗体噬菌体展示技术的进步起到了重要推动作用，与全抗相比，这些片段更倾向于在细菌中表达。可以使用载体将这些片段克隆到噬菌体中，然后使用噬菌体感染大肠埃希菌以生成包含大约 10^{10} 个噬菌体的文库。含有抗体片段的噬菌体从大肠埃希菌中分泌出来，可以分离这些噬菌体并测序。该技术能够在不使用动物的情况下快速、大规模地生产抗体，并且很容易筛选出多种多样的克隆抗体。然而，它也有一些缺点，如成本更高、技术难度更大。

由于采用人源抗体噬菌体展示等先进设计技术，全人源化抗体全部由人源化抗体基因编码，减少了鼠源抗体的异源蛋白含量。噬菌体展示技术是药物开发领域中一种非常重要的研究方法。目前，美国 FDA 已经批准了很多基于该技术的多肽和抗体药物用于治疗不同的疾病，包括免疫性血小板减少性紫癜、遗传性血管性水肿、葡萄膜炎和类风湿关节炎等。

三、转基因小鼠生产全人源化单克隆抗体

随着基因编辑技术的进步，利用人类抗体转基因小鼠产生人源化抗体不再是梦想。转基因动物使开发治疗性抗体成为可能。与其他技术相比，从转基因动物中产生抗体有以下几个优势，包括缺乏人源化、多样性增加、在体内基本上成熟抗体的能力，以及通过克隆选择优化抗体的能力。然而，由于人类 Ig 基因的规模很大，开发转基因小鼠抗体技术被证明具有挑战性。在转基因小鼠中大量表达人类变量（V）、多样性（D）和连接（J）片段也是必要的。为了克服这些困难，研究人员创建了全人抗体小鼠和嵌合人抗体小鼠，在转基因动物中表达人抗体库。

四、单 B 细胞克隆技术

流式细胞仪筛选技术发展后，可以通过 B 细胞表面标志物分选出抗原特异性 B 细胞，随后使用多色流式细胞仪与 B 细胞特异性标志物结合的磁性微珠，或基于单个 B

细胞的细胞表面标志物的荧光激活细胞分选，从人外周血单个核细胞（PBMC）中分离单B细胞。使用单细胞RT-PCR和表达载体克隆，开发了一个新的平台来生成人类B细胞重链和轻链的基因。在一些单B细胞中，多特异性达到前所未有的水平，表明免疫球蛋白基因重排和类别转换的调节不同于经典的“单细胞到单抗体”形成。在过去的二十年中出现了许多技术用于高分辨率评估B细胞和抗体的所有组成部分。一种称为单细胞RNA测序的突破性微流体系统已经被开发出来，它可以对来自单细胞的转录组数据进行编码。基本上，微流体涉及将细胞封装在油中的水滴中，并添加条形码凝胶珠，每个条形码凝胶珠在细胞裂解后捕获mRNA用于逆转录。准备文库并对所有液滴的cDNA进行测序。在测序后分析中，来自每个凝胶珠的转录物及其相应的VH-VL配对可以通过单独对每个凝胶珠进行条形码编码来重新统一。通过计算患者样本内部和之间的克隆多样性，可以进行下游分析以确定免疫反应的强度，以及量化体细胞超突变的速率和抗体序列中高变CDR3区域的长度，以确定亲和力成熟的程度。

与传统的杂交瘤技术不同，单B细胞具有很多优势，如流式分选阶段可以有效富集抗原特异性B细胞，减少细胞融合步骤导致的阳性细胞损失，还可以直接从人外周血中筛选出全人源化抗体，适合传染病研究。尤其是针对新型冠状病毒等病毒感染，可利用该技术从患者外周血中快速分离出全人源化抗体用于后续新药研发。目前批准的新型冠状病毒中和抗体均来源于单B细胞克隆技术。

五、人工智能辅助抗体发现

1972年，诺贝尔化学奖获得者克里斯蒂安·安芬森（Christian Anfinsen）在他的获奖感言中做出了以下著名假设：理论上，蛋白质的氨基酸序列应该完全决定其结构。在随后的几十年里，人们一直在探索从蛋白质的一级氨基酸序列计算和预测蛋白质三维结构的方法。随着结构生物学技术的飞速发展，越来越多的蛋白质三维结构被存储在蛋白质数据库（PDB）中；计算机技术和深度学习方法的飞速发展，让研究人员近年来终于在蛋白质结构预测领域取得突破。2021年11月17日，*Science*杂志公布了2021年度科学突破榜单，AlphaFold和RoseTTAFold这两项基于人工智能的蛋白质结构预测技术位居榜单前列。例如，使用AlphaFold从大约100000种已知的蛋白质序列和结构开始训练模型，然后得到一个训练有素的模型，可用于预测蛋白质的形状，在几分钟内大规模预测到原子精度。这项工作具有跨时代的意义，因为研究人员已经能够通过人工智能准确预测蛋白质的三维结构，甚至蛋白质之间的相互作用。这也为科学家探索利用人工智能技术设计特异性结合抗体、优化与抗原结合的抗体序列结构、筛选潜在的与抗原结合的最优抗体奠定了基础。

人工智能或深度学习在抗体开发中的应用主要包括以下三个方面。

（1）序列到结构的预测。对于抗体，准确预测CDR的结构，特别是抗体重链第三个决定互补区（CDR-H3），仍然是结构预测方面的主要挑战。最近已证明，使用基于深度学习的方法来预测抗体结构比经过训练以预测一般结构的方法（如其他模型的方法）更准确。例如，Jeffrey Ruffolo 等人开发了一种基于深度学习的方法，称为 DeepAb，可用于抗体的结构预测和优化。为了从网络预测中生成结构，DeepAb 使用基于 Rosetta 的协议和深度神经网络来预测残基之间的距离和方向。

（2）抗原-抗体对接、相互作用预测和亲和力成熟。例如，Constantin Schneider 等人最近开发了一种基于深度学习的基于软件结构的抗体深度学习（DLAB）。在没有已知抗体与感兴趣的抗原靶点结合的情况下，可以使用此方法预测与感兴趣的抗原靶点结合的抗体结构。Brennan Abanades 等人介绍了 ABlooper，它使用基于 CDR 循环结构的端到端等变深度学习为 CDR 循环结构的每个预测提供置信度估计。

（3）抗原表位的预测。Rahmad Akbar 等人报道称，他们通过分析大量现有的抗原-抗体相互作用，鉴定出一些抗原-抗体相互作用基序。这些基序将有利于进一步发展基于深度学习的抗体-抗原相互作用预测和表位预测。此外，抗体序列是使用生成式深度学习技术设计的，超出了预测应用程序。深度学习在抗体人源化方面也有应用，如 David Prihoda 开发的 BioPhi 软件，可用于抗体设计和人源化分析。

（仝爱平　唐梅　王曾）

思考题

1. 抗体药物的优缺点有哪些？
2. 单克隆抗体的应用领域有哪些？
3. 单克隆抗体开发方法有几种及各自的优缺点有哪些？

参考文献

[1] 周光炎. 免疫学原理［M］. 4 版. 北京：科学出版社，2018.
[2] Schwaber J. Hybridoma technology［J］. Science，1982，216（4548）：798.
[3] Irani V，Guy A J，Andrew D，et al. Molecular properties of human IgG subclasses and their implications for designing therapeutic monoclonal antibodies against infectious diseases［J］. Mol Immunol，2015，67（2）：171－182.
[4] Clackson T，Hoogenboom H R. Griffiths A D，et al. Making antibody fragments using phage display libraries［J］. Nature，1991，352（6336）：624－628.
[5] Brinkmann U，Kontermann R E. Bispecific antibodies［J］. Science，2021，372（6545）：916－917.
[6] Zolot R S，Basu S，Million R P. Antibody-drug conjugates［J］. Nat Rev. Drug Discov，2013，

12 (4): 259—260.

[7] Holliger P, Hudson P J. Engineered antibody fragments and the rise of single domains [J]. Nat Biotechnol, 2005, 23 (9): 1126—1136.

[8] Kaplon H, Chenoweth A, Crescioli S, et al. Antibodies to watch in 2022 [J]. MAbs, 2022, 14 (1): 2014296.

[9] Jakobovits A, Amado R G, Yang X, et al. From XenoMouse technology to panitumumab, the first fully human antibody product from transgenic mice [J]. Nat Biotechnol, 2007, 25 (10): 1134—1143.

[10] Jiang X P, Suzuki H, Hanai Y, et al. A novel strategy for generation of monoclonal antibodies from single B cells using RT—PCR technique and in vitro expression [J]. Biotechnol Prog, 2006, 22 (4): 979—988.

[11] Mason D M, Friedensohn S, Weber C R, et al. Optimization of therapeutic antibodies by predicting antigen specificity from antibody sequence via deep learning [J]. Nat Biomed Eng, 2021, 5 (6): 600—612.

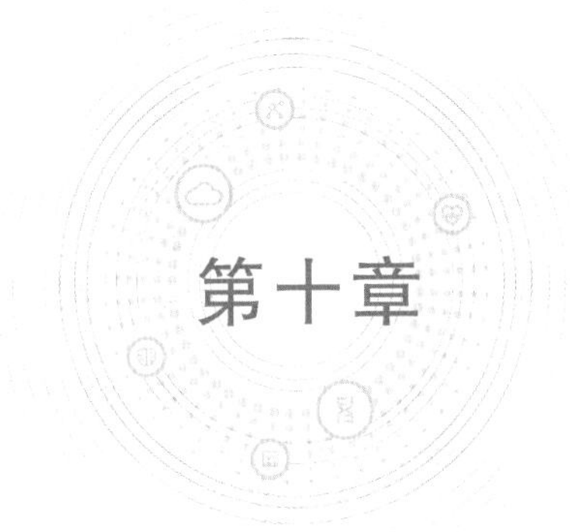

第十章 蒽环类化疗药物的耐药机制研究进展

化学疗法，简称化疗，主要指通过化学合成的药物来治疗疾病。在肿瘤领域，化疗也是目前治疗肿瘤的主要手段。化疗药物的出现最早可追溯到20世纪初，研究者通过构建小鼠可移植性肿瘤模型来筛选可以杀伤肿瘤细胞的化疗药物。20世纪60年代和70年代初，联合化疗的使用对治疗儿童急性白血病和晚期霍奇金病显示出较好的效果。随后，联合化疗被陆续作为乳腺癌术后的辅助治疗手段、转移性睾丸癌的治疗手段等。越来越多的临床研究数据表明化疗药物的应用可以有效提高恶性肿瘤患者的无病生存期和总体生存率。

目前，已有超过50种化疗药物，常用的主要包括阿霉素、紫杉醇、环磷酰胺、5－氟尿嘧啶等。这些药物经常以不同的剂量联合应用。其中阿霉素（doxorubicin，DOX）所属的蒽环类药物是一类临床常见的化疗药物。蒽环类药物具有一个共同的四环结构，其中醌、对苯二酚基团与（3S、4S、5S）－3－氨基－4，5－二羟基己醛（daunosamine）通过糖苷键连接。Daunosamine的存在解释了药物的亲水性。特定的蒽环类药物具有一些细微的化学变化，这些变化对它们的半衰期、与DNA结合的能力、可靶向的肿瘤类型和毒性都有深远的影响。第一批蒽环类药物是由一个意大利研究小组在1950年到1960年间发现的。最早的蒽环类药物柔红霉素（daunorubicin，DNR）是从一种链霉菌产生的红色素中分离出来的。虽然DNR对急性白血病患者的临床疗效在临床试验中迅速得到了证实，但因为它的高心脏毒性而被停止使用。DOX是通过对细菌进行遗传修饰而获得的。DNR和DOX的主要区别在于DOX的碳14上存在一个羟基。由于DOX对实体和非实体肿瘤的广泛作用，它在很大程度上取代了DNR用于抗肿瘤治疗。

在临床上，蒽环类药物被广泛应用于多种肿瘤的治疗，比如乳腺癌、肺癌和胃癌、白血病和淋巴瘤等。尽管其显示出较好的疗效，但仍然受到治疗耐药性的限制。目前已经报道的蒽环类药物耐药机制主要涉及以下几个方面：①药物摄取和外排的改变；②药物代谢的改变；③拓扑异构酶Ⅱ活性的改变；④DNA修复的改变；⑤抗氧化防御；⑥神经酰胺合成减少；⑦肿瘤细胞干性；⑧细胞死亡反应，凋亡、自噬；⑨肿瘤微环境，主要包括肿瘤间质细胞、免疫细胞及血管形成等。本章将对蒽环类药物的耐药机制研究进展进行逐一介绍。

一、药物摄取和外排的改变

蒽环类药物可以通过被动扩散和载体介导进入细胞。关于蒽环类药物耐药机制最早提出的观点主要与药物摄取相关，包括细胞膜上载体分子数量减少、载体转运速率降低、药物被动扩散速率降低、细胞外 pH 值等。药物的摄取还与细胞所处的细胞动力学阶段有关，处在平台期的细胞对药物的摄取弱于对数生长期的细胞，处在 S 期的细胞对蒽环类药物具有最大摄取量。细胞膜上相对分子量在 170000～190000Da 的糖蛋白的数量与 DNR 耐药相关。另外，细胞膜脂质成分的变化也会影响药物的摄入。在耐药细胞中，细胞膜的脂质域在结构上更有序，具有较低的磷脂酰胆碱/鞘磷脂比例。抗 DOX 的 MCF－7 乳腺癌细胞的鞘磷脂和胆固醇浓度比 DOX 敏感细胞高，细胞膜更坚固，渗透性更低。在蒽环类药物耐药的 Hs578 T 和 MCF－7 乳腺癌细胞及 T 细胞中均有细胞膜胆固醇水平升高，这是由于乙酰辅酶 A 生成增加，导致细胞膜流动性降低，并介导了癌细胞对 DOX 的耐药。MCF－7/ADR 乳腺癌耐药细胞细胞膜的修饰脂质成分不仅影响药物的被动扩散，而且影响内吞作用。另外，脂肪酸合成酶（FASN）也通过参与棕榈酸酯生物合成介导了 DOX 耐药。棕榈酸酯是脂类分子从头合成的重要前体，它通过调节药物的跨膜迁移来限制肿瘤细胞对 DOX 的跨膜吸收，这是 DOX 进入细胞的主要途径。此外，由于质子泵液泡型 ATP 酶和质子转运体活性的提高而引起的细胞质 pH 值的变化会影响脂质的堆积，减少 DOX 的横向运动。

细胞内药物的积累不仅取决于药物的摄取，还取决于药物的外排。许多的转运蛋白，其中最主要的包括 *MDR*1/*ABCB*1 编码的 P－gp（P－glycoprotein），*MRP*1/*ABCC*1 编码的 MRP1，以及 *BCRP*/*ABCG*2 编码的 BCRP 的上调和（或）扩增可导致外排泵的过表达，介导了包括蒽环类药物在内的多种细胞内底物的跨膜转运，进而导致多药耐药（multi-drug resistance，MDR）。肿瘤细胞中 P－gp 和 AKT 之间关系密切，通过抑制 AKT 降低 P－gp 的表达可以增加肿瘤细胞对化疗的敏感性。另外 P－gp 系统可以被耐药相关的 Ca^{2+} 连接蛋白 Sorcin 影响。编码 Sorcin 的 *SRI* 基因与 MDR 涉及的其他基因（包括 *ABCB*1 和 *ABCB*4）位于相同的扩增子中。Sorcin 过表达进一步激活 CREB 通路，增加 CREB1 与 P－gp 启动子的结合，进而促进 P－gp 的表达。此外，Sorcin 能够与几种化疗药物（包括蒽环类药物）发生高亲和力的结合，使其失活，并改变其细胞定位以应对治疗。抑制这种蛋白不仅可以下调 P－gp 表达减少药物外泵，还可以通过激活 Caspase3 和 Caspase12 来促进细胞凋亡。葡萄糖在 DOX 敏感性中也起到重要作用。将肿瘤细胞暴露在高糖培养条件下可使肿瘤细胞对 DOX 敏感。高糖培养通过提高活性氧水平，降低 P－gp 表达，从而介导 DOX 敏感性。但并非所有的 MDR 细胞系都过表达 P－gp。有些肿瘤细胞过表达 ABC 转运蛋白超家族的其他成员。有研究显示，MRP1、MRP2、MRP5 和 MRP6 在蒽环类耐药细胞中过表达。一些蒽环类耐药的肿瘤细胞在乳腺癌中有高表达的膜蛋白 P95，在急性髓系白血病（AML）和肺癌模型中有高表达的肺耐药相关蛋白（LRP），在淋巴母细胞样细胞系中有高表达的与抗原处理（TAP）相关的 ABC 转运蛋白，但是以上蛋白目前均未在临床试验中得到验证。

二、药物代谢的改变

药物代谢酶（drug-metabolizing euiyme，DME）活性的改变也是化疗耐药的重要标志。细胞色素 P450s（CYPs）中主要是 CYP3A4 和几种氧化还原酶负责 DOX 的Ⅰ期代谢，在细胞色素 P450 还原酶和还原型辅酶Ⅰ（NADH）脱氢酶存在的情况下，蒽环类药物通过氧化还原反应产生活性氧（ROS）。该反应将醌类的蒽环转化为半醌类自由基，导致 DNA 氧化损伤和膜脂过氧化损伤。DMEs 在乳腺癌（BC）细胞中的表达通过加速肿瘤细胞中抗肿瘤药物的降解和清除，显著影响药物反应并导致治疗耐药的发生。醛酮还原酶（aldo-keto reductases，AKRs）是 NAD（P）（H）依赖性氧化还原酶的超家族，主要存在于细胞质中，通常以单体形式存在，分子量为 37 kDa。AKRs 中的 AKR1A1、AKR1C2、AKR1B1 及 AKR1C3 被报道可以通过羰基还原使蒽环类药物失活。蒽环类药物的结构中还含有一个对醌，它可以经历一个电子和两个电子的氧化还原循环，导致 ROS 的产生和氧化应激。ROS 的产生又可以导致 *AKR* 基因的表达，进而消除蒽环类药物和副产物 4-HNE。

三、拓扑异构酶Ⅱ活性的改变

蒽环类药物可通过抑制拓扑异构酶Ⅱ（TOPO Ⅱ）来诱导细胞毒性。TOPO Ⅱ是一种通过在转录和复制过程中切断 DNA 双链来减少 DNA 超卷曲的酶。蒽环类药物能够阻断 TOPOⅡ的催化活性，稳定 DNA 断裂，从而有助于抑制 DNA 复制，最终引发细胞死亡。DNR 和 DOX 是有效的 TOPOⅡ抑制剂，它们能够与 TOPO Ⅱα 亚基结合阻断其催化活性，并稳定一个反应中间体，使被切断的 DNA 链与酶共价结合。因此，TOPO Ⅱα 亚基的突变和异常表达，抑制 TOPO Ⅱα 调节的凋亡信号及 TOPOⅡα 的胞质定位而非核定位，均能造成临床蒽环类药物耐药。然而，即使 TOPOⅡ的表达不变，转录后的修饰如磷酸化、SUMO 化及泛素化，都会影响 TOPOⅡα 和 TOPO Ⅱβ 的正常活性，从而影响蒽环类药物疗效。另外有一项研究表明，乳腺癌细胞内 Ca^{2+} 水平和 ROS 的高表达可以通过增加胞内 Ca^{2+} 端依赖半胱氨酸蛋白酶 m-calpains 的活性来降低 DOX 的疗效，该酶可以切割 TOPO Ⅱα 从而导致胞质内截断酶的积累。

在某些情况下，高表达 TOPOⅡ的患者对蒽环类药物的反应较差。这可能是通过激活替代的 DNA 双链断裂修复系统，如 Ku 信号通路，来补偿 TOPO Ⅱ抑制的结果。转录因子 DLX4 不仅刺激 Ku 信号通路，而且增加 TOPO Ⅱ的表达，已被建议作为识别高 TOPO Ⅱ低反应患者的标志物。这个结论仍然需要更多的临床数据来证实，但这一发现表明虽然 TOPO Ⅱ是 DOX 作用的主要靶点，仍然存在更多潜在的复杂的机制需要进一步去探索。

四、DNA 损伤修复的改变

与其他蒽环类药物一样，DOX 的主要毒性作用是插入 DNA 碱基形成共价加合物，抑制 DNA 和 RNA 聚合酶的活性，从而阻断 DNA 和 RNA 的合成，引发细胞凋亡。因此，DNA 损伤修复是造成蒽环类药物耐药的重要因素之一。DNA 修复途径主要包括同源重组（HR）、错配修复（MMR）、核苷酸切除修复（NER）、DNA 链交联修复（ICL）和非同源末端连接（NHEJ）。有研究者分别利用缺乏参与以上五种途径主要功能蛋白的细胞株进行研究，发现 NER 和 HR 是蒽环-DNA 加合物修复的重要机制。乳腺癌易感基因 1（*BRCA1*）突变导致 DNA 双链断裂（DSB）修复和交联的同源重组修复减少，最终导致基因组不稳定。错配修复缺陷与乳腺癌的微卫星不稳定性相关，这已被证明与肿瘤对拓扑异构酶毒性的耐药性特别相关。乳腺癌患者中 eIF3a 可能通过调节 LIG4 和 DNA 依赖的蛋白激酶催化亚单位（DNA-PKcs）的表达来影响细胞 DNA 双链断裂（DSB）修复活性和患者对蒽环类药物的应答。在胃肠道间质瘤（GIST）和软组织肉瘤（STS）中，抑制 AKT 信号导致 DOX 处理的肿瘤细胞中参与 DNA 双链断裂修复的重要蛋白 Rad51 重组酶的表达和残留的 Rad51/BRCA1 位点的数量显著减少，这是由于蛋白酶体降解增强导致 Rad51 的稳定性降低。由于同源性介导的 DNA 修复受损，DOX 治疗后 AKT 抑制的肿瘤细胞的活力显著下降。因此，STS 和 GIST 中 AKT 信号通路的过度激活可能成为增强 DNA 拓扑异构酶Ⅱ抑制剂诱导 DNA 双链断裂细胞毒作用的一个前瞻性分子靶点。DNA 损伤修复诱导基因 *SIRT6* 的表达也与 DOX 耐药密切相关，该过程可以被 PARPγ 抑制剂奥拉帕尼抑制。近年来，小核仁 RNA 的作用也引起了人们的关注。其中的 SNORD3A、SNORA13 和 SNORA28 通过调节参与 DNA 损伤感知（*GADD45A*）和 DNA 修复（*MYC*）的基因表达来诱导对 DOX 的耐药性。

抗 DOX 的 AML 细胞中新嘧啶合成增强，DNA 损伤修复增强，从而增强了对蒽环类药物的耐药性。dUTPase 能够防止尿嘧啶混入 DNA 中，siDUT 和 CV6-530 对 dUTPase 的抑制也使 MDA-MB-231 和 MDA-MB-468 细胞株对蒽环类药物更加敏感。耐药的三阴性乳腺癌细胞氨甲酰磷酸合酶 2（carbamoyl-phosphate synthase 2，CAD）的活性增强，这种多功能酶控制着新嘧啶生物合成的第一步，这一观察结果支持这种增强的核苷酸生物合成参与了耐药机制的观点。此外，二氢旋酸脱氢酶（DHODH）是该通路的限速酶，抑制其作用使耐药乳腺癌细胞对 DOX 引起的 DNA 损伤增敏，并在体内外有效抑制了耐药 AML 细胞的生长。

五、抗氧化防御

研究最多的蒽环类药物耐药作用机制之一涉及抗氧化防御，尤其是抗氧化肽。谷胱甘肽（GSH）直接参与ROS和其他氧化分子的减少，并通过谷胱甘肽－S－转移酶（GST）相关的机制参与细胞解毒。GST是一类催化GSH与异种底物结合的酶。特异性GST同工酶的表达与肿瘤的发生、耐药和预后有生物学上的相关性，GST多态性可以解释癌症易感性和临床表现。GSTA1－1等GST的表达与MRP1、MRP2的表达及抗肿瘤药物的耐药有关。多耐药相关蛋白（multi-resistance associated protein，MRP）是GSH、氧化型谷胱甘肽（GSSG）和GSH－缀合物的共转运蛋白，参与维持GSH/GSSG的稳态。因此，通过MPR的药物外排协同作用及GST的活性可以获得对蒽环类药物的耐药性。最近，Drozd等报道了*GSTM*1和*GSTA*1－3基因在耐药宫颈癌细胞中表达上调，提示GST Mu1、A1、A2和A3的活性与耐药有关。令人惊讶的是，在所有被测试的细胞中，MRP1的表达都没有增加，这表明GST活性的增加足以引起对蒽环类药物的耐药性。

戊糖磷酸途径（PPP）在葡萄糖－6－磷酸水平上进行糖酵解促进抗氧化剂NADPH的产生，与肿瘤对蒽环类药物的耐药性有关。在白血病细胞中，Ferretti等报道了MDR与PPP限速酶葡萄糖－6－磷酸脱氢酶（G6PD）表达增加和GSH水平升高之间的相关性。Polimeni M等比较了DOX耐药和敏感的结肠癌细胞株，发现DOX耐药的细胞株有更高的G6PD活性。蒽环类药物还可以增加靶细胞线粒体ROS（mtROS）的产生，这一机制不仅可解释心脏毒性，还可能涉及其对癌细胞的细胞毒性作用。在这种情况下，PPP提高NADPH的产生，直接参与了GSH还原酶（GSH reductase，GSR）将氧化后的GSSG再循环成GSH的过程。这一机制被认为是耐药HT29结肠癌细胞对DOX的抗氧化保护。

六、神经酰胺合成减少

蒽环类药物还可以诱导神经酰胺介导的细胞死亡。神经酰胺是神经酰胺合成酶和丝氨酸棕榈酰转移酶（SPT）使神经氨酸与脂肪酸共价偶联形成的鞘磷脂，DNR可以通过刺激神经酰胺生成伴随的鞘磷脂水解周期来触发细胞凋亡。DOX对癌细胞的治疗也可诱导新生神经酰胺的合成。从机制上讲，由于DOX的作用，内质网中积累的神经酰胺促使跨膜蛋白CREB3L1从内质网转移到高尔基体，然后在site－1和site－2蛋白酶的作用下裂开，从而释放其细胞质NH_2－terminal域。当CREB3L1蛋白片段被释放后，它可以作为一种转录因子进入细胞核，刺激依赖细胞周期蛋白的激酶抑制剂的转录，最终阻止细胞的增殖。当给予神经酰胺合成酶抑制剂伏马菌素 B1 或 SPT 抑制剂肌钙蛋白时，整个通路被阻断。有研究显示，通过激活葡萄糖神经酰胺合成酶（GCS）和鞘磷脂合酶（SMS）而降低的神经酰胺水平与白血病的耐药状态有关，可能与 Bcl－2 有关，而与 MDR－1 表达无关。鞘磷脂合酶 2（SMS2）介导的细胞内神经酰胺代谢调节外泌体的产生和释放，导致白血病细胞获得耐药性和细胞增殖增强。

七、肿瘤细胞干性

肿瘤干细胞（cancer stem cells，CSCs）是肿瘤组织中少数具有自我更新、启动、维持和分化能力的细胞，在肿瘤发生中起着非常关键的作用。在实体肿瘤中，CSCs 常以细胞表面标志物 $CD133^{+}/CD44^{+}/CD24^{-}$ 的表达，醛脱氢酶（aldehyde dehydrogenase，ALDH）活性增加为标志。由于 CSCs 具有自我更新的潜力及分化的能力，同时拥有较慢的细胞周期动力学、增强的 DNA 损伤修复机制、对细胞死亡机制的抵抗、MDR 外排泵的过表达、逃避免疫反应、更好的肿瘤微环境适应性和更强的细胞可塑性，因此被认为是与肿瘤耐药性相关的重要细胞。许多研究结果表明肿瘤细胞干性与蒽环类药物耐药存在直接相关性。耐 DOX 的非小细胞肺癌细胞表达与干细胞相关的标志物 CD133 和 Oct4，同时具有较高的 ALDH 和典型的 Wnt 活性。ALDH 酶介导了外源性和细胞内醛（如药物、乙醇和维生素）转化为危害较小的羧酸，从而可以抵御诱导 DNA 损伤、酶失活，甚至细胞死亡的化合物。滑膜肉瘤 SW982 细胞系中 $CD133^{+}$ 的细胞亚群也表现出了 DOX 耐药。前列腺癌细胞中高表达 CD44，以及干性相关蛋白 Gli1、ABCG2/BCRP，Bmi－1CSC 的 CSCs 表现出了对 DOX 耐药。与其他肿瘤细胞相比，CSCs 的一个独特特征是它们更能抵抗 DNA 损伤，并保持较低的 ROS 水平。CSCs 所尝试的氧化还原平衡调节有助于它们的生存，因此与其他肿瘤细胞相比，它们更容易耐药。研究结果表明，抗氧化基因的表达增加和强大的损伤修复功能可能是 CSCs 中 ROS 生成减少的重要原因。在接受 DOX 治疗时，乳腺癌 CSCs 中 NEIL2 的异常表达使 DNA 损伤抗性增强，并防止后续 ROS 的产生，从而导致 DOX 耐药。

八、细胞死亡反应

（一）凋亡

当 DOX 与 TOPO Ⅱ等 DNA 相关酶结合而导致 DNA 断裂修复失败时，或者当 DOX 与 DNA 形成嵌合物时，以及 DOX 作用引起大量自由基产生进而造成 DNA 损伤时，会触发凋亡通路。线粒体（固有途径）和细胞表面受体（Fas）（非固有途径）介导的细胞凋亡是导致细胞程序性死亡的两种主要途径。在固有途径中，BCL－2家族蛋白是关键，可分为两种主要类型：①促凋亡BCL－2蛋白家族，即BAX、BAK（与BCL－2的BH1－3结构域同源）和BID、BIM、BAD及PUMA（BH3结构域亚家族）；②抗凋亡BCL－2蛋白家族，BCL－2、BCL－XL和MCL－1通过形成异源二聚体阻断促凋亡分子的释放。因此，促凋亡BCL－2蛋白家族与抗凋亡BCL－2蛋白家族的相对浓度决定了细胞的存活或凋亡，并可能在某些情况下形成肿瘤耐药的基础。BCL－2、BAD蛋白等的表达可以受到PI3K/AKT/mTOR等信号通路的调节。在非固有途径中，促凋亡蛋白Fas/Apo－1的下调也可能是导致DOX耐药的原因。p53是常见的肿瘤抑制蛋白，可以调节细胞周期、DNA修复和肿瘤发生过程。当细胞受到刺激时，p53可以使细胞阻滞在G_1、G_2期，诱导细胞凋亡，从而起到抑癌作用。当DOX作用于肿瘤细胞时，可以通过p53依赖途径诱导肿瘤细胞凋亡。有研究显示，p53的特定突变（如p53蛋白锌结合域的点突变、缺失等）与对蒽环类药物耐药有关。另外，还有报道显示，DOX引起的细胞凋亡可以被佛波酯和EGF激活的丝氨酸/苏氨酸激酶途径、H－ras的组成性表达和抗氧化剂所阻断。蒽环类药物可以诱导神经酰胺介导的细胞凋亡，FASN过表达通过抑制SMase活性来抑制蒽环类引起的神经酰胺的产生。高FASN表达抑制SMase的确切机制是未知的，可能是由肿瘤坏死因子－α（TNF－α）和NF－κB途径介导的。作为SMase抑制的结果之一，FASN过表达被证明可以阻止由神经酰胺和Caspase 8介导的DOX诱导的MCF－7乳腺癌细胞凋亡。乙酰辅酶A酰基转移酶（ACAT1）siRNA介导的沉默进一步证实了脂肪酸代谢在药物反应中的重要性，该沉默可恢复DOX诱导的耐药细胞凋亡。除了ACAT1，脂肪酸代谢酶羟酰基辅酶A氢化酶（HADH）和enoyl－CoA水合酶短链1（ECHS1）在DOX耐药和敏感细胞（MES－SA子宫肉瘤细胞）的蛋白组学分析中也被发现过表达。

（二）自噬

自噬是一种保存良好的分解代谢降解过程，受损或过量的胞质细胞器被纳入双膜囊中，与溶酶体融合进行降解。自噬在肿瘤中有双重作用：它既可以导致肿瘤细胞死亡以保护细胞免受恶性转化，也可以通过回收受损的蛋白质和细胞器并提供营养物质来应对代谢压力，包括接受抗肿瘤治疗。一方面，一些研究表明自噬促进了DOX耐药性和细胞存活。例如，耐DOX的RPMI8226/DOX多发性骨髓瘤细胞与匹配的敏感细胞相比，自噬增加，凋亡减少。一项针对三阴性乳腺癌细胞的研究表明，DOX处理可诱导细胞保护性自噬，这是由于Src/STAT3通路的激活导致血红素氧合酶（HO1）表达增加，从而保护细胞不受DOX诱导的凋亡。另一方面，诱导自噬可以帮助克服DOX抗性。有研究报道在人乳头状甲状腺肿瘤和体外模型（TPC－1和8505－C细胞）中使用一种mTOR抑制剂和自噬激活剂RAD001进行治疗，增加了LC3－Ⅱ的表达和自噬小体的形成，从而增加了对DOX的细胞毒性反应。化疗敏感性在*Atg*5敲除后被消除可以支持自噬在DOX敏感性中的作用，Atg5表达缺陷导致了自噬缺陷的宫颈癌细胞和人T

细胞白血病细胞显示出 DOX 敏感性降低。

与 DOX 相比，目前关于自噬对表阿霉素（EPI）抵抗作用的信息更加一致。事实上，自噬增加不仅出现在 EPI 耐药的 MCF－7、MDA－MB－231 和 SKBR3 乳腺癌细胞中，也出现在 EPI 耐药的胃癌中。在乳腺癌细胞中，LC3－Ⅱ和 beclin 1（一种介导自噬小体形成的蛋白）水平与 EPI 耐药呈正相关。此外，利用 siRNAs 沉默 beclin 1、ATG5 或 ATG7 表达，或用羟基 Choroquine 抑制自噬，可使 EPI 耐药的 MDA－MB－231 和 MCF－7 细胞对 EPI 重新敏感，增强细胞凋亡。在机制研究中，Sun 等报道了自噬和 beclin 1 调节剂 1（Ambra1）在具有表面抗性的 MDA－MB－231 癌细胞中被诱导。该研究发现，沉默 Ambra1 可以在 EPI 处理的小鼠中消除对 EPI 具有耐药性的 MDA－MB－231 肿瘤异种移植物的生长，但未报道在没有同时进行 EPI 治疗的情况下沉默 Ambra1 的效果。总之，这些研究均表明，自噬是一个候选靶标，用以克服肿瘤细胞对 EPI 的耐药性。

九、肿瘤微环境

近年来，肿瘤微环境（tumor microenvironment，TME）也被认为与 DOX 耐药相关。肿瘤微环境主要包括免疫细胞（淋巴细胞、自然杀伤细胞和抗原提呈细胞）、基质细胞（包括肌成纤维细胞）和血管生成。

（一）免疫细胞

有研究显示，肿瘤淋巴细胞浸润可以预测新辅助化疗的疗效。其中，肿瘤内淋巴细胞的存在及淋巴细胞为主的乳腺癌的病理完全缓解（pCR）率分别为 31％和 41％。相反，在没有任何淋巴细胞浸润的肿瘤中，pCR 率仅为 2％。淋巴细胞浸润的肿瘤细胞对化疗更敏感可能基于以下几个原因：首先，在化疗疗效较好的患者中可以观察到化疗会消除调节性 T 细胞，这在难治性患者中并未观察到。因此考虑化疗会杀死“坏的”淋巴细胞，也就是调节性 T 细胞，有助于恢复抗肿瘤免疫。其次，淋巴细胞会使肿瘤细胞接触干扰素，而干扰素又会使肿瘤细胞对化疗变得敏感。在小鼠模型中，干扰素暴露于肿瘤细胞导致化疗增敏的观察结果支持了这一观点。再次，化疗将通过激活免疫系统发挥作用（免疫原性化疗）。在这种情况下，基线淋巴细胞的存在将是肿瘤细胞免疫吸引的替代品。这样的“原位”免疫细胞会被化疗激活。肿瘤相关巨噬细胞（tumor-associated macrophages，TAMs）是 TME 中最重要的组成部分之一，在调节肿瘤耐药中发挥关键作用。TAMs 通过高表达 GSTP1 与核因子－κB 激酶 β（IKKβ）相互作用激活 NF－κB，诱导 TAM 中 IL－6 的表达和释放。IL－6 通过 c－Jun 进一步上调 GSTP1，最终介导 MCF－7 细胞对 DOX 耐药。除此之外，在表达 PD－L1 的乳腺癌和前列腺癌细胞系中，PD－L1 的表达可导致 DOX 耐药，而阻断 PD－L1 可减少耐药的发生。另有研究发现，DOX 可诱导骨肉瘤组织和骨肉瘤细胞系中 PD－L1 的表达上调，且 DOX 预处理骨肉瘤细胞可抑制 $CD8^+$ T 淋巴细胞的增殖，并促进 $CD8^+$ T 淋巴细胞凋亡，表明 DOX 的使用会诱导免疫抑制，而 PD－L1 抑制剂可逆转该效应，上述研究结果为 PD－1/PD－L1 抑制剂与蒽环类药物联用提供了一定的理论依据（图 10－1）。

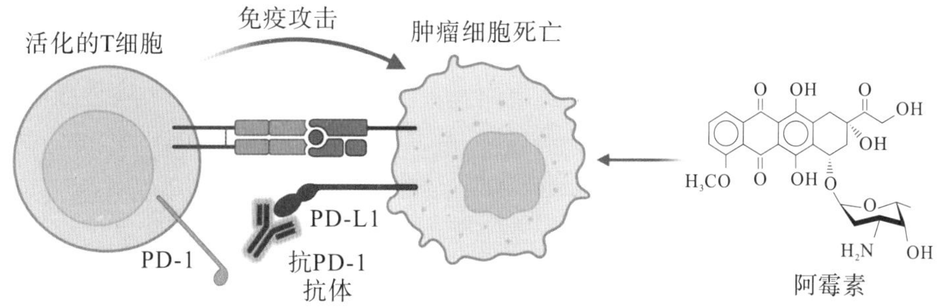

图 10－1 PD－L/PD－L1 **抑制剂与蒽环类药物联用杀伤肿瘤细胞模式图**

（二）基质细胞

肿瘤微环境中的基质细胞主要有内皮细胞等，这些细胞通过旁分泌信号或直接接触肿瘤细胞为其生存提供帮助。有研究发现，基质基因特征可以预测对新辅助化疗的耐药性。在这项研究中，研究者获得了一个基质特征，该特征由包含 50 个探针的集合基因组成。这种基质特征与蒽环类和紫杉类药物的治疗方案的耐药性有关。基质中的各种细胞因子已被证实可诱导耐药。肿瘤相关成纤维细胞通过释放Ⅰ型胶原介导对化疗的抗性，这种Ⅰ型胶原确实减少了肿瘤细胞对药物的吸收。越来越多的证据表明，急性髓系白血病干细胞（LSC）可以将骨髓腔重塑成白血病适宜的微环境，从而抑制正常的造血功能。LSC 与其微环境（包括黏附分子、趋化因子和细胞因子）之间的复杂相互作用有助于 LSC 存活、治疗抵抗和疾病复发。骨髓间充质基质细胞（MSC）与白血病细胞共培养的基因表达谱显示 NF－κB 信号通路上调，降低了白血病细胞对化疗的敏感性。NF－κB 信号通路的激活是由白血病细胞上的 VLA－4 与 MSC 上的 ICAM－1 相互作用引起的。骨髓间充质干细胞还分泌大量的 IL－6、IL－8 和 VEGF，这些都与化疗耐药性有关。骨膜蛋白（periostin，PN）是 TME 中的活性分子之一，通常由肿瘤相关成纤维细胞（CAF）分泌，可通过整合素受体激活肿瘤细胞。PN 已被报道通过增殖、侵袭/迁移、血管生成和化疗抵抗等多种机制促进肿瘤进展，其表达可能与原代 W1 卵巢癌细胞系对 DOX 和 MTX 耐药的发生有关。另外，基质本身可以抵抗细胞毒性药物，因此允许肿瘤细胞重新聚集。

（三）血管生成

肿瘤微环境中的血管生成可以为肿瘤细胞提供营养和氧气，并为肿瘤细胞进入循环系统提供途径。肿瘤血管在形态上与正常血管不同，为不完整和不规则的血管，具体表现为开窗、血流不规则、渗透性增加。有研究者利用鸡胚绒毛尿囊膜试验证实DOX耐药的MCF－7/ADR细胞的血管生成强度较对照MCF－7细胞明显降低。多年来，缺氧被认为是抵抗传统细胞毒素的一种机制。肿瘤新生血管中缺氧或异常摄氧均会导致缺氧，基于此原理，许多反映缺氧的生物标志物逐渐被发现，如碳酸酐酶（CA）Ⅸ。在接受辅助化疗的患者中，高水平的CAⅨ与更高的复发率相关。肿瘤组织间液压力升高会导致药物摄取减少，因此异常血管生成越多，肿瘤对化疗的耐药性就越大。最后许多化疗方案都可能诱导内皮祖细胞激增，进而介导内皮细胞肿瘤再聚集，这种现象是由基质细胞衍生因子1（SDF1）的释放介导的。

十、小结

尽管蒽环类药物在肿瘤治疗中十分有效，但仍然受到治疗耐药性的限制。目前已经报道的蒽环类药物耐药机制主要涉及以下几个方面。

（1）药物摄取和外排的改变：药物摄取的改变主要源于细胞膜脂质组成的变化。外排通常是由于编码P－gp的*MDR*1/*ABCB*1基因的上调和（或）扩增，导致外排泵的过表达，从而介导了包括蒽环类药物在内的多种细胞内底物的跨膜转运。

（2）药物代谢的改变：主要是一些药物代谢酶活性的改变，如醛酮还原酶可以通过羰基还原使蒽环类药物失活。

（3）拓扑异构酶Ⅱ活性的改变：拓扑异构酶Ⅱα亚基的突变或异常表达，拓扑异构酶Ⅱα亚基介导的凋亡信号通路的抑制，以及胞质而不是核定位的拓扑异构酶Ⅱα亚基均可以导致蒽环类耐药。

（4）DNA修复的改变：具有高效DNA损伤修复机制的肿瘤细胞可以克服蒽环类药物的基因组效应。

（5）抗氧化防御：谷胱甘肽是主要的抗氧化防御分子，直接导致ROS和其他氧化分子的减少。

（6）神经酰胺合成减少：蒽环类药物可以诱导神经酰胺介导的细胞死亡，因此神经酰胺合成减少会在一定程度上导致DOX耐药。

（7）肿瘤细胞干性：由于肿瘤干细胞具有一些特性，如增强的DNA损伤修复机制、MDR外排泵的过表达、逃避免疫反应等，因而被认为是与耐药性相关的重要细胞。

（8）细胞死亡反应：主要是促凋亡蛋白表达的下调，凋亡抑制蛋白表达的上调可抑制DOX引起的凋亡；另外DOX处理可诱导细胞保护性自噬。

（9）肿瘤微环境：主要包括免疫细胞、基质细胞及血管生成对DOX疗效的影响。

通过对蒽环类药物耐药机制的研究，可以为有效克服DOX耐药提供思路，让更多的肿瘤患者可以从以蒽环类药物为主的化疗方案中获益。

（申梦佳　叶丰）

思考题

1. 请简述导致蒽环类药物耐药最常见的几种机制。
2. 请列举几种蒽环类药物杀伤细胞的机制。
3. 肿瘤微环境中哪些成分被认为与蒽环类药物耐药相关？

参考文献

[1] Marinello J, Delcuratolo M, Capranico G. Anthracyclines as topoisomerase ii poisons: from early studies to new perspectives [J]. Int J Mol Sci, 2018, 19 (11): 3480.

[2] Meredith A M, Dass C R. Dass, Increasing role of the cancer chemotherapeutic doxorubicin in cellular metabolism [J]. J Pharm Pharmaco, 2016, 68 (6): 729－741.

[3] Pan Y Z, Wang X, Bai H, et al. Autophagy in drug resistance of the multiple myeloma cell line RPMI8226 to doxorubicin [J]. Genet Mol Res, 2015, 14 (2): 5621－5629.

[4] Edwardson D W, Narendrula R, Chewchuk S, et al. Role of drug metabolism in the cytotoxicity and clinical efficacy of anthracyclines [J]. Curr Drug Metab, 2015, 16 (6): 412－426.

[5] Yamagishi N, Nakao R, Kondo R, et al. Increased expression of sorcin is associated with multidrug resistance in leukemia cells via up-regulation of MDR1 expression through cAMP response element-binding protein [J]. Biochem Biophys Res Commun, 2014, 448 (4): 430－436.

[6] Castells M, Thibault B, Delord J P, et al. Implication of tumor microenvironment in chemoresistance: tumor-associated stromal cells protect tumor cells from cell death [J]. Int J Mol Sci, 2012, 13 (8): 9545－9571.

[7] Peetla C, Bhave R, Vijayaraghavalu S, et al. Drug resistance in breast cancer cells: biophysical characterization of and doxorubicin interactions with membrane lipids [J]. Mol Pharm, 2010, 7 (6): 2334－2348.

[8] Ladoire S, Arnould L, Apetoh L, et al. Pathologic complete response to neoadjuvant chemotherapy of breast carcinoma is associated with the disappearance of tumor-infiltrating foxp3＋ regulatory T cells [J]. Clin Cancer Res, 2008, 14 (8): 2413－2420.

[9] De Vita V T, Chu E. A history of cancer chemotherapy [J]. Cancer Res, 2008, 68 (21): 8643－8653.

[10] Lo H W, Ali-Osman F. Genetic polymorphism and function of glutathione S-transferases in tumor drug resistance [J]. Curr Opin Pharmacol, 2007, 7 (4): 367－374.

[11] Son B H, Ahn S H, Ko C D, et al. Significance of mismatch repair protein expression in the chemotherapeutic response of sporadic invasive ductal carcinoma of the breast [J]. Breast Journal, 2004, 10 (1): 20－26.

[12] Decaudin D, Geley S, Hirsch T, et al. Bcl-2 and Bcl-XL antagonize the mitochondrial dysfunction preceding nuclear apoptosis induced by chemotherapeutic agents [J]. Cancer Res, 1997, 57 (1): 62-67.

[13] Arcamone F, Animati F, Capranico G, et al. New developments in antitumor anthracyclines [J]. Pharmacol Ther, 1997, 76 (1-3): 117-124.

[14] McCurrach M E, Connor T M, Knudson C M, et al. Bax-deficiency promotes drug resistance and oncogenic transformation by attenuating p53-dependent apoptosis [J]. Proc Nal Acad Sci U S A, 1997, 94 (6): 2345-2349.

[15] Jaffrézou J P, Levade T, Bettaïeb A, et al. Daunorubicin-induced apoptosis: triggering of ceramide generation through sphingomyelin hydrolysis [J]. EMBO J, 1996, 15 (10): 2417-2424.

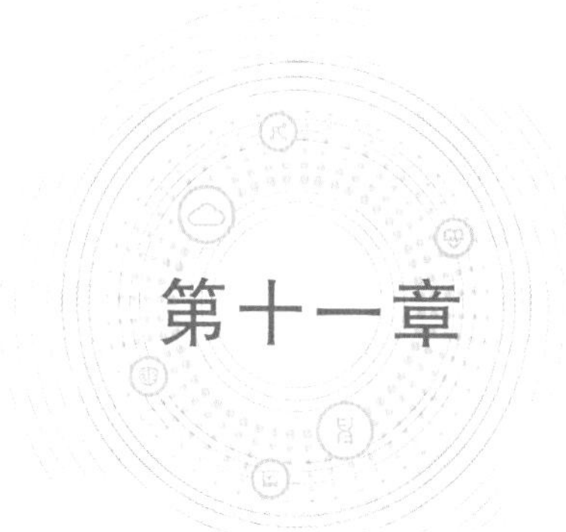

第十一章 质谱成像技术在分子病理学中的应用

一、质谱法

质谱法（mass spectrometry，MS）是指通过产生、分离及检测气相离子来分析化合物的一种专门技术，该方法通过在特定电场或磁场条件下测定带电离子的特征参数，分析该带电离子（母离子）及其碎裂后离子碎片（子离子）的质荷比（m/z）和对应的响应强度来对化合物进行定性和定量分析。质谱法本身是一种经典的分析化学技术，随着质谱设备性能的提升及更多的分析功能的开发，质谱法也越来越广泛地被应用到生命科学各个领域。近十几年来兴起的基于质谱法的生物组学技术（包括蛋白质组学、代谢组学等技术）在帮助人们了解各种生命过程、研究疾病发病机制、筛选发现可能改善疾病诊断和治疗的潜在生物标志物等方面发挥了重要的作用。

二、质谱系统

经典的质谱系统由进样系统、质谱仪和数据采集系统三部分组成。如图 11－1 所示，在质谱仪的前端是进样系统，常见有直接进样和色谱进样两种模式。质谱仪主要在特定电场或磁场条件下测定带电离子的特征参数，分析结果一般以带电离子在质谱仪中测出的质荷比及对应的响应强度来表示。质谱仪的主体结构由离子源、质量分析器、检测器，以及连接这些部分的各种离子传输通道构成。质量分析器、检测器及相关的离子传输通道都处在真空环境中。而离子源根据其类型不同，有些是在常压环境下工作，有些则是在真空环境下工作。

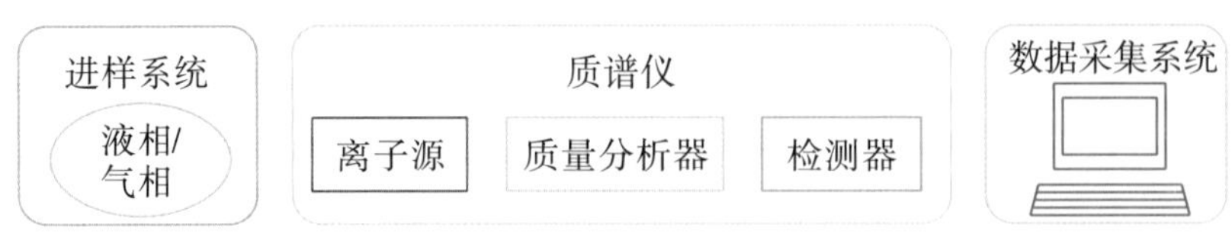

图 11－1　经典的质谱系统

样品首先通过进样系统进入质谱仪，各种分子在离子源处进行离子化，之后被引入质谱仪的真空系统，在电场作用下，经离子聚焦和传输系统进入质量分析器。质量分析器通过施加不同的电场和磁场作用使各种离子得以分离，最后将这些通过质量分析器的运动离子变成可检测的信号传输至数据采集系统进行采集记录。

（一）进样系统

常见的质谱进样方法包括直接进样和色谱进样两种。色谱法（chromatography）又可称为色层法或层析法，将从样本中提取到的化合物溶液注入色谱仪中，当化合物溶液流过色谱仪中的色谱柱时，由于样本中各种化合物的理化性质（如极性、疏水性、带电性和分子大小等）不同，可与色谱柱中的固定相填料产生不同强度的相互作用，导致各种化合物在色谱柱上的停留时间不同（图 11－2）。根据这个“时间差”，可将复杂样本中的各种化合物进行初步预分离，尽可能使每个时间点流出的组分简单化，这样对不同时间点流出的组分进行检测时可有效减少质谱仪的检测压力，同时改善不同分子在离子化时的相互抑制效应，增加物质种类的检出。

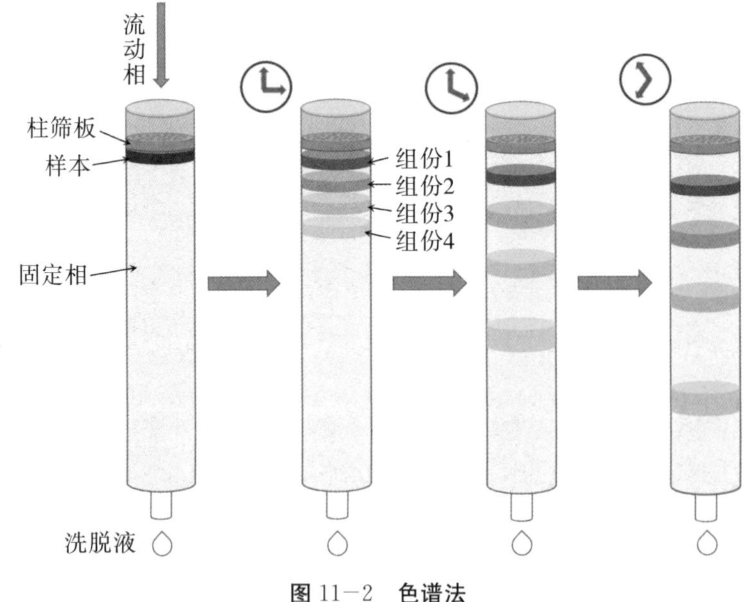

图 11－2　色谱法

（二）质谱仪

1. 离子源

离子源又称电离源，顾名思义主要是产生离子的设备，可通过多种机制使进入的化合物气化并带上电荷，形成具有不同质荷比的带电离子，经加速电场的作用，形成离子束进入后续的质量分析器中进行检测。可供质谱仪选用的离子源种类很多，如常见的用于气相质谱（GC-MS）的电子轰击电离源（electron ionization，EI）和用于液相质谱（LC-MS）的电喷雾电离源（electrospray ionization，ESI）、大气压化学电离源（atmospheric pressure chemical ionization，APCI）和基质辅助激光解吸电离源（matrix-assisted laser desorption ionization，MALDI）等。每种离子源都具有其独特的优势和应用场景，需要根据实际的检测需求来选择合适的离子源。下面就上述几种常见的有机物分析相关离子源逐一进行简单介绍。

（1）电子轰击电离源（EI）。EI 是最早、最经典的一种离子源，主要用于挥发性化合物的离子化。EI 源主要由电离室（离子盒）、灯丝、离子聚焦透镜和一对磁极组成（图 11-3）。其工作原理是灯丝发射出具备 70eV 能量的电子，经聚焦并在磁场作用下穿过电离室到达收集极。此时进入电离室的化合物分子在一定能量电子的作用下发生电离，离子被聚焦和加速成离子束进入质量分析器。

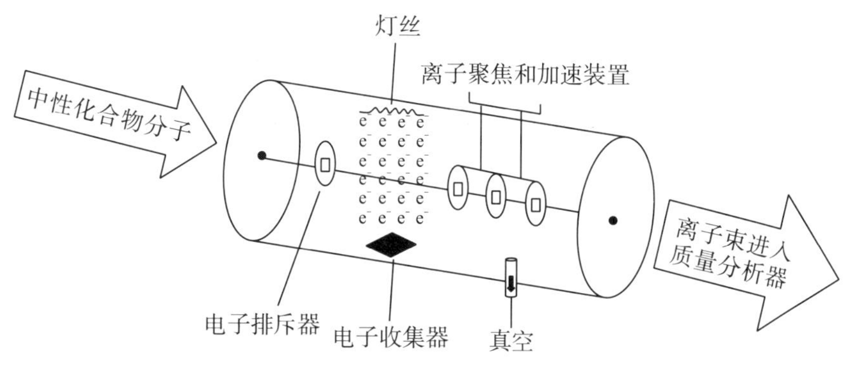

图 11-3 EI 结构示意图

EI 能分析多种气相分子，优点是比较稳定、谱图重现性好、离子化效率高，有丰富完整的碎片离子信息，检测灵敏度好。但是使用 EI 的样品必须能气化，不适于如蛋白质、多肽、核酸、脂质等难挥发、热不稳定的样品。有的化合物在 EI 方式下分子离子不稳定，易碎裂，得不到分子量信息，谱图复杂，解释有一定困难。同时 EI 方式只能检测正离子，不能检测负离子。尽管不一定能够提供分子质量信息，EI 仍然可以通过库搜索来确定已知化合物的特性，或者获得未知化合物的结构特征，是一种表现优异的可以用于结构解析的离子化手段。

总的来说，EI 是一种“硬电离”模式，而还有一类电离技术，它们并不直接破坏化合物分子，而是通过在中性分子上结合带电离子形成加合离子的方式使化合物离子化，这类电离技术叫“软电离”技术。真正使质谱技术广泛应用于生命科学领域的正是接下来介绍的一系列“软电离”技术。

(2) 电喷雾电离源（ESI）。目前，ESI 是质谱分析中应用最广泛的液体样品常压电离技术。ESI 的制备过程大致可分为液滴形成、去溶剂化和气相离子形成 3 个阶段。如图 11－4 所示，样品通过雾化器进入喷雾室，同时雾化气体（如 N_2）经围绕喷雾针的同轴套管进入喷雾室。利用雾化气体的强剪切应力及喷雾室上筛网电极与端板上的强电压（1～5 kV），将样品溶液拉出，并将其碎裂成带电的小液滴。随着小液滴的分散，在静电引力的作用下，被选择的带电液滴被载运并分散成带电荷的更微小液滴。在干燥器－氮气（N_2）的逆流作用下，液滴的直径随之变小，液滴表面电荷密度增加，当达到极限时，液滴发生库仑爆炸（Coulombic explosion）。随着液滴的不断爆炸，裸离子从液滴表面发射出来，转变为气体离子进入后续检测。

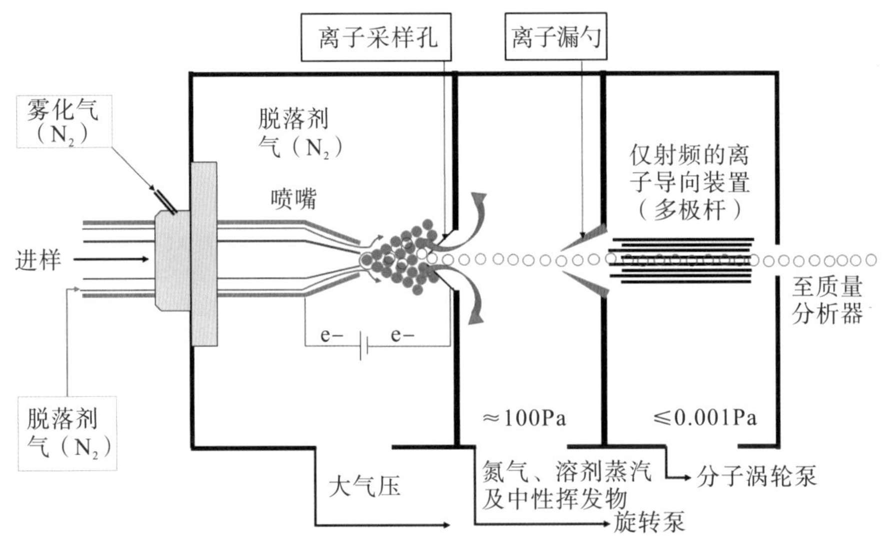

图 11－4　ESI 示意图

经过 ESI 的电离化，化合物可通过结合或失去氢离子（H^+），或者结合其他带电离子（如 Na^+、K^+、NH_4^+、$HCOO^-$、CH_3COO^- 等）形成带正电荷或负电荷的加合离子，通过质谱分析即可以获得加合离子的质荷比并计算出原化合物的分子量。同时，对于高分子量的分子，如多肽、核酸通常会带上多个电荷，从而可在较低的质荷化分析范围实现对这些物质准确分子量的确认。比如，分子量在 3000～4000 Da 范围内的多肽，如果带上了 6 个电荷，其质荷比就在 500～700 Da 范围内。

ESI 检测时间短，可提供正离子模式 ESI（+）和负离子模式 ESI（－）检测，适合于分析极性强的大分子有机化合物，如药物、肽、糖等。ESI 还可与各种色谱联用，用于复杂体系的分析。目前，基于液质联用的蛋白质组学和代谢组学分析通常都采用该方式进行电离。但是 ESI 要求待测化合物在溶液中必须能够形成离子，对于极性低、很难离子化的化合物的分析灵敏度差，同时流动相中缓冲盐的种类和浓度对灵敏度均有显著影响，因此流动相的选择非常重要，基质抑制现象也较为明显。

(3) 大气压化学电离源 (APCI)。APCI 是液相质谱中可以考虑用于替代 ESI 的另一种“软电离”技术。在硬件上，与 ESI 相比，APCI 有两个重要的变化：①APCI 入口装置被加热雾化器取代。②电晕放电针安装在加热雾化器和离子采样孔之间，离轴并垂直于进入的雾化溶剂流（图 11-5）。

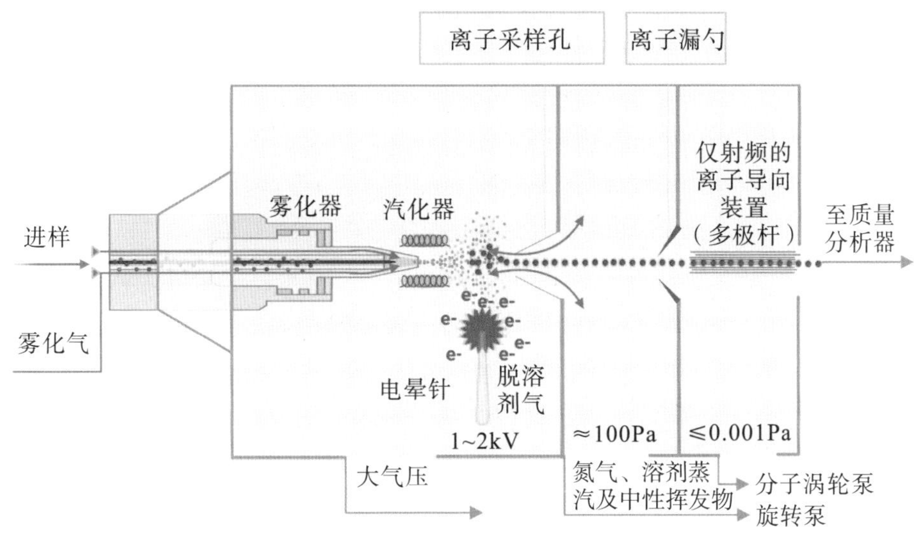

图 11-5 APCI 示意图

与溶剂蒸发和离子形成过程紧密耦合的 ESI 相比，在 APCI 中这两个过程是分开发生的，这使得 APCI 可以分析中等极性或低极性的化合物。有些化合物由于结构和极性方面的原因，用 ESI 不能产生足够强的离子，可以采用 APCI 方式增加离子产率，因此可以认为 APCI 是 ESI 的补充。APCI 主要产生的是单电荷离子，很少有碎片离子，主要是准分子离子，所以分析的化合物分子量一般小于 2000 Da。另外，APCI 要求样品要有一定的挥发性，能够进行气态离子化，而热不稳定的化合物不能使用这种方式进行测定。总的来说，APCI 受化学干扰的影响较小，电离效率较高。

(4) 基质辅助激光解吸电离源 (MALDI)。MALDI 作为非挥发性和高分子量化合物电离的解决方案而被开发，于 1988 年推出。在典型的 MALDI 实验中，样品化合物和适当基质溶液的混合物被沉积到金属靶（样品架）上（图 11-6）。干燥后，基质和化合物分子发生共结晶。基质有多种用途，它是化合物的机械支撑，也减少了分子间氢键作用力，从而导致化合物分离，同时它还充当激发源和化合物之间的能量转移剂。然后，真空下金属靶上的晶体被激光脉冲轰击，发射的光子能量与基质的最大吸收频率相匹配。可以假设发生两步电离过程，首先激光能量被基质分子吸收，然后通过质子化解吸和电离。在此消融步骤产生的热羽流中，基质离子和化合物分子之间的质子转移产生质子化化合物。MALDI 产生的离子趋于稳定并且很少或没有碎裂，因此质子化化合物是质谱的一个重要特征。

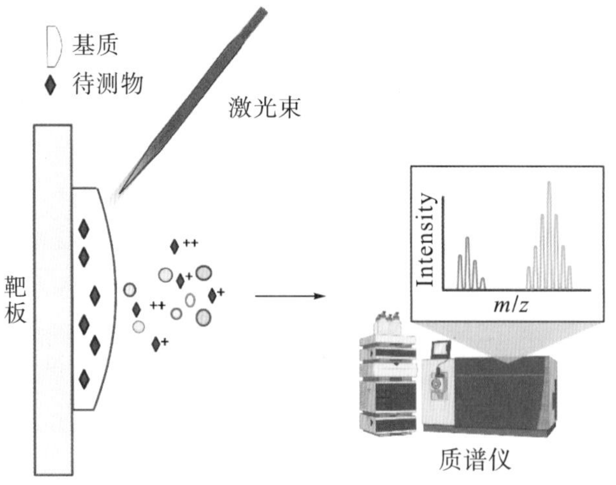

图 11-6 MALDI 实验中化合物蒸发和电离示意图

MALDI 是一种重要的生物大分子电离技术，其与 ESI 不同之处在于主要生成单电荷 $[M+H]^+$ 离子，以及较少量的双电荷 $[M+2H]^{2+}$ 和质子结合的二聚离子 $[2M+H]^+$。MALDI 在蛋白质、多肽、糖类、寡核苷酸和脂质等生物分子的分析方面发挥着重要作用，同时也可用于合成聚合物的分析。由于需要混合基质溶液进行样品制备，因此在低分子量化合物分析中常常出现较大的背景干扰。然而，近年来，新型适用于小分子量化合物分析的基质已经被开发出来，这使得 MALDI 技术在分析小分子量化合物（如代谢产物、药物和抗生素）方面得到了更广泛的应用。此外，MALDI 在成像质谱及细菌和微生物的鉴定中也扮演着重要角色，是质谱技术的两个新兴应用领域。

2. 质量分析器

当化合物被离子源电离成带电离子后，它们会被引入质谱仪内部，通过质量分析器和检测器进行检测，离子的质荷比和对应的响应强度等信息将成为后续定性、定量分析所必需的关键信息。

质量分析器是质谱仪的核心组成部分，其主要作用是按照带电离子的质荷比对其进行分离，最后通过检测器采集信号以获得带电离子的质荷比。各种质谱仪的最主要区别在于搭载的质量分析器不同。根据分离的原理不同，目前常用的质量分析器主要有四极杆分析器（quadrupole，Q）、飞行时间分析器（time of flight，TOF）、离子阱分析器（ion trap）和轨道阱分析器（orbitrap）等。

在介绍质量分析器之前，先明确以下几个常见评估指标：

• 准确度（accuracy）：指离子测量的准确性。一般用真实值和测量值之间的误差进行评价，单位为 ppm（part per million）。

• 分辨率（resolution）：指质谱仪区分两个质量相近的离子的能力。分辨率越高，准确度越高。

• 灵敏度（sensitivity）：指检测器对一定样品量的信号响应值，即最少样品量的检出程度。

这3个指标是判断质谱仪等级的关键参数，对物质检测准确度、检测种类及定量范围有较大影响。下面简单介绍4种常见的质量分析器。

（1）四级杆分析器（图11－7 A）。四极杆分析器由四根圆柱形金属棒组成，其中两根为正极，另外两根为负极。通过切换直流和交流电压，控制离子在四极杆内一边飞行，一边转圈。当扫描电压和频率一定时，只有特定质荷比的离子才会呈现稳定轨迹，进而传输到检测器中获得离子的信号，其他离子会因偏转角度过大而被四极杆拦截。实时改变直流和交流电压可将具有不同质荷比的离子一个接一个地传输到检测器中，从而获得对应离子的质荷比。四极杆分析器分辨率较低，准确度不高，但灵敏度高、稳定性好、可重复性高，适合分析较为简单的样品，与色谱串联后可以对复杂样本中的目标化合物进行靶向定量分析。

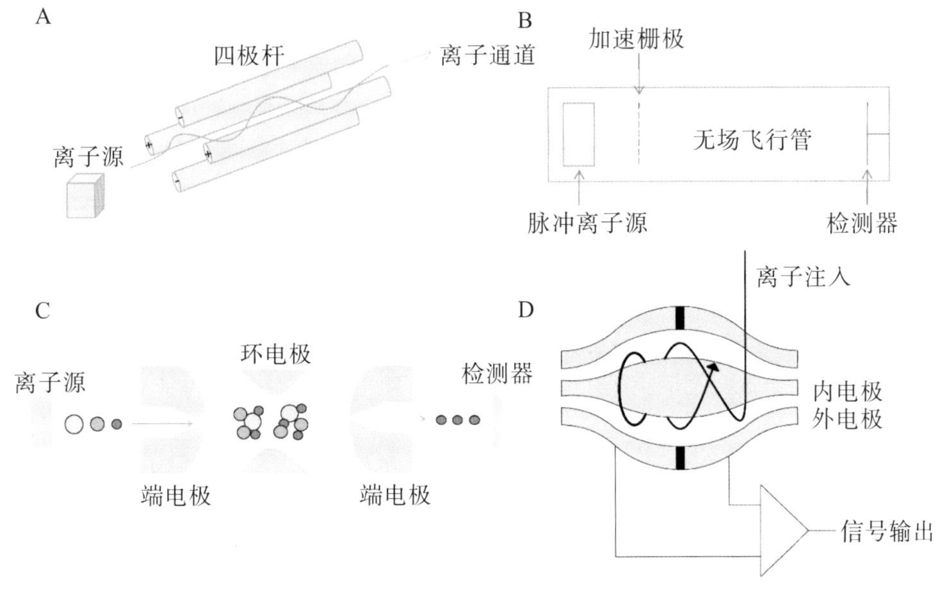

图11－7　质量分析器

（2）飞行时间分析器（图11－7 B）。飞行时间质谱仪由脉冲离子源、加速栅极、无场飞行管和检测器构成。当被加速后的离子通过无场飞行管到达检测器时，由于所有离子的初始动能相同，重的离子会飞行得慢一些，而轻的离子会飞行得更快。因此，不同质荷比的离子会以不同的时间到达检测器，可以根据到达时间来计算离子的质荷比。在常见的质谱仪中，飞行时间质谱仪具有最快的扫描速度和最宽的分子量检测范围，因此在生物大分子（如蛋白质）的分子量分析中具有重要作用。

（3）线性离子阱分析器（图11－7 C）。线性离子阱分析器横截面类似四极杆分析器，该分析器主要通过调节电流电压，选择符合一定质荷比条件的离子保持在离子阱中心运动，并可以将其弹射出来进行后续的碎片和质量分析。线性离子阱分析器同样具备特定离子的选择过滤功能，不过相较于四极杆分析器，线性离子阱分析器具有更大的离子容量和扫描速度，以及更高的灵敏度，离子质量检测范围也得到提升。

实际上，无论是四极杆分析器还是线性离子阱分析器，都是离子筛选装置，即筛选符合一定条件的离子进行检测，而并非真正测量离子的精确质荷比。因此，这两种质量分析器都属于低分辨率的质量分析器，只能提供粗略的分子量估计，精度通常只能达到道尔顿级别。

（4）轨道阱分析器（图 11−7 D）。轨道阱分析器是一种静电离子阱。在轨道阱中，运动的离子被静电场捕获，在静电力的作用下，离子受到朝向中心点的静电引力作用。由于离子进入轨道阱时具备初始速度和角度，产生离心力，在静电引力和离心力双重作用下，迫使离子以螺旋模式运动。通过傅立叶变换（Fourier transform）获得不同质量离子的振荡频率，从而可以精确计算离子的质荷比信息。相对于飞行时间质谱仪，轨道阱质谱仪虽然扫描速度稍慢且质荷比测定范围较窄，但是具有更高的分辨率和稳定性，在生物组学特别是蛋白质组学研究中显示出很好的解析性能。

相对于四极杆和离子阱分析器，飞行时间和轨道阱分析器是高分辨率质量分析器，能精确测定离子的质荷比，可分析化合物的分子量到毫道尔顿水平，为化合物的鉴定提供必要信息。而四极杆和离子阱分析器则属于低分辨率质量分析器，是一种离子筛选装置，只能精确到个位数的质荷比信息。

3. 串联质谱仪

串联质谱仪是将两个及以上的质量分析器连接起来使用的质谱仪。在实际应用中，为了利用不同质谱技术的优势或实现更多的分析模式，通常会使用多个质量分析器进行串联。同时，在质量分析器之间还加入了碰撞室（activation cell），可对离子进行碎裂。碎裂前的离子称为母离子或一级离子（MS1），而碎裂后的离子称为子离子或二级离子（MS2）。（图 11−8）

最常见的串联质谱仪包括三重四极杆质谱仪、四极杆串联飞行时间质谱仪、四极杆串联轨道阱质谱仪及四极杆串联离子阱质谱仪等。

相对于单质量分析器质谱仪来说，串联质谱仪具有以下优势：①可以同时实现对化合物准分子母离子和子离子的分析，大大提高质谱的定性能力。通过子离子信息，可以更准确地对化合物进行结构判断或同分异构体区分。②两个质量分析器相互协作，增强了质谱抗干扰的能力，提高了信噪比和检测灵敏度，提升了分析效率。③可以通过多种混合模式实现复杂采集功能，以便更好地解析复杂化合物。

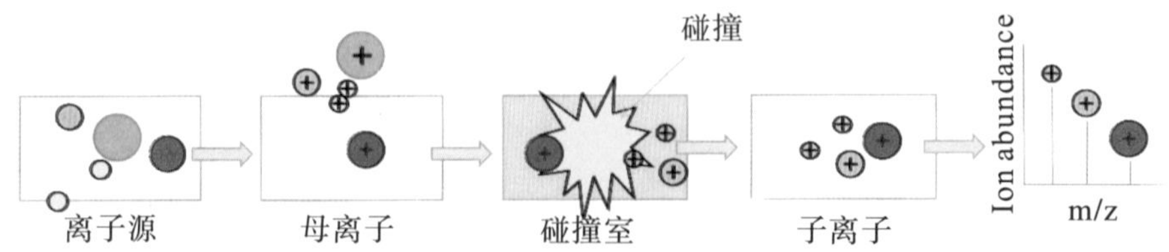

图 11−8　串联质谱仪示意图

三、生物组学与质谱技术

对生物体中一类或多类生命物质进行全面的定性定量研究的学科为生物组学，比如分析生物体全部基因的学科叫基因组学，全面分析基因转录产物（RNA）的学科叫转录组学，同时还有分析蛋白质的蛋白质组学及分析代谢物的代谢组学。利用这些组学技术并整合其他的生物学数据，全面研究整个生物体的生命活动本质规律，就形成了当今的系统生物学。

对每一类生命物质进行的组学研究都有其特殊的技术方法，但是从现今的主流的解决方案来看，基本分成了两大技术阵营，即基于高通量核酸测序技术的分析方法（基因组学和转录组学）和基于质谱技术的分析方法（蛋白质组学和代谢组学）。在这里，我们对基于质谱技术的蛋白质组学与代谢组学技术进行简要介绍。

蛋白质组学是一门研究、解释生物体中全部蛋白质的组成、结构、功能及其相互作用的学科。通过蛋白质组学分析技术可以全面了解蛋白质表达水平、翻译后修饰，甚至蛋白质相互作用等信息。蛋白质是基因功能的最终执行者，因此对蛋白质组学的分析将更加准确地反映细胞活动状态，从而确定生理病理过程的分子机制。经典的蛋白质组学分析技术是基于双向电泳分离结合质谱，但近年迅速被纳升液相色谱串联质谱分析技术取代。现今主流的蛋白质组学分析基本都是基于自下而上（bottom up）的略策，即先将样本蛋白质用酶降解成肽段混合物，然后使用液质联用技术对混合物中的各肽段进行定性定量分析，利用肽段与蛋白质的对应关系鉴定和定量各种蛋白质或者研究蛋白质的修饰情况。

新陈代谢是生命活动的重要组成部分。代谢物是分解代谢过程中细胞提供能量或者合成代谢过程中合成化合物以发挥特定的生化功能的所有物质，与细胞生化过程密切相关，提供了特定条件下基因与环境之间复杂相互作用的信息。生物的各种生理和病理过程都涉及一系列代谢过程的变化，由于代谢反应往往处于生物过程的最后一个环节，因此对生物代谢组学的研究能够反映出已经发生的生物学事实。虽然说生物代谢是个很宽泛的概念，各种生物大分子包括核酸与蛋白质的合成分解都属于代谢范畴，但是由于核酸和蛋白质都有专门的研究体系，因此现今的代谢组学主要针对分子量小于 1000Da 的代谢物进行分析研究（少数脂质分子可能大于 1000Da）。现阶段的代谢组学研究主要有磁共振和质谱两大流派，虽然这两种方法各有优点和缺点，但是由于质谱与色谱技术结合后显示出更高的灵敏度、更广的分析覆盖面，逐渐成了主流的分析手段。代谢组学主要反映生物体在外界刺激及基因调控下一系列代谢反应变化，结合其他的组学数据可以对细胞状态进行更全面的评估。目前，代谢组学在研究疾病发病机制、发现疾病早期诊断标志物、寻找预测药物疗效分子及发现新的治疗靶点等方面具有重要潜力。

四、原位质谱

从质谱技术被发明以来，科学家们利用质谱技术分析的样本范围不断扩大。传统的质谱分析往往需要进行预处理，如对待测样本（特别是生物样本）进行粉碎、匀浆、提取等，以纯化或富集待测化合物，并减少盐类和生物基质对质谱分析的干扰。但是样本预处理过程繁琐，对于体积过小或结构复杂的样本的提取也比较困难。此外，提取过程中也会丢失化合物在样本中的空间分布信息。

随着现代质谱技术的不断进步，质谱设备的分辨率和灵敏度不断提高，同时也催生了原位质谱技术的发展。原位质谱技术通过一些特殊的离子源装置，在待测样本表面直接电离化合物，无需额外的进样系统，从而快速分析待测化合物化学组成。这种“原位”电离主要是由一类特殊的离子源来实现的。常见的原位质谱离子源包括 MALDI、激光烧蚀电喷雾电离源（LAESI）、解吸电喷雾电离源（DESI）、实时直接分析电离源（DART）和液滴萃取表面分析电离源（LESA）等。

与传统经典的质谱分析方法相比，原位质谱技术具有许多天然的优势。最显著的是，与传统质谱分析相比，原位质谱技术更快速、更直接、更易于操作。原位电离方法对样本来说是无损或者是微损的，测试后的样本可以进行其他的实验分析。此外，通过特殊的机械装置，原位质谱的离子源系统可以对样本的指定区域进行精确的定位分析，保留了样本的空间信息，为后期质谱成像技术的发展奠定了基础。

然而，现阶段的原位质谱技术也存在较大的局限性。例如，由于难以实现与色谱联用，原位质谱提供的待测化合物的信息量相对较少，同时由于缺乏色谱系统，原位质谱难以区分样本中的同分异构体化合物；原位质谱在化合物定量方面也存在一定的缺陷，虽然通过添加内标的方法可以实现一定的目标化合物定量，但是灵敏度和稳定性都不太理想。此外，尽管样本可不进行预处理，但这也意味着质谱检测可能面临过于复杂的混合物，各化合物之间可能存在离子化抑制效应，导致一些本来就离子化困难的化合物检测灵敏度更低。这些问题都需要在将来进一步地解决和改善。

五、质谱成像技术

1997 年，理查德·卡普里奥利（Richard Caprioli）首次提出了质谱成像（mass spectrometry imaging，MSI）技术，这种技术可以在样本表面（如生物组织切片表面）捕获多种蛋白质或小分子代谢物基于空间分布的质谱信息，形成各种化合物在样本中的分布图，提供的信息量远远高于传统成像分析技术。

（一）质谱成像的原理

众所周知，平常我们看到的电子图片都是由许多像素点组成的，像素点的数量和分布密度决定着图像的清晰度。组成图像的每个像素点还需要携带两种信息：第一是该点的坐标，即在图像中的位置。第二是这个点的颜色或灰度。在 MSI 技术中，可移动的载物台使得样品在 x 轴和 y 轴上逐点移动，原位离子源（如 MALDI、DESI 等）对待测物表面进行质谱分析，并记录每个扫描点的坐标及各化合物的信号强度。在数据处理过程中，将每个化合物在各扫描点上的信号强度定义成不同的颜色或灰度，最后将它们按照坐标组合成一张图片，显示该化合物在待测物表面的分布情况，如图 11－9 所示。

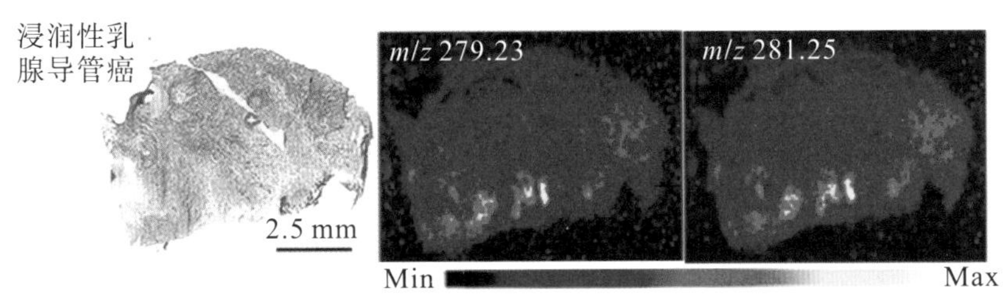

图 11－9　质谱成像结果示例

（二）常见的 MSI 技术

基于不同的电离原理，常用的 MSI 技术包括基质辅助激光解吸电离－质谱成像（MALDI－MSI）、二次离子质谱（SIMS）成像和解吸电喷雾电离－质谱成像（DESI－MSI）等。本小节对这些技术进行简单介绍。

1．基质辅助激光解吸电离－质谱成像

基质辅助激光解吸电离（MALDI）的基本原理在前面章节已有介绍。基质辅助激光解吸电离－质谱成像（MALDI－MSI）需要在待分析的样本上喷涂基质以辅助电离，可对分子量范围在 50～100000 Da 的化合物进行检测。该技术能够实现 5～200 μm（即 25～40000 像素/平方毫米）的有效空间分辨率，常用的分辨率为 50～100 μm。MALDI 可以兼容含低盐溶液、缓冲液及其他非挥发性成分的样本，能够开展包括多肽、蛋白质、蛋白质修饰、脂质、药物和代谢物的分析工作，这些特性使得 MALDI－MSI 技术发展迅速，被世界各地的科学家广泛应用于医学和基础生物学研究。

MALDI－MSI 存在以下三个局限性。第一，基质选择要求非常高。由于不同基质类型对化合物的电离效果不同，选择适合的基质比较耗时，需要一定的经验，有时需要多次尝试。第二，当分析大分子量化合物时，MALDI 主要产生单电荷离子，需要仪器具备高质量段的检测上限，因此市面上的 MALDI 通常与飞行时间质谱仪搭配使用。第三，由于 MALDI 基质在小分子量区域容易产生背景干扰，在分析小分子量代谢物时需要注意基质选择。

2. 二次离子质谱成像

二次离子质谱（secondary ion mass spectrometry，SIMS）是质谱成像领域的另一种主要技术，一般与飞行时间质谱仪搭配。该技术利用高能离子轰击样品表面，产生子离子并进行质谱分析，能提供亚微米至纳米级别的空间分辨率，从而揭示样本中化学成分和分子分布的高分辨率图像（图 11－10）。与传统的质谱成像技术相比，SIMS 成像技术不需要对样本进行处理或破坏，并且可以进行多次分析，提供更加详细的化学信息。另外，相比起其他主流质谱成像技术，SIMS－MSI 技术还可以进行多种元素分析，可用于分析样本的化学成分。在生物学研究中，SIMS－MSI 技术可提供亚细胞空间分辨率下细胞和组织的化学分布信息，被广泛应用于如细胞、组织和生物矿化物等生物体系研究。近年来，SIMS－MSI 技术在生物医学研究中的应用越来越广泛。例如，SIMS－MSI 技术被用于研究肿瘤的化学组成和生物标志物的分布，有助于深入了解肿瘤发展的机制和寻找新的治疗方法；同时，SIMS－MSI 技术也被用于研究神经系统中的分子分布和化学组成，揭示神经元和突触的结构和功能等。

当然，SIMS－MSI 技术仍然存在一些局限性。比如，尽管 SIMS－MSI 技术在空间分辨率方面有优势，但其空间分辨率受离子束的聚焦和扫描方式的限制，同时要求样本表面非常平整、无气泡、不含水分等，否则会影响成像结果；SIMS－MSI 技术需要样本能够承受高能离子束的轰击，因此对样本的大小、形状和稳定性都是有限制的；另外，SIMS－MSI 技术对于每个像素点的分析时间较长，通常需要几秒钟或几分钟，因此，它不适用于需要高速成像的应用场景。

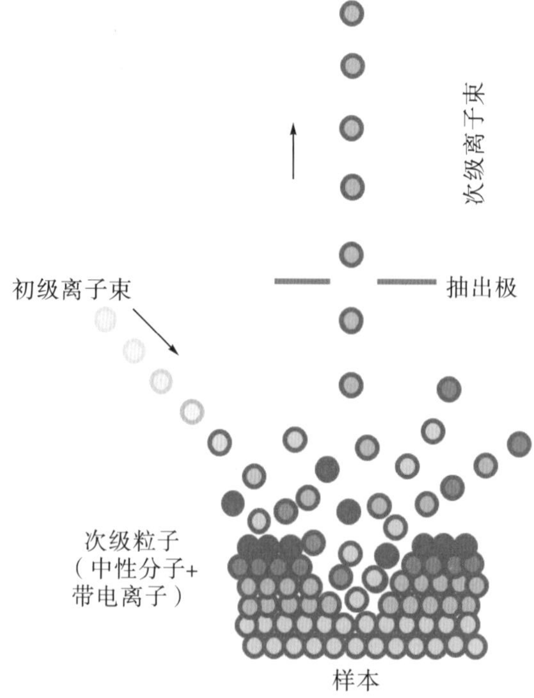

图 11－10　SIMS 成像离子源示意图

3. 解吸电喷雾电离—质谱成像

Takats 等报道了一种基于解吸电喷雾电离源（DESI）的新型质谱成像分析方法，用于固体表面的无损检测。在 DESI 分析过程中，样品的解吸和电离过程同时进行（图 11—11）。从 DESI 获得的质量信息与常规 ESI 非常相似，可以获得带有单电荷或多电荷的离子。

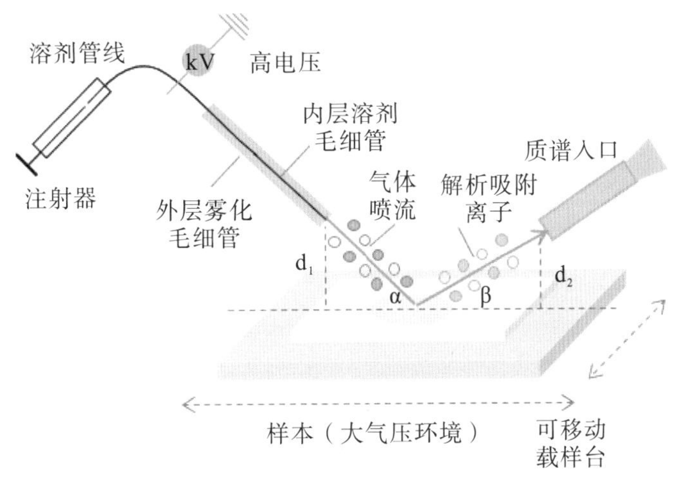

图 11—11　DESI 示意图

使用 DESI 可以轻松地获得高分辨率和高质量准确度的质谱成像结果，使 DESI—MSI 成为目前最全面的环境电离质谱成像方法之一。DESI—MSI 与其他电离方法不同，因为在 DESI—MSI 中，解吸和电离步骤之间没有明显的分离。DESI 将 ESI 和解吸技术结合起来，因此不需要添加基质，产生的背景干扰最少，是对小分子量化合物成像的理想选择。DESI—MSI 无需真空即可完成电离过程，因为 DESI 的开放式结构实现了在常压下进行质谱成像的直接分析，适用于更广泛的样品（固体、液体和冷冻样本）。DESI 具有原位、无损和高通量分析的特点，可以与各种类型的质谱仪兼容，从而极大地促进了质谱成像的发展。在 DESI—MSI 分析中，无需对样品进行预处理和基质喷涂，因此可以最大限度地保留样品的原始结构，有利于样品的再利用。

三种质谱成像技术特点见表 11—1。

表 11—1　三种质谱成像技术特点

	MALDI—MSI	SIMS 成像	DESI—MSI
横向分辨率	5～200 μm	10～100 μm	20～200 μm
适用样品特性	固体	固体	固体、液体
目标分子	蛋白质、肽、脂质和代谢物	蛋白质、肽、脂质、代谢物（糖等）、元素和聚合物（纤维素等）	主要是脂质和小代谢物

续表11-1

	MALDI-MSI	SIMS成像	DESI-MSI
样品制备	必须进行基质喷涂	少（如使用氧化锆、氮化硅等材料进行预处理可增强样品的二次离子信号）	极少（如可喷涂一些内标物帮助对特定化合物进行定量分析）
优点	（1）广泛分子的成像； （2）将样品掺入基质中可防止较大分子的碎裂	（1）空间分辨率高、灵敏度高； （2）丰富的分子信息，包括元素成分、放射性核素比例、分子结构等； （3）样本处理少	（1）无需样品制备； （2）样本碎片少； （3）电离前从样品表面提取分子
缺点	（1）基质沉积会导致样品扩散； （2）空间分辨率受基质和激光器直径的限制； （3）基质衍生离子干扰小分子量化合物的分析	（1）需真空环境； （2）分析时间较长	（1）设备调试难度较大； （2）对生物大分子量化合物的电离效果差

（三）质谱成像在分子病理学中的应用

随着分析技术的不断发展，现今疾病病理学诊断不再仅通过基本染色剂如苏木精和伊红（HE）对组织标本进行简单评估。随着人们对分子表型差异的不断研究，更多的肿瘤亚型也已经被揭示。此外，许多肿瘤药物的靶点也不能通过简单的染色剂检测，只能通过免疫学或分子生物学方法检测。因此，现代病理学已逐渐发展为分子病理学这一综合学科，结合了多种技术手段，包括免疫组织化学（IHC）、原位荧光杂交（FISH）、分子诊断（如基因测序）与经典组织形态学等。分子病理学旨在揭示组织和器官的潜在生物化学过程，同时提供关于疾病或毒素对器官功能影响的信息。对肿瘤而言，肿瘤组织与正常组织存在明显的异质性，同时根据肿瘤种类、进展水平、恶性程度等不同，肿瘤组织之间也存在异质性，这些异质性不仅体现为组织形态差异，也必然体现在分子水平上。因此，基于组织形态和分子水平异质性的分子病理学成为一个重要领域。质谱成像技术能够以空间分辨的方式测量不同类型分子的相对丰度，与经典的特异性染色和显微镜形态学分析结合，在肿瘤分子病理学领域具有良好的应用前景。

1. 质谱成像在肿瘤诊断、分类和分级中的应用

准确分辨肿瘤的类型和等级是制订临床治疗决策和判断预后的关键。通常，高级别肿瘤比低级别肿瘤更可能快速生长和扩散。肿瘤细胞的分子组成反映了其组织学细胞类型，细胞生长、成熟和分化状态。因此，分子组成成分分析可以为疾病诊断提供有价值的信息，在癌症早期阶段识别肿瘤的分子标志物在临床癌症研究中具有很高的价值。基于对大量生物物质进行分析的能力，质谱成像技术已被应用于多种肿瘤的识别和分级研究。

例如，在鉴别不同的肿瘤亚型和肿瘤分级方面，Mao 等人使用一种与 DESI－MSI 类似的气流辅助电离质谱成像（AFAI－MSI）技术成功地区分了乳腺浸润性导管癌（IDC）和乳腺导管原位癌（DCIS），并筛选出了一系列潜在标志物，如磷脂酰胆碱（PC）、磷脂酰乙醇胺（PE）、鞘磷脂（SM）和游离脂肪酸（FFA），能够有效表征肿瘤亚型和肿瘤分级。他们还通过建立算法模型验证了分类效果，与组织病理学诊断的一致性分别达到了 100％和 78.6％。此外，Clark 等人使用 MALDI－MSI 技术，将磷脂酰甘油和鞘磷脂作为分类器，成功地识别了两种组织病理学表现极为相似的脑肿瘤类型：髓母细胞瘤（MB）和松果体母细胞瘤（PB）。这些研究实例说明，MSI 技术可以提供精确的肿瘤分子特征信息，有助于生物标志物的发现和鉴定，对于疾病精确诊断和制订新的治疗策略具有重要意义，显示出了很好的临床应用前景。

2. 质谱成像用于疾病机制研究

肿瘤的发病机制主要涉及原癌基因和抑癌基因的表达或结构功能异常，这些异常基因常常被作为肿瘤的分子标志物进行研究，对于阐明肿瘤的生长、增殖和转移机制至关重要。

例如，缺氧已被认为是肿瘤对放疗或化疗耐受的驱动因素，了解其生物化学过程对优化肿瘤的治疗策略、提高治疗效果非常重要。通过对来自 MDA－MB－231－HRE－tdTomato 乳腺肿瘤异种移植物的质谱成像数据进行三维重建，可以分析缺氧区域与脂质和蛋白质的三维空间关系。该研究确定了在多种途径中活跃的缺氧调节蛋白，涉及功能包括葡萄糖代谢、肌动蛋白细胞骨架调节、蛋白质折叠、翻译/核糖体、剪接体、PI3K－Akt 信号通路、血红蛋白伴侣、内质网蛋白加工、活性氧解毒，aurora B 信号/凋亡执行阶段、RAS 信号通路、FAS 信号通路/细胞凋亡中的半胱天冬酶级联及端粒应激诱导的衰老等。该研究发现，磷脂酰丝氨酸（14∶0/22∶6）（荷质比 818.4）、缺氧上调蛋白（HYOU1）（胰酶降解肽段荷质比 1047.4）、L－乳酸脱氢酶 A（LDHA）（胰酶降解肽段荷质比 1071.5）与 tdTomato 蛋白（胰酶降解肽段荷质比 2225.0）在缺氧区域共定位，这在二维和三维图像中都很明显。此外，该研究还确定了缺氧区域和各种脂质种类的共定位，如 PC（16∶0/18∶0）、PC（16∶0/18∶1）、PC（16∶0/18∶2）、PC（16∶1/18∶4）、PC（18∶0/18∶1）和 PC（18∶1/18∶1）等。这些研究结果揭示了缺氧肿瘤区域的生物分子组成，这可能是特定肿瘤对放疗或化疗耐受的原因。

另外，Gharpure 等人利用 DESI－MSI 技术探索了脂肪酸结合蛋白 4（FABP4）在肿瘤细胞转移过程中的作用，并发现 FABP4 可以显著增加肿瘤细胞的转移潜能，调节与转移相关的通路并影响细胞代谢。这些发现表明 FABP4 在侵袭性疾病中发挥重要功能，可能导致卵巢癌的预后不良。

虽然许多早期代谢组学研究确定了肿瘤组织和正常组织之间的代谢差异，但缺乏对这些差异的空间分子信息的理解。生物组织中分子的结构信息和空间分布与肿瘤起源、转移和分类的潜在分子机制密切相关。质谱成像技术和其他综合策略在破译肿瘤代谢重编程的分子基础方面可发挥重要作用，它们提供的信息可帮助人们深入了解肿瘤发生机制以及代谢扰动对组织功能的影响。

3. 手术切除指导和病理边缘描绘

传统的冰冻切片组织病理学检查是一种在手术期间提供组织病理学诊断的技术，包括快速冰冻、切割、染色和组织切片检查。另外，印记细胞学也可以用来对切下的活检组织表面进行固定和染色。不过，这两种技术都需要经验丰富的病理医生进行显微镜评估。使用传统方法进行组织学描绘的准确性可能存在问题，如胰腺癌手术切除边缘的描绘可能是可变的和主观的，高达20%～30%的胰腺癌患者会出现假阴性结果，通常会导致额外的手术干预。基于这个问题，Eberlin 等人应用 DESI－MSI 和 LASSO 回归分析对胰腺癌手术切除边缘进行术中评估，结果显示 DESI－MSI 与组织病理学检查的一致性超过 98%。相比常规分析，MSI 方法能够更准确地检测早期复发患者肿瘤边缘分子变化的能力，证明了使用 MSI 分析脂质生物标志物在临床肿瘤手术流程中的潜在作用。

由于具有电离环境要求低、分析快和样品制备简单的特点，大多数肿瘤边缘研究都是使用 DESI－MSI 进行的。不过，最近 Basu 等人提出了一种快速的 MALDI－MSI 方法，通过将组织切片沉积到基质预涂玻片上，并使用高速 RapiFlex 质谱仪和 10 kHz 激光进行分析，整个 MSI 分析流程缩短至不到 10 分钟，同时该方法还优化了对脂质生物标志物的成像质量。通过软件处理，获得的质谱图像可与邻近切片的 HE 染色图像拼合，由病理医生进行详细评估或通过人工智能技术协助诊断。这种快速 MSI 方法耗时少，完全符合冰冻切片组织病理学检查的时间限制，有望成为组织病理学的补充诊断方法。

4. 其他

肿瘤基质比率（TSR）携带预后信息，受富含基质的肿瘤影响的患者预后不良且复发的概率较高。DESI－MSI 可以用来确定肿瘤－间质比。Woolman 等对三个独立的人咽鳞癌细胞系（FaDu）的小鼠异种肿瘤切片进行 DESI－MSI、染色和数字病理学分析，发现荷质比 773.53 $[PG(36:2)-H]^-$、荷质比 835.53 $[PI(34:1)-H]^-$ 和荷质比 863.56 $[PI(36:1)-H]^-$ 可用于区分 FaDu 癌细胞与癌相关成纤维细胞（CAF）。这些生物标志物离子的丰度可用于确定 TSR 值，其误差范围与定量病理估计相近。另外，最近的研究表明，DESI－MSI 与机器学习相结合还可以用于区分不同的细胞类型。

因此，未来的质谱成像技术很可能成为一种独立的分子病理学工具，为快速的癌症评估提供替代方案，无需耗时的染色和显微镜检查，从而可能进一步节约人力资源。

六、展望

随着质谱成像技术的不断进步，质谱成像面临的很多技术挑战正在逐步被克服，如分析速度、灵敏度和空间分辨率的提高。这些改进使得质谱成像在生物组学和组织病理学研究中的应用范围越来越广泛。当然，质谱数据处理方法、成熟的数字诊断模型及人工智能算法也是推动质谱成像技术临床应用过程中需要进一步发展的重要领域。相信不久的将来，标准化在线质谱成像技术能够准确、快速地对肿瘤进行分型诊断，为后续的治疗提供更为全面的参考信息。

质谱成像为肿瘤组织的分子病理学提供了全新的表征方法。通过提供传统组织病理学方法所缺乏的详细分子信息，质谱成像可以发现新的生物标志物和治疗靶点，从而在诊断和治疗方面实现重大突破。可以预见，基于质谱成像原理的检测技术将逐渐成为评估疾病的重要工具，在临床病理实验室和手术室中发挥重要作用。

（龚萌　陈红）

思考题

1. 为什么使用基质辅助激光解吸电离源（MALDI）的时候常常需要与时间飞行类（TOF）质谱仪搭配使用？

2. 简述现阶段原位质谱技术的主要局限性。

3. 在进行病理切片质谱成像分析的时候，往往只能使用冰冻切片而不能直接使用石蜡包埋切片，请结合样本前处理过程及质谱分析特点，分析不能使用石蜡包埋切片样本的原因。

参考文献

[1] Tanaka K，Waki H，Ido Y，et al. Protein and polymer analyses up tom/z 100 000 by laser ionization time-of-flight mass spectrometry [J]. Rapid Commun Mass Spectrom，1988，2 (8)：151－153.

[2] Mann M，Talbo G. Developments in matrix-assisted laser desorption/ionization peptide mass spectrometry [J]. Curr Opin Biotechnol，1996 ，7 (1)：11－19.

[3] Karas M. Matrix-assisted laser desorption ionization MS：a progress report [J]. Biochem Soc Trans，1996，24 (3)：897－900.

[4] Angel P M，Caprioli R M. Matrix-assisted laser desorption ionization imaging mass spectrometry：in situ molecular mapping [J]. Biochemistry，2013，52 (22)：3818－3828.

[5] Clark A E，Kaleta E J，Arora A，et al. Matrix-assisted laser desorption ionization-time of flight mass spectrometry：a fundamental shift in the routine practice of clinical microbiology [J]. Clin Microbiol Rev，2013，26 (3)：547－603.

[6] Ucal Y，Durer Z A，Atak H，et al. Clinical applications of MALDI imaging technologies in cancer

and neurodegenerative diseases [J]. Biochim Biophys Acta Proteins Proteom, 2017, 1865 (7): 795—816.

[7] Nemes P, Vertes A. Laser ablation electrospray ionization for atmospheric pressure, in vivo, and imaging mass spectrometry [J]. Anal Chem, 2007, 79 (21): 8098—8106.

[8] Clendinen C S, Monge M E, Fernández F M. Ambient mass spectrometry in metabolomics [J]. Analyst, 2017, 142 (17): 3101—3117.

[9] Takáts Z, Wiseman JM, Gologan B, et al. Mass spectrometry sampling under ambient conditions with desorption electrospray ionization [J]. Science, 2004, 306 (5695): 471—473.

[10] Wiseman J M, Ifa D R, Song Q, et al. Tissue imaging at atmospheric pressure using desorption electrospray ionization (DESI) mass spectrometry [J]. Angew Chem Int Ed Engl, 2006, 45 (43): 7188—7192.

[11] Clark A R, Calligaris D, Regan M S, et al. Rapid discrimination of pediatric brain tumors by mass spectrometry imaging [J]. J Neurooncol, 2018, 140 (2): 269—279.

[12] Mao X, He J, Li T, et al. Application of imaging mass spectrometry for the molecular diagnosis of human breast tumors [J]. Sci Rep, 2016: 621043.

[13] Jiang L, Chughtai K, Purvine S O, et al. MALDI-mass spectrometric imaging revealing hypoxia—driven lipids and proteins in a breast tumor model [J]. Anal Chem, 2015, 87 (12): 5947—5956.

[14] Gharpure K M, Pradeep S, Sans M, et al. FABP4 as a key determinant of metastatic potential of ovarian cancer [J]. Nat Commun, 2018, 9 (1): 2923.

[15] Eberlin L S, Margulis K, Planell—Mendez I, et al. Pancreatic cancer surgical resection margins: molecular assessment by mass spectrometry imaging [J]. PLoS Med, 2016, 13 (8): e1002108.

[16] Basu S S, Regan M S, Randall E C, et al. Rapid MALDI mass spectrometry imaging for surgical pathology [J]. NPJ Precis Oncol, 2019, 3: 17.

[17] Woolman M, Tata A, Dara D, et al. Rapid determination of the tumour stroma ratio in squamous cell carcinomas with desorption electrospray ionization mass spectrometry (DESI—MS): a proof—of—concept demonstration [J]. Analyst, 2017, 142 (17): 3250—3260.

[18] Yan X, Zhao X, Zhou Z, et al. Cell-type-specific metabolic profiling achieved by combining desorption electrospray ionization mass spectrometry imaging and immunofluorescence staining [J]. Anal Chem, 2020, 92 (19): 13281—12289.

[19] Lockyer NP. Secondary ion mass spectrometry imaging of biological cells and tissues [J]. Methods Mol Biol, 2014, 1117: 707—732.

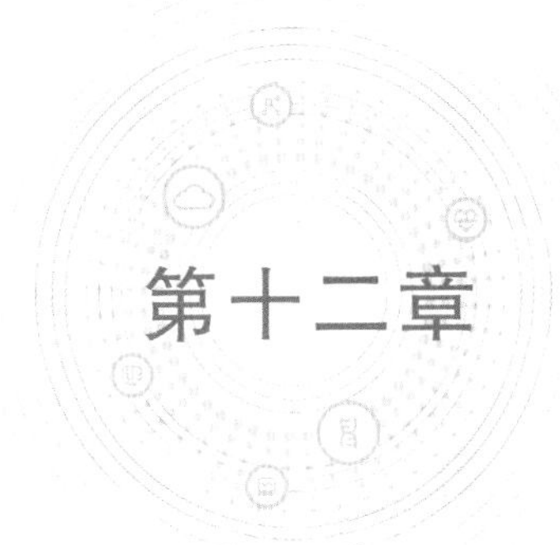

第十二章 肿瘤类器官的研究、应用及展望

第一节 类器官：培养皿里的微小“器官”

体外细胞培养在组织发育、疾病研究、再生医学和基础研究等领域扮演着不可或缺的角色。尽管传统的二维（two－dimensional，2D）平面培养被广泛地应用，然而 2D 模型缺乏复杂的组织结构，无法反映体内的真实情况。随着干细胞培养和细胞外基质（extracellular matrix，ECM）技术的研究与发展，有望在体外培养具有器官结构和功能的微小三维（three－dimensional，3D）组织，即类器官（organoid）。类器官的尺寸大小从微米到毫米不等，在体外能高度模拟体内器官组织的结构和功能，并能够表现出细胞与细胞及细胞与基质之间的相互作用，理想状态下，类器官与体内器官组织具有相似的病理生理学特征。近年研究表明，类器官作为一种 3D 体外模型，在模拟器官发育和疾病模型、肿瘤研究与药物开发、再生医学和精准治疗等领域具有巨大的应用前景。同时，类器官与器官芯片、材料科学和微流控等多学科的交叉发展，有望在体外培养更接近体内生理特性的生物工程化的类器官模型，提高类器官模型的稳定性、再现性与可控性，最终实现临床转化的应用。

一、类器官的发展历史

在过去的几十年里，由于研究者们在发育与干细胞领域的大量研究工作，人们了解了如何在分子水平上控制干细胞和祖细胞的行为，如细胞的自我更新和细胞的定向分化。与此同时，再生医学领域的研究表明，一些器官可以通过相关干细胞进行修复，这些干细胞分化成一种或多种相应的成熟细胞。这些进展表明，人类有望通过干细胞在体外重建器官。事实上，在过去的十多年中，研究者们已逐渐使用类器官模型进行组织与器官的研究。类器官的起源可以追溯到 20 世纪 60 年代，研究者从正在发育的小鸡肾中分离细胞，在体外进行培养，形成细胞聚集体。这一过程几乎重现了肾的发育过程，表明细胞具有自我重组和分离的能力。20 世纪 70 年代，Howard Green 和他的同事的研究表明，原代人角质形成细胞和 3T3 成纤维细胞共培养可以形成类似于人表皮的分层鳞状上皮细胞聚集体，基底层的细胞具有细胞增殖特性，上层细胞发生角质化。然而，这种细胞培养方式和传统的细胞培养都是在 2D 水平上进行的，无法在体外重现复杂的体内 3D 微环境，妨碍了从 3D 水平探究细胞行为学。

随着对 ECM 成分与生物学功能认识的深入和细胞悬浮培养方法的开发，3D 培养系统得以成功建立。3D 培养在类器官培养方面发挥着关键的作用。Mina Bissell 及其同事的研究发现，在富含层粘连蛋白的 3D 基质中，可以观察到乳腺来源的细胞的形态发生，这些细胞聚集体形成了具有上皮极化和定向分泌特定的小泡样结构。这种结构的产生源于细胞与基底膜的相互作用，可以被认为是类器官的首次成功培养。商品化基质胶（Matrigel）的出现与发展，为类器官培养提供了更接近体内的 ECM 微环境，它是一种小鼠肉瘤来源的胞外基质成分，主要由胶原蛋白、纤连蛋白、层粘连蛋白、硫酸肝素蛋白聚糖和多种生长因子、细胞因子和趋化因子组成，这些蛋白类似细胞外环境，为细胞提供结构支持和 ECM 信号。然而，Yoshiki Sasai 和 Hans Clevers 团队的开创性研究真正地开启了类器官领域的研究热潮。2009 年，Clevers 及其同事的研究表明，通过肠道的 $Lgr5^+$ 成体干细胞（adult stem cells，ASCs）可以形成肠道类器官，而 Sasai 及其同事利用多能干细胞（pluripotent stem cells，PSCs）在体外重现了大脑皮层组织和视杯的发生和发展。他们的工作证实了干细胞具有内在的能力，能够自组装形成类似于体内器官的 3D 结构，这形成了类器官生物学的基本概念之一。在这些开创性研究之后，科学家成功地使用不同细胞来源和不同物种的 ASCs 和 PSCs 建立了多种其他类型的类器官，如胃、肝、胰腺、肺、肾、脑和视网膜等。类器官的发展历史见图 12-1。

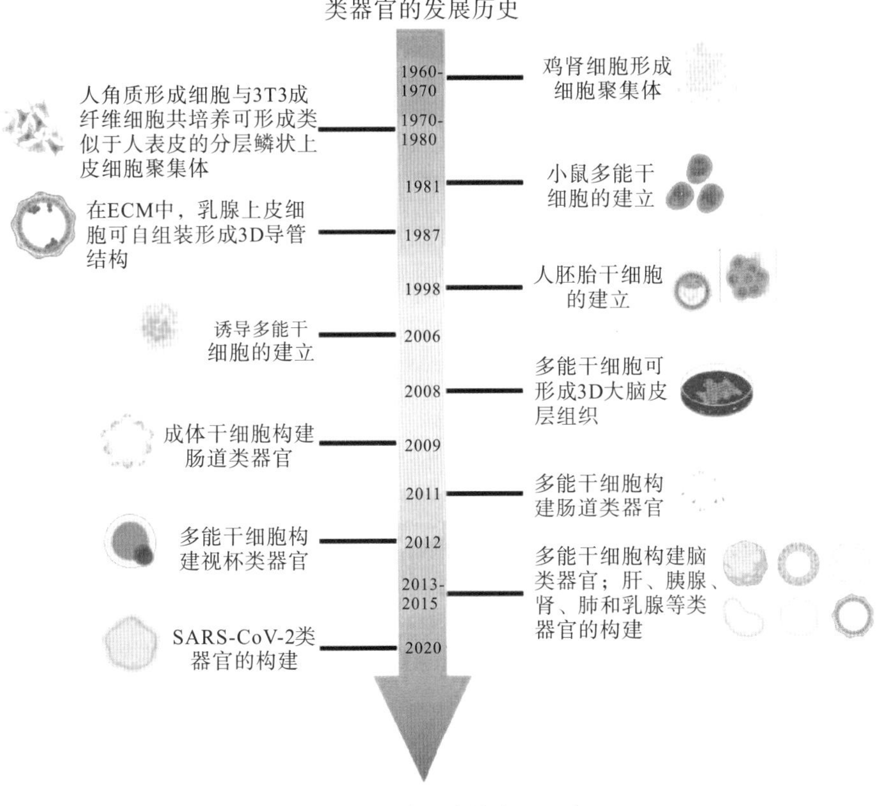

图 12－1 类器官的发展历史

二、类器官形成的三要素

在类器官形成的过程中，相对同质的细胞群体会发生自组装，形成具有组织结构的3D细胞聚集体。自组装过程被定义为，在微环境的信号刺激下，无序排列的细胞在3D层面自发地聚集组装，形成具有3D空间排列的结构。对这一过程的理解与研究主要来自发育生物学的发展。自组装过程可以被划分为自我分化模式和形态的空间重排。自我分化模式是指，在初始均一的培养体系中，由于培养体系的调控与局部细胞间的通讯，导致细胞自我进行分化。自我分化模式通常始于对称破裂事件的发生。研究者对这一事件提出了许多解释的机制，如反应扩散机制、调节网络的双稳定性和细胞的不对称分裂。这些机制依赖于正、负反馈调控和协同作用。形态的空间重排是分化的多种细胞在3D空间结构的重排组装，形成具有组织的结构。细胞排列是由不同类型细胞间的物理相互作用介导的，包括细胞与细胞间的黏附、皮层张力和收缩力及细胞运动性。空间重排是通过培养体系调控细胞形状的变化、细胞收缩、细胞运动和细胞的增殖完成的。类器官的成功培养依赖于以上过程，主要应考虑三个要素：微环境、内源性或外源性信号及起始细胞类型，这三要素最终决定着类器官的特征（图 12－2）。

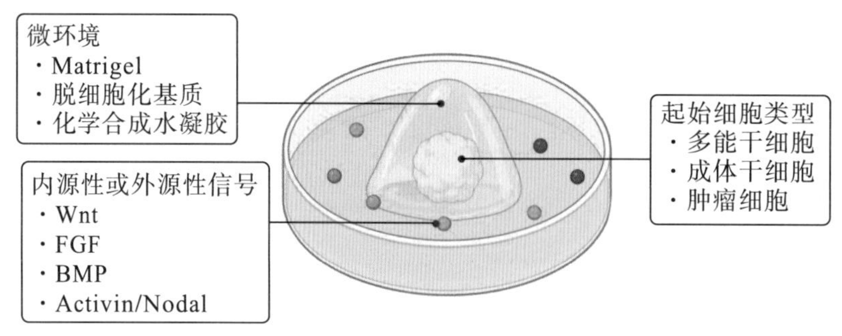

图 12-2　类器官形成的三要素

（一）微环境

培养的微环境提供具有机体特性的 ECM。ECM 由细胞外的生物大分子组成，提供 3D 微环境和生物化学信号支持细胞黏附和生长。富含 ECM 的水凝胶广泛地应用于类器官的支持培养。Matrigel 是从 Engelbreth－Holm－Swarm（EHS）小鼠肉瘤中提取的一种天然 ECM，是类器官培养中应用最广泛的培养基质。利用 Matrigel 模拟基底膜，成功培养出了肠道、肝、脑、胃和乳腺等多种类型的类器官。此外，脱细胞化来源的 ECM 水凝胶，如脱细胞化的肝和小肠基质，已被研究用于类器官的培养，以提供组织特异性的 ECM 微环境。同时，使用Ⅰ型胶原也成功培养出乳腺和肠道类器官。天然水凝胶具有模拟 ECM 的结构和微环境，富含胶原、生长因子和细胞因子等优点，为细胞提供了力学、生物物理学和生物化学等相关线索，有利于细胞的生长和分化。然而，天然水凝胶的成分复杂且多变，这使得难以用其进行大规模培养类器官和控制类器官的一致性和可重复性。此外，Matrigel 来源于 EHS 小鼠肉瘤，因此限制了类器官在再生医学和临床应用的发展。目前，化学合成的水凝胶已被用于肠道、大脑和肝类器官的培养。化学合成水凝胶在力学性能、均一性、一致性和再现性等方面具有良好的可控性，但是缺乏天然的 ECM 和生物信号分子，限制了其在类器官培养中的应用。Gjorevski 等报道，聚乙二醇（polyethylene glycol，PEG）水凝胶可以通过调节力学性能来模拟肠道微环境的物理和生物化学的特性，从而支持肠道类器官的培养。同时，利用胶原蛋白、纤连蛋白、层粘连蛋白和 RGD 肽修饰 PEG 水凝胶，可以改善其生物学功能。

（二）内源性或外源性信号

多数类器官的培养过程中，在特定的时间点，类器官的培养体系将为细胞提供特殊的信号，激活与发育相关的信号通路。同时，这些被激活的信号通路诱导细胞的自组装。这些信号分子可以分为细胞内源性及外源性信号分子。外源性信号分子可通过调整培养基成分及培养基质的方式进行补充。然而，一些类器官的形成几乎完全依赖于内源性信号。例如，利用小鼠 PSCs 培养视杯类器官，低剂量生长因子的无血清培养基足以支持神经上皮的形成，且可以有效地分化成神经视网膜和视网膜色素上皮细胞。且在后续的形态空间重排，也不需要提供额外的外源性信号分子。因此，当起始细胞已具备形成视杯所需信号分子时，细胞会自发地按照约定俗成的方向进行分化与发育。然而，值得注意的是，虽然视杯类器官的形成，不需要额外添加外源性的信号分子，但在培养过程中，使用的 Matrigel 可能提供少量的外源性信号。然而，在大多数类器官的培养过程中，由于内源性的信号不足以提供培养过程所需的信号分子，需要提供特定的外源性信号分子，满足细胞的自组装。与此同时，在一些类器官培养过程中，外源性信号分子只作用于起始细胞的定向分化，随后的形态空间重排依靠内源性信号分子完成。如人多能干细胞（human pluripotent stem cells，hPSCs）在外源性特定生长因子诱导下形成输尿管上皮和后肾间充质细胞，这些混合的细胞在随后肾类器官的形成过程中，无需在培养基中添加额外的因子。但是，对于许多类器官培养，需要在整个培养过程中给予外源性信号分子的诱导刺激。例如，在 hPSCs 形成胃类器官的过程中，hPSCs 先在外源性信号分子的诱导下，往前肠进行分化，随后在外源性信号分子的引导下，细胞向胃窦或胃底进行分化，同时指导细胞的生长、形态发生及分化成为具有胃功能的细胞。在肝类器官形成过程中，起始细胞在外源性信号微环境中进行自我组装，通常与肝发育相关的信号相关，如 Wnt、FGF、BMP 和 Activin/Nodal 信号。信号分子在类器官的培养中扮演着不可或缺的角色。尤其在利用 PSCs 培养类器官时，在何时提供何种信号分子决定着类器官的形成轨迹。信号分子的选择通常需要根据体内发育的机制决定。

（三）起始细胞类型

在类器官培养中，起始细胞决定着培养的条件。当由单一类型细胞形成类器官时（如视杯或小肠类器官），细胞的自组装起始于细胞的不对称分裂，随后定向分化为其他类型细胞，最后进行空间重排，形成类器官。一般而言，在类器官自组装前需要细胞进行增殖扩增。然而，在利用 PSCs 形成肝类器官，需要提前分化成多种类型细胞进行共培养，随后发生自组装。在这个过程中，不同类型的细胞已基本分化完成，在自组装过程中主要涉及细胞的空间重排。起始细胞类型影响着类器官的生物医学应用。同由一种类型细胞分化形成的类器官相比较，通过共培养不同类型的细胞形成的类器官，在器官发育方面的研究中，难以提供足够有效的信息。起始细胞类型同样决定着类器官的最终特征。一些类器官只能源于 PSCs，如神经外胚层类器官（视杯和脑类器官）。然而，表面外胚层来源的类器官主要由 ASCs 或分离的原代组织细胞形成。大多数的内胚层来源的类器官可以由 PSCs 和 ASCs 形成。肝类器官可以由 PSCs、ASCs 和原代肝细胞和胆管细胞形成，以及利用诱导多能干细胞（induced pluripotent stem cells，iPSCs）分化形成肝内胚层细胞、间充质干细胞和脐静脉内皮细胞进行共培养。由于不同类型的细胞起源于不同的发育阶段并有不同的发育模式，因此类器官在不同的生物医学研究中，起始细胞类型的选择尤为重要。

第二节　类器官的生物医学应用

类器官模型正逐渐成为新兴的细胞培养方式，在生物医学研究中扮演着越来越重要的角色。类器官模型适用于多种类型的器官组织，在体外长期培养过程中，细胞的异质性得以成功保留；复杂的3D结构及组织学形态更好地模拟了体内的真实结构与环境。因此，近年来，类器官模型被广泛地应用于器官发生（organogenesis）、疾病模型（disease modeling）、再生医学（regenerative medicine）和精准医学（precision medicine）。

一、器官发生

类器官模型可以在体外再现部分器官的生物学特征，提供了更为简单和易获取的研究模型。在现有的一些研究中，类器官已经揭示了在稳态、再生和发育中的组织自组装的机制。然而，由于在体内难以排除其他相邻组织对目标组织的影响，这些组织自组装形成的机制在体内难以被揭示。例如，利用ASCs形成的肠道类器官，从隐窝分离出的干细胞，在没有其他细胞的作用下，可以重建肠上皮。同时，在利用PSCs形成的视杯类器官，在没有外胚层的信号刺激下，视泡可以自发地进行形态发生。

肝发育受多条信号通路的调控，且信号通路之间存在相互作用，了解这些信号通路的机制对于治疗异常的肝发育至关重要。利用动物模型的研究揭示了肝发育几种重要机制，但由于物种间的差异，这些机制不能完全真实地反映人的肝发育模式。在肝发育过程中，肝芽（liver buds，LBs）来源于内胚层，通过Wnt、FGF、HGF和BMP信号诱导LBs发生形态变化、增殖和迁移。此外，肝祖细胞进一步增殖和分化为肝细胞和胆管上皮细胞。肝成纤维细胞和星状细胞来源于中胚层，进一步组装和经过肝的成熟，形成肝组织。在实验室里，肝类器官可以在体外重现肝发育的一些主要阶段。在2D水平，诱导iPSCs分化为肝细胞和胆管上皮细胞，随后自组装形成肝类器官。这一过程在体外重现了肝发育的基本过程。基于内胚层的器官发育知识，iPSCs通常被定向诱导形成定形内胚层（definitive endoderm，DE），以模拟肝发育。此外，利用iPSCs形成的肝类器官，需进一步在特定的信号分子作用下，分化为成熟的肝细胞、胆管上皮细胞和肝胆类器官，这些过程模拟了体内的肝成熟。Takebe团队通过将iPSCs诱导形成的肝前体细胞与人脐静脉内皮细胞（umbilical cord－derived endothelial cells，HUVECs）和间充质干细胞（mesenchymal stem cells，MSCs）共培养形成LBs，以模拟肝发育。

在 LBs 自组装过程中，血管内皮细胞可以形成网络结构，并均匀分布于 LBs 中。在肝发育过程中，细胞与细胞及其与基质间的相互作用，可以激活 FGF 和 BMP 通路。同时，从发育的角度出发，内皮细胞和间质细胞群之间的相互作用对 LBs 的形成是至关重要的。为了在体外精确模拟肝的正常发育，利用 iPSCs 定向分化出肝脏内胚层、间质和内皮祖细胞，自组装形成 LBs。进一步，将 LBs 移植到小鼠体内，可通过血液流动刺激 LBs 肝功能的成熟。相较动物模型，类器官模型更易获取，可以作为最小的体外模型系统，有利于更深入地认识器官发生的本质。

二、疾病模型

在疾病模型的构建中，与传统单一类型的细胞培养相比，类器官模型可以从器官水平上模拟和反映疾病的病理生理特征。同时，利用人源的 ASCs 和 PSCs 形成的类器官构建的疾病模型，可以重现人类疾病特征。目前，基于类器官构建的疾病模型，可以在体外再现遗传性疾病、宿主与病原体的相互作用和肿瘤的发生和发展。例如，通过给人源胃的类器官微量注射幽门螺杆菌，可以在体外再现幽门螺杆菌感染的典型特征。此疾病模型打开了该疾病研究的大门，因为胃的物种特异性，使得动物模型不适合用于研究人胃病理学。与人胃幽门螺杆菌感染相比较，小鼠胃的幽门螺杆菌感染不会发生与人类类似的溃疡和肿瘤。近年来，在肝相关的遗传性疾病研究中，肝类器官构建的疾病模型被广泛地应用。α1－抗胰蛋白酶（α1－AT）缺乏症是一种以血清中缺乏 α1－AT 为特征的遗传代谢疾病。Alagille 综合征的特征为小叶间胆管缺失，导致严重的胆汁淤积，并进一步发展为肝硬化。Huch 团队利用 α1－抗胰蛋白酶缺乏症和 Alagille 综合征患者的肝活检样本，成功培养出肝类器官，可以直接反映患者体内的病理特征。α1－抗胰蛋白酶缺乏症患者来源的类器官，可分泌较高水平的白蛋白和摄入低密度脂蛋白，而 Alagille 综合征患者来源的类器官显示胆道系统结构具有缺陷。瓜氨酸血症 Ⅰ 型（CTLN1）是一种尿素循环障碍性疾病，由精氨酸琥珀酸合成酶缺陷引起。Akbari 团队利用患者特异性的 iPSCs 制备了肝类器官。类器官表现出与瓜氨酸血症 Ⅰ 型紊乱相关的氨积累。此外，在肝类器官中，通过异位表达精氨酸琥珀酸合成酶，瓜氨酸血症 Ⅰ 型的症状消失。利用由患者来源的 iPSCs 进行类器官培养，可以有效地应用于病因尚不明确的遗传性疾病的病症研究。有研究表明，通过脑类器官培养，可以有效地模拟自闭症谱系障碍，并对自闭症谱系障碍的致病机制提出了新的见解，当 FOXG1 过度表达时，γ－氨基丁酸能神经元会大量产生。

总而言之，类器官模型的出现，为疾病模型的构建提供了新的思路。可以有效地减少实验动物的使用及避免了物种之间的差异性。然而，体内是一个复杂和动态的微环境，如何让类器官模型更真实地反映体内真实情况，仍然任重道远。

三、再生医学

在再生医学研究中，类器官有望提供可移植的功能性细胞。例如，利用小鼠的胚胎干细胞或者小鼠的 iPSCs 形成的视杯类器官，移植于视网膜变性的小鼠模型中。视杯类器官移植于体内后，可以形成成熟的光感受器。在某些情况下，移植物可以与宿主细胞建立突触连接，并恢复对光的反应性。利用人胚胎干细胞形成的视杯类器官移植于视网膜变性的大鼠和灵长类动物模型中，移植物同样可以存活、成熟和部分整合于宿主。从小鼠结肠分离的细胞培养形成类器官，移植于小鼠中，可以不同程度地修复结肠黏膜损伤。据研究报道，肝和肾类器官同样在再生医学领域具有潜力。

Huch 团队研究报道，利用小鼠 $Lgr5^{+}$ 成体干细胞形成的肝类器官，在体外定向诱导分化为成熟的肝细胞，随后移植于酪氨酸血症 I 型小鼠模型中。2 个月后，相比未治疗组，移植组小鼠的生存率明显提高，然而移植的肝类器官细胞仅仅占肝总体积的 1%，这将影响治疗的效率。进一步，Huch 团队分离人源 $EPCAM^{+}$ 胆管细胞，培养形成肝类器官，移植于急性肝损伤裸鼠中。移植 7 天后，可以检测到人白蛋白（human albumin，hALB）和 α1－抗胰蛋白酶，并在移植后的第 120 天时，仍然可以检测到。相比较对照组，移植后的 1 个月以内，hALB 和 α1－抗胰蛋白酶的表达量显著增高。Takebe 团队通过共培养方式建立的 LBs，具有良好的形态结构的稳定性，保证了移植过程中的可操作性，并可实现异位移植。LBs 移植于肝损伤的裸鼠体内后，在体内可以快速形成血管，保证了 LBs 的活性和肝功能。移植 60 天后，LBs 显示出与肝相似的肝索状结构，并提高了小鼠的生存率。在猪肝类器官－生物人工肝系统治疗急性肝衰竭猴的研究中，与未接受治疗的猴相比较，接受猪肝类器官－生物人工肝系统治疗的猴的生存率有所提高。治疗 6 小时后，血氨和总胆红素降低，白蛋白水平升高，同时显示出肝再生。

在细胞治疗研究中，类器官模型可以提供重建器官功能的细胞，然而，由于用于类器官培养的 Matrigel 来源于小鼠肉瘤组织，限制了其在再生医学和临床转化中的应用。

四、精准医学

近些年来，随着肿瘤精准医疗计划不断被提出，患者来源器官（patient－derived organoids，PDO）模型应运而生，其在药物研发及精准治疗领域具有巨大的潜力。目前常用的肿瘤模型有人源肿瘤细胞系（patient－derived cancer cell lines，PDC）及人源肿瘤异种移植（patient－derived xenografts，PDX）模型。PDC 在体外培养过程中易丧失肿瘤细胞的异质性及其体内特征，而 PDX 模型由于移植效率低下及实验周期较长等因素使其在肿瘤精准治疗中的应用受到限制。PDO 培养技术的迅猛发展可能为这一问题的解决带来希望。PDO 技术作为一种体外细胞 3D 培养模型，能高度模拟体内肿瘤组织的结构和功能，并能够表现出细胞与细胞及细胞与基质之间的相互作用。理想状态下，PDO 与体内分化的肿瘤组织具有相似的病理生理学特征、蛋白质组学、形态学和药理学特征。近些年来，利用 PDO 模型的体外药敏试验在前瞻性预测患者的治疗敏感性方面展现出巨大潜力，其中包括转移性结直肠癌、非小细胞肺癌、乳腺癌及胰腺癌等癌症类型。此外，Heim 研究团队报道了利用肝癌穿刺活检标本构建的肝 PDO 同样可以保留原位肿瘤的形态特征、肿瘤标志物及遗传异质性。可以看出，利用 PDO 可进行靶向药物筛选，指导临床用药，实现个性化治疗，这揭示了其在精准医学中的应用前景（详细请见第三节）。

第三节　肿瘤类器官的研究

一、肿瘤类器官的发展

肿瘤指在各种致瘤因子作用下，细胞失去正常控制而过度增殖引起的疾病。恶性肿瘤又称为癌症，癌症严重威胁着人类的生命健康安全。根据美国癌症协会最新统计，2022 年美国死于恶性肿瘤的患者高达 60.9 万人，相当于每天约有 1700 名患者因恶性肿瘤而丧生。关于恶性肿瘤发生与发展机制、表型、治疗及耐药性的研究始终是科研工作的热点和难点。随着精准医疗时代的到来、各类分子测序和组学分析技术在基础研究中的逐渐普及、二代测序技术（NGS）在临床中的广泛应用，肿瘤的研究已逐渐深入分子层面。细胞培养作为肿瘤研究的基础方法，为肿瘤细胞增殖、侵袭、转移、治疗等方面的研究起到基石的作用。

肿瘤细胞的培养模型主要包括传统 2D 培养和患者来源的肿瘤异种移植（PDX）模型，以肿瘤细胞系为代表的 2D 培养周期短、成本低、遗传稳定性高，可部分保留肿瘤细胞的生物学功能，并可实现体外短期的快速增殖，但细胞系经过长期体外传代，在很大程度上已经失去了肿瘤内部的异质性，无法较好地反映体内肿瘤细胞的真实情况，另外，2D 培养的肿瘤细胞无法模拟肿瘤组织复杂的 3D 生长环境。相比之下，PDX 模型可以较好地保留肿瘤内部异质性，重建肿瘤的 3D 立体结构，并可实现肿瘤血管化，部分模拟肿瘤免疫微环境。但 PDX 模型价格昂贵、耗时长（通常超过 6 个月）、无法实现高通量筛选，且受制于伦理问题的约束。因此，PDX 模型在肿瘤研究中的应用十分受限。近十余年来，随着细胞生物学、生物工程学、肿瘤细胞生物力学等新兴学科的蓬勃发展，肿瘤细胞间、细胞-细胞外基质的相互作用逐渐引起人们的重视。相比传统单层细胞的培养模式，经适当处理后具有3D立体结构和间质支持作用的3D细胞团可以更好地溯源肿瘤细胞内部组织空间结构、机械力学特点和生物学活性，且3D肿瘤模型成本相对较低，培养周期短，可较好保留肿瘤内部的异质性。近年来，肿瘤类器官相关的研究呈爆发式发展，结直肠癌、肺癌、肝癌、乳腺癌等实体肿瘤均被相继成功建模且取得了较好的研究进展。截止本书撰稿时，在PubMed上检索关键词“tumor organoid”，2015—2022年每年论文发表量分别为99篇、142篇、228篇、350篇、467篇、740篇、967篇和988篇。肿瘤类器官为肿瘤的研究提供了全新的模型，在一定程度上可以重现肿瘤细胞在体内的形态、结构和功能，尤其适用于高通量、个性化药物敏感性筛查，具有巨大的临床转化应用前景。

（一）细胞来源

肿瘤类器官的细胞来源主要包括原代肿瘤细胞的直接分离培养和基因编辑诱导多能干细胞（iPSC）的分化培养。原代肿瘤细胞可以从手术切除样本，穿刺/活检样本或液体活检样本中获得。从组织块中提取肿瘤实质细胞，需额外加入各类胶原酶来降解细胞外基质、纯化肿瘤细胞。由于离体后的肿瘤细胞生长速度可能会低于一些正常细胞（尤其是成纤维细胞），因此通常需要进一步富集、纯化肿瘤实质细胞，减少细胞污染。患者来源类器官（PDO）可较好反映患者体内肿瘤细胞的真实情况，保留肿瘤内部不同亚克隆群的异质性，并对后续的药物敏感性筛查、耐药性研究、个性化治疗提供充足的技术支持和基础。此外，结合CRISPR基因编辑技术对iPSC敲入、敲除、过表达特定致癌基因也可作为肿瘤类器官的一种细胞获取方式，以探索和验证特定基因对肿瘤细胞生物学行为的影响，为分子病理学提供新的研究思路和平台。

（二）培养方式

随着3D肿瘤类器官模型在肿瘤研究中的爆发式发展，现已开发出多种培养方法。悬滴法、微孔成球法（即超低贴附培养孔板成球法）和摇动成球法等传统的培养方法已经广泛地应用于多种类型肿瘤细胞球的培养。这些方法主要诱导细胞之间的相互黏附，同时依靠细胞的自我增殖，随后自组装形成细胞球。同时，相比较传统培养方式，现已开发出多种新型肿瘤细胞球的培养方法，如Matrigel 3D包裹式培养肿瘤细胞球、微流控技术与传统成球培养，这些方法更好地模拟了TME。然而不同的培养方法培养出的肿瘤类器官形态、尺寸、密度和表面结构各不相同。这些伴随的差异也决定着抗肿瘤药物研究结果的真实性、稳定性和可信性。因此，对于肿瘤类器官的标准化和均一化培养应引起相当的重视。

（三）培养体系

肿瘤细胞的体外 3D 培养需要相应环境和结构支持。类器官培养的 3D 培养材料主要包括各类基质、胶原蛋白、水凝胶、明胶、藻酸盐及合成/半合成生物支架等，各类生物材料在类器官培养中充当生物墨水，具有天然的 ECM 特性，其中以商品化的天然细胞外基质 Matrigel 的使用最为广泛。Matrigel 可一定程度上替代传统培养体系中的饲养层细胞，为大多数肿瘤的生长和代谢提供生长环境所需的生长因子刺激与空间结构支持。Matrigel 在 4℃时呈液态，在室温时不可逆地聚合形成具有生物活性的 3D 基质，模拟体内细胞基底膜的结构、组成、物理特性和功能，有利于体外细胞的培养和分化。但作为生物来源的产品，Matrigel 成分十分繁多、复杂，因其中部分成分未明确、不同批次间成分差异较大而备受诟病，因此 ECM 成分的稳定、标准化是肿瘤类器官未来亟待解决的问题。

另外，根据组织来源和细胞类型的不同，肿瘤类器官的培养体系中常添加不同的生长调节因子/信号通路抑制剂来维系肿瘤细胞的干性和分化，如表皮生长因子（EGF）、成纤维细胞生长因子（FGF）、Noggin、Wnt3a、Rspondin1、骨形态发生蛋白（bone morphogenetic protein，BMP）等。

二、肿瘤类器官的应用

（一）肿瘤类器官生物样本库的建立

随着类器官技术的发展，各器官来源、组织学类型的肿瘤类器官的生物样本库均已相继成功建立，如乳腺癌、结直肠癌、肺癌、肝癌、前列腺癌、食管癌、胰腺癌、胆管癌等。至本文截稿时，在美国模式培养物保藏中心（American Type Culture Collection，ATCC）上检索关键词“tumor organoid”，可查询到 68 条肿瘤类器官相关细胞产品条目（表 12-1）。同时，本课题组也建立了十余例原代胸腔积液肺腺癌细胞系，成功在图案微阵列芯片上种植并增殖成为相同大小、有一定空间结构的微型肿瘤细胞球（图 12-3）。各生物样本库的相继建立与扩大给未来关于肿瘤的发生和发展机制研究、疾病模型构建、药物性/毒理性研究、药敏筛查及个体化治疗提供了充足的研究资料平台。

表 12-1　ATCC 中 68 条肿瘤类器官相关细胞产品信息

组织来源	肿瘤类型	数量	产品编号	寄存人/寄存机构
胰腺	腺癌	22	PDM-26，PDM-27，PDM-28，PDM-31，PDM-32，PDM-33，PDM-34，PDM-35，PDM-101，PDM-134，PDM-164，PDM-197，PDM-198，PDM-200，PDM-201，PDM-203，PDM-204，PDM-205，PDM-288，PDM-289，PDM-421，PDM-423	Cold Spring Harbor Laboratory; Broad Institute
大肠	腺癌	21	PDM-49，PDM-50，PDM-51，PDM-55，PDM-57，PDM-60，PDM-63，PDM-64，PDM-183，PDM-184，PDM-186，PDM-188，PDM-330，PDM-331，PDM-357，PDM-364，PDM-420，PDM-422，PDM-513	Wellcome Sanger Institute; Cold Spring Harbor Laboratory
食管	腺癌	11	PDM-75，PDM-76，PDM-77，PDM-78，PDM-80，PDM-81，PDM-82，PDM-86，PDM-243，PDM-470，PDM-490	Wellcome Sanger Institute; Broad Institute
乳腺	癌	3	PDM-92，PDM-195，PDM-250	Cold Spring Harbor Laboratory
小肠	腺癌	3	PDM-61，PDM-62，PDM-374	Wellcome Sanger Institute; Cold Spring Harbor Laboratory
卵巢	癌	2	PDM-514，PDM-515	Weill Cornell Medical College
胃	癌	2	PDM-308，PDM-489	Broad Institute
胆管	癌	1	PDM-445	Cold Spring Harbor Laboratory
脑	神经母细胞瘤	1	CCL-127	WW Nichols
胆囊	良性肿瘤	1	PDM-273	Cold Spring Harbor Laboratory
淋巴结	未知	1	PDM-369	Cold Spring Harbor Laboratory

（引自：www.atcc.org.）

（二）肿瘤类器官在药物筛选/个体化治疗中的独特优势

由于真实世界的恶性肿瘤内部异质性极高，不同患者的同一类型肿瘤、同一患者的不同部位肿瘤、甚至同一肿瘤组织的不同部位的肿瘤细胞在基因型、表型、药物敏感性上均存在较大差异。恶性肿瘤往往进展迅速，药物筛选窗口期极短，PDX 模型无法满足个体化用药的周期需求，而传统 2D 培养模型不仅会很大程度丧失肿瘤内部异质性，且无法模拟体内肿瘤细胞间连接等结构对各类药物的物理渗透屏障作用及药物浓度梯度差异，因此实验室药敏结果和临床治疗效果存在较大偏差，临床指导意义欠佳。

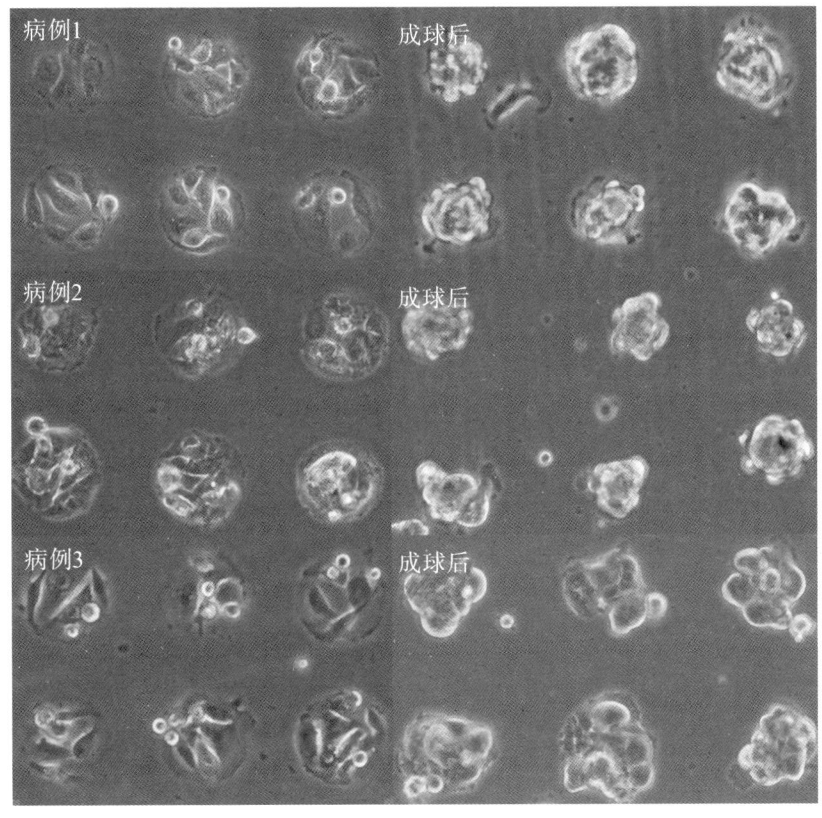

图 12—3　种植于图案微阵列芯片上的患者胸腔积液来源的肺腺癌细胞

肿瘤类器官培养周期短、高通量、具有空间立体结构、便于大规模培养等特点决定其作为临床前模型，在药物筛选/个性化治疗中具有得天独厚的优势。多数研究指出，类器官模型药敏结果与临床实际用药结果具有极佳的一致性，因此国内外多个实验室致力于肿瘤类器官在药物筛选中的研究。Hu 等人将超疏水微孔阵列芯片（InSMARchip）应用于肺癌类器官球的药敏检测，通过浸没抽吸的方式改变单个微孔中类器官的培养液，结合微点覆盖技术（spot－cover method），将高通量药物筛选周期缩短至 7 天。Kim 等人证明了胸腔积液来源的 PDO 可以较好地重现肺癌患者在酪氨酸激酶抑制剂（tyrosine kinase inhibitor，TKI）靶向治疗后的无进展生存期（progression－free survival，PFS）和客观反应（objective response，OR）。本书课题组使用猪去细胞化生物支架水凝胶作为生物墨水，结合图案微阵列接触印刷技术，在肝细胞癌、肝母细胞瘤、非小细胞肺癌等十余个肿瘤细胞系中相继建立了肿瘤类器官培养模型，观察到了多类生物标志物在肿瘤球体内外的差异性表达，证明了图案微阵列培养对于肿瘤细胞的生物学功能的保留显著优于传统 2D 培养，并在此模型上进行了多种药物敏感性实验，均取得了较为满意的药物筛选预测效果。此外，图案微阵列上培养的肿瘤类器官也缩短了基因编辑过程中单克隆肿瘤细胞的增殖所需时间。

（三）新药研发

新药研发通常需要 10～15 年的漫长周期，平均耗费高达数十亿美元。长期以来，临床前动物试验的结果是新药研发进入临床实验的重要依据。2022 年 12 月，美国众议员通过了美国食品药品监督管理局（FDA）现代化法案 2.0（S. 5002 - FDA Modernization Act 2.0），取消联邦政府对新药进行动物实验的强制要求，允许药物生产研发过程中使用非动物实验的方法来评估药物疗法的有效性和安全性。即新药无需在动物身上进行测试即可获得批准，进入临床试验阶段。目前看来，类器官芯片最有可能部分替代动物实验，成为最具挑战和前景的新药研发临床前模型。表 12－2 为 PDO 与 2D 培养、PDX 模型的对比。

表 12－2　PDO 与 2D 培养、PDX 模型的对比

	2D 培养	PDO	PDX
3D 生长	不可以	可以	可以
建模时间	短	中	极长
耗费资源	低	中	高
建模成功率	高	高	较低
基因编辑	可以	可以	不可以
肿瘤异质性	缺失	保留	缺失
操作难易度	容易	适中	困难
肿瘤微环境	无法模拟	部分模拟	部分模拟
高通量药物筛选	适用	适用	不适用
构建生物样本库	可以	可以	不可以

三、肿瘤类器官的发展趋势及挑战

除了上文提及的具有 3D 立体结构的肿瘤类器官模型可以更好地模拟细胞间相互作用，肿瘤类器官还具有培养周期短、易于构建、培养成功率高、可基因编辑等优点。此外，肿瘤类器官还可以极大程度上保留肿瘤细胞本身的异质性，且遗传稳定性较好。多篇研究对比肿瘤类器官培养模型、原代肿瘤细胞和 PDX 模型，均证明肿瘤类器官高度保留原始肿瘤的组织结构和表型特点，该模型培养出的肿瘤模型在基因组、转录组上均与原始肿瘤保持高度一致。

与此同时，作为一种体外人工建立的培养模型，肿瘤类器官的局限性仍是不可忽视的。首先，肿瘤类器官缺少间质结构，因此无法完全模拟肿瘤的微环境。如在体内环境中，血管内皮细胞、肿瘤相关成纤维细胞和各类淋巴造血细胞均与肿瘤细胞相互接触、作用，并对肿瘤细胞的表型、生长、增殖、迁移和侵袭产生深远影响。其次，离体后的肿瘤细胞群缺乏血管化和神经网络，无法从机体的循环血液中源源不断地获取维系生长增殖所需的营养物质、生长因子和氧气含量等，无法通过毛细血管高效持续地带走细胞代谢堆积的乳酸等产物，也无法模拟神经系统对肿瘤细胞的营养和调控。此外，肿瘤类器官虽可实现长期传代、冻存及复苏，但其体外培养条件相对单一、恒定，肿瘤细胞在多次传代后常容易出现优势亚克隆群落，从而产生克隆漂变等问题，其遗传稳定性亟待进一步验证和改善。最后，由于肿瘤细胞的生长维持、分化诱导等原因，肿瘤类器官的培养体系常常需要加入较多复杂的生长因子和小分子化合物，这些生物化学分子对肿瘤的发生与发展可产生复杂而深远的影响，很多机制尚未完全阐明，这使得肿瘤类器官体外培养的精细调控存在较大的挑战。

虽然肿瘤类器官模型可以在一定程度上模拟体内肿瘤细胞空间结构和部分生物学功能，但该模型无法实现对肿瘤微环境中血流动力学、流体剪切应力、生化分子浓度梯度、气-液表面张力等的精细调控，无法模拟不同类型细胞间、不同组织器官间各类因子的相互作用，这些问题已成为肿瘤类器官进一步发展和大规模应用的桎梏。因此，进一步优化肿瘤类器官模型已成为限制肿瘤类器官大规模临床应用的瓶颈及未来研究的主要方向之一。肿瘤类器官结合免疫细胞或人脐静脉内皮细胞（HUVEC）共培养、3D打印、微流控技术、器官芯片技术已成为解决上述问题的主要发力点。目前，本书团队所在实验室已建立原代婴幼儿血管瘤及肺癌类器官微阵列模型，一定程度上实现了类器官芯片和 HUVEC 共培养，将逐渐致力于肿瘤类器官临床应用的转化。相信随着肿瘤类器官技术的发展、多学科交叉融合的深入，这类问题在未来将会逐渐改进、完善。肿瘤类器官作为一种更好的研究肿瘤的体外模型，能够更好模拟地体内肿瘤的真实情况，在肿瘤的分子病理学研究、药物研发、个性化治疗等领域中具有更广阔的应用前景。

（包骥　梁作禹　朱星龙）

思考题

1. 随着多学科的交叉发展，类器官与器官芯片可能有哪些结合应用方式？

2. 类器官作为癌症患者的个性化药物筛选工具，是否存在潜在的伦理学风险，以科研或指导用药为目的建立类器官模型是否需要征得患者的知情同意？

3. 肿瘤类器官可否完全替代动物模型应用于临床和科研？其大规模的投入临床应用还受到哪些条件的限制？

参考文献

[1] Lancaster M A，Knoblich J A. Organogenesis in a dish：modeling development and disease using organoid technologies [J]. Science，2014，345 (6194)：1247125.

[2] Hofer M，Lutolf M P. Engineering organoids [J]. Nat Rev Mater，2021，6 (5)：402－420.

[3] Rossi G，Manfrin A，Lutolf M P. Progress and potential in organoid research [J]. Nat Rev Genet，2018，19 (11)：671－87.

[4] Zhu X，Zhang B，He Y，et al. Liver organoids：formation strategies and biomedical applications [J]. Tissue Eng Regen Med，2021，18 (4)：573－585.

[5] Gjorevski N，Sachs N，Manfrin A，et al. Designer matrices for intestinal stem cell and organoid culture [J]. Nature，2016，539 (7630)：560－564.

[6] Garreta E，Kamm R D，Chuva D E，et al. Rethinking organoid technology through bioengineering [J]. Nat Mater，2021，20 (2)：145－155.

[7] Lesavage B L，Suhar R A，Broguiere N，et al. Next-generation cancer organoids [J]. Nat Mater，2022，21 (2)：143－159.

[8] Broutier L，Mastrogiovanni G，Verstegen M M，et al. Human primary liver cancer-derived organoid cultures for disease modeling and drug screening [J]. Nat Med，2017，23 (12)：1424－1435.

[9] Nuciforo S，Fofana I，Matter M S，et al. Organoid models of human liver cancers derived from tumor needle biopsies [J]. Cell Rep，2018，24 (5)：1363－1376.

[10] Hu Y，Sui X，Song F，et al. Lung cancer organoids analyzed on microwell arrays predict drug responses of patients within a week [J]. Nat Commun，2021，12 (1)：2581.

[11] Kim S Y，Kim S M，Lim S，et al. Modeling clinical responses to targeted therapies by patient-derived organoids of advanced lung adenocarcinoma [J]. Clin Cancer Res，2021，27 (15)：4397－4409.

[12] He Y T，Zhu X L，Li S F，et al. Creating rat hepatocyte organoid as an invitro model for drug testing [J]. World J Stem Cells，2020，12 (10)：1184－1195.

[13] Li Y，Zhu X，Kong M，et al. Three-dimensional microtumor formation of infantile hemangioma-derived endothelial cells for mechanistic exploration and drug screening [J]. Pharmaceuticals (Basel)，2022，15 (11)：1393.

[14] Zhu X，Li Y，Yang Y，et al. Ordered micropattern arrays fabricated by lung-derived dECM hydrogels for chemotherapeutic drug screening [J]. Mater Today Bio，2022，15：100274.

[15] Gao M，Zhu X，Peng W，et al. Kidney ECM pregel nano architectonics for microarrays to accelerate harvesting gene-edited porcine primary monoclonal spheres [J]. ACS Omega，2022，7 (27)：23156－23169.

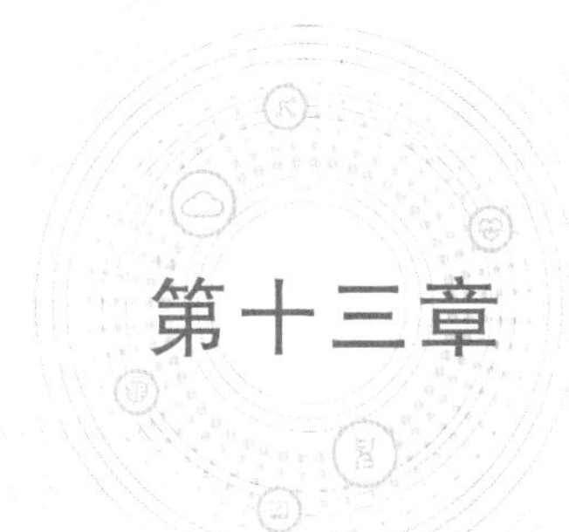

第十三章　结直肠癌侵袭与转移

结直肠癌（colorectal cancer，CRC）是全球最常见的消化道恶性肿瘤之一，世界卫生组织国际癌症研究机构（IARC）发布的2020年全球癌症负担数据显示，结直肠癌目前高居全球癌症发病率及死亡率的第3位。由于早期筛查的开展及新治疗方法的应用，结直肠癌的死亡率呈现明显下降趋势，而随着人们生活方式和饮食结构的转变，结直肠癌又逐渐呈现出发病年龄轻、恶性程度高且临床治疗耐药多见等特点。

肿瘤转移（tumor metastasis）是导致结直肠癌患者死亡的最主要原因。肿瘤转移是指肿瘤细胞脱离原发生长部位，通过各种途径的转运，在机体内远隔部位的器官/组织继续增殖生长，形成同样性质肿瘤（转移瘤）的一个复杂的多步骤连续过程。通常将肿瘤转移过程分为以下几个阶段：①局部浸润（local invasion）：肿瘤细胞可以通过黏附分子介导与细胞外基质（extra cellular matrix，ECM）黏附后，释放多种蛋白水解酶降解细胞外基质，向周围组织进行迁移侵袭运动；②渗入血管（intravasation）：肿瘤组织周围新生血管形成，并且通过水解酶破坏组织间隙及内皮细胞后经血管或淋巴管进入循环系统；③移出血管（extravasation）：少数肿瘤细胞在循环系统中逃避免疫细胞的攻击后，随着循环系统移动到合适部位并穿出血管；④新部位定居并增殖（settle and proliferate）：肿瘤细胞定植到新转移灶后，除了要逃避免疫系统的杀伤作用外，转移灶的组织环境也会发生相应变化，为转移的肿瘤细胞提供合适的“土壤”环境，以便肿瘤细胞在合适条件下进行增殖。现有研究极大地丰富了人们对结直肠癌发病机制的认识，但目前尚未发现一个直接起关键性作用、可以单独负责调控结直肠癌的转移或者增殖的基因。此外，结直肠癌的侵袭与转移是涉及癌细胞和宿主两方面的一系列连续、多步骤的生物学过程，表观遗传学的改变在结直肠癌的侵袭与转移过程中也发挥着极其重要的作用，包括组蛋白转录后修饰、染色质重塑（chromatin remodeling）、DNA甲基化及非编码RNAs的调控等。鉴于此，深入研究结直肠癌的侵袭与转移机制，对开发有效的治疗措施、改善患者的生活质量、提高患者的10年生存率均具有重要的临床价值。

一、概述

结直肠癌细胞的侵袭与转移是两个相互关联的不同病理过程，其中侵袭是转移的前提，但发生侵袭的肿瘤细胞不一定会发生转移，而肿瘤细胞转移的过程必定包括侵袭。结直肠癌侵袭与转移的具体分子机制目前尚不完全清楚，是多步骤、多阶段、多基因参与的复杂过程，在此过程中常常伴有癌基因激活、抑癌基因失活、凋亡调节基因突变、DNA 损伤修复改变及端粒酶活性增加。此外，肿瘤的侵袭与转移过程中所涉及的分子机制也十分复杂，它与肿瘤细胞间黏附力的下降、细胞外基质的降解、肿瘤细胞运动能力的增强、免疫逃逸、新生血管生成及肿瘤微环境的变化等均密切相关。

结直肠癌的侵袭与转移机制十分复杂，这一过程中涉及黏附分子、整合素、选择素、基质金属蛋白酶（MMP）、细胞骨架相关蛋白等几大功能蛋白家族，以及 Wnt、Notch、JAK－STAT、MAPK、TGF－β、Rho 等信号通路。近年来的研究表明，上皮间质转化（epithelial－mesenchymal transition，EMT）与肿瘤的侵袭与转移能力密切相关，是启动肿瘤细胞发生转移的关键步骤之一。

EMT 是指有极性的上皮细胞通过特定程序转化为具有间质表型细胞的生物学过程，上皮细胞表型的缺失及间质特性的获得是其主要特征。肿瘤细胞 EMT 后黏附能力下降，运动能力增强，进而突破基底膜，进展为肿瘤细胞的早期转移阶段。EMT 通过调控效应分子的表达水平，包括下调上皮标志物（如 E－cadherin、β－cadherin 等）的表达和上调间质标志物（N－cadherin、vimentin 等）的表达进而影响肿瘤上皮细胞“骨架—塑形—细胞间连接”的改变和重组，启动肿瘤细胞的转移过程。研究进一步发现，EMT 不仅在肿瘤早期转移过程中发挥关键作用，还广泛参与了肿瘤细胞恶性增殖、肿瘤微环境调控及活化肿瘤干细胞等多方面的与肿瘤发生发展相关的生物学进程。大量的研究证实，EMT 在结直肠癌的发生发展和转移的过程中扮演着重要角色，TGF－β/Smad、NF－κB、AKT 和 Ras－MAPK/Snail/Slug 等信号通路及 microRNA（miRNA）参与了这一重要的过程。

结直肠癌侵袭与转移是一个需要能量供给的过程，而能量的供给离不开血管的生成。研究发现，当肿瘤组织生长到 2～3mm 时便需要新生血管长入，否则肿瘤细胞将因营养供给的匮乏而停止生长。肿瘤细胞和肿瘤间质炎症细胞可分泌促血管形成因子从而诱导肿瘤新生血管的形成。已知多种生长因子可以作为促血管形成因子参与诱导肿瘤新生血管形成，如表皮生长因子（epidermal growth factor，EGF）、转化生长因子（transforming growth factor，TGF）、碱性成纤维细胞生长因子（basic fibroblast growth factor，bFGF）、血管内皮生长因子（vascular endothelial growth factor，VEGF）、血小板源性生长因子（platelet－derived growth factor，PDGF）等，这其中又以 VEGF 最具代表性。VEGF 是一种促内皮细胞有丝分裂原，可以促进内皮细胞的分化、增殖、迁移等，其诱导新生血管形成的作用是通过与内皮细胞上的相应受体

(VEGFR) 结合而实现的。

研究表明，肿瘤微环境的变化也是导致肿瘤转移的重要因素之一。肿瘤微环境由肿瘤细胞、基质细胞（包括成纤维细胞、脂肪细胞、平滑肌细胞、免疫细胞、炎症细胞及血管内皮细胞等）和细胞外基质共同构成，为肿瘤的发生与发展、侵袭与转移提供必要的物质基础。研究表明，全身或局部组织中肿瘤微环境的结构、功能或代谢的改变等均可以促进或抑制肿瘤的发生与发展；同时肿瘤细胞还可以通过自分泌或旁分泌的方式影响肿瘤微环境，进而影响其自身的生长、侵袭与转移等。近年的研究还发现，肿瘤微环境中的基质细胞是影响肿瘤细胞侵袭与转移另一重要因素。肿瘤微环境中的基质细胞主要通过诱导新生血管形成、抑制机体自身的免疫反应和孕育肿瘤干细胞等促进肿瘤的侵袭与转移；此外，肿瘤微环境中的基质细胞还可以通过产生基质降解酶从而降解破坏基底膜，促进肿瘤细胞的侵袭进而增强肿瘤的转移能力；肿瘤微环境中的基质细胞还可以促使宿主骨髓源性相关细胞向肿瘤原发部位和预转移部位定向移动，从而促进肿瘤细胞的增殖、侵袭与转移。由于肿瘤微环境对肿瘤生长、侵袭与转移等均起重要支持和促进作用，因此未来肿瘤治疗的方向之一就是改变肿瘤微环境，从而抑制肿瘤细胞的生长、侵袭与转移。

二、结直肠癌侵袭与转移相关经典信号通路

（一）Wnt/β－catenin 信号通路

有研究显示，90%以上的结直肠癌与 Wnt/β－catenin 信号通路异常激活有关。Wnt 信号通路包括经典 Wnt 信号通路，即 Wnt/β－catenin 信号通路，以及不依赖 β－catenin 信号的通路，即 Wnt/Ca^{2+} 信号通路和 PCP 信号通路。经典的 Wnt 信号通路包括诱导参与细胞质 β－catenin 稳定、核转位和基因调节充当 T 细胞因子（T－cell factor，TCF）辅助激活因子，经典的 Wnt 信号通路靶基因包括 *FGF*20、*DKK*1、*WISP*1、*MYC*、*CCND*1 和 Glucagon（*GCG*）等，经典的 Wnt 信号通路决定细胞命运。而非经典的 Wnt 信号通路：激活 Rho、Rac、JNK、PKC 或 Ca^{2+}，编码结合到 LRP5/6 的 Wnt 信号分泌拮抗剂 DICKKOPF－1（DKK－1）并诱导其吞噬，导致经典的 Wnt 信号通路的抑制，与经典的 Wnt 信号通路形成负反馈环路，非经典的 Wnt 信号通路控制细胞移动。通过不同信号分子间的相互作用，Wnt 信号通路蛋白触发了调节细胞生长、迁移、分化及发育等多方面的复杂信号级联反应，高度保守的 Wnt 信号通路蛋白家族在胚胎发育中发挥重要作用，若被异常激活时可导致肿瘤。Wnt/β－catenin 通路的异常与多种肿瘤的发生发展密切相关，包括结直肠癌、胃癌、食管癌、肝癌。90%以上的结直肠癌发生于经典 Wnt 信号通路的激活。经典 Wnt 信号通路的核心因子是 β－catenin，一方面，β－catenin 能够与 E－cadherin 结合，形成 E－cadherin/β－

catenin 复合体，维持细胞上皮的完整性。当 Wnt 信号通路被激活后，β−catenin 在细胞核质聚集，导致上皮结构的缺失，这一现象与肿瘤的浸润与转移显著相关。另一方面，β−catenin 具有信号转导作用。β−catenin 能够明显增加 VEGF 生成，同时上调 MMP 家族的表达，增加对 ECM 的降解作用，促进肿瘤细胞生长、侵袭与转移，同时 β−catenin 上调 Wnt 信号通路下游靶基因表达，导致 ECM 的降解和细胞增殖、侵袭与转移。脂肪酸受体 CD36 在结肠腺瘤和结直肠癌中的表达逐渐下降，与结直肠癌患者的不良预后相关，CD36 通过泛素化 GPC4 抑制结肠 β−catenin/c−myc 介导的糖酵解，从而抑制结直肠癌发生。

（二）TGF−β/Smad 信号通路

TGF−β 是一种在多种细胞中广泛表达的细胞因子，它能与细胞表面 TGF−β Ⅰ型和Ⅱ型受体结合。当 TGF−β 与 TGF−βⅡ型受体（TβR−Ⅱ）结合后，后者与 TGF−β Ⅰ型受体（TβR−Ⅰ）形成异质二聚体并激活丝氨酸/苏氨酸激酶活性。活化的 TβR−Ⅰ能磷酸化 Smad2/3，并促进 Smad2/3 与 Smad4 结合形成复合物后转移到核内，进而调控 TGF−β 反应性靶基因的表达。TGF−β 和其受体几乎在所有的细胞中表达，且它们能调控多种细胞进程，包括增殖、分化和 ECM 的生成。TGF−β 信号通路能使 Par6 磷酸化从而降低紧密连接的稳定性；TGF−β 还能诱导 Snail 的表达，导致 E−cadherin 的下调和黏合连接的解离；TGF−β 能激活 Rho GTP 酶活性，调节细胞骨架的重塑。所有这些改变都与 EMT 相关。在肿瘤发展过程中，TGF−β 扮演着双重角色，在肿瘤形成前期为肿瘤抑制因子，而在肿瘤晚期为促肿瘤因子。TGF−β 的肿瘤抑制作用可能与其抑制细胞生长有关，在 TGF−β 作用下，周期依赖性激活抑制因子 p15 和 p21 活性增强，细胞表现为周期阻滞。然而，TGF−β 信号通路活性的增加往往伴随着癌基因 c−myc 和 Ras 的表达升高，从而导致对 TGF−β 调控的生长抑制的抵抗，使得 TGF−β 抗肿瘤的特性消失而转变为促转移作用，包括 EMT 的诱导。在正常生理情况下，存在于 ECM 中的 TGF−β 处于未激活状态，而在肿瘤中，由于炎症细胞的浸润和处于肿瘤边缘的肿瘤细胞本身的作用下，TGF−β 的表达和活性明显增强。体外实验也表明，在 TGF−β 活性增强的情况下，肿瘤细胞上皮标志物水平下降而间质标志物水平上升，提示 EMT 的发生。在对临床上肿瘤标本的分析中发现，TGF−β 的激活与疾病的晚期进展相关。肌动蛋白结合蛋白 LASP1 可诱导结直肠癌 EMT 表型。TGF−β 通过诱导 Smad 通路活化，上调 LASP1 及其下游 S100A4 的表达，从而促进 EMT 发生及结直肠癌转移。

（三）EGFR 信号通路

EGFR 是一种跨膜糖蛋白，属于酪氨酸激酶型受体，是表皮生长因子受体（HER）家族成员之一。EGFR 分为胞外配体结合区、跨膜区和胞内激酶区，广泛分布于哺乳动物上皮细胞、成纤维细胞等细胞的表面。表皮生长因子与 EGFR 结合，可诱导 EGFR

二聚化和酪氨酸自磷酸化并导致下游一系列信号通路（包括 MAPK，Akt 和 JNK 等）的激活。研究表明，EGFR 及其信号通路与细胞的生长、增殖、分化、运动、迁移及血管生成等多种重要的生理过程密切相关。

EGFR 及其信号通路关键分子（如 *KRAS* 基因等）突变和（或）表达异常在包括结直肠癌、肾癌、肺癌、前列腺癌、胰腺癌及乳腺癌等多种恶性肿瘤的发生与发展过程中起到重要的调控作用。EGFR 可以通过激活其下游 Ras/MAPK 信号通路促进结直肠癌的转移，并且在维持肠细胞稳态和再生中起到重要作用；EGFR 可以活化炎症相关通路 NF－κB/STAT 3 导致炎症和细胞增殖调节因子的过度表达，在肿瘤的进展和转移中起到至关重要的作用；JAK/STAT 等信号通路可以被 EGFR 信号通路激活，癌细胞中 STAT 3 及 STAT 5 活化引起下游靶基因的表达增加，导致肿瘤细胞增殖、存活，新生血管形成增加和免疫逃逸；EGFR 可以通过激活下游 PI3K/AKT/mTOR 通路，进而引发下游包括 mTOR 在内的多重靶基因表达，促进结直肠癌侵袭与转移。研究显示 $KRAS^{G12D}$ 突变抑制 IRF2 表达，进而上调 CXCL3/CXCR2 通路，招募髓系来源抑制细胞至肿瘤微环境中。IRF2 过表达或 CXCR2 抑制剂可增加 *KRAS* 突变结直肠癌对 PD－1 抗体治疗的敏感性。

（四）NF－κB 信号通路

NF－κB 是一种细胞核转录因子，得名于其可以与 B 细胞免疫球蛋白的 κ 轻链基因的增强子 KB 序列（GGGACTTTCC）特异性结合。最基本的 NF－κB 信号通路包括受体和受体近端信号衔接蛋白、IκB 激酶复合物、IκB 蛋白和 NF－κB 二聚体。当细胞受到各种细胞内外刺激后，IκB 激酶被激活，从而导致 IκB 蛋白磷酸化、泛素化，IκB 蛋白被降解，NF－κB 二聚体得到释放。NF－κB 二聚体通过各种翻译后的修饰作用而被进一步激活，并转移到细胞核中。在细胞核里，NF－κB 与靶基因结合，从而促进靶基因的转录。研究表明，NF－κB 信号通路在多种肿瘤中均处于持续性激活状态。NF－κB 信号通路可以由炎症因子、致癌剂、促癌剂和肿瘤微环境因素等激活，而 NF－κB 信号通路的激活又可以促进多种可以改变肿瘤微环境的细胞因子的分泌，进而促进肿瘤的增殖、侵袭和转移等。NF－κB 可以通过调控包括 MMP、尿激酶型纤溶酶原活化因子（urokinase－type plasminogen activator，uPA）、IL－8 侵袭相关的基因和细胞因子的表达而促进肿瘤的侵袭与转移。目前的研究显示，SAFB 可以通过靶向 TAK1 来调节结直肠癌 NF－κB 信号通路，SAFB/TAK1/NF－κB 信号轴为结直肠癌的早期治疗、干预提供了潜在的靶标（图 13－1）。

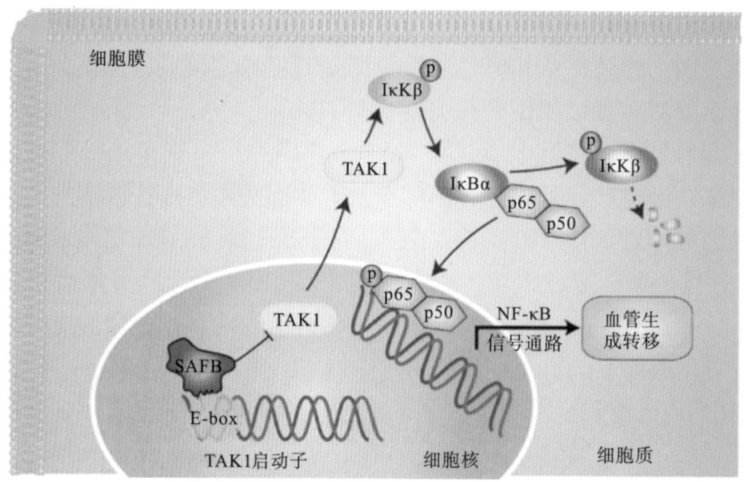

图 13－1　SAFB 靶向 TAK1 调控 NF－κB 信号通路调节结直肠癌侵袭与转移

引自：Illuzzi G，Staniszewska A D，Gill S J，et al. Preclinical characterization of azd5305，a next-generation，highly selective PARP1 inhibitor and trapper [J]. Clin Cancer Res，2022，28（21）：4724－4736.

（五）HGF/MET 信号通路

MET 是由原癌基因 *MET* 编码的一种酪氨酸激酶受体。*MET* 基因定位于 7 号染色体，包括 21 个外显子和 20 个内含子，编码的蛋白是双链跨膜蛋白，α 链长 50kDa，β 链长 140kDa。Met 蛋白胞外部分是配体即肝细胞生长因子（HGF）的识别部位，胞内部分具有酪氨酸激酶活性，是信号分子的结合部位，MET 可以通过旁分泌作用，介导上皮细胞和间质细胞的相互作用。HGF 作为 MET 的配体，能够与 MET 结合，MET 在结合 HGF 后可以发生二聚化、多聚化及磷酸化而活化。活化后的 MET 可以启动下游的相应信号通路从而驱动多种类型肿瘤的恶性进展。已有研究报道，HGF/MET 信号通路的失调能导致多种肿瘤的发生及转移，包括结直肠癌、乳腺癌、卵巢癌、肺癌、肝癌等。MET 被认为是结直肠癌发生早期侵袭与转移的必要因素，并可作为重要的预后指标之一。

（六）Rac1/ROS/Rho GTP 酶信号通路

Rho 家族蛋白属于 Ras 超家族，它们是一组分子量为 20～25kDa 的三磷酸鸟苷（guanosine triphosphate，GTP）结合蛋白，具有 GTP 酶活性，因此又被称为 Rho GTP 酶。到目前为止，Rho GTP 酶超家族已发现约 20 个成员，根据结构和功能不同可分为 5 个亚家族，在所有 Rho GTP 酶超家族成员中，CDC42、Rac1 和 RhoA 是目前研究最多的 Rho GTP 酶。研究显示，Rho GTP 酶在细胞骨架重组调控、细胞迁移的调节等方面起重要作用。在这一过程中，RhoA 使肌动蛋白丝与肌球蛋白丝聚集成应力纤维，并使整合素及相关蛋白质在局部形成黏着斑复合物；Rac1 通过促进肌动蛋白丝的聚合诱导细胞头部片状伪足形成、延伸，以及初级黏着斑的形成；CDC42 调节细胞极性和细胞迁移方向，以及丝状伪足的形成，从而促进细胞的定向运动。Rho GTP 酶的异常表达与肿瘤之间有着密切的关系。Rho GTP 酶家族成员是细胞内多条信号通路的关键分子，作为分子开关在胞内信号转导中发挥桥梁作用。在正常的生理情况下，Rho GTP 酶可调控细胞的增殖、分化和凋亡；Rho GTP 酶家族的异常活化，激活下游相关信号通路，参与肿瘤细胞代谢的调节，并导致肿瘤的发生发展和转移。越来越多研究显示，Rho GTP 酶对肿瘤发生发展和转移的影响比人们想象中的更为重要。大量的研究表明，Rho GTP 酶的异常表达与结直肠癌的发生和转移存在着密切的关系，Rho GTP 酶家族的主要成员，包括 RhoA、Rac1 和 CDC42 等在结直肠癌发生的不同阶段均发挥着重要的作用。已有报道，作为 Rho GTP 酶下游效应因子的肌动蛋白成核因子 Formin 家族成员之一，FMNL2 是 miR−137 的靶基因，且 miR−137 通过调控 FMNL2 及下游 PI3K/AKT 和 MAPK 信号通路抑制结直肠癌增殖和转移。此外，转录因子 HMGA1 能增强 miR−137 的转录活性，下调 FMNL2 的表达，HMGA1/miR−137/FMNL2 信号轴在结直肠癌转移中发挥重要作用，可作为有效的治疗靶点（图 13−2）。

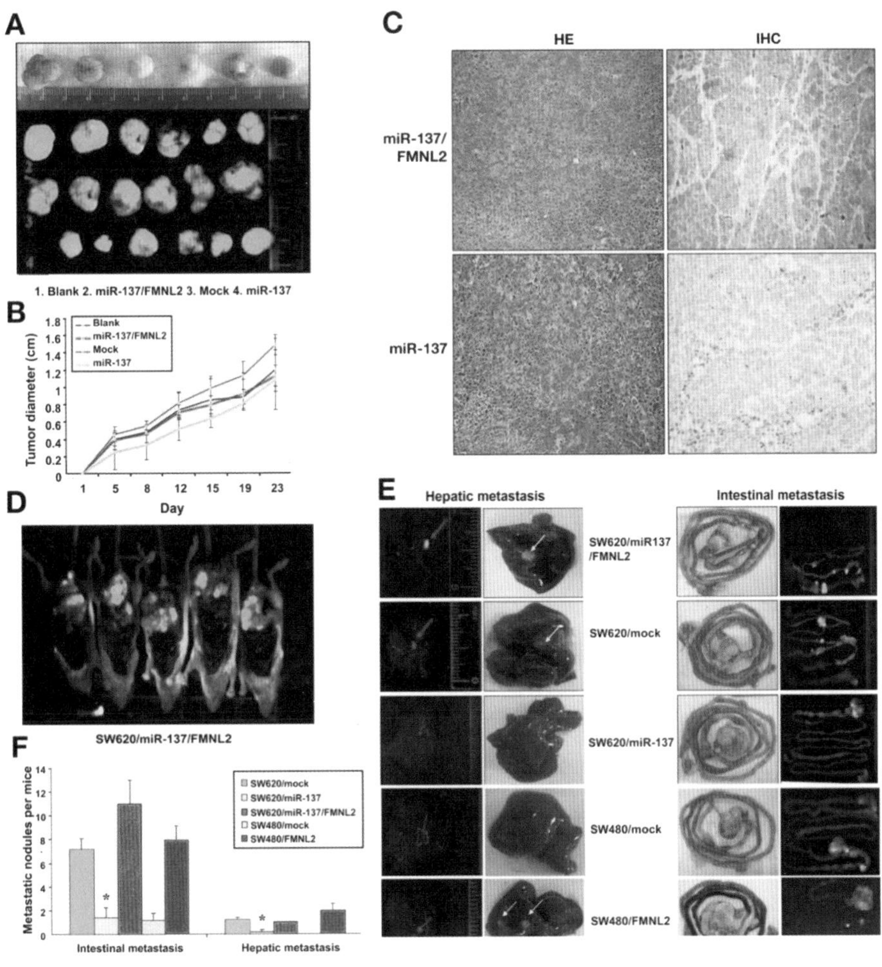

图 13−2 HMGA1/miR−137/FMNL2 信号轴抑制结直肠癌转移

引自：Liang L，Li X，Zhang X，et al. MicroRNA－137，an HMGA1 target，suppresses colorectal cancer cell invasion and metastasis in mice by directly targeting FMNL2［J］. Gastroenterology，2013，144（3）：624－635.

三、结直肠癌侵袭与转移相关的转录后调控

目前，关于癌症基因组学的表达调控研究多集中在转录水平，然而最近的研究显示，肿瘤相关基因的转录水平与蛋白水平之间存在着明显的差异，造成这一现象的主要原因在于基因表达调控是一个牵涉转录、转录后、翻译等多层次的调控过程。近年来，转录后水平调控的研究已逐渐成为肿瘤研究领域的热点问题，如非编码 RNA（non-coding RNA，ncRNA）、RNA 编辑及 RNA 结合蛋白（RBP）的调控作用等。

1. 非编码 RNA

人类基因组 DNA 仅 2%的转录本能够编码蛋白，剩余 98%为编码能力极低或无编码功能的非编码 RNA。最初人们并未重视非编码转录产物，把其当成了“转录噪声”。近些年的研究发现，这类基因组“暗物质”（dark matter）在细胞发育和新陈代谢过程中扮演着举足轻重的角色。非编码 RNA 是指不具备蛋白质编码能力的 RNA，其中与肿瘤侵袭与转移密切相关的包括长链非编码 RNA（long non-coding RNA，lncRNA）、miRNA 和环状 RNA（circRNA）等。

miRNA 相关研究起始于 1993 年，Ambros 小组在研究线虫发育过程中发现第一个 miRNA：lin－4。miRNA 是一类由内源性基因编码的长度为 22～23 个核苷酸的非编码单链 RNA 分子，可以与靶基因 mRNA 3′－UTR 区上的互补序列通过完全或部分配对结合的方式直接降解信使 RNA（mRNA）或抑制其翻译过程，从而参与调控包括细胞分化、组织发育及肿瘤发生发展等在内的多个重要的生物学过程。miRNA 不仅可以在肿瘤细胞内直接参与调控靶基因与蛋白的表达，也可以通过外泌体（exosome）包裹的形式，被肿瘤细胞分泌释放到肿瘤微环境中。肿瘤细胞分泌的外泌体可以通过受体介导的相互作用，或者通过将其内包裹的 miRNA 等各种生物活性分子直接释放至靶细胞，从而刺激靶细胞的活性，产生相应的生物学功能。当外泌体被相应的靶细胞摄取后，其内的生物活性分子进入靶细胞内，通过改变细胞外微环境、提呈抗原、刺激 T 细胞增殖、诱导机体免疫环境在内的多种生物学方式改变肿瘤微环境，促进癌细胞增殖、侵袭，加快血管生成，从而促进肿瘤进展及转移。研究发现，结直肠癌来源外泌体中 miR－25－3p 通过靶向 KLF2 和 KLF4 调控血管通透性及血管生成，诱导转移前肿瘤微环境形成，并且可以作为预测结直肠癌转移的一个有效的血液标志物（图 13－3）。

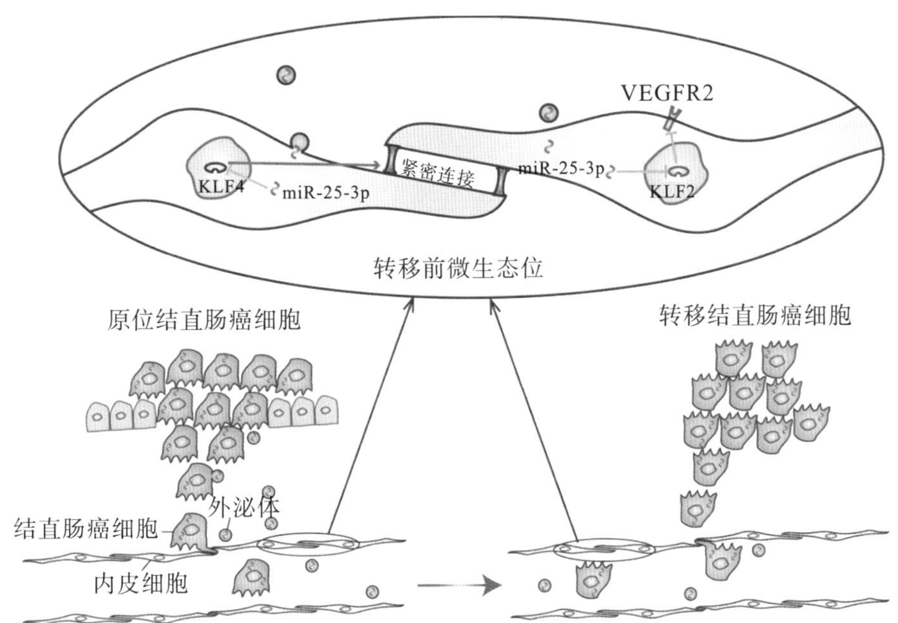

图 13－3　**肿瘤外泌体中** miR－25－3p **通过靶定** KLF2 **和** KLF4 **调控血管通透性及血管生成**

引自：Zeng Z，Li Y，Pan Y，et al. Cancer－derived exosomal miR－25－3p promotes pre－metastatic niche formation by inducing vascular permeability and angiogenesis [J]. Nat Commun，2018，9 (1)：5395.

在非编码 RNA 中，长度大于 200bp 且无蛋白质编码功能者称为长链非编码 RNA (lncRNA)，约占全部非编码 RNA 的 80%～90%。与其他非编码 RNA 相比，lncRNA 信息含量更丰富，因为其序列更长、空间结构更复杂；参与表达调控的分子机制也更多样，作为分子诱饵、分子向导及信号通路的调节剂等参与各种生物学过程。lncRNA 作用范围也更加广泛，如表观遗传学调控、癌症发生发展、神经系统功能等。简而言之，lncRNA 具有“三多”的特点，即类型多、作用模式多和数量多。lncRNA 在肿瘤的发生、转移、耐药及诊断和预后中都发挥着重要的作用。lncRNA lnc－CRCMSL 通过稳定 HMGB2 在细胞质中的表达，进而抑制上皮间质化（EMT），从而抑制结直肠癌转移。

circRNA 是一类特殊的非编码 RNA，也是 RNA 领域最新的研究热点，虽然 circRNA 大规模研究时间不长，但重量级文章陆续在国际期刊上发表，与传统的线性 RNA 不同，circRNA 分子呈封闭环状结构，不受 RNA 外切酶影响，表达更稳定，不易降解。circRNA 的这些特征都表明，这种分子有巨大潜力成为新的疾病诊断标志物。在功能上，circRNA 分子富含 miRNA 结合位点，在细胞中起到 miRNA 海绵（miRNA sponge）的作用，进而解除 miRNA 对其靶基因的抑制作用，升高靶基因的表达水平，这一作用机制被称为竞争性内源 RNA（ceRNA）机制；而 miRNA 是一类在真核细胞中广泛存在的单链非编码小 RNA，主要通过诱导靶 mRNA 降解或抑制靶 mRNA 翻译，在转录后水平调控基因表达。circRNA 的研究在肿瘤领域非常热门，已有研究表明 circRNA 与肺癌、恶性胶质瘤、胃癌、结直肠癌等疾病的发生与发展、侵袭与转移密切关联。研究显示，Hsa_circ_001680 可以通过调节 miR－340 靶基因 *BMI*1 增强结直肠癌干细胞特性，诱导伊立替康耐药形成。

2. RNA 编辑

RNA 编辑是指基因转录产生的 mRNA 分子，由于核苷酸的缺失、插入或置换，基因转录产物的序列不与基因编码序列互补，使翻译生成的蛋白质氨基酸组成不同于基因序列中编码信息的现象。基因突变是指遗传信息在 DNA 水平的改变，而 RNA 编辑则相当于在 mRNA 水平引入了"突变"，这一改变扩展了细胞转录组和蛋白质组表达的多样化和复杂性。

RNA 编辑已经成为多种生命形式遗传编码变异的重要来源。RNA 编辑的一个突出机制是，前体 mRNA 分子中腺苷在 RNA 特异性腺苷脱氨酶（adenosine deaminase acting on RNA，ADAR）的作用下水解脱氨，将特殊的腺苷（A）转换为肌苷（I），即 A－to－I 编辑；在翻译过程中，肌苷被解码为鸟苷（G），从而导致密码子的变化，最终引起蛋白质产物中氨基酸的替换。"A－to－I"是多细胞生物中普遍存在的 RNA 编辑现象，并且 ADAR 基因表达失调可以导致"A－to－I"RNA 编辑异常。传统观点认为，大多数恶性肿瘤都是由 DNA 突变引起的，它可导致相应蛋白产物的异常活化或失活，从而导致恶性细胞的生长和增殖失控。RNA 编辑相当于在转录水平引入"突变"，可影响各种各样的细胞过程，进而引起细胞恶性转变。研究显示，人类多种恶性肿瘤中存在着大量基因"A－to－I"RNA 编辑异常，并且与胃癌、食管癌、肝癌、乳腺癌、结直肠癌等恶性肿瘤的发生与发展、侵袭与转移有着密切的关系。但是，"A－to－I"RNA 编辑异常在肿瘤发生发展过程中的确切机制至今尚不明确。其可能机制包括，"A－to－I"RNA 编辑异常导致蛋白翻译提前终止；蛋白结构发生改变，影响蛋白稳定性和活性；影响 miRNA 的加工、Ago 复合物的组装及与靶 mRNA 的结合。

3. RNA 结合蛋白

RNA 结合蛋白（RBP）属于转录后水平调控的一部分，在基因调控过程中扮演着关键作用。目前除了少数的 RNA 能以核酶的形式单独发挥功能外，大部分的 RNA 都是与蛋白结合形成 RNA－蛋白复合物，RBP 可以结合并控制数百个 mRNA 分子，单个 mRNA 分子也可以被多个 RBP 结合。研究表明，RBP hnRNPLL 在 T 细胞中可以通过选择性地保留内含子，从而形成不同的剪接体；MOS2 作为 RNA 结合蛋白可以与前体 miRNA 结合，并参与其高效加工促进成熟；ELAV/Hu 家族成员 HuR 可以通过结合 3′－UTR 区促进 mRNA 分子的合成、稳定 mRNA 分子结构等。因此，RBP 对于 RNA 的合成、选择性剪接、修饰、转运、翻译及维持 mRNA 结构的稳定性等调控都具有关键作用。文献报道，RBP 的表达失调与肺癌、乳腺癌、肝癌、结直肠癌等常见恶性肿瘤密切相关，并且，RBP 可通过促进靶 mRNA 分子的翻译、调控 miRNA 分子等方式，在肿瘤的发生与发展、侵袭与转移过程中起到重要作用。

四、肿瘤微环境与肿瘤休眠

肿瘤在发生远处转移时，原发肿瘤首先侵袭周围组织血管，进入血液后成为循环肿瘤细胞（circulating tumor cell，CTC）。CTC随着血流穿出血管，到达靶器官定植形成微转移灶后并不会立即快速增殖形成肉眼可见的转移灶，而是为了适应新的微环境，在相当长的一段时间里处于一种增殖缓慢的相对稳定状态。随后，在靶器官微环境的作用下，处于休眠期的肿瘤细胞被激活并快速增殖，出现临床可见的转移灶病变。而这一段在转移灶内肿瘤细胞处于增殖缓慢的状态称为肿瘤休眠。

肿瘤休眠（tumor dormancy）是指肿瘤细胞在宿主体内长期存在，没有明显的细胞群体数量增加的一种状态，这一现象在临床上普遍存在。当机体条件改变或受到刺激时，休眠细胞能再被激活并开始增殖。这是导致恶性肿瘤难以彻底根治的主要原因，也是导致肿瘤复发和远处转移的原因之一。目前关于肿瘤休眠机制的研究主要有以下几个方面：①肿瘤细胞的种类及分化程度与肿瘤休眠有关；②宿主因素；③血管生成学说；④肿瘤免疫学说；⑤宿主微环境学说；⑥肿瘤休眠的信号通路及调控；⑦抑癌基因与肿瘤休眠。

肿瘤微环境作为肿瘤细胞赖以生存的场所，在肿瘤转移过程中发挥至关重要的作用。肿瘤微环境对肿瘤休眠细胞的影响是决定靶器官转移灶能否最终形成的关键因素。肿瘤微环境主要由多种不同的蛋白质和细胞组成，如炎症细胞、免疫细胞、血管内皮细胞、间充质来源细胞（成纤维细胞）、细胞外基质等。研究显示肿瘤相关成纤维细胞（cancer associated fibroblasts，CAF）来源外泌体miR－92a可以通过抑制靶基因FBXW7和MOAP1，增强细胞干性和EMT，从而促进结直肠癌转移和化疗抵抗（图13－4）。正常机体内微环境中的免疫细胞如NK细胞、$CD4^{+}$ T细胞、树突状细胞等具有监视、杀伤、清除肿瘤细胞，避免肿瘤发生，保护机体的功能，但当部分肿瘤细胞发生了某些改变，导致免疫系统不能将其完全识别和清除，则形成休眠细胞在体内生存下来，而休眠细胞迫于免疫系统尚存一定的监视功能，也不会迅速增殖成临床可见病灶，从而导致肿瘤休眠。休眠细胞的基因不稳定，会发生多种突变，经过一段时间积累，最终使休眠细胞转变成另外一种表型，从而躲避免疫系统攻击和迅速增殖，导致免疫逃逸。在这一过程中，肿瘤休眠细胞受到多个信号通路和基因的调节，如p38－MAPK、TGF－β、mTOR、Notch、Wnt等信号通路及c－*MYC*、*VEGF*等基因。

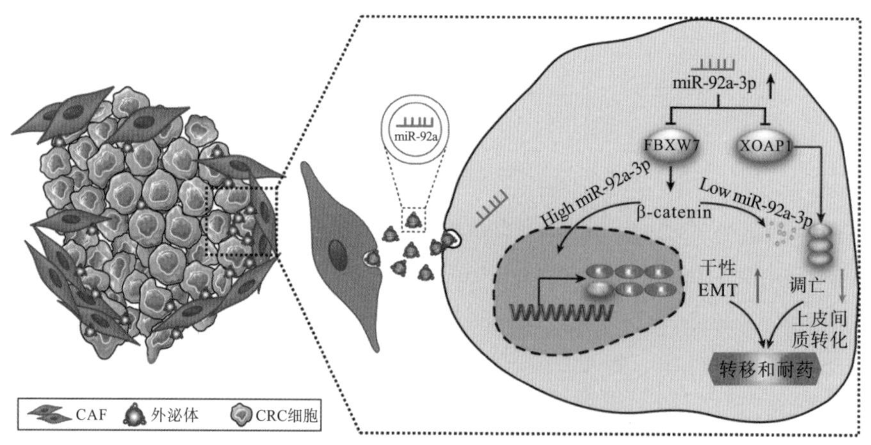

图 13－4 肿瘤相关成纤维细胞来源外泌体 miR－92a 抑制靶基因 FBXW7 和 MOAP1，增强细胞干性和 EMT，从而促进结直肠癌转移和化疗抵抗

引自：Hu JL，Wang W，Lan XL，et al. CAFs secreted exosomes promote metastasis and chemotherapy resistance by enhancing cell stemness and epithelial－mesenchymal transition in colorectal cancer [J]. Mol Cancer，2019，18（1）：91.

单细胞转录组测序（single cell RNA sequencing，scRNA－seq）即在单细胞水平进行高通量基因表达谱检测，对复杂细胞群进行深入分析，表征单细胞的表达谱，避免单细胞的异质性生物学信息被大量细胞的均质化覆盖。由于细胞空间位置信息对肿瘤发生发展及转移中细胞分化及相互作用具有重要意义，scRNA－seq 会导致细胞原有组织空间位置信息的丢失，进而无法将基因的表达结果与细胞原有的空间位置信息结合。空间转录组技术（spatial transcriptomics，ST）则在 scRNA－seq 的基础上，额外保留了细胞的空间位置信息，能将基因表达投影到现有空间信息，其最大的优势在于可以提供基因表达的“组织空间位置信息”，从而填补 scRNA－seq 的缺点。二者相互结合，可以为细胞类群判定提供注释信息，再结合相应的组织解剖、病理信息后可以更准确判断细胞所属类群，近年来已在肿瘤研究中得到了广泛的应用。已有研究使用 scRNA－seq 和 ST 对 97 个配对结直肠癌原发灶及肝转移灶的样本进行测序，发现转移灶免疫微环境经历了免疫抑制细胞（如 MRC1＋CCL18＋M2 样巨噬细胞）的空间重编程，并发现巨噬细胞具有较强的代谢活性，新辅助化疗可以阻断这种状态并恢复患者的抗肿瘤免疫平衡。另一项研究则通过 scRNA－seq 和 ST 技术绘制了单细胞分辨率下的配对肿瘤和癌旁正常组织综合性肿瘤微环境景观图，证实 FAP^{+} 成纤维细胞和 $SPP1^{+}$ 巨噬细胞的相互作用参与形成促结缔组织增生性肿瘤微环境，进而阻止淋巴细胞浸润，最终导致肿瘤免疫治疗抵抗。

五、肿瘤干细胞与肿瘤转移

肿瘤干细胞（tumor stem cell，CSC）是存在于肿瘤组织中的一小部分具有干细胞性质的细胞群体，首次发现于急性髓细胞白血病，也被称为肿瘤起始细胞（tumor initiating cell，TIC），其既可以作用于肿瘤起始阶段并且维持肿瘤在原发部位的生长，也可以促进肿瘤转移及转移灶生长。2006 年，美国癌症研究协会将 CSC 定义为肿瘤组织中具有自我更新能力及潜在分化能力并产生异质性子代原始细胞的一类癌细胞亚群。由于 CSC 还拥有高致瘤性和高耐药性，大多数肿瘤患者在放化疗之后，仍然容易出现复发及转移，严重危害患者的临床预后。结直肠癌干细胞有诸多信号通路参与条件，如 Yap/Taz 信号通路，在肠道细胞过度增殖中起到非常重要的作用，表明 Yap/Taz 信号通路可能参与结直肠癌干细胞发展；主要位于陷窝开口末端的 TGF−β/BMP 信号通路可促进细胞分化和凋亡，部分抵消 Wnt/β−catenin 信号通路作用，在结直肠癌中 Wnt/β−catenin 信号通路协同促进结直肠癌发生。BMP 家族中的 BMP2 和 BMP4 可以促进结直肠癌干细胞分化并拮抗 Wnt/β−catenin 信号通路。转录因子 GATA6 直接调节 LGR5 表达，与 β−catenin/TCF4 竞争性结合 BMP4 调节区域抑制 BMP 基因表达、降低 BMP 信号，从而促进肿瘤干细胞的增殖和自我更新。Notch 信号通路水平在结直肠癌干细胞中表达特别高，有助于抑制凋亡并将细胞维持在未分化的状态。最近还有研究显示，Notch 信号通路可以通过 miRNA 介导的环路调控对称性与非对称性细胞的分裂，影响结直肠癌干细胞的产生。

肿瘤转移是一个由多生物因子及信号诱导而成的动态连续的病理过程，而在这个过程中，CSC 是一个贯穿始终的关键环节。目前的研究将 CSC 分为两类，一类是静止肿瘤干细胞（stationary cancer stem cell，SCS 细胞），一类是转移肿瘤干细胞（metastatic stem cell，MetSC）。一方面，研究表明 MetSC、原发性 CSC 和正常干细胞之间存在谱系关系：小鼠遗传性腺瘤模型显示一旦获得 Wnt 信号通路的激活突变，肠干细胞就会产生腺瘤，干细胞特性会维持腺瘤长期生长分化，而在晚期结直肠癌及肝转移瘤中同样包含具有干细胞特性的肿瘤细胞，原发肿瘤中 CSC 标志物的高表达与临床不良预后及转移复发密切相关，充分证明 MetCS 可能是在转移部位恢复其再生潜力的原发性 CSC。

另一方面，非干细胞性肿瘤细胞也可以通过表型可塑性转变为 MetSC，来自基质成纤维细胞的肝细胞生长因子可以增强 Wnt/β−catenin 信号通路，以增强结直肠癌细胞的干细胞潜能，TGF−β 可以增强胶质母细胞瘤的干细胞特性，并联合 Wnt 信号通路促进乳腺癌细胞干细胞特性的表达，环境压力（如酸性环境）也可以重新编程多能性，与非干细胞性肿瘤细胞产生 MetSC 有关。肿瘤干细胞特性的增加有时伴随着上皮到间质的转变，即肿瘤转移的核心事件 EMT。发生 EMT 的 MetSC 会重新获得上皮表型，以便在转移灶恢复生长。EMT 不仅促进细胞侵袭与转移的能力，还可使肿瘤细胞发生干细胞化，从而促进肿瘤转移；高转移性的结直肠癌单个原始祖细胞群中干细胞特性与间充质标志物 vimentin 表达呈高度正相关关系。

CSC 被认为存在于其微生态位（niches）中，微生态位是特有的微环境，能够通过调控细胞间接触及分泌的细胞因子，影响成体干细胞的命运。微生态位本身就属于肿瘤微环境的一部分，非干细胞性肿瘤细胞也是该微生态位的组成部分。在肿瘤进展到更加恶性状态期间，CSC 的状态起着非常关键的作用，而在原发肿瘤内的 CSC 的状态取决于其周围的肿瘤微环境和微生态位的情况。MetCS 则存在于特定的“转移性微生态位”（metastatic niche），转移性微生态位包括 MetSC 生存及自我更新的特定位置、基质细胞类型、参与调控的信号分子和细胞外基质蛋白。目前的研究显示，转移性微生态位有三种不同的功能来源：①转移细胞可能在宿主组织中占据天然的干细胞微生态位；②由不属于干细胞微生态位的基质细胞提供转移性微生态位功能；③癌细胞自身可能产生干细胞微生态位成分。

原发性肿瘤可以系统地影响远处器官的微环境，以建立转移前微生态位（pre－metastatic niche）。在小鼠模型中，乳腺、肺和胃肠道肿瘤将炎症细胞因子和 ECM 重塑酶分泌到循环系统中，诱导肺实质微环境的变化，当循环肿瘤细胞到达这些位置时，微环境的变化会增强转移的启动。细胞外基质蛋白 tenascin C 和骨膜蛋白 periostin 增强 Wnt 和 Notch 信号通路转导，从而增加 MetSC 在转移定植开始前的适应性。肺及肝浸润的 MetSC 分泌 TGF－β 刺激基质成纤维细胞产生 IL－11。反过来，IL－11 通过肿瘤细胞中的 GP130/STAT3 信号通路的激活促进肝和肺转移的启动。而 MetCS 定植至转移性微生态位后重新激活及维持自我更新能力，则需要包括 Wnt、Notch、TGF－β 家族、CXCL12/SDF1、hedgehog 在内的多种信号分子的参与。研究显示，$CD133^+$ 结肠癌干细胞中存在 CXC 趋化因子受体 4（CXC chemokine receptor 4，CXCR4）阳性细胞的亚群，与 $CD133^+/CXCR4^-$ 细胞比较，$CD133^+/CXCR4^+$ 细胞的转移能力更强，说明其在结肠癌转移中起着重要作用。肿瘤的生长依赖血液供应，新生血管形成是肿瘤生长和转移过程中的关键环节，而 CSC 可促进肿瘤新生血管形成，从而促进肿瘤的生长和转移。miR－200c 通过靶基因 SOX2 及下游 PI3K/AKT 信号通路可以抑制结直肠癌干细胞特性和转移，为抗结直肠癌转移提供一个潜在靶点。新发现的 CLIC4、ERp29 和 Smac/DIABLO 三分子标签则可以作为结直肠癌转移干细胞的标志物，且对肿瘤预后的预测作用独立于肿瘤 TNM 分期系统和组织学分级，将有助于临床医生对结直肠癌术后患者个体化治疗的决策。

六、展望

转移性结直肠癌（metastatic colorectal cancer，mCRC，肿瘤已从原发部位扩散）患者的 5 年平均生存率只有 11%，并且约 20%的患者就诊时已发生转移，25%～30%的Ⅱ/Ⅲ期患者会在根治性手术后 5 年内复发，多数需进行全身综合性治疗。包括内镜手术局部切除、放疗及化疗在内的传统肿瘤治疗手段对早期结直肠癌治疗效果较为显著，然而对于 mCRC 的治疗效果并不理想。近年来，随着生物医学技术的发展，分子靶向治疗（如西妥昔单抗等）及肿瘤免疫治疗（如 CTLA－4、PD－1 和 PD－L1 抑制剂等）得到了相继应用，mCRC 患者的临床预后得到了显著改善。

近年来，肿瘤免疫治疗发展迅速，被誉为人类肿瘤治疗史上的重要里程碑。其主要有两大领域，即以 CAR－T 为代表的细胞免疫治疗及以 PD－1/PD－L1 抑制剂或

CTLA-4 抑制剂为代表的免疫检查点抑制剂（immune checkpoint inhibitor，ICI），分别在淋巴造血系统肿瘤及肺癌、肠癌、肝癌等实体瘤治疗中取得了突破性进展。其中，针对免疫系统“刹车分子”CTLA-4 和 PD-1 的研究成果获得了 2018 年诺贝尔生理学或医学奖。

2015 年首次报道微卫星高度不稳定/错配修复缺陷（MSI-H/dMMR）型结直肠癌是 PD-1/PD-L1 抑制剂免疫治疗的敏感人群，目前 PD-1/PD-L1 抑制剂已被美国 FDA 和中国 CFDA 批准用于 MSI-H/dMMR 型结直肠癌的二线治疗；并且后续多个研究进一步证实，在 MSI-H/dMMR 型晚期结直肠癌人群中，PD-1/PD-L1 抑制剂一线新辅助治疗也取得了较为显著的疗效。在 MSI-H/dMMR 型转移性结肠癌患者中，与化疗相比，PD-1/PD-L1 抑制剂能够显著延长患者无进展生存期。

然而，MSI-H/dMMR 型结直肠癌患者仅占结直肠癌患者的 15%左右，其余 85%患者均属于微卫星稳定/错配修复正常（MSS/pMMR）型，ICI 在该人群中的研究进展相对缓慢。同时，即使肿瘤微环境中伴有大量免疫细胞浸润，肿瘤细胞亦可通过各种机制来抑制特异性免疫反应。已有研究显示，单酰基甘油脂肪酶 MGLL 缺乏会导致肿瘤相关巨噬细胞的脂质超载，促进 CB2/TLR4 依赖的巨噬细胞活化，进一步抑制肿瘤相关 $CD8^+$ T 细胞的功能。巨噬细胞 MGLL 在结直肠癌组织中的表达降低，且与患者的生存呈正相关。肿瘤能够阻碍或延迟树突状细胞的致敏成熟，或激发错误的免疫反应，或导致局部调节性 T 细胞的增殖聚集；此外，肿瘤细胞可下调 MHC-Ⅰ类分子或靶抗原的表达以逃避特异性杀伤，或通过产生多种抑制性细胞表面分子（如 PD-L1/PD-L2）与活化 T 细胞表面的相关受体（如 PD-1）结合，导致 T 细胞免疫无能或耗竭；肿瘤微环境的缺氧刺激腺苷的产生，同样可以抑制效应性 T 细胞功能，缺氧还能导致趋化因子 CCL28 的产生，吸引更多的调节性 T 细胞迁移入肿瘤内发挥免疫抑制功能。最终，肿瘤间质细胞也能抑制效应淋巴细胞的功能，如间充质干细胞可阻断效应性 T 细胞的增殖和功能发挥。同时临床研究发现，在肿瘤的治疗过程中，采用 PD-1 抑制剂或 CTLA-4 抑制剂单药治疗方案均会出现不同程度的低响应率，甚至单独使用 PD-1 抑制剂治疗可能激活调节性 T 细胞的活性，促进免疫逃逸。因此，尝试采取相关策略突破肿瘤免疫抑制的瓶颈，寻找提升 ICI 治疗响应率的方法，最大程度发挥天然免疫细胞的杀伤功能，已成为肿瘤免疫治疗研究领域新兴的热点问题。

（丁彦青　王姝阳）

思考题

1. 肿瘤转移过程涉及多个步骤和基因的激活，其中最为关键和必要的步骤是哪些？

2. 肿瘤免疫治疗在微卫星高度不稳定/错配修复缺陷型结直肠癌患者中已经得到了较为理想的疗效，你认为限制其在微卫星稳定型/错配修复正常型结直肠癌患者中疗效的主要因素是什么？

3. 肿瘤微环境和肿瘤细胞干性维持都是肿瘤转移的关键因素，二者之间是如何相互作用的？

参考文献

[1] Sung H，Ferlay J，Siegel R L，et al. Global Cancer Statistics 2020：GLOBOCAN estimates of incidence and mortality worldwide for 36 cancers in 185 countries [J]. CA Cancer J Clin，2021，71 (3)：209—249.

[2] Ladabaum U，Dominitz J A，Kahi C，et al. Strategies for colorectal cancer screening [J]. Gastroenterology，2020，158 (2)：418—432.

[3] Valastyan S，Weinberg R A. Tumor metastasis：molecular insights and evolving paradigms [J]. Cell，2011，147 (2)：275—292.

[4] Wan L，Pantel K，Kang Y. Tumor metastasis：moving new biological insights into the clinic [J]. Nat Med，2013，19 (11)：1450—1464.

[5] Bakir B，Chiarella A M，Pitarresi J R，et al. EMT，MET，plasticity，and tumor metastasis [J]. Trends Cell Biol，2020，30 (10)：764—776.

[6] Fridman W H，Miller I，Sautès-Fridman C，et al. Therapeutic targeting of the colorectal tumor stroma [J]. Gastroenterology，2020，158 (2)：303—321.

[7] Quail D F，Joyce J A. Microenvironmental regulation of tumor progression and metastasis [J]. Nat Med，2013，19 (11)：1423—1437.

[8] Zhao H，Ming T，Tang S，et al. Wnt signaling in colorectal cancer：pathogenic role and therapeutic target [J]. Mol Cancer，2022，21 (1)：144.

[9] Fang Y，Shen Z Y，Zhan Y Z，et al. CD36 inhibits beta-catenin/c-myc-mediated glycolysis through ubiquitination of GPC4 to repress colorectal tumorigenesis [J]. Nat Commun，2019，10 (1)：3981.

[10] Li X，Wu Y，Tian T. TGF-β signaling in metastatic colorectal cancer (mCRC)：from underlying mechanism to potential applications in clinical development [J]. Int J Mol Sci，2022，23 (22)：14436.

[11] Wang H，Shi J，Luo Y，et al. LIM and SH3 protein 1 induces TGFbeta-mediated epithelial-mesenchymal transition in human colorectal cancer by regulating S100A4 expression [J]. Clin Cancer Res，2014，20 (22)：5835—5847.

[12] Perkins G，Lièvre A，Ramacci C，et al. Additional value of EGFR downstream signaling phosphoprotein expression to KRAS status for response to anti-EGFR antibodies in colorectal cancer [J]. Int J Cancer，2010，127 (6)：1321—1331.

[13] Liao W，Overman M J，Boutin A T，et al. KRAS-IRF2 axis drives immune suppression and immune therapy resistance in colorectal cancer [J]. Cancer Cell，2019，35 (4)：559—572.

[14] Xia Y，Shen S，Verma I M. NF-kappa B，an active player in human cancers [J]. Cancer Immunol Res，2014，2 (9)：823—830.

[15] Jiao H L, Ye Y P, Yang R W, et al. Down-regulation of SAFB sustains the NF-kappa B pathway by targeting TAK1 during the progression of colorectal cancer [J]. Clin Cancer Res, 2017, 23 (22): 7108—7118.

[16] Stein U, Walther W, Arlt F, et al. MACC1, a newly identified key regulator of HGF-MET signaling, predicts colon cancer metastasis [J]. Nat Med, 2009, 15 (1): 59—67.

[17] Struckhoff A P, Rana M K, Worthylake R A. RhoA can lead the way in tumor cell invasion and metastasis [J]. Front Biosci (Landmark Ed), 2011, 16 (5): 1915—1926.

[18] Liang L, Li X, Zhang X, et al. MicroRNA—137, an HMGA1 target, suppresses colorectal cancer cell invasion and metastasis in mice by directly targeting FMNL2 [J]. Gastroenterology, 2013, 144 (3): 624—635.

[19] Guo Y, Bao Y, Yang W. Regulatory miRNAs in colorectal carcinogenesis and metastasis [J]. Int J Mol Sci, 2017, 18 (4): 890.

[20] Zeng Z, Li Y, Pan Y, et al. Cancer-derived exosomal miR-25-3p promotes pre-metastatic niche formation by inducing vascular permeability and angiogenesis [J]. Nat Commun, 2018, 9 (1): 5395.

[21] Han S, Cao Y, Guo T, et al. Targeting lncRNA/Wnt axis by flavonoids: a promising therapeutic approach for colorectal cancer [J]. Phytother Res, 2022, 36 (11): 4024—4040.

[22] Han Q, Xu L, Lin W, et al. Long noncoding RNA CRCMSL suppresses tumor invasive and metastasis in colorectal carcinoma through nucleocytoplasmic shuttling of HMGB2 [J]. Oncogene, 2019, 38 (16): 3019—3032.

[23] Shao Y, Lu B. The crosstalk between circular RNAs and the tumor microenvironment in cancer metastasis [J]. Cancer Cell Int, 2020, 20: 448.

[24] Jian X, He H, Zhu J, et al. Hsa _ circ _ 001680 affects the proliferation and migration of CRC and mediates its chemoresistance by regulating BMI1 through miR—340 [J]. Mol Cancer, 2020, 19 (1): 20.

[25] Peng Z, Cheng Y, Tan B C, et al. Comprehensive analysis of RNA-Seq data reveals extensive RNA editing in a human transcriptome [J]. Nat Biotechnol, 2012, 30 (3): 253—260.

[26] Peng X, Xu X, Wang Y, et al. A-to-I RNA editing contributes to proteomic diversity in cancer [J]. Cancer Cell, 2018, 33 (5): 817—828.

[27] Kechavarzi B, Janga S C. Dissecting the expression landscape of RNA-binding proteins in human cancers [J]. Genome Biol, 2014, 15 (1): R14.

[28] Chaffer C L, Weinberg R A. A perspective on cancer cell metastasis [J]. Science, 2011, 331 (6024): 1559—1564.

[29] Hu J L, Wang W, Lan X L, et al. CAFs secreted exosomes promote metastasis and chemotherapy resistance by enhancing cell stemness and epithelial-mesenchymal transition in colorectal cancer [J]. Mol Cancer, 2019, 18 (1): 91.

[30] Almog N. Molecular mechanisms underlying tumor dormancy [J]. Cancer Lett, 2010, 294 (2): 139—146.

[31] Wu Y, Yang S, Ma J, et al. Spatiotemporal immune landscape of colorectal cancer liver metastasis at single-cell level [J]. Cancer Discov, 2022, 12 (1): 134—153.

[32] Qi J, Sun H, Zhang Y, et al. Single-cell and spatial analysis reveal interaction of FAP (+) fibroblasts and SPP1 (+) macrophages in colorectal cancer [J]. Nat Commun, 2022, 13

(1)：1742.

[33] Oskarsson T，Batlle E，Massagué J. Metastatic stem cells：sources，niches，and vital pathways [J]. Cell Stem Cell，2014，14 (3)：306－321.

[34] Liao W T，Ye Y P，Deng Y J，et al. Metastatic cancer stem cells：from the concept to therapeutics [J]. Am J Stem Cells，2014，3 (2)：46－62.

[35] Lu Y X，Yuan L，Xue X L，et al. Regulation of colorectal carcinoma stemness，growth，and metastasis by an miR-200c-Sox2-negative feedback loop mechanism [J]. Clin Cancer Res，2014，20 (10)：2631－2642.

[36] Deng Y J，Tang N，Liu C，et al. CLIC4，ERp29，and Smac/DIABLO derived from metastatic cancer stem-like cells stratify prognostic risks of colorectal cancer [J]. Clin Cancer Res，2014，20 (14)：3809－3817.

[37] Siegel R L，Miller K D，Fedewa S A，et al. Colorectal cancer statistics，2017 [J]. CA Cancer J Clin，2017，67 (3)：177－193.

[38] Yarchoan M，Hopkins A，Jaffee EM. Tumor mutational burden and response rate to PD-1 inhibition [J]. N Engl J Med，2017，377 (25)：2500－2501.

[39] Asaoka Y，Ijichi H，Koike K，et al. PD－1 blockade in tumors with mismatch-repair deficiency [J]. N Engl J Med，2015，372 (26)：2509－2520.

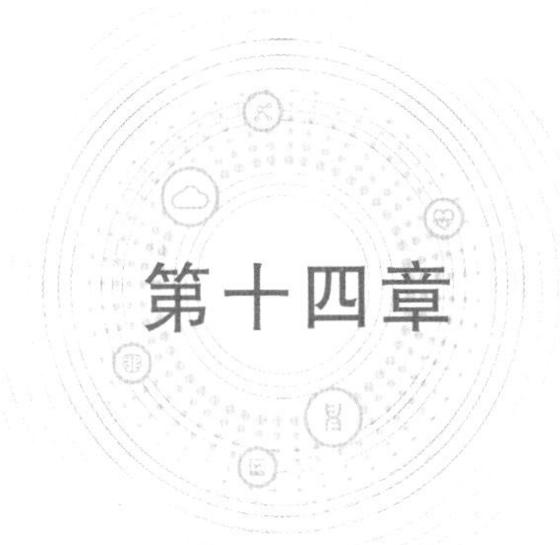

第十四章 结直肠癌新辅助治疗及其疗效评估的研究进展

新辅助治疗即术前治疗，是在局部治疗前的肿瘤细胞减量治疗，其可能优势包括减小原发肿瘤体积，有效清除临床或亚临床的微小转移灶。同时，在肿瘤各级血管和淋巴管未受损伤前予以化疗，可提高局部化疗药物的浓度，术前抑制肿瘤细胞的快速增殖，理论上可以减少术中肿瘤细胞医源性播散。结直肠癌（colorectal cancer，CRC）的新辅助治疗主要包括放疗、化疗和靶向治疗，其中直肠癌以放疗为主，而结肠癌以化疗和靶向治疗为主。患者对新辅助治疗的反应存在较大的个体差异，15%～30%的患者对新辅助治疗敏感，经治疗后病灶出现一定程度的退缩，部分患者甚至可达到病理完全缓解（pathology complete response，pCR），但仍有20%患者反应较差或无反应。因此，传统新辅助治疗的疗效尚需进一步提高。筛选出能从新辅助治疗受益的CRC患者，降低治疗相关毒性，对CRC的个体化、精准化治疗至关重要。

一、新辅助治疗策略概述

（一）新辅助放疗

1997年，一项直肠癌大型随机对照试验首次证明小剂量短程放疗有助于提高直肠癌患者生存率。随后的研究也表明术前放疗在改善患者5年总体病死率、癌症相关死亡率及局部复发率方面，效果远优于术后放疗。

（二）新辅助化疗

目前用于新辅助化疗的药物主要有5－氟尿嘧啶、卡培他滨、亚叶酸钙、伊立替康、奥沙利铂等。5－氟尿嘧啶可以通过抑制胸腺嘧啶合成酶，阻断肿瘤细胞 DNA 合成。卡培他滨是 5－氟尿嘧啶的前体药物，口服吸收后在体内转化为 5－氟尿嘧啶。亚叶酸钙能够增强 5－氟尿嘧啶对胸腺嘧啶合成酶的抑制作用，增强对肿瘤细胞的 DNA 的抑制作用，从而加强对肿瘤细胞的控制与杀伤。伊立替康可以通过抑制拓扑异构酶导致肿瘤细胞破裂死亡。奥沙利铂作为第三代铂类化疗药，可以诱导 CRC 细胞凋亡，体内外研究均观察到奥沙利铂与 5－氟尿嘧啶有协同作用。目前，新辅助化疗中是否应该联合靶向药物仍存在较大争议，未来有必要开展前瞻性随机对照研究。

（三）新辅助免疫治疗

2015 年，对具有错配修复缺陷（mismatch repair deficiency，dMMR）或微卫星高度不稳定性（microsatellite instability － high，MSI － H）特征的转移性 CRC（metastasis CRC，mCRC）进行 PD－1 抑制剂治疗后患者的显著获益被首次发现，由此开启了 mCRC 的免疫治疗时代。临床前研究表明，相比于术后辅助治疗，新辅助免疫治疗可以利用手术前肿瘤体积大、新抗原多等特点，充分增强体内抗肿瘤免疫 T 细胞的活性，清除微小转移灶。来自荷兰的 NICHE 研究首次表明非转移性 dMMR/MSI－H 型 CRC 可以从短程的新辅助免疫治疗（伊匹木单抗＋纳武利尤单抗）中获益，手术根治标本病理学评估 100％病例有治疗反应。与此类似的是 2019 年 Voltage 研究探讨了局部晚期直肠癌行长程同步放化疗后予以纳武利尤单抗的新辅助免疫治疗，dMMR/MSI－H 型直肠癌组的 pCR 率可达到 60％。最近一项研究报道了新辅助免疫治疗的长期疗效，发现 dMMR/MSI－H 型 CRC 通过 PD－1 抑制剂免疫治疗后，不仅能获得显著的近期疗效（60％ pCR 率），而且也显著改善了远期生存，近 1/4 患者达到肿瘤完全缓解而避免手术。与 dMMR/MSI－H 型 CRC 相比，错配修复功能完整（mismatch repair proficient，pMMR）/微卫星稳定（microsatellite stability，MSS）型 CRC 免疫治疗效果欠佳。如何提高这部分患者的免疫治疗效果仍是目前最大的挑战之一。

（四）新辅助治疗方案

传统新辅助治疗方案主要包括术前长程同步放化疗、短程放疗（short-course radiotherapy，SCRT）及术前单纯化疗。这种以放疗为核心的新辅助治疗方案能够在全直肠系膜切除术（total mesorectal excision，TME）基础上进一步降低 6％～9％的局部复发率。但是，术前放疗有可能造成严重的远期毒性，如控便功能受损、性功能障碍和第二原发肿瘤发生率增加等，影响患者生活质量。

全程新辅助治疗（total neoadjuvant therapy，TNT）作为近年局部进展期直肠癌（locally advanced rectal cancer，LARC）新辅助治疗领域的新兴治疗模式，指在术前同步放化疗或短程放疗的基础上，将所有化疗提至术前进行（诱导化疗后同步放化疗或同步放化疗后巩固化疗），形成了一种不同于传统“三明治”模式（放疗—手术—化疗）

的新型 LARC 治疗模式。有研究结果显示，TNT 组的 pCR 率提高 1 倍左右，3 年疾病相关治疗失败率或 3 年无病生存率也明显改善。

结肠癌与直肠癌的新辅助治疗适应证略有不同。美国国立综合癌症网络（National Comprehensive Cancer Network，NCCN）指南指出，对于可切除的同时性单纯肝和（或）肺转移 CRC 患者的新辅助治疗，推荐首选两药联合化疗方案 FOLFOX 或 CAPEOX，同时可以考虑 FOLFIRI 或 FOLFXIRI 化疗方案。另外，NCCN 首次推荐免疫治疗方案，即纳武利尤单抗±伊匹木单抗或帕博利珠单抗作为可切除 dMMR/MSI-H 型 mCRC 的新辅助治疗选择。对于 LARC，根据临床分期及风险因素推荐相应新辅助治疗方案：①低危 LARC，推荐传统新辅助治疗和 TNT 平行选择；②高危 LARC，推荐 TNT 作为新辅助治疗方案。

近年来，除了单纯新辅助免疫治疗的研究探索，联合放疗和免疫治疗提高肿瘤退缩率也是研究的热点。研究表明放疗与免疫治疗存在协同作用，肿瘤在接受放疗后能释放出更多的新生抗原激活免疫细胞，与免疫治疗联合后，可潜在进一步提高免疫治疗疗效。新辅助同步放化疗前或同步放化疗后引入免疫治疗，或者在放疗期间同步免疫治疗的研究，显示了较标准同步放化疗更高的 pCR 率。同步放化疗后序贯免疫治疗，以及免疫治疗联合新辅助靶向治疗的研究均在进行中。目前的探索性研究，短期病理应答的疗效差强人意，亟待基础研究的突破，寻找新的生物标志物或者新的联合治疗方式，使免疫治疗能让更广泛的肿瘤人群获益。

二、新辅助治疗疗效评估

新辅助治疗疗效评估对于预测手术的根治性切除率和制订有效的术后辅助治疗策略都至关重要。目前常用的疗效评估方法是基于影像学或术后组织学分级来开展的。CRC 新辅助治疗结局主要包括肿瘤降期、临床完全缓解（clinical complete response，cCR）、pCR 和肿瘤退缩。pCR 为直肠癌新辅助治疗疗效评估中最常用的预测指标，是指经过新辅助治疗后实现肿瘤完全退缩，显微镜下已完全找不到肿瘤细胞。cCR 是临床上最接近 pCR 的预测指标，新辅助治疗后达到 cCR 的患者可进行观察及随访，以规避不必要的手术治疗。患者治疗后经体格检查及辅助检查，发现局部无肿瘤残余证据，即肿瘤临床分期 T0N0，则被认为达到 cCR。

（一）肿瘤降期

肿瘤降期是基于新辅助治疗开始前的肿瘤临床分期（clinical tumor-node-metastasis，cTNM）与治疗后的分期相比得出的，分期结果可以由影像学或内镜评估（neoadjuvant clinical TNM，ycTNM）或切除标本（neoadjuvant pathologic TNM，ypTNM）病理学检查得出。TNM 分期中使用的前缀“yc”和“yp”分别表示“新辅助治疗后的临床分期”和“新辅助治疗和手术后的病理分期”。在接受新辅助治疗之后，对达到肿瘤降期的患者进行精准评估，可辅助临床制订手术方案，通过接受局部切除手术实现保肛，从而获得较好的生活质量。最新的美国癌症联合委员会（American Joint Committee on Cancer，AJCC）发布的 ypTNM 分期系统依然沿用与初治直接手术患者相同的分类定义，如根据残留肿瘤细胞侵犯深度定义 ypT 分期、根据含有肿瘤细胞浸润的淋巴结个数定义 ypN 分期、根据肿瘤细胞远处转移情况定义 ypM 分期，从而决定肿瘤 ypTNM 分期。理论上肿瘤降期评估应简单明了，但事实上临床分期是高度可变的。因为目前的基线影像学检查无论是磁共振成像（MRI）还是腔内超声均不能提供完全准确的基线分期，如腔内超声仅对于 T2 期以内小肿瘤有优势，而 MRI 判断 T3 分期存在过分期的可能，因此导致临床和病理分期之间存在很大差异。由于目前的影像学检查并不总是能够给出准确的临床分期，以及内镜医生主观经验的差异，使得术前临床分期准确性差异较大，和术后病理分期也存在较大差异，肿瘤降期评估仍缺乏标准化体系。

（二）肿瘤退缩的病理学评估

直肠癌对新辅助治疗的反应评估常采用形态学的评估方法：肿瘤退缩分级（tumor regression grade，TRG）。新辅助治疗后，肿瘤退缩可出现各种组织学改变，如肿瘤细胞坏死凋亡、纤维组织增生、炎症细胞浸润、泡沫细胞聚集、无细胞黏液产生并形成黏液池及钙化灶等，纤维组织增生和炎症细胞浸润是最常见改变。肿瘤退缩分级主要依据肿瘤原发灶残留肿瘤成分及纤维化成分来进行。目前针对新辅助治疗后 TRG 评分方法有多种标准，具体见表 14−1。总体来说，目前仍无一个公认的最佳 TRG 标准，临床实践工作中较常使用的为 AJCC 和 NCCN 的 TRG 标准。

表 14−1　肿瘤退缩分级（TRG）标准

分级	TRG 0	TRG 1	TRG 2	TRG 3	TRG 4	TRG 5
NCCN	无癌细胞残留	仅见单个癌细胞或癌细胞簇	纤维化超过残留癌细胞	几乎无纤维化，可见大片癌细胞残留	—	—
AJCC	无癌细胞残留（完全退缩）	仅见单个癌细胞或癌细胞簇（几乎完全退缩）	仍有残留的肿瘤细胞（反应较小）	极少或没有肿瘤细胞被杀灭（反应差）	—	—
Becker	—	TRG1a 无癌细胞残留，TRG1b ＜10%癌细胞残留	10%～50%癌细胞残留	＞50%癌细胞残留	—	—

续表14－1

分级	TRG 0	TRG 1	TRG 2	TRG 3	TRG 4	TRG 5
Mandard（五级）	—	无癌细胞残留	癌细胞极少量残留	纤维化反应超过癌细胞残留	癌细胞残留超过纤维化反应	几乎无反应
Mandard（三级）	—	无癌细胞残留	仅存少量癌细胞或纤维化超过癌细胞残留	癌细胞残留超过纤维化或几乎无反应	—	—
Dowrak/Rödel（五级）	无反应	＜25％肿瘤区域纤维化	25％～50％肿瘤区域纤维化	＞50％肿瘤区域纤维化	完全缓解	—
Dowrak/Rödel（三级）	—	完全缓解	25％～99％肿瘤区域纤维化	＜25％肿瘤区域纤维化或者无反应	—	—
MSKCC	—	完全缓解	86％～99％肿瘤缓解	≤85％肿瘤缓解	—	—
RCRG	—	明显纤维化，几乎无或少量肿瘤细胞残留	大体可见肿瘤残留，镜下明显纤维化	大体明显肿瘤残留，纤维化少	—	—

（三）肿瘤退缩的MRI评估

基于MRI判断残留肿瘤与纤维化的比例关系，建立了与TRG、病理评估系统相似的MRI肿瘤退缩分级系统（MRI assessment of tumor regression grading，mrTRG）：mrTRG1级，肿瘤完全消退，纤维组织中无残留的肿瘤细胞；mrTRG2级，纤维组织为主的病灶内有极少残留肿瘤细胞（不易发现）；mrTRG3级，纤维组织为主并有少量残留肿瘤细胞（较易发现），可有黏液存在；mrTRG4级，肿瘤细胞为主，可有纤维化或黏液；mrTRG5级：肿瘤无消退。由于常规MRI不易鉴别新辅助治疗导致的纤维化、细胞水肿及坏死与肿瘤残留灶，因此采用三维直肠内超声、高分辨率MRI、功能MRI、PET－CT，以及综合多种检查方法可提高MRI对pCR判断的灵敏度。

三、新辅助治疗疗效评估的生物标志物

CRC是一种异质性疾病，其特征是大量分子改变，这些改变导致不同信号通路失调，进而导致肿瘤的发生与进展。不同基因特征CRC具有肿瘤间和肿瘤内的高度异质性，影响其对新辅助治疗的应答反应及预后。生物标志物被定义为“一种可客观测量和

评估的特征，作为正常生物过程、致病过程或对治疗干预措施的药理学反应的指标”。理想的生物标志物应具有足够的灵敏度、特异度，并与疾病的严重程度相关。在过去的十年中已经提出了大量的生物标志物用于预测 CRC 新辅助治疗疗效，可将患者分为有疗效和无疗效两组，从而预测患者对新辅助治疗反应的差异。下文将对近年来 CRC 新辅助治疗领域的生物标志物的进展进行阐述。

（一）基于肿瘤发生发展关键基因信号通路的分子标志物

CRC 的发生发展是一个多基因变异、多阶段、多步骤的过程，目前普遍认为 CRC 的发生发展在分子水平上主要涉及的关键基因信号通路为染色体不稳定（chromosomal instability，CIN）、微卫星不稳定（MSI）和 CpG 岛甲基化表型（CpG island methylator phenotype，CIMP）。

1．CIN

CIN 是指基因组的改变，包括整个染色体的增加或缺失、结构异常（包括点突变、小的基因组变化到染色体重排）。通常认为染色体数量上的不稳定性是由于染色体分离缺陷引起的；而染色体结构上的不稳定主要与 DNA 损伤修复缺陷、端粒完整性丧失及细胞周期检查点功能紊乱相关。Lengauer 等在非整倍体肿瘤细胞中首次证实 CIN 存在。约 70％的 CRC 中存在 CIN，常见的 CIN 包括 1p 和 8p 的删除、17p 和 18q 的杂合性缺失及 20q 的扩增。CIN 是导致抑癌基因失活和特异性癌基因突变累积的重要机制，进而促进 CRC 的发生发展。此外，大量临床前研究数据表明，CIN 可以加速肿瘤进化和促进治疗耐药，四倍体尤其会使细胞快速获得基因拷贝数变异和突变以应对各种选择性压力，从而增加细胞活力。放疗及多种常用的化疗药物已被证明可在体外诱导 CIN。基于乳腺癌的一项临床研究发现增加 CIN 水平或者在有丝分裂过程中维持多极纺锤丝可以提高临床紫杉醇的效果，提出了以染色体不稳定率作为预测紫杉醇反应的生物标志。最新研究根据基因拷贝数变异将 409 例 mCRC 患者分为染色体高度不稳定组、染色体中度不稳定组、染色体低度不稳定组，发现染色体高度不稳定组和中度不稳定组在化疗联合贝伐珠单抗中获益更多，提示拷贝数变异负荷是化疗联合贝伐珠单抗治疗的潜在疗效预测生物标志。另一项研究发现在分子水平检测 18q 染色体杂合性的缺失可以预测 CRC 患者的贝伐珠单抗治疗疗效。目前，如何利用 CIN 检测疾病进展、预测治疗反应，以及监测治疗期间 CIN 变化以指导后续治疗仍值得进一步探索。

2．MSI

细胞基因组含有大量碱基重复序列，一般将长度为 15～70 个碱基的串联重复称为可变数目串联重复序列，又称小卫星 DNA；而将小于 10 个碱基的串联重复称为短串联重复序列，又称微卫星 DNA。MSI 是指肿瘤组织与正常组织相比，微卫星 DNA 序列有任何增加或丢失。微卫星 DNA 在个体和细胞内保持相对稳定的状态，在正常的体细胞中，仅有万分之一的可能性发生微卫星 DNA 的变异，而在肿瘤细胞中，这种变异往往更常见。MSI 最早于 1993 年在 CRC 中被发现，遗传性非息肉病性结直肠癌（hereditary non-polyposis colorectal cancer，HNPCC）家系中观察到多条染色体均存在双核苷酸重复序列的增加或丢失，同时存在遗传性人类错配修复基因（human mismatch repair gene，hMMR），包括 h*MLH*1、h*MSH*2、h*MSH*6 和 h*PMS*2 的失活突变，这四种基因产物参与人类体细胞中 DNA 错配修复过程。深入研究发现，MMR 基因是 HNPCC 发生的分子遗传学基础，而 MSI 是继发于 MMR 基因突变的重要表型，也可以说是 MMR 基因失活的一个标志。DNA 复制过程中微卫星 DNA 发生延长或缩短的变化，在体细胞的 MMR 基因功能正常时可以被修复，从而保持体细胞的遗传稳定性；而当体细胞内 MMR 基因的功能下降或缺失时，错配的碱基不能得到纠正，导致 MSI 高发伴随细胞加速突变积累，从而诱导肿瘤发生。

dMMR/MSI－H 型 CRC 是一种特殊的 CRC 亚型，占所有 CRC 的 15%～20%，常发生于近端结肠，分化差，病理类型为黏液腺癌或髓样癌。MSI－H 型肿瘤通常具有膨胀性生长的特性，临床上常表现为肿瘤体积巨大和侵犯周围器官等特点。能否通过新辅助治疗缩小肿瘤体积、提高 R0 切除率以改善患者生存是临床重点关注的问题。研究对结肠癌患者进行 6 周 5－氟尿嘧啶加叶酸联合奥沙利铂±帕尼单抗新辅助化疗，术后病理显示错配修复缺陷（dMMR）型结肠癌患者肿瘤退缩反应明显差于错配修复正常（pMMR）患者，因此不推荐常规行新辅助化疗，但肿瘤最大程度退缩的时间、最佳化疗周期及对 dMMR 型结肠癌合适的化疗药物需要进一步探索。此外，MSI 在预测直肠癌新辅助治疗反应中的作用仍存在争议。一项纳入 9 项研究共 5877 名患者的荟萃研究表明，MSI 状态似乎与直肠癌新辅助同步放化疗后的 pCR 率无关。MSI－H 型肿瘤具有肿瘤突变负荷（TMB）较高、肿瘤新抗原较多、肿瘤浸润淋巴细胞密度较高的特点，活跃的免疫微环境使得新辅助免疫治疗成为可能。最新研究报道了新辅助免疫治疗的长期疗效，发现 PD－1 抑制剂可以帮助 dMMR/MSI－H 型 CRC 患者获得较高的 pCR 率和较好的远期生存。综上，筛查 dMMR/MSI－H 型 CRC 在预测预后、指导治疗和预测疗效方面具有重要意义。但值得注意的是，绝大多数 CRC 不是 dMMR/MSI－H 型，其作为预测生物标志物仅能使少部分患者获益，联合 MSI 与其他指标预测新辅助治疗反应是目前更具有前景的研究方向。

3. CIMP

DNA 甲基化是一种共价修饰，最典型的 DNA 甲基化过程是通过 DNA 甲基转移酶（DNA methyltransferases，DNMTs）在胞嘧啶环的 C5 位置添加一个甲基基团（$-CH_3$），生成 5－甲基胞嘧啶。正常 DNA 甲基化模式的改变包括 DNA 低甲基化（发生在正常基因组未甲基化区域）和 DNA 高甲基化（发生在基因启动子的 CpG 岛）。CRC 的癌前病变早期即有总基因组 DNA 甲基化水平的降低，原癌基因的低甲基化可使其重新开放或在特定组织中异常表达，促进细胞恶性转化。另外，CRC 中有高比例的基因发生了 CpG 岛甲基化，启动子区 CpG 岛甲基化将直接或间接地抑制转录，会导致抑癌基因功能失活，从而诱发肿瘤。1999 年，Toyota 等首先提出了 CIMP 的概念，认为这一类型 CRC 基因组范围内，存在大量基因启动子区 CpG 岛自发性高甲基化的现象，导致多个抑癌基因或其他肿瘤相关基因失活，反映了一种表观遗传学不稳定状态。CIMP相关CRC具有鲜明的特征，30%～40%的右半结肠肿瘤和5%～15%的左半结肠和直肠肿瘤表现为CIMP，常见于女性、高龄、吸烟患者，病理以黏液型和低分化型为主，通常与锯齿状癌前病变和MSI通路相关。有研究通过甲基化特异性PCR检测5个基因（即*RUNX*3、*SOCS*1、*NEUROG*1、*IGF*2和*CACNA*1*G*）的DNA甲基化状态来评估CIMP，将CIMP阳性定义为存在至少3个基因启动子甲基化。研究发现CIMP阳性与新辅助同步放化疗的反应没有明显相关性，但3年生存期和5年无病生存期显著更差。基于MethyLight法检测上述CIMP组合标志物的另一项研究发现，CIMP阳性显著影响Ⅱ期或Ⅲ期CRC患者对基于5-氟尿嘧啶的新辅助治疗的反应，并改善患者无病生存期。目前关于CIMP状态与新辅助治疗疗效关系的文献较少，还有待进一步研究。

（二）基于高通量技术的分子标志物

随着高通量组学的发展，各种组学技术如全基因组测序、表观遗传组学和蛋白质组学等相继应用于CRC的研究中，具有高准确性和低成本的优势。基于基因组改变和表观遗传学改变的生物标志物研究开展了许多，这在新辅助治疗疗效预测方面具有重要意义。

1. 基因表达谱

基因表达谱描绘特定细胞或组织在特定状态下的基因表达种类和丰度信息。基因表达谱分析多种基因表达升高和（或）降低的叠加作用。基于微阵列芯片技术的基因表达谱能够同时分析大量基因，在预测新辅助治疗反应方面具有巨大的潜力。目前发现大多数基因通过影响CRC细胞的DNA损伤修复反应、细胞周期调控和凋亡信号通路等，参与调节直肠癌对新辅助治疗的敏感性。一些研究利用微阵列芯片技术报告了具有高预测准确性的基因表达特征，但这些特征的组成差异很大，重叠性较差。这种一致性基因的缺乏可归因于多种因素，包括肿瘤含量、新辅助治疗方案、微阵列芯片平台或分析工具的差异等。

2. DNA甲基化

除CIMP外，基因特异性甲基化在预测CRC新辅助治疗反应方面也具有一定价值。对接受新辅助同步放化疗的局部晚期直肠癌患者进行DNA甲基化标志物检测，用于预测pCR率，结果发现基于3个与*OBSL*1、*GPR*1和*INSIG*1基因相关的差异甲基化分类系统能够以较高的灵敏度和特异度来预测患者接受新辅助治疗后能否达到pCR，这有利于局部晚期直肠癌患者的治疗前筛选，也有利于指导治疗方式的选择。然而，仍需要进一步大规模的前瞻性研究来证实其可靠性和稳定性。

3. miRNA

miRNA是长度为18～25个核苷酸的非编码小分子，通过与靶mRNA的3′端非翻译区（UTRs）的互补序列结合，发挥转录后阻遏因子的作用，控制60%的蛋白质编码基因的翻译。miRNA可以调节特定的单个靶mRNA，也可以同时介导数百个基因的表达。研究表明miRNA与多种生物学过程密切相关，包括增殖、侵袭、转移、血管生成、凋亡和细胞分化，而这些过程在肿瘤中常常被异常调控，提示miRNA可以作为潜在的癌基因或抑癌基因。基于这些观察，一些研究人员假设特定的miRNA可以作为肿瘤对新辅助治疗反应的精细调节剂，具有潜在的预测及预后评估价值。研究已表明，诸多miRNA与新辅助治疗的应答密切相关。miR－21是目前在CRC新辅助治疗中被研究最多的miRNA之一。新辅助治疗可以诱导CRC组织中miR－21的表达上调，其表达上调与不良预后密切相关。另外，miR－21与miR－99b、miR－375联合使用（即其表达水平的总和）可以筛选新辅助治疗完全有效的患者。基于微阵列芯片技术检测新辅助治疗前直肠癌患者癌组织和血清样本中的miRNA表达谱，发现组织或血清中miR－345高表达与新辅助治疗抵抗相关，提示无复发生存期更差。以上这些研究初步说明了miRNA在预测CRC新辅助治疗反应中的作用，鉴别其下游靶点及发挥作用的信号通路有助于miRNA作为预测因子或治疗靶点的应用。

4. 长链非编码RNA

长链非编码RNA（long non-coding RNA，lncRNA）是长度超过200个核苷酸的非编码RNA。lncRNA通过多种机制正向或负向调控编码基因：与基因启动子或增强子相互作用；抑制RNA聚合酶Ⅱ或者介导染色质重构及组蛋白修饰；与靶mRNA和调控蛋白复合物直接相互作用，调控mRNA的稳定性；作为miRNA海绵，lncRNA序列中具有多个特异性结合位点可吸附miRNA。lncRNA以发育和组织特异性的方式参与广泛的生物学过程，包括细胞增殖、分化、凋亡和干细胞多能性维持等。由于其功能多样，lncRNA在许多癌症相关信号通路中发挥作用，如Wnt、EGFR、TGF－β和p53信号通路，影响CRC的发生发展。在预测CRC新辅助治疗反应的背景下，也研究并确定了几种候选lncRNA，如lnc－KLF7－1、lnc－MAB21L2－1和LINC00324。对于与pCR和（或）cCR密切相关的lncRNA，应在未来的研究中进一步验证，并确定最佳截断值。

由于单个lncRNA在疗效预测作用中的局限性，lncRNA组学及多个lncRNA联合检测的预测模型在直肠癌疗效预测中的应用得到不断探索，以期进一步提高其预测能力，未来研究方向应集中在采取微创方法（如粪便、血清lncRNA）开发出更具预测价值的联合预测模型。

5. 基于高通量测序的液体活检

液体活检技术是一种利用高通量测序技术来检测血液中小DNA碎片的新技术。循环肿瘤DNA（circulating tumor DNA，ctDNA）特指由肿瘤细胞分泌或在肿瘤细胞凋亡或坏死过程中释放到循环系统中，具有肿瘤细胞相关遗传学特征的循环DNA片段，长度为132～145bp，它主要以核小体的形式释放入血。血液中ctDNA的水平与肿瘤负荷、恶性进展和治疗反应有关，可用于监测肿瘤负荷和治疗耐药性，评估潜在治疗后残存病灶及监测疾病复发。新辅助治疗前后 ctDNA 含量变化主要是由长度不同且通常长于 200 bp 的非凋亡片段引起的，而不同于细胞凋亡时释放到外周循环中短于 200 bp 的 DNA 片段。因此在预测新辅助治疗疗效时，应检测治疗过程中 ctDNA 的完整性而并非治疗前后 ctDNA 的含量。ctDNA 的检测具有操作简便快速、无创，特异度和灵敏度高等特征，期待未来可用于辅助决策肿瘤治疗方案。

（三）肿瘤微环境相关标志物

肿瘤微环境作为肿瘤细胞赖以生存的复杂环境系统，包括各种先天和适应性免疫细胞、成纤维细胞等基质细胞，内皮细胞、脂肪细胞、骨髓来源的炎症细胞、血管、各种信号分子和细胞外基质。肿瘤微环境中的免疫细胞在肿瘤发生发展过程中发挥着复杂的作用：细胞毒性 T 细胞和自然杀伤细胞可以引起肿瘤细胞的细胞溶解，而调节性 T 细胞具有免疫抑制作用，可以支持肿瘤存活。评估 CRC 肿瘤微环境中免疫细胞的组成具有预后价值，越来越多的证据表明，肿瘤微环境中免疫细胞组成的改变可能会影响对新辅助治疗的反应。基于肿瘤组织中 $CD3^+$ 和 $CD8^+$ 淋巴细胞密度开发了 CRC 的免疫评分系统。在 LARC 中，治疗前肿瘤组织的高免疫评分与新辅助治疗后肿瘤降期率呈正相关。肿瘤组织中高 $CD8^+$ 淋巴细胞和 $CD4^+$ 淋巴细胞比例与肿瘤对新辅助治疗的良好反应有关。调节性 T 细胞在肿瘤微环境中介导外周免疫耐受，从而在抑制抗肿瘤免疫中发挥重要作用。在预测 CRC 新辅助治疗反应方面，$FOXP3^+$ 调节性 T 细胞密度更高与 pCR 率呈显著负相关。肿瘤相关巨噬细胞是肿瘤微环境的另一个重要细胞成分，根据其极化状态可分为促炎（M1 型）和免疫抑制（M2 型）亚群，研究发现 M2 型巨噬细胞在新辅助治疗无应答患者的癌组织中显著富集。

PD-L1 信号通路介导免疫逃逸，是抗肿瘤免疫治疗的有效靶标。多项研究报道，新辅助治疗后，LARC 癌组织中 PD-L1 表达和 T 细胞浸润增加，而肿瘤细胞和免疫细胞高表达 PD-L1 是总生存率的一个独立预测指标，但 PD-L1 表达水平是否对 LARC 的新辅助治疗疗效有预测价值尚不清楚。

（四）临床常用分子标志物

随着分子检测手段从实验研究进入临床应用，CRC 已经跨入了分子诊断和精准治疗时代，这意味着越来越多的分子标志物有希望在临床实践中协助 CRC 的诊断、分期、预后判断和治疗指导。目前临床上用的分子标志物主要是 RAS、BRAF、PI3KCA 和 HER2。在临床常用分子标志物的基础上探讨其在 CRC 新辅助治疗疗效评估及预后预测中的作用，拓展这些分子标志物的新用途仍具有重要意义。

1. *KRAS/NRAS*

RAS 基因通常被认为是 EGFR 信号通路的下游组分之一，主要包括 3 名成员，即 *KRAS*、*NRAS* 和 *HRAS* 基因。EGFR 与其配体结合可以激活 RAS/RAF/MEK/ERK

通路，参与调控肿瘤细胞的增殖、分化和侵袭等。*RAS* 基因突变可以持续激活 RAS/MAPK 信号通路，导致 CRC 对抗 EGFR 靶向药物产生耐药。CRC 组织中 *KRAS* 突变率为 30%～45%，*NRAS* 突变率为 3%～5%，HRAS 的突变率更低。因此，临床上主要检测 *KRAS* 和 *NRAS* 基因状态来指导抗 EGFR 靶向治疗决策。目前，*KRAS* 基因在直肠癌新辅助治疗疗效预测中的作用存在分歧。有研究发现存在 *KRAS* 基因突变提示患者经新辅助治疗后不能达到 pCR 或提示低 pCR 率；也有研究发现，*KRAS* 第 12 位密码子突变者较第 13 位密码子突变者更易产生治疗反应，或者说第 13 位密码子突变者更容易表现为治疗抵抗。而一项对 *KRAS* 基因预测直肠癌新辅助治疗疗效的荟萃分析结果显示，*KRAS* 基因突变与 pCR 率或肿瘤降期并不显著相关。

2. *BRAF*

BRAF 基因是 *RAF* 家族的成员之一，*RAF* 家族还包括 *CRAF* 和 *ARAF* 基因。*BRAF* 基因位于 *RAS* 基因下游，负责编码传递细胞信号的 RAF 激酶蛋白，该蛋白属于 RAS/RAF/MEK/ERK 信号通路的一部分。BRAF 的激活可以导致 MEK 磷酸化，进而导致 ERK 蛋白活化，从而参与调控细胞生长、分化和凋亡等多种生理过程。CRC 中 *BRAF* 突变率为 5%～15%，*BRAF* 突变与近端结肠、MSI－H 和高 CIMP 相关。*BRAF* V600E 突变的转移性 CRC 患者预后差，与 *BRAF* 野生型相比死亡率增加了近 70%。考虑到 CRC 中 *BRAF* V600E 突变与 dMMR/MSI－H 表型之间存在关联，而 MSI－H 是 CRC 新辅助免疫治疗和疗效预测的分子标志物，因此探究 *BRAF* 突变在 CRC 新辅助免疫治疗中的作用具有一定临床价值。数项研究探索了免疫治疗对 dMMR/MSI－H 表型 CRC 患者的疗效，其中一些研究也包含了 *BRAF* V600E 突变型患者，然而尚未得出明确结论。*BRAF* V600E 突变可能提示 LARC 对新辅助同步放化疗不敏感，但该分子改变发生率低，还有待大样本数据进一步验证。

3. *PI3KCA*

PIK3CA 为 PI3K 的催化亚基，参与 PI3K/PTEN/AKT/mTOR 信号通路的调控，是 EGFR 的下游信号分子。CRC 中 *PIK3CA* 突变率为 15%～20%，约 80% 的 *PIK3CA* 突变位于第 9 外显子和第 20 外显子，*PIK3CA* 突变型 CRC 患者预后较差。与同基因野生型细胞相比，*PIK3CA* 突变型 CRC 将更多的谷氨酰胺转化为 α－酮戊二酸，以补充三羧酸循环并产生 ATP，表明靶向谷氨酰胺代谢可能是治疗 *PIK3CA* 突变型 CRC 患者的有效方法。研究表明，阿司匹林对控制 CRC 总体死亡率的益处可能在 *PIK3CA* 突变型 CRC 中更为显著。在新辅助治疗方面，有研究表明 PIK3CA 及 PI3K/AKT 信号通路异常可作为Ⅱ期、Ⅲ期乳腺癌新辅助化疗疗效不佳的潜在因素，然而，在 CRC 中并未观察到 *PIK3CA* 突变与新辅助治疗反应和预后的相关性。

4. *HER2*

HER2 是编码 185 kDa 与质膜结合的酪氨酸激酶受体的原癌基因。*HER2* 的致癌性激活可由基因扩增和基因突变引起，主要方式为基因扩增。基因扩增会导致编码产物

HER2 蛋白过表达。相关指南推荐将免疫组织化学 50%以上肿瘤细胞 HER2 表达 3+，或免疫组织化学 50%以上肿瘤细胞 HER2 表达 2+且 50%以上肿瘤细胞 HER2：CEP17 ≥2 的 CRC 定义为 HER2 阳性 CRC。研究表明在 CRC 中 HER2 阳性表达率相对较低，占 2%～5%，其对生存预后的预测作用尚存在争议。但临床前及临床证据均支持 HER2 过表达是抗 EGFR 靶向治疗耐药的预测因子。近年来，临床试验结果表明，针对 HER2 的靶向治疗在约 1/3 的 HER2 过表达 CRC 患者中肿瘤退缩反应良好，且具有可耐受的安全性。目前还有众多新型的抗 HER2 靶向药物，如抗体偶联药物都在积极研究中。未来，抗 HER2 靶向治疗也可能成为 CRC 新辅助治疗中的一个重要手段。

四、肿瘤模型应用于研究新辅助治疗反应

CRC 中预测性生物标志物的识别和随后的功能表征需要在体外和体内对疾病和治疗反应进行建模。以此为目的开发了几种 CRC 模型，各有优缺点（图 14－1）。

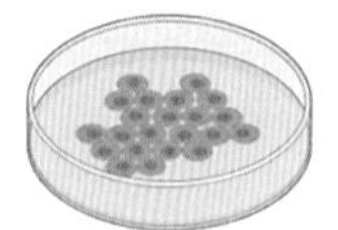

优点：成本低；操作简单，可长期保存；易于进行分子水平的操作
缺点：细胞系有限；缺乏肿瘤微环境；反映肿瘤异质性不足

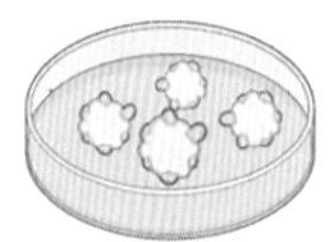

优点：保留肿瘤异质性；适合高通量药物筛选
缺点：成本高；培养条件高

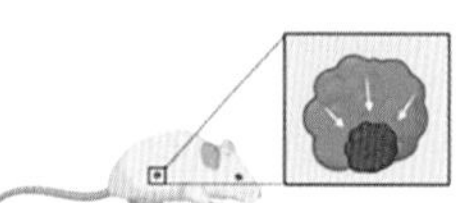

优点：保留肿瘤异质性；存在肿瘤微环境的作用
缺点：成本高；移植成功率低；培养周期长

图 14－1　研究 CRC 治疗反应的肿瘤模型

肿瘤细胞系是最常用的 CRC 模型，因为其易于培养并适用于大多数基因分子水平的操作，被广泛用于研究候选基因在放疗敏感或抵抗中的作用。首先 CRC 细胞系用于研究致癌信号在新辅助化疗中的作用，包括 Wnt、RAS 和 PI3K 信号通路。其次，在 CRC 细胞系中鉴定并揭示了许多调节放疗敏感性基因的作用，包括辅酶 A 合酶、抑制核输出蛋白 1、细胞视黄醇结合蛋白或诱导型一氧化氮合酶等。虽然这些潜在的生物标志物对放疗敏感性的分子机制提供了有趣见解，但目前尚未在独立的临床队列研究中得到证实。再次，在 CRC 细胞系模型中也阐明了不同 miRNA 对直肠癌放疗敏感性的影响，从而确定了介导 miRNA 表型效应的转录靶点。最后，CRC 细胞系被用于药物筛

选，以确定新的放射增敏化合物。但肿瘤细胞系模型有其局限性。其一，只有有限数量的直肠癌细胞系被用于实验研究。其二，CRC 是遗传异质性的，来自同一肿瘤的不同单细胞克隆由于其遗传多样性和致癌途径的不同激活，对放疗的反应也不同。因此，研究新辅助治疗的体内反应需要使用更复杂的肿瘤模型。

传统的细胞源性异种移植模型（cell derived xenograft，CDX）是将人体肿瘤细胞在体外培养建立稳定的细胞株，然后将肿瘤细胞注射到免疫缺陷小鼠体内建立的模型。这种模型因缺乏完整的肿瘤微环境，尤其是肿瘤免疫微环境，因而难以模拟肿瘤微环境与肿瘤细胞之间相互作用的过程。目前越来越多的研究证实，细胞源性异种移植模型进行抗癌药物筛选的实验结论与临床实际的相关性很弱。克服这一挑战的一个策略是开发人源肿瘤组织来源移植瘤（patient－derived tumor xenografts，PDX）模型，即通过将患者的新鲜肿瘤组织移植到免疫缺陷小鼠体内而建立的肿瘤模型，常见接种部位为皮下或原位。因为移植物源于患者体内的肿瘤组织，且未经人工培养，可稳定地保留肿瘤的遗传特性、组织学和表型特征。PDX 模型可用于筛选化疗药物敏感或耐药标志物，可以再现原发性肿瘤对新辅助治疗的异质性反应，因此实验结果具有较好的临床预见性。但其局限性也不容忽视，如移植成功率低、培养周期长和成本高等使其难以大规模应用于临床。此外，负荷肿瘤小鼠均为免疫缺陷的小鼠，该模型也无法用于筛选免疫相关药物。

CRC 建模的另一种新方法是使用患者来源的类器官（patient－derived organoid，PDO），是用取自患者体内的原发性肿瘤，在实验室中培养出微型的 3D 肿瘤细胞模型。首先，从患者体内获取肿瘤组织，经消化、分散、过滤、离心分离出肿瘤干细胞，选取合适的生物材料为 3D 培养细胞外基质，模拟肿瘤细胞外基质环境进行培植，最后形成体外类器官模型。类器官构建所需时间短，提供了较快速预测疗效的方法，可以弥补传统 PDX 模型的缺陷。肿瘤类器官高度模拟了来源肿瘤组织的特征，保留了个体之间的肿瘤异质性，在药物研究、预测患者对治疗的反应及为患者提供个性化医疗方案方面，拥有广阔的前景。最近一项研究总结了 18 年来在个性化肿瘤反应测试中使用 PDOs 的 17 项研究，对肿瘤治疗效果预测的灵敏度等进行了荟萃分析，结果显示基于 PDOs 筛选来区分患者临床反应的灵敏度和特异度分别为 0.81（95%*CI* 0.69～0.89）和 0.74（95%*CI* 0.64～0.82）。值得注意的是，目前肿瘤模型研究普遍缺乏完整的肿瘤微环境，而将类器官与肿瘤免疫细胞进行体外共培养，可为研究肿瘤微环境在肿瘤发生发展及治疗过程中的某些作用提供一种新方法。

五、展望

尽管新辅助治疗在 CRC 中的应用已有十余年，目前仍缺乏在治疗前或治疗早期区分对治疗敏感或抵抗的生物标志物。这可能归因于以下几个方面：第一，CRC 是一种高度异质性的疾病，单一的生物标志物不太可能达到足够的灵敏度和特异度，因此，有必要比较和整合多种不同的生物标志物，以对比它们之间的性能，从而开发出一种最佳的、可靠的生物标志物组合模型。另外，研究生物标志物和肿瘤生物学之间的联系机制，对我们选择与特定疾病亚型最相关的分子生物标志物尤为重要。第二，使用不同的治疗反应评价系统也可能导致研究偏差。第三，筛选出的生物标志物究竟能否真正用于临床实践，还需要更多的外部研究数据进行验证。

（江丹　张娴　卢子剑　谷夏斐）

思考题

1. 请简述目前评估结直肠癌新辅助治疗疗效的方法有哪些？
2. 请简述 MSI－H 型结直肠癌的临床病理特点。
3. 除了用文中提到的分子标志物、动物模型等方法进行肠癌新辅助治疗疗效评估，请查阅文献并思考还有哪些方法值得去探索？

参考文献

[1] Cercek A，Roxburgh C S D，Strombom P，et al. Adoption of total neoadjuvant therapy for locally advanced rectal cancer [J]. JAMA Oncol，2018，4 (6)：e180071.

[2] Benson A B，Venook A P，Al-Hawary M M，et al. Colon cancer，version 2.2021，NCCN clinical practice guidelines in oncology [J]. J Natl Compr Canc Netw，2021，19 (3)：329－359.

[3] Bahadoer R R，Dijkstra E A，Van Etten B，et al. Short-course radiotherapy followed by chemotherapy before total mesorectal excision (TME) versus preoperative chemoradiotherapy，TME，and optional adjuvant chemotherapy in locally advanced rectal cancer (RAPIDO)：arandomised，open-label，phase 3 trial [J]. Lancet Oncol，2021，22 (1)：29－42.

[4] Trakarnsanga A，Gönen M，Shia J，et al. Comparison of tumor regression grade systems for locally advanced rectal cancer after multimodality treatment [J]. J Natl Cancer Inst，2014，106 (10)：dju248.

[5] Smolskas E，MikulskytéG，Sileika E，et al. Tissue-based markers as a tool to assess response to neoadjuvant radiotherapy in rectal cancer-systematic review [J]. Int J Mol Sci，2022，23 (11)：6040.

[6] Ferrando L，Cirmena G，Garuti A，et al. Development of a long non-coding RNA signature for prediction of response to neoadjuvant chemoradiotherapy in locally advanced rectal adenocarcinoma [J]. PLoS One，2020，15 (2)：e0226595.

[7] Do Canto L M，Barros-Filho M C，Rainho C A，et al. Comprehensive analysis of DNA

methylation and prediction of response to neoadjuvant therapy in locally advanced rectal cancer [J]. Cancers (Basel), 2020, 12 (11): 3079.

[8] Jiang D, Wang X, Wang Y, et al. Mutation in BRAF and SMAD4 associated with resistance to neoadjuvant chemoradiation therapy in locally advanced rectal cancer [J]. Virchows Arch, 2019, 475 (1): 39-47.

[9] 江丹，张文燕. 预测直肠癌新辅助放化疗敏感性分子标记物的研究进展 [J]. 诊断病理学杂志，2019，26 (6)：381-386.

[10] Sun W, Li G, Wan J, et al. Circulating tumor cells: a promising marker of predicting tumor response in rectal cancer patients receiving neoadjuvant chemo-radiation therapy [J]. Oncotarget, 2016, 7 (43): 69507-69517.

[11] Pagès F, Mlecnik B, Marliot F, et al. International validation of the consensus Immunoscore for the classification of colon cancer: a prognostic and accuracy study [J]. Lancet, 2018, 391 (10135): 2128-2139.

[12] Redalen K R, Sitter B, Bathen T F, et al. High tumor glycine concentration is an adverse prognostic factor in locally advanced rectal cancer [J]. Radiother Oncol, 2016, 118 (20): 393-398.

[13] Redalen K R, Sitter B, Bathen T F, et al. High tumor glycine concentration is an adverse prognostic factor in locally advanced rectal cancer [J]. Radiother Oncol, 2016, 118 (2): 393-398.

[14] Zhang X Y, Wang L, Zhu H T, et al. Predicting rectal cancer response to neoadjuvant chemoradiotherapy using deep learning of diffusion kurtosis MRI [J]. Radiolgy, 2020, 296 (1): 56-64.

[15] Wensink G E, Elias S G, Mullenders J, et al. Patient-derived organoids as a predictive biomarker for treatment response in cancer patients [J]. NPJ Precis Oncol, 2021, 5 (1): 30.

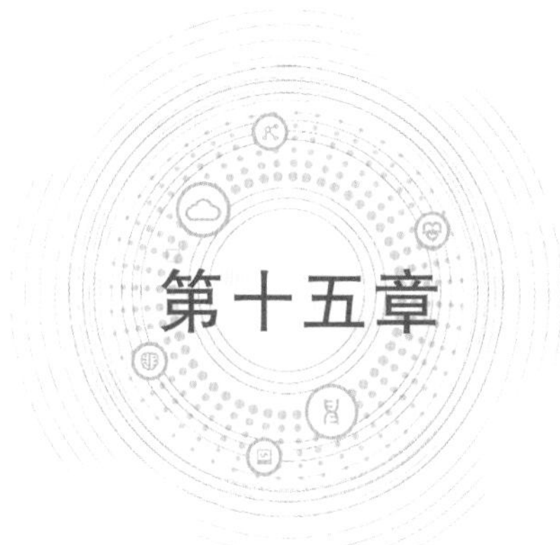

第十五章　胰腺癌肿瘤微环境和免疫治疗研究进展

第一节　胰腺癌治疗现状

胰腺导管腺癌（pancreatic ductal adenocarcinoma，PDAC）是一种死亡率很高的侵袭性疾病，是胰腺癌最常见的类型。随着其发病率的持续增加和死亡率的微小变化，到2030年，PDAC将成为癌症相关死亡的第二大原因。手术联合辅助化疗，如mFOLFIRINOX方案，可以实现PDAC患者的长期生存，但仅适用于被临床评估为"可切除胰腺癌"的少数患者。对于晚期和转移性PDAC患者，虽然目前通过临床试验开发的联合化疗方案可使新诊断的患者在短期实现疾病部分缓解或稳定，但几乎所有患者最终都会复发。针对PDAC全基因组的分析虽然揭示了更多的潜在治疗靶点，但也仅可使很小一部分患者获益。目前，PDAC患者的5年生存率仅为9%左右，亟须开发其他的替代治疗方案。

肿瘤免疫治疗可提高肿瘤细胞的免疫原性，刺激并增强抗肿瘤免疫反应，最终抑制肿瘤的生长和发展。一般来说，免疫系统和肿瘤细胞之间的相互作用过程被描述为消除阶段、平衡阶段和逃逸阶段。免疫系统可以在早期消除阶段快速识别和消除肿瘤细胞。逃脱的肿瘤细胞随后会改变自己的基因组，并创造一个适合早期病变生长的肿瘤微环境（TME）。在最后阶段，肿瘤细胞募集免疫抑制细胞，如骨髓来源抑制细胞（myeloid-derived suppressor cell，MDSC）、肿瘤相关巨噬细胞（tumor-associated macrophage，TAM）、调节性T（regulatory T cell，Treg）细胞等，以帮助建立免疫抑制性TME，从而逃避宿主免疫监视。

近年来，以程序性死亡蛋白1（PD−1）和程序性死亡配体1（PD−L1）抑制剂为代表的免疫检查点抑制剂（immune checkpoint inhibitor，ICI）在多种恶性肿瘤中取得了令人振奋的治疗效果，甚至改变了当前的实体瘤临床治疗模式。然而，除了<1%基因型为微卫星高度不稳定型的 PDAC 外，当前美国 FDA 批准的各类免疫治疗对改善 PDAC 患者预后几乎无效。

造成 PDAC 对免疫治疗不敏感的原因主要是低突变负荷，以及 PDAC 独特的高纤维化、缺氧和免疫抑制性的 TME。尽管如此，大量研究表明，PDAC 作为非免疫原性的“冷”肿瘤，在接受免疫治疗后依然可出现全身和局部的免疫反应，这意味着它们可以激发一定的抗肿瘤作用。通过联合多种免疫治疗方式，或联合化疗和（或）局部消融等治疗方式调节 PDAC 的 TME，将“冷”肿瘤转变为“热”肿瘤，最终改善预后，是目前 PDAC 领域的学术前沿问题，也是迫切需要解决的实际问题。

第二节　胰腺癌肿瘤微环境

PDAC 的 TME 组织病理学特点是肿瘤的促纤维增生反应，这是胰腺间质中的肌成纤维细胞样细胞被癌细胞激活，在肿瘤周围产生纤维化组织导致的。这些纤维化组织构成了 PDAC 的物理屏障，抑制了血管的生成，继而限制了化疗药物的暴露及免疫细胞的浸润。此外，在 PDAC 免疫抑制性 TME 中浸润了大量的免疫抑制细胞，如 MDSC、TAM 和 Treg 细胞等，进一步抑制了 T 细胞募集、增殖和功能，降低了抗肿瘤免疫。了解 PDAC 免疫抑制性 TME 中复杂和异质的细胞景观与分子成分，以及它们如何影响免疫细胞浸润，对于改进当前 PDAC 的治疗干预策略非常重要，特别是制订不同的策略以使 TME 更容易接受 T 细胞浸润并保持活性效应性 T 细胞在肿瘤内发挥抗肿瘤作用。本节就 PDAC 的 TME 中的主要成分做简要介绍。

一、肿瘤相关成纤维细胞

TME 中活化的成纤维细胞称为肿瘤相关成纤维细胞（cancer-associated fibroblast，CAF），是肿瘤间质中发现的主要的细胞类型之一，具有多种功能亚型。由于每个亚型的异质性，很难通过靶向成纤维细胞来调节 TME。肌成纤维细胞样细胞和炎性 CAF 是 PDAC 的 TME 中最常见的 CAF，近年来通过单细胞测序定义了一群新的抗原提呈性 CAF。肌成纤维细胞样细胞也称胰腺星状细胞（pancreatic stellate cell，PSC），主要分布在腺泡周围，能够合成基质蛋白及调节细胞外基质（ECM）分布。PSC 已被证实是肿瘤间质中胶原蛋白的主要来源，并且能够分泌 ECM 蛋白，如 α－平滑肌肌动蛋白

（α－smooth muscle actin，α－SMA）和胶原蛋白。目前，一些针对 ECM 和基质成分的临床试验已经开展，其中透明质酸酶、黏着斑激酶（focal adhesion kinase，FAK）等被认为是潜在的治疗突破靶点。炎性 CAF 位于距肿瘤细胞较远的位置，它们无 α－SMA 表达升高，但可以分泌 IL－6 和其他炎症介质。抗原提呈性 CAF 表达 MHC Ⅱ类分子和 CD74，但不表达经典的共刺激分子，可在模型系统中以抗原特异性方式激活 $CD4^+$ T 细胞，从而表明其潜在的免疫调节能力。

有趣的是，一部分 CAF 具有促肿瘤作用，而另一部分 CAF 具有肿瘤抑制作用。例如，炎性 CAF 可以分泌 ECM 和细胞因子，如 IL－6、IL－11 和白血病抑制剂。这些细胞因子可激活 IL－6R 阳性恶性细胞和髓系细胞，进而激活信号转导和转录激活因子 3（signal transducer and activator of transcription 3，STAT3）信号通路，促进肿瘤生长。在小鼠模型中，靶向 IL－6R 治疗可降低 STAT－3 信号通路的激活并增强对化疗的反应，表明 IL－6 通路可能是潜在的治疗靶点。CAF 还可以产生色氨酸分解酶，如吲哚胺 2，3－双加氧酶和精氨酸酶，这两种酶都可以增强免疫抑制型巨噬细胞的功能并抑制 Treg 细胞。此外，据报道，当暴露于吉西他滨等化疗药物时，CAF 会显著增加外泌体的释放，这些外泌体会诱导受体上皮细胞中的因子生成，并促进肿瘤细胞增殖和耐药性。总之，目前的研究表明，CAF 可能是治疗 PDAC 的一个潜在靶点。

二、免疫细胞

除了上述介绍的 PSC 和 CAF，在 PDAC 的 TME 中还浸润了 Treg 细胞、调节性 B（regulatory B，Breg）细胞、MDSC 和 TAM 等免疫抑制细胞。在 PDAC 的 TME 中，Treg 细胞在 $CD4^+$ 肿瘤浸润淋巴中约占 25％，Treg 细胞浸润并促进了免疫抑制。研究表明，TME 中浸润的 Foxp3 阳性的 Treg 细胞一方面可通过分泌抑制性细胞因子如 IL－10、TGF－β 等抑制 T 细胞功能；另一方面，可通过调节免疫检查点促进 T 细胞的耗竭。Breg 细胞是 B 细胞的一种亚群，可通过分泌致耐受性细胞因子如 TGF－β 和 IL－10 调节免疫。研究表明，在 PDAC 患者中可检测到高水平的 IL－18，它可通过诱导 Breg 细胞增殖介导胰腺癌中的免疫抑制和效应性 T 细胞的活性降低。

在 PDAC 的 TME 中，MDSC 被肿瘤驱动的免疫调节因子招募，最终占浸润细胞总数的 15％～20％。MDSC 是异质的未成熟骨髓来源细胞群，在 PDAC 的 TME 中主要由多形核 MDSC 和单核 MDSC 组成。胰腺癌细胞可诱导 MDSC 从骨髓动员并进入系统循环，然后募集到 TME 中。随着原发肿瘤的进展，一方面，胰腺癌细胞直接产生粒细胞－巨噬细胞集落刺激因子（granulocyte－macrophage colony－stimulating factor，GM－CSF）以促进 MDSC 在 TME 中的积累；另一方面，缺氧环境会上调缺氧诱导因子 1 的分泌，后者是 MDSC 募集的关键介质。MDSC 主要通过抑制抗肿瘤免疫来促进肿瘤生长，此外也有研究表明 MDSC 参与血管生成和肿瘤的转移与扩散。

TAM 可被 PDAC 基质中存在的化学诱导剂（如 IL－4 和集落刺激因子 1）吸引到

胰腺间质中，占 PDAC 浸润细胞总数的 5%～10%。已证明 TAM 参与 PDAC 癌变，因为它们的浸润伴随着 KRAS G12D（胰腺癌最常见的突变位点）介导的炎症。TAM，尤其是促肿瘤形成的 M2 型 TAM，在 PDAC 进展和转移中发挥重要作用。它们可通过诱导免疫抑制性细胞因子如 IL－10 和 IL－35 的分泌，同时增强免疫抑制性肿瘤干细胞样细胞在 TME 中的数量，来产生 PDAC 中的抑制性 TME，从而抑制抗肿瘤 T 细胞的活性和增殖。此外，TAM 还可以通过在单核细胞上诱导 PD－L1 表达来诱导 T 细胞衰竭。研究表明，阻断集落刺激因子 1（CSF－1）/集落刺激因子 1 受体（CSF－1R）信号通路可显著减少肿瘤浸润性 TAM 的数量，诱导 TAM 重编程，从而产生较少的免疫抑制因子和更多的抗肿瘤因子。当 CSF－1/CSF－1R 阻断剂与 ICI 和吉西他滨联合使用时，在小鼠模型中实现了高达 85%的肿瘤消退率，并增加了效应因子 $CD8^{+}$ 和 $CD4^{+}$ 肿瘤浸润淋巴细胞的浸润比例和活性。目前，针对 TAM 的临床试验正在开展中，期待未来能有更好的临床数据出现。

三、细胞外基质

目前普遍认为，PDAC 的化疗和放疗耐药性主要是由肿瘤细胞外基质（ECM）介导的。肿瘤 ECM 成分的积累扭曲了胰腺组织的正常结构，引起血管和淋巴管的异常构型，导致灌注减少和缺氧，最终刺激 PSC 分泌高度组织化的基质纤维。目前解构基质的方法包括使用基质金属蛋白酶（MMP）抑制剂、透明质酸酶、音猬因子（Sonic hedgehog，SHH）抑制剂、成纤维细胞活化蛋白（fibroblast activation protein，FAP）靶向剂、黏着斑激酶（FAK）抑制剂和 C－X－C 趋化因子受体 4（C－X－C chemokine reccptor 4，CXCR4）抑制剂等。相关临床试验正在进行中，期待得到更好的临床结果。

有趣的是，虽然结缔组织增生的促进肿瘤进展作用已得到充分证实，但越来越多的证据表明，结缔组织增生不仅仅有促肿瘤作用，也具有抗肿瘤功能。如何调和基质在抗肿瘤作用和促肿瘤作用之间的矛盾，也是针对 ECM 疗法需要考虑的问题。

第三节 胰腺癌的免疫治疗

PDAC 是最具免疫抵抗力的肿瘤类型之一，这一特征是由其独特的基因组景观决定的。目前针对 PDAC 的免疫治疗主要包括免疫调节剂（即免疫检查点抑制剂、免疫激动剂、细胞因子和免疫佐剂）治疗、溶瘤病毒治疗、过继细胞治疗、疫苗治疗和基质调节免疫疗法等，PDAC 的 TME 与潜在治疗靶点见图 15－1。

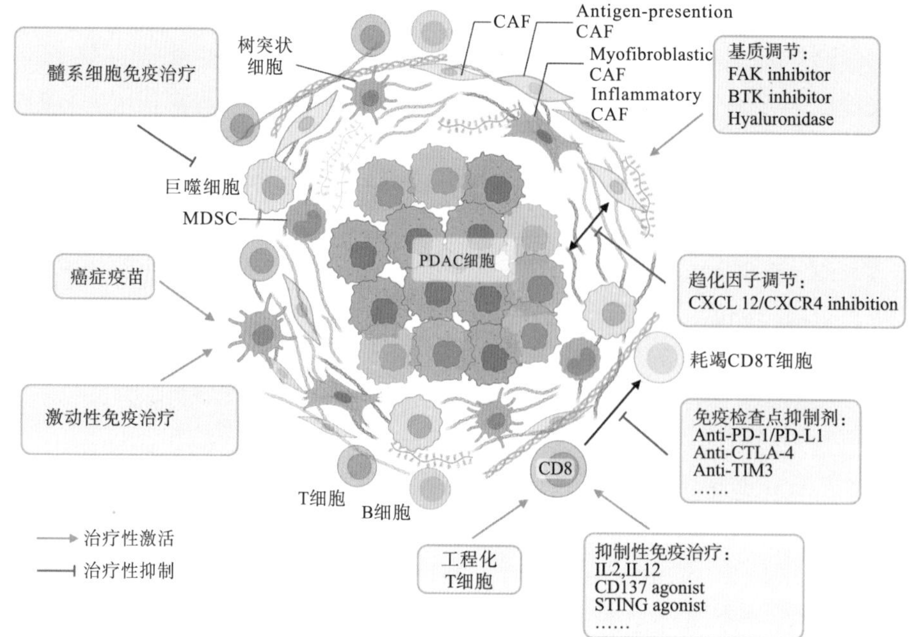

图 15-1 PDAC 的 TME 与潜在的治疗靶点

一、免疫调节剂治疗

（一）免疫检查点抑制剂

免疫检查点作为免疫抑制性通路，对于维持自身免疫耐受和调节外周组织免疫反应的持续时间和范围至关重要。但这些通路可被肿瘤“劫持”并持续激活，抑制抗肿瘤免疫，促进肿瘤的发生。目前，通过 ICI 抑制免疫检查点，恢复抗肿瘤免疫是临床最常使用的免疫治疗方案，并在黑色素瘤和肺癌等部分肿瘤中取得了显著成功。

PD-1/PD-L1 和细胞毒性 T 细胞相关蛋白 4（cytotoxic T-lymphocyte associated protein 4，CTLA-4）是在 PDAC 中研究最多的免疫检查点。肿瘤细胞上的 PD-L1 和 T 细胞上的 PD-1 结合会启动 T 细胞的程序性死亡，降低 T 细胞活性而导致免疫系统功能下调，使肿瘤细胞获得免疫逃逸。PD-1/PD-L1 抑制剂的作用就是阻断肿瘤细胞和 T 细胞的结合，使 T 细胞能持续识别出肿瘤细胞并进行清除。CTLA-4 是在 T 细胞表面表达的细胞毒性 T 细胞相关蛋白，当其和抗原提呈细胞表面的 B7-1（CD80）和 B7-2（CD86）结合时，可以竞争性抑制 B7 与 T 细胞表面的 CD28 结合，进而抑制 T 细胞的激活过程。通过抑制剂抑制 CTLA-4 可以阻断这一机制，进而达到增强 T 细胞活性的目的。随着对免疫检查点的进一步研究，目前也开发了针对其他免疫检查点的单克隆抗体。T 细胞免疫球蛋白黏蛋白 3（T cell immunoglobulin and mucin domain−containing protein−3，TIM−3）、具有免疫球蛋白和免疫受体酪氨酸抑制模体（ITIM）结构域的 T 细胞免疫受体（T cell immunoreceptor with Ig and ITIM domains，TIGIT）、淋巴细胞激活基因 3（lymphocyte−activation gene 3，LAG−3）是 T 细胞上类似 PD−1 的抑制性受体；T 细胞激活的 V 域 Ig 抑制因子（V−domain Ig suppressor of T cell activation，VISTA），是一种类似 PD−L1 的、位于骨髓细胞上的抑制性配体；CD73 是一种产生免疫抑制和促转移分子腺苷的细胞外酶。所有这些免疫抑制通路都在 PDAC 中高表达，开发针对这些靶点的 ICI 可能会解除免疫检查点在 PDAC 中的封锁。

但是，令人失望的是，虽然 ICI 在一些实体瘤（如黑色素瘤和肺癌）治疗中取得了显著成功，但在 PDAC 中几乎没有效果。一般认为，ICI 治疗 PDAC 失败的原因在于 PDAC 本身存在较低的 $PD-1^+$ T 细胞浸润基线，并且缺乏新表位。事实上，微卫星高度不稳定的 PDAC 中（$<1\%$），其新表位负荷也高，使用 PD−1 抑制剂是有效的，对这类患者使用 ICI 治疗已获得美国 FDA 批准。在大多数没有较高的新表位负荷的 PDAC 中，临床前模型表明，能够改善 T 细胞浸润到 TME 中的治疗方案可使 PDAC 对 ICI 变得敏感，这表明改善 T 细胞运输与 ICI 的治疗组合可能会在未来取得成功。

（二）免疫激动剂

鉴于开发工程化 T 细胞所需的时间和成本，可能需要更通用的疗法来启动和扩增 T 细胞。抗原提呈细胞激动剂和 T 细胞激动剂是研究较多的两种免疫激动方案，前者如 CD40 激动剂、MHC Ⅱ类激动剂，后者则包括 OX40 激动剂、CD137 激动剂、CD27 激动剂等。

CD40 是一种在抗原提呈细胞上而非 T 细胞上发现的共刺激受体。它的配体 CD40L 主要存在于活化的 $CD4^+$ T 细胞上。树突状细胞上的 CD40 信号激活可诱导正向信号传导，促进其自身的成熟和 IL−12 的释放，从而通过促进 T 细胞增殖和向 Th1 显性状态分化以产生抗肿瘤活性。CD40 激动剂单一疗法与吉西他滨联合使用可激活肿瘤杀伤表型的巨噬细胞，并在Ⅰ期临床试验中显示出疗效。然而，在该试验中未观察到患者长期存活率的提高，表明该疗法并未诱导免疫记忆。进一步临床前研究将 CD40 激动剂与白蛋白结合型紫杉醇和吉西他滨联合应用，结果表明联合治疗可诱导 T 细胞介导的肿瘤杀伤并产生免疫记忆，并增强肿瘤对 ICI 的敏感性。

OX40/OX40L 连接可增强 $CD4^+$ T 细胞和 $CD8^+$ T 细胞的效应功能、记忆形成和存活。PDAC 小鼠模型的临床前研究表明，与 PD−1 抑制剂单一疗法相比，联合应用 OX40 激动剂显著改善了生存期。此外，当 OX40 激动剂和 PD−1 抑制剂联合使用时，Treg 细胞和耗竭 T 细胞的比例降低，而 $CD4^+$ 和 $CD8^+$ 记忆 T 细胞数量增加。CD137 也被称为 4−1BB，一般只在活化的 T 细胞和自然杀伤细胞上表达。CD137/CD137L 连接可保护抗原特异性 T 细胞免于凋亡，并促进其效应功能和分化为记忆 T 细胞。虽然 OX40 和 CD137 激动剂已在其他晚期癌症患者中证明了其强大的免疫刺激能力，但目前仍缺乏其在 PDAC 中应用的临床数据。

（三）细胞因子

PDAC 中功能失调的免疫反应部分由 MDSC 调节，其功能由可作为治疗靶点的许多细胞因子、趋化因子和信号分子控制。目前大部分针对细胞因子、趋化因子等 TME 中小分子成分的临床研究正在进行中。

C—C 趋化因子受体 2（C—C motif chemokine receptor 2，CCR2）及其同源配体 C—C 趋化因子配体 2（C—C motif chemokine ligand 2，CCL2）参与免疫抑制细胞向肿瘤的浸润，可将 TAM 募集到 TME，并与较差的预后相关。PDAC 的Ⅰ期临床研究将 CCR2 抑制剂与 FOLFIRINOX 化疗方案相结合，可使近一半患者出现客观反应。CCR5 是另一种趋化因子受体，在 TAM 和 Treg 细胞浸润性肿瘤中发挥作用。最新研究表明，在 PDAC 临床前模型中联合 CCR2/CCR5 抑制剂和放疗可诱导效应 T 细胞在肿瘤中浸润，并改善小鼠预后。

PDAC 中的基质细胞可产生 C—X—C 趋化因子配体 12（C—X—C motif chemokine ligand 12，CXCL12），即基质衍生因子—1。CXCL12 与 CXCR4 的受体—配体结合可促进细胞的趋化。在 PDAC 中，CXCL12 在 TME 中含量丰富，而 CXCR4 被证明在癌细胞和内皮细胞上表达。靶向阻断 CXCL12、CXCR4 结合可诱导 T 细胞介导的抑制肿瘤生长作用，联用 ICI 如 PD—L1 抑制剂治疗时甚至观察到肿瘤消退。

转化生长因子—β（TGF—β）在肿瘤中具有多种作用，有抗肿瘤功能，也有促进免疫逃逸、上皮间质化和促进 T 细胞向 Treg 细胞分化的功能。拮抗 TGF—β 与传统化疗相结合治疗 PDAC 显示出较好的预后改善。也有学者开发了靶向 TGF—β 和 PD—L1 的双特异性抗体，可通过两个不同的功能域同时抑制两条互补的免疫抑制途径。这种双特异性抗体在多种肿瘤的Ⅰ期研究中显示出活性，并成功使 5 名 PDAC 患者中的 2 名得到持久获益。

其他针对 PDAC 的细胞因子和（或）趋化因子受体包括 CSF—1R（MDSC 和 TAM 的调节剂）和 IL—8/CXCR2（中性粒细胞和 MDSC 迁移的调节剂）等。CSF—1R 阻断已被证明可以改善小鼠癌症模型中化疗诱导的抗肿瘤免疫力，从而支持联合靶向 CSF—1R/CSF—1 与 ICI 产生协同效应的假设。IL—8 已被证明是一种有效的化学诱导剂，可将中性粒细胞募集到 TME 中以促进肿瘤进展和免疫逃逸。IL—8 与细胞表面（主要是粒细胞）上的 CXCR1 和 CXCR2 结合会诱导下游信号通路如 AKT/PI3K 信号通路、MAPK 信号通路和蛋白激酶 C 调节通路，从而促进炎症。在临床前模型中靶向阻断 CXCR2 可减少 PDAC 转移，同时上调肿瘤细胞对吉西他滨和 PD—1 抑制剂的敏感性。最新研究表明，靶向阻断 IL—8 联用 ICI（PD—1 抑制剂）可增强 PDAC 临床前模型的抗肿瘤活性。

（四）免疫佐剂

在免疫治疗中，免疫佐剂通常是指添加到疫苗中以调节或增强针对其中所含抗原的免疫反应的辅助化合物，但这些辅助化合物也可用作单一疗法或作为其他类型癌症治疗的补充疗法。免疫佐剂可与存在于上皮（癌）细胞和先天免疫细胞上的各类受体结合，在次级淋巴器官中启动针对病原体或肿瘤细胞的免疫反应。目前在 PDAC 中使用的免疫佐剂包括 Toll 样受体（Toll－like receptor，TLR）激动剂、干扰素基因刺激因子（stimulator of interferon genes，STING）激动剂、NOD 样受体（NOD－like receptor，NLR）激动剂等。

TLR 在先天免疫细胞上的信号激活可启动促炎细胞因子如 IL－12、干扰素－α（interferon，IFN－α）和肿瘤坏死因子－α（TNF－α）的释放，促进树突状细胞的成熟及效应 T 细胞、自然杀伤细胞的激活，诱导全身性抗肿瘤作用。TLR 激动剂在激活先天性和适应性免疫反应中起着重要作用，因此被认为是有效的免疫佐剂。研究表明，TLR 激动剂可以增强癌细胞对化疗、放疗和免疫治疗的敏感性，并提高离体树突状细胞疫苗的免疫原性。巨噬细胞激活脂肽 2 是一种合成脂肽，能够通过激活 TLR2 和 TLR6 诱导免疫反应，产生抗胰腺癌作用。最近报道了一种 TLR7/TLR8 双重激动剂，它可在重塑胰腺癌 TME 中发挥作用，并负责激活抗肿瘤免疫反应。合成的 TLR9 激动剂是含有免疫刺激性 CpG 基序的寡脱氧核苷酸，用作疫苗佐剂可抑制胰腺癌原位模型中肿瘤细胞的免疫逃逸，从而诱导有效的细胞毒性 T 细胞介导的肿瘤细胞杀伤并延长小鼠存活期。

环磷酸鸟苷－腺苷酸合成酶是一种胞质 DNA 传感器，对病毒等微生物病原体入侵发起免疫反应，其激活会刺激衔接蛋白 STING 触发干扰素信号转导。肿瘤细胞中 STING 信号通路的激活可能通过上调Ⅰ型干扰素或其他炎症基因来阻碍早期肿瘤细胞的进展。该信号通路也与癌细胞衰老密切相关，从而介导肿瘤抑制作用。由于环磷酸鸟苷－腺苷酸合成酶－STING 通路缺陷与癌细胞存活之间的相关性，以及其在调节肿瘤免疫循环中的重要性，开发了 STING 激动剂来模拟这种激活以增强抗癌作用。在 PDAC 临床前模型中，STING 激动剂可直接重构胰腺癌 TME，激活杀伤性 T 细胞运输和活化，在一定程度上抑制 PDAC 生长。此外，也有学者开发了 STING 激动剂与 ICI（如 PD－1/PD－L1 抑制剂等）组合的治疗策略。毫无疑问，STING 激动剂在抗肿瘤免疫方面显示出令人印象深刻的潜力。然而，新出现的证据表明 STING 信号通路还有促肿瘤作用，包括促进肿瘤的发生、发展到转移，这使得 STING 激动剂在临床上的应用仍然面临诸多挑战。

二、溶瘤病毒治疗

溶瘤病毒通常是非致病性病毒株，可以通过静脉内或肿瘤内给药感染正常细胞和肿瘤细胞。但是，溶瘤病毒在正常细胞和肿瘤细胞中会表现出不同的选择性复制模式。在正常细胞中，溶瘤病毒会被清除；而在肿瘤细胞中，由于致癌途径的激活和干扰素反应缺陷，溶瘤病毒会大量繁殖，产生新的病毒颗粒，最终肿瘤细胞因病毒过载而裂解。新产生的溶瘤病毒、病原体相关分子模式、损伤相关分子模式和肿瘤抗原会被释放到TME中。此时，TME中新释放出的溶瘤病毒可以继续感染其他肿瘤细胞，而释放出的分子模式及肿瘤抗原会激活树突状细胞，促进T细胞活化，诱导抗肿瘤免疫。此外，溶瘤病毒的一个优点是它们的基因组允许被编辑，可加入免疫佐剂的相关基因，如GM-CSF，这些基因表达产物也会被释放到TME中进一步诱导抗肿瘤免疫。

在PDAC中进行研究的溶瘤病毒包括腺病毒、单纯疱疹病毒、原细小病毒、呼肠孤病毒和痘苗病毒等。在小鼠PDAC模型中，溶瘤病毒已被证明能通过下调TAM和增加1型辅助性T细胞和$CD8^+$ T细胞的浸润和功能来降低肿瘤负荷和延长生存期。相关临床试验目前正在开展，随着更多令人鼓舞的临床前和临床结果发表，将进一步加强溶瘤病毒在PDAC中的研究和应用。

三、过继细胞治疗

过继细胞治疗中最常用的属嵌合抗原受体T细胞免疫治疗（CAR-T），它在B细胞恶性肿瘤中已显示出显著疗效，反应率高达90%，但其在实体瘤尤其是PDAC中的应用依然面临很大挑战，因为实体肿瘤中缺乏特异性和均一表达的生物靶标。研究表明，许多自身抗原，如癌胚抗原、前列腺干细胞抗原、间皮素和人表皮生长因子受体2，在PDAC中显著过度表达且与较差预后相关，这为CAR-T开发提供了新机遇。针对这些抗原的CAR-T已证明在小鼠肿瘤中有效，部分甚至已经进入Ⅰ期临床试验。但是，需要注意的是，这些自身抗原也会在正常细胞上表达，使用CAR-T可能产生显著的自身免疫风险，尤其是在T细胞持续存在的情况下，故而在设计基于CAR-T的治疗方案中，应认真考虑治疗的安全性。此外，如何将开发好的CAR-T细胞转运到PDAC中并持续其功能表达也是目前遇到的困难。临床前证据表明，PDAC中的CAR-T会很快被TME耗尽。有研究将CTLA-4抑制剂添加到肿瘤特异性T细胞转移中，成功诱导了黑色素瘤中T细胞的持久存在和记忆，提示在PDAC中可能需要类似的检查点封锁与工程化T细胞组合。

四、疫苗治疗

肿瘤疫苗旨在增强抗原提呈并激活抗原特异性效应细胞和记忆T细胞。当接种含有目标肿瘤抗原的疫苗时，宿主抗原提呈细胞的任务是吸收这些抗原并提呈给效应T细胞，然后效应T细胞杀死表达这些抗原的肿瘤细胞。在PDAC中研究较多的肿瘤疫苗主要有两种，即抗原特异性疫苗和全细胞疫苗。目前已经鉴定出大多数胰腺癌共有的几种胰腺癌抗原，包括癌胚抗原、黏蛋白-1和突变*KRAS*的产物等。一般来说，这些抗原可以分为肿瘤相关抗原（tumor-associated antigen，TAA）和肿瘤特异性抗原（tumor-specific antigen，TSA）。

（一）抗原特异性疫苗

TAA是在肿瘤细胞中过度表达或异常表达的蛋白质，但也在一定程度上表达在非肿瘤组织中，因此使它们具有非特异性。小型Ⅰ/Ⅱ期临床试验表明，针对Wilms肿瘤基因1蛋白、间皮素和黏蛋白-1的肿瘤疫苗可以产生T细胞免疫反应，并且这种反应的效力与患者预后相关。然而，这些试验中只有很小一部分患者有持久的反应。考虑到PDAC较低的免疫原性，单独应用一种抗原特异性疫苗可能不足以诱导较强的抗肿瘤免疫及使其持续，也有研究开发鸡尾酒肿瘤疫苗，如同时包含驱动蛋白家族成员20A、血管内皮生长因子受体1和2的多种表位肽的联合疫苗。

突变的TSA或新抗原仅在肿瘤细胞上表达。针对*KRAS*突变型产物的疫苗联合吉西他滨作为辅助治疗已在可切除PDAC患者中显示出令人鼓舞的初步结果。此外，基于测序结果找到的新抗原开发的新抗原特异性疫苗具有高度特异性和免疫原性，并可有效避免自身抗原诱导的T细胞耐受。目前有多项临床研究正在招募患者参与个性化定制的新抗原特异性疫苗治疗。然而，由于新抗原特异性疫苗的工作机制依赖于肿瘤的突变负荷，但这在PDAC中是有限的。也就是说，新抗原特异性疫苗可能无法杀死缺乏表达新抗原的肿瘤细胞。

（二）全细胞疫苗

GVAX是在PDAC治疗中具有较好临床前景的一种同种异体全细胞疫苗，由经基因改造以表达GM-CSF的PDAC细胞系产生。GM-CSF是一种免疫刺激细胞因子，能够吸引和激活常规树突状细胞并诱导其成熟，从而促进组成同种异体细胞系中所含抗原的交叉启动。迄今为止的各项研究结果表明，GVAX无论是单独使用还是与其他治疗联合使用都是安全的且耐受性良好，并且其还可以诱导抗原特异性T细胞反应。在PDAC中使用GVAX，可以在TME中诱导T细胞浸润并产生具有免疫活性的第三级淋巴细胞聚集体。与原发性和继发性淋巴样结构不同，第三级淋巴细胞聚集体的形成取决于抗原刺激，代表正处在激活状态的适应性免疫反应。可以表达T细胞活化的早期标志物IFN-γ、能募集抑制性细胞群及上调T细胞抑制性调节信号通路活性等特性可作为第三级淋巴细胞聚集体调节免疫的证据。但是，这些第三级淋巴细胞聚集体是GVAX治疗所特有的还是可以通过其他形式的免疫治疗引发，目前仍不甚清楚。然而，与目前的标准化疗相比，GVAX在临床试验中的数据并未显示出更好的疗效。

有趣的是，在所有GVAX诱导的TME内第三级淋巴细胞聚集体中均检测到免疫抑制信号PD-L1的存在，而在未治疗的患者或携带PDAC植入瘤的未治疗小鼠中，即在自然状况下PD-L1表达不会上调。这就为GVAX与ICI的联用提供了理论依据，前者能够促进T细胞的募集，后者可以促进T细胞的激活。临床前研究表明，与单独应用 GVAX 治疗 PDAC 相比，联用 GVAX 与 PD－1 抑制剂显著提高了小鼠的存活率，同时增加了 TME 中效应 T 细胞的浸润与 IFN－γ 的生成。然而，进一步的临床试验表明，GVAX 与 PD－1 抑制剂联用并没有显著提高 PDAC 患者的预后。进一步临床前研究表明，当原位植入 PDAC 的小鼠接受 GVAX、PD－1 抑制剂和 CD137 激动剂联合治疗时，可以显著增强 TME 中效应 T 细胞的抗肿瘤能力。这在近期的临床试验中得到了证实，其中接受三者联合治疗的 PDAC 患者术后无进展生存期显著延长。

五、基质调节免疫疗法

（一）FAK 抑制剂和 FAK/PYK2 双重抑制剂

黏着斑激酶（FAK）是一种非受体酪氨酸激酶，也是一种主要调节黏附信号和细胞迁移的衔接蛋白，它与许多实体恶性肿瘤中的肿瘤细胞和基质细胞相互作用，在肿瘤侵袭、生长和转移中发挥作用。作为单一疗法使用 FAK 抑制剂，将通过抑制 FAK 的黏附和迁移作用发挥主要作用，使其不太可能对晚期恶性肿瘤患者的预后产生重大影响。然而，大量研究表明，FAK 是一个重要的信号“中枢”，恶性肿瘤细胞通过它缓冲化疗、放疗或靶向疗法治疗后的压力。因此，在肿瘤治疗领域，FAK 抑制剂通常和其他药物配伍开展联合治疗，其中 FAK 主要在缓冲治疗压力方面发挥作用，从而触发恶性肿瘤细胞死亡或免疫反应。

RAS/RAF/MEK 信号通路的激活是许多类型肿瘤中常见的致癌驱动因素，可以通过肿瘤类型特定方式的突变被激活。使用 RAF 或 MEK 抑制剂阻断 RAS/RAF/MEK 信号通路可激活 FAK，并通过重新激活 ERK 信号转导促进细胞存活。联合应用 FAK 抑制剂和 RAF/MEK 双重抑制剂的临床研究目前正在黑色素瘤、非小细胞肺癌、低级别浆液性卵巢癌、结直肠癌和其他 RAS 突变实体瘤患者中进行。除了 FAK 在恶性肿瘤细胞中的信号转导作用外，还有大量证据表明 FAK 受 TME 的调节，并调节 TME，包括肿瘤免疫细胞补体和抗肿瘤免疫。临床前动物体内实验表明，FAK 在 PDAC 组织中过表达。FAK 的过度表达在体外促进 PDAC 肿瘤集落形成并增加体内肿瘤生长速率。相对于单独化疗，FAK 抑制剂、吉西他滨和白蛋白结合型紫杉醇联合使用可延缓肿瘤进展。FAK 促进 PDAC 生长的机制很复杂，目前仍在研究中。FAK 被假设有助于免疫抑制性 TME 的形成。在鳞状细胞癌中，增加的 FAK 活性水平会促进 Treg 细胞的募集，进而抑制抗肿瘤细胞毒性 $CD8^+$ T 细胞的数量和活性。在手术切除 PDAC 肿瘤样本中，FAK 活性水平升高与免疫抑制性 TME 和较差的生存结果相关。此外，在 PDAC 模型中，FAK 抑制剂与化疗和 ICI 的协同作用会显著减少纤维化，改善生存结果。许多研究 FAK 抑制剂与 ICI 和（或）细胞毒性药物联合应用的临床试验正在胰腺癌、非小细胞肺癌和间皮瘤等瘤种中进行。

PYK2 是与 FAK 密切相关的一个旁系同源物，两者约有 48%的氨基酸相似性，并具有相似的结构域和结合蛋白质。PYK2 和 FAK 一样，在 PDAC 的 *KRAS* 突变模型中过表达，并在肠道肿瘤发生、PDAC 形成和维持过程中调节 Wnt/β-catenins 信号通路。FAK 敲除或药物抑制可增加正常细胞和癌细胞中的 PYK2 表达或磷酸化，因此目前已经开发了 FAK/PYK2 双重抑制剂以对抗肿瘤。研究表明，FAK/PYK2 小分子抑制剂可在 PDAC 临床前模型中抑制肿瘤细胞、CAF 和巨噬细胞的迁移，导致肿瘤生长、侵袭与转移减少。但是，迄今为止的大部分研究都集中于 FAK 在恶性细胞中的作用。例如，研究表明靶向 T 细胞中的 FAK 可能会使它们对低亲和力肿瘤抗原敏感，从而有助于促进抗肿瘤免疫；PYK2 也可由人类 T 细胞表达，但其在调节 T 细胞生理作用中的机制相对 FAK 来说尚不清楚。因此，在设计相关临床试验时应考虑到，使用 FAK/PYK2 双重抑制剂可能引发与抗肿瘤 T 细胞反应相关的不同免疫调节活动。

（二）BTK 和 PI3K 抑制剂

Bruton 酪氨酸激酶（Bruton tyrosine kinase，BTK）是 B 细胞受体信号通路的非受体酪氨酸激酶。在 PDAC 的临床前模型中应用 BTK 抑制剂会诱导 M2 表型 TAM 重编程为抗肿瘤作用的 M1 表型 TAM。这种重编程恢复了细胞毒性 T 细胞活性，可抑制 PDAC 生长，BTK 抑制剂与吉西他滨协同还会提高 PDAC 小鼠模型的存活率。然而，一项白蛋白结合型紫杉醇联用吉西他滨和 BTK 抑制剂的Ⅲ期临床试验表明，BTK 抑制剂联用并不能使晚期 PDAC 患者预后获益。

磷脂酰肌醇-3-激酶（phosphoinositide 3-kinase，PI3K）/丝苏氨酸蛋白激酶（serine-threonine kinase，AKT）通路介导来自细胞外和细胞内的信号转导，包括生长因子和营养素，导致下游信号转导参与肿瘤生长、存活和进展。AKT 是 PI3K 通路的关键效应因子。PDAC 通常与 AKT 活性增加相关，这已在约 60%的 PDAC 样本中发现。激活的 PI3K/AKT 信号通路在促进 PDAC 侵袭方面的作用已得到充分证实。临床前研究表明，使用 PI3K 抑制剂可抑制 PDAC 生长和转移，促进肿瘤细胞死亡。目前针对 PI3K/AKT 通路抑制剂的临床试验尚在进行中。

六、联合治疗

虽然目前出现了很多针对 PDAC 的免疫治疗，但是并未发现非常有效的单种治疗方式。开发对 PDAC 行之有效的联合治疗方案至关重要，也是目前 PDAC 研究领域的热点。传统治疗方式中的化疗和放疗都可以与免疫治疗协同使用，因为它们都可以发挥免疫调节作用。使用化疗和（或）放疗后，会诱导肿瘤细胞的免疫原性死亡，这会刺激先天性免疫细胞，从而通过固有免疫杀伤肿瘤细胞。考虑到目前 PDAC 患者的数量和有能力开展临床试验基础设施的容量，在联合治疗方案选择上依旧需要认真斟酌，其中，在抗肿瘤免疫反应中可产生正交机制的组合显然具有目前的最高优先级。例如，同时联合肿瘤疫苗、ICI 和靶向细胞外基质的药物的三联方案可能会非常有效，因为前两者的联合应用可激活 TME 中的 T 细胞并抑制其耗竭，而针对 PDAC 致密结缔组织的基质调节剂会改善 T 细胞浸润环境。但联合用药的毒性和剂量仍然是开发联合治疗方案的关键挑战，尤其是对于免疫激动剂而言。此外，理想的联合治疗方案还包括可靠的免疫药效学生物标志物，以协助快速评估 PDAC 对治疗的反应。

第四节　胰腺癌的治疗展望

目前我国 PDAC 患者的发病率呈逐年上升趋势。然而，PDAC 恶性程度高、侵袭与转移能力强、术后复发及转移率高，预后极差。根治性手术切除是 PDAC 最重要的治疗手段，但目前仅以手术作为 PDAC 的治疗手段远远不够，加上 PDAC 对放疗和化疗具有天然抵抗力，故而需要考虑其他治疗方案。

越来越多的证据表明，了解复杂的 TME 成分在肿瘤抑制和进展中的多方面作用是非常重要的。因此，未来的治疗方案应该优先考虑重编程 TME 而不是靶向耗尽某个特定的目标。另一个需要考虑的重点是我们如何根据患者 TME 的个性化特征来制订治疗决策。鉴于 PDAC 的发病率相对较低，未来的试验应尽可能深入分析 TME 和个性化治疗，以加速朝着更有效的治疗策略迈进。随着多重成像、免疫表型分析和突变分析工具的通量越来越高，这一目标越来越接近成为现实。虽然目前看来，许多临床试验在治疗 PDAC 上是失败的，但我们对 PDAC 的 TME 和新兴治疗策略的理解得到了进一步发展，我们有理由对未来成功治疗 PDAC 充满希望。

免疫治疗目前已在多种免疫原性肿瘤中表现出显著的治疗效果，但 PDAC 是最具免疫抵抗力的肿瘤类型之一，这一特征由其独特的基因组景观决定，其中致癌驱动因素在 PDAC 发生的最早阶段促进了免疫抑制和 T 细胞排斥。因此，虽然免疫治疗在 PDAC 中也已显示出一线希望，但真正的临床益处仍然难以捉摸。随着各项晚期 PDAC 患者临床试验的阴性结果报道，业界内学者逐渐认识到单一药物的免疫治疗不太可能在 PDAC 中表现出活性，此时针对非冗余免疫抗性机制的合理联合治疗更有研究前景。合理的联合治疗方案不仅应赋予 T 细胞抗原特异性、增强 T 细胞效应功能，中和 TME 内的免疫抑制性髓系细胞和基质成分，还应根据 PDAC 中驱动患者表型异质性的基因型特征进行选择。此外，在制订联合治疗方案时，也应该考虑联合用药的毒性和治疗顺序。

综上所述，在探讨如何克服胰腺癌中高度免疫抑制性 TME 的同时，也应该考虑，是否可以较早期阻止或干预这种特殊 TME 的建立呢？另外，是否可以开发针对胰腺癌的预防性疫苗？目前在临床前研究中证实，多种疫苗可以阻止癌前胰腺上皮内瘤变发展为胰腺癌，从而延长动物模型的生存期。在临床应用中，使用这些早期阶段的疫苗，能够帮助我们在更早的阶段识别出 PDAC，或者识别出 PDAC 风险非常高的患者。例如，患有遗传性胰腺癌的患者、具有遗传性 *BRCA*1/2 突变的患者，约占所有 PDAC 患者的 5%，这群特殊患者是预防性疫苗的优秀候选者。但预防性疫苗仍面临许多障碍，除了种系突变之外，目前仍需要开发早期识别 PDAC 的生物标志物。尽管如此，初级预防性疫苗的开发将在不远的将来成为抗击 PDAC 的关键支柱。希望随着对 PDAC 的进一步深入研究，我们最终将攻克这个现存的“癌王”。

（姜红　李轲宇）

思考题

1. 胰腺癌肿瘤微环境对免疫治疗的影响是什么？胰腺癌肿瘤微环境中存在哪些免疫抑制因子或免疫逃逸机制？

2. 免疫检查点抑制剂在胰腺癌免疫治疗中的应用如何？它们在改善患者生存率和治疗效果方面取得了哪些突破？

3. 目前对胰腺癌的研究中，是否存在针对个体化治疗的方法，以根据肿瘤特征及其微环境特征来选择最优的免疫治疗策略？

参考文献

[1] Mizrahi J D, Surana R, Valle J W, et al. Pancreatic cancer [J]. Lancet, 2020, 395 (10242): 2008−2020.

[2] Timmer F E, Geboers B, Nieuwenhuizen S, et al. Pancreatic cancer and immunotherapy: a clinical overview [J]. Cancers (Basel), 2021, 13 (16): 4138.

[3] Ho W J, Jaffee E M, Zheng L. The tumour microenvironment in pancreatic cancer—clinical challenges and opportunities [J]. Nat Rev Clin Oncol, 2020, 17 (9): 527−540.

[4] Bear A S, Vonderheide R H, O′Hara M H. Challenges and opportunities for pancreatic cancer immunotherapy [J]. Cancer Cell, 2020, 38 (6): 788−802.

[5] Nevala-Plagemann C, Hidalgo M, Garrido − Laguna I. From state-of-the-art treatments to novel therapies for advanced-stage pancreatic cancer [J]. Nat Rev Clin Oncol, 2020, 17 (2): 108−123.

[6] Park W, Chawla A, O′Reilly E M. Pancreatic cancer: a review [J]. JAMA, 2021, 326 (9): 851−862.

[7] Christenson E S, Jaffee E, Azad N S. Current and emerging therapies for patients with advanced pancreatic ductal adenocarcinoma: a bright future [J]. Lancet Oncol, 2020, 21 (3): e135−

e145.
[8] Orlacchio A，Mazzone P. The role of toll-like receptors（TLRs）mediated inflammation in pancreatic cancer pathophysiology [J]. Int J Mol Sci，2021，2（23）：12743.
[9] Kwon J，Bakhoum S F. The cytosolic DNA-sensing cGAS - STING pathway in cancer [J]. Cancer Discov，2020，10（1）：26－39.
[10] Li K Y，Yuan J L，Trafton D，et al. Pancreatic ductal adenocarcinoma immune microenvironment and immunotherapy prospects [J]. Chronic Dis Transl Med，2020，6（1）：6－17.
[11] Osipov A，Murphy A，Zheng L. From immune checkpoints to vaccines：the past，present and future of cancer immunotherapy [J]. Adv Cancer Res，2019，143：63－144.
[12] Li K Y，Tandurella J A，Gai J，et al. Multi-omic analyses of changes in the tumor microenvironment of pancreatic adenocarcinoma following neoadjuvant treatment with anti-PD－1 therapy [J]. Cancer Cell，2022，40（11）：1374－1391.
[13] Jiang H，Hegde S，Knolhoff B L，et al. Targeting focal adhesion kinase renders pancreatic cancers responsive to checkpoint immunotherapy [J]. Nat Med，2016，22（8）：851－860.
[14] Dawson J C，Serrels A，Stupack D G，et al. Targeting FAK in anticancer combination therapies [J]. Nat Rev Cancer，2021，21（5）：313－324.
[15] Morrison A H，Byrne K T，Vonderheide R H. Immunotherapy and prevention of pancreatic cancer [J]. Trends Cancer，2018，4（6）：418－428.

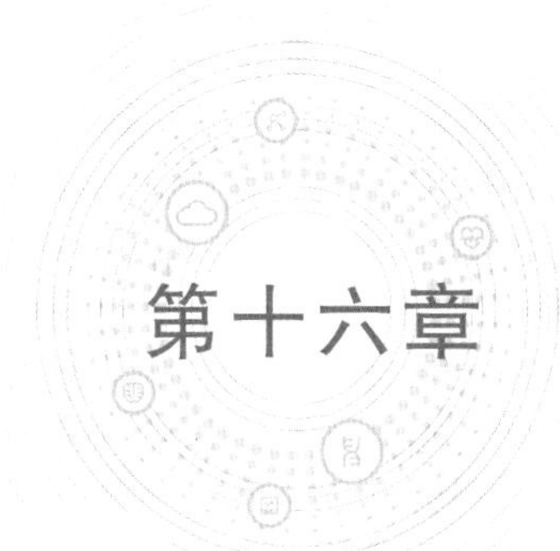

第十六章　肺癌分子病理学进展

虽然美国国立癌症研究所（National Cancer Institute，NCI）近年来公布的肿瘤流行病学资料显示肺癌的死亡率持续下降，但不论男女，肺癌仍然占据西方国家恶性肿瘤发病率第二位、死亡率第一位。在我国，20 世纪 80 年代后期至今，男性及女性的肺癌发病率、死亡率均呈上升之势，均居我国恶性肿瘤第一位。

肺癌的病理学诊断依据 WHO 的分类标准，第 1 版于 1976 年出版，后分别于 1999 年、2004 年、2015 年修订第 2、3、4 版。目前沿用的是 2021 年 5 月出版的第 5 版《WHO 胸部肿瘤分类》。与旧版相比，第 5 版增加了大量分子遗传学特征，具有重要临床诊治意义。非小细胞肺癌（non-small cell lung cancer，NSCLC）是最常见的组织学类型（包括腺癌和鳞状细胞癌），占肺癌总数的 85%左右。学界对肺癌的分子遗传学研究从未停止，过去 15 年，NSCLC 的研究取得了突破性进展，尤其是肿瘤驱动基因（driver gene）研究、免疫治疗预测与给药策略，以及神经内分泌肿瘤的分子分型等，引领医学界突破传统化疗、放疗等全身/局部治疗模式，进入轰轰烈烈的实体肿瘤“靶向治疗”和“免疫治疗”时代。特别是表皮生长因子受体－酪氨酸激酶抑制剂（epidermal growth factor receptor－tyrosine kinase inhibitor，EGFR－TKI）和间变淋巴瘤激酶－酪氨酸激酶抑制剂（anaplastic lymphoma kinase－tyrosine kinase inhibitor，ALK－TKI）的发现，在 NSCLC 个体化分子靶向治疗的发展历程中具有里程碑式的意义。本章依据肺癌分子病理学研究进展在临床治疗中的重要性依次展开阐述。

一、NSCLC 的 *EGFR* 基因

EGFR 是表皮生长因子（EGF）受体。EGFR 属于 ErbB 受体家族的一种，也被称作 HER1/ErbB1，其基因位于 7 号染色体短臂（7p11.2），是一种跨膜受体型酪氨酸激酶（receptor tyrosine kinase，RTK），分为胞外配体结合区、跨膜区和胞内激酶区，当

配体与 EGFR 胞外配体结合区结合，EGFR 形成同源二聚体或异源二聚体，实现自身磷酸化的同时激活主要酪氨酸残基，导致细胞内多种蛋白磷酸化，并进一步激活与细胞增殖、血管生成、细胞迁移及凋亡有关的信号通路，从而参与并调节细胞的生长、增殖与分化；EGFR 结构域由 N 端小叶及 C 端小叶组成，三磷酸腺苷（ATP）结合位点位于二者间的结合裂隙，*EGFR* 基因突变往往会改变胞内激酶区 ATP 的结合裂隙，这也是大部分酪氨酸激酶抑制剂（TKI）竞争结合的位点。EGFR－TKI 就是一类作用于 EGFR 细胞内激酶区的小分子药物，通过阻断 EGFR 信号通路，从而抑制 NSCLC 的生长、侵袭与转移，*EGFR* 突变状态也是决定 EGFR－TKI 疗效最重要的预测因子。

（一）*EGFR* 突变及临床意义

EGFR 突变是东亚人群 NSCLC 最常见的驱动基因变异，发生率为 40%～50%，突变类型包括点突变、插入/缺失突变，主要位于编码 EGFR 胞内激酶区的 18～21 号外显子，其中 19 号外显子密码子框内缺失及 21 号外显子 L858R 点突变占 *EGFR* 突变的 85%～90%，高发于亚裔、女性、非吸烟的肺腺癌患者，18 号外显子点突变（E709 和 G719）及 20 号外显子插入突变分别占 *EGFR* 突变的约 5%，21 号外显子点突变（L861Q）约占 3%，19 号外显子插入突变及 20 号外显子点突变（S768I）分别占约 1%；还有获得性耐药突变，包括第一、第二代 TKI 耐药突变 T790M 和第三代 TKI 耐药突变 C797S。不同 *EGFR* 突变类型与激酶的 ATP 结合位点不同，如 L858R 和 L861Q 位于激酶 A 环内，G719 突变发生于 P 环内，19 号外显子缺失后与 C 螺旋结合，20 号外显子插入 N 端或 C 端；而不同的结合位点会影响与 EGFR－TKI 药物的亲和力，如药物敏感位点 L858R 点突变或 19 号外显子缺失会大大增加 EGFR 对吉非替尼和厄洛替尼药物的亲和力，而耐药位点 T790M 突变增加 EGFR 与 ATP 的亲和力，从而降低吉非替尼和厄洛替尼的有效性。随着近年来药物研发及基因分析技术的进一步发展应用，陆续还有一些罕见 *EGFR* 新突变位点与药物疗效关系的案例报道，*EGFR* 突变分布图谱还在继续细化。

在 *EGFR* 突变作为 NSCLC 的 EGFR－TKI 靶向治疗标志物的发展史中，2009 年的吉非替尼泛亚洲研究（IPASS）Ⅲ期临床试验是一项很重要的研究，其结果显示 *EGFR* 突变的 NSCLC 患者接受 EGFR－TKI 治疗后，较于传统化疗具有更显著的治疗效果和更长的无病生存期（PFS），而 *EGFR* 拷贝数增加与 EGFR－TKI 治疗效果无明确意义，至此全面开启 *EGFR* 突变具体分型及针对不同类型突变后续 EGFR－TKI 药物应用研究的历程，目前 *EGFR* 18～21 号外显子点突变、插入/缺失突变类型的检测已写入国内外 NSCLC 诊疗指南，并作为伴随诊断Ⅰ级推荐。在 NSCLC 中，只有极少数病例会出现 *EGFR* 与其他主要驱动基因共突变，同一个病例普遍存在互斥现象，不过 *EGFR* 可以出现复合突变，即在 NSCLC 患者肿瘤细胞中同时检测到 2 种或 2 种以上不同类型的 *EGFR* 突变，而不同的复合突变对 EGFR－TKI 治疗的影响也有差异。

（二）*EGFR* 突变主要临床检测方法

目前 *EGFR* 突变检测的方法有很多种，临床常用的包括 Sanger 测序法、实时荧光定量 PCR（quantitative real time PCR，qRT－PCR）法和二代测序（NGS）法等，这些方法各有优势和劣势。Sanger 测序法是可直接检测已知和未知突变的一种方法，曾是广泛应用的 *EGFR* 突变检测方法，包括早期研究中应用此方法发现 *EGFR* 突变热点，但 Sanger 测序法检测 *EGFR* 突变的灵敏度较低，操作步骤复杂、易产生污染，随着其他基因检测分析技术的发展，目前临床已较少作为常规使用。由于前期利用 Sanger 测序方法的研究数据确认了 *EGFR* 突变热点区域，因此根据 *EGFR* 已知突变类型设计引物探针，构建 qRT－PCR 的检测方法提高了 *EGFR* 突变检测灵敏度，此方法操作简单，易于开展，国内已有获批的Ⅲ类体外诊断试剂可应用于临床检测，检测范围包括 *EGFR* 18～21 号外显子已知常见突变类型，是目前 *EGFR* 突变最常用的检测技术之一，但此技术仅针对已知突变类型，无法检测出所有可能的突变。NGS 是一种高通量测序技术，其特点是能够同时对多基因、多位点进行测序，能检测已知及未知突变，实现 NSCLC 多个驱动基因同时检测，随着 NGS 逐渐普遍应用于临床检测，*EGFR* 越来越多未知罕见突变位点被发现，并推动了 *EGFR* 罕见突变对 TKI 靶向药物疗效应答的各项研究，对于传统方法检测的常见肿瘤驱动基因阴性晚期肺腺癌患者，推荐进行 NGS 检测。随着 EGFR－TKI 药物的不断研发，目前对于 EGFR－TKI 的耐药机制已经基本明确，大部分是由 *EGFR* T790M 的获得性突变引起的，其他机制包括 *MET* 扩增、*KRAS* 突变、*BRAF* 突变等，因此对于第一、第二代 EGFR－TKI 耐药患者，可先进行 T790M 检测（qRT－PCR 或 NGS），也可同时进行其他耐药机制检测或 T790M 检测阴性后用 NGS 进行其他耐药机制的检测，第三代 TKI 耐药患者推荐进行 NGS 检测耐药机制。另外，NSCLC 耐药患者也需要关注其组织学形态的转化，这也是 TKI 耐药机制之一。真实临床检测实践中，组织样本、细胞样本、血液或脑脊液样本都可能在不同应用场景下成为患者进行 *EGFR* 突变分析的样本，根据患者疾病状况，在合适的时机选择适宜的检测方法，针对不同的样本进行有效的分析才能更好地为预后评估提供帮助。

二、NSCLC 的 *ALK* 基因

（一）*ALK* 突变和临床意义

ALK 突变最早报道于间变性大细胞淋巴瘤，20 世纪 90 年代末陆续发现其在 NSCLC 中作为肿瘤驱动基因发挥作用。NSCLC 中 *EGFR* 突变的表现形式为 DNA 序列

的点突变、插入或缺失等，而 *ALK* 突变的表现形式是 *ALK* 基因断裂后，与其他伙伴基因（partner gene）形成新的融合基因（fusion gene），并上调融合 ALK 蛋白的表达。*ALK* 基因位于 2 号染色体短臂（2p23），最常见的易位形式是 *ALK* 基因断裂后，与同一染色体上的棘皮动物微管样蛋白 4（echinoderm microtubule－associated protein－like 4，*EML*4）基因发生融合，目前已发现了 20 多种 *EML*4－*ALK* 融合变体亚型。*ALK* 基因还可与 *TFG*、*KLC*1、*KIF*5*B* 等基因融合。上述复杂的 *ALK* 融合变体亚型都保留了 ALK 的酪氨酸激酶结构域和促肿瘤形成的生物学效应，同时也决定了可以从 *ALK* 基因易位、融合变体亚型及是否有 ALK 蛋白过表达等多个途径去检测 *ALK* 突变。

ALK 突变在我国 NSCLC 中发生率约 5.6%，腺癌中发生率为 6.6%～9.6%。近年来 ALK 抑制剂的研发和临床应用取得了较大突破，可明显提高 ALK 阳性晚期 NSCLC 患者的客观缓解率并延长无进展生存时间。因此，准确、快速、稳定的 *ALK* 检测具有重要的临床意义。尽管大量的对比研究已经证实各检测平台间存在较高的符合率，但临床检测实践过程中，新的问题不断出现。临床医生和检测平台人员应针对不同检测人群、检测标本，选择恰当的检测方法，并制定、优化及遵守规范化检测流程，以获得准确的检测结果，使患者得到最大程度的获益。

（二）*ALK* 突变主要临床检测方法

目前针对 *ALK* 突变的四种检测方法均已被我国国家药品监督管理局（National Medical Products Administration，NMPA）批准，包括基于蛋白层面的 Ventana－D5F3 免疫组织化学染色（immunohistochemistry，IHC）、基于分子层面的荧光原位杂交（FISH）、逆转录聚合酶链反应（reverse transcription－polymerase chain reaction，RT－PCR）和 NGS。上述方法对 *ALK* 突变检测的灵敏度、特异度有一定程度的差异，且均有各自的优缺点。

1. *ALK* Ventana－D5F3 IHC 检测

该检测已获得我国 NMPA、美国 FDA 和 NCCN 批准。针对各种 *ALK* 融合变体导致表达上调的 ALK 融合蛋白进行检测，整个染色过程为全自动操作，避免了人为因素干扰，灵敏度和特异度均较好，并且具有快速、经济等优点。检测过程中，需注意标本规范化处理，利用好室内质量控制和室间质量控制确保染色质量。对结果的判读人员，应进行前期培训，以准确识别各种假阳性和假阴性信号。最后需注意的是，该检测方法所使用的试剂是基于肺腺癌研发的，在低分化癌、鳞状细胞癌和神经内分泌肿瘤中会有不典型信号出现，判读时需格外谨慎，必要时应加备注说明或建议进行分子检测验证。

2. *ALK* FISH 检测

FISH 是最早被美国 NCCN 及 FDA 认证的 *ALK* 基因断裂检测“金标准”，FISH 阳性结果可以作为 *ALK* 基因存在断裂的直接证据。在 *ALK* 基因常见断裂点 5′和 3′端分别标记红绿荧光探针后，FISH 以在 15%以上的肿瘤细胞中观察到红绿信号分离（>2 个信号直径）或出现单独红色信号作为 *ALK* 基因断裂的直接证据。FISH 检测的缺点是操作较为烦琐，同时对检测平台的硬件和判读人员有较高的要求。相比 PCR 和 NGS，FISH 的灵敏度相对较低，可能的原因如下。

（1）标记探针的位点只是 *ALK* 基因的常见断裂位点，当罕见断裂位点并非位于探针所标记的染色体片段之内时，*ALK* 基因即使发生了断裂，FISH 也无法观察到红绿信号的分离，这类病例的存在增加了 FISH 结果的假阴性可能。

（2）FISH 的阳性判读标准是在 15%以上的肿瘤细胞中可以观察到红绿信号分离（>2 个信号直径）或出现单独红色信号，但该 15%临界值的设定欠缺实验数据的支持。对于观察到分离信号的肿瘤细胞比例处于 15%左右的病例，判读需谨慎，必要时加备注，并建议使用其他技术平台进行验证。部分病例可出现不典型信号，如单独绿色信号或红绿信号间隔小于 2 个信号直径，也应定义为不典型病例，推荐使用其他技术平台进行验证。

3. *ALK* RT—PCR 检测

该检测作为传统的 PCR 方法，技术成熟、操作简单。虽然也会受到标本中肿瘤细胞数量和核酸质量的影响，但在规范的质量控制流程下，检测的灵敏度和特异度均较好，因此该方法在国内推广性较好。但因为 RT—PCR 只能检测反应体系中引物对所涵盖的已知融合基因类型，因此存在假阴性的可能。对于 Ct 值在阈值附近的患者，在进行结果判读时需要谨慎对待，需结合标本质量、肿瘤细胞含量、质量控制情况等综合分析。必要时备注文字说明，并建议使用其他技术平台进行验证。

4. *ALK* NGS 检测

在结果判读时，应充分掌握 NGS 检测平台及试剂的特点和局限性，结合标本情况、检测质量控制及测序数据等进行综合判读。NGS 对于标本核酸的质量控制要求是最高的，对于质量控制不合格或结果不典型的病例，报告时应加备注，并建议使用其他技术平台进行验证。NGS 最大的优点是可以一次性检测多个基因的多种异常形式，一般情况下，*ALK* 基因融合通过捕获平台在 DNA 水平或扩增子平台在 RNA 水平上进行检测。基于捕获平台检测结果的灵敏度和特异度均很高，而且能够检测到包括已知和未知位点在内的所有 *ALK* 易位，但是其准确性可能会受捕获探针的覆盖度、标本 DNA 质量及生物信息学分析等关键因素影响。另外，极少数情况下，在 DNA 水平上检测到的基因易位可能并不会引起融合蛋白的表达。在 RNA 水平上采用扩增子的测序方式具有很高的检测灵敏度和特异度，而且极少的 RNA 投入量就能够在转录水平检测到 *ALK* 融合基因表达。但是，其检测范围一般局限于特定的常见位点，可能会漏检罕见融合。近年来出现了使用捕获平台同时在 DNA 和 RNA 水平上进行测序的方法，可以一定程度上提高 *ALK* 融合基因检测的准确性和灵敏度，但是该方法成本较高，RNA 的投入量也需比扩增子平台更多。NGS 的检测周期长、花费大，结果判读过程对生信分析要求也更高。

三、神经内分泌肿瘤的分子分型进展

（一）神经内分泌肿瘤的临床特征及传统组织学分类

神经内分泌肿瘤（neuroendocrine neoplasm，NEN）是一组高度异质性的肿瘤，可以发生于人体任何器官。第 5 版《WHO 胸部肿瘤分类》中定义肺的神经内分泌肿瘤（pulmonary neuroendocrine neoplasm，pNEN）为具备神经内分泌肿瘤组织学形态并且表达神经内分泌免疫组织化学标志物的一组肿瘤，其发病率约占全身 NEN 的 20%～30%，仅次于消化系统 NEN。pNEN 包括典型类癌（typical carcinoid，TC）、不典型类癌（atypical carcinoid，AC）、大细胞神经内分泌癌（large cell neuroendocrine carcinoma，LCNEC）及小细胞肺癌（small cell lung carcinoma，SCLC）四种组织学亚型，其中 TC 和 AC 隶属于低级别神经内分泌瘤（NET），而 LCNEC 和 SCLC 则构成高级别神经内分泌癌（NEC）。NET 和 NEC 虽然同属神经内分泌肿瘤范畴，但是两组疾病具有完全不同的发病机制、临床表现和生物学特点，目前大部分学者认为后者并不是由前者演进（progression）而来。

在临床实践中，病理学家观察到一组"灰区"pNEN。它们具有经典 AC 形态但核分裂计数较高，可>10/2mm^2（类似高级别肿瘤），有学者称之为具有不典型类癌形态伴高核分裂计数的肺神经内分泌肿瘤（pulmonary neuroendocrine neoplasm with atypical carcinoid morphology and elevated mitotic count，AC−h）。第 5 版《WHO 胸部肿瘤分类》对其未定论，虽然指出这组肿瘤可能具有更恶性的生物学行为，因而建议将其归类于 LCNEC；但是同时指出这组肿瘤的分子改变可能与 NET 的联系更为密切。

pNEN 中 95%属于高级别 NEC，其中 SCLC 与 LCNEC 分别约占 79%和 16%，而分化较好的 NET 仅占 5%。既往研究显示，SCLC 好发于中老年男性且与重度吸烟关系密切。与之相反，NET 主要发生于年轻女性，且与吸烟无关。NEC 恶性程度大，肿瘤细胞 Ki−67 增殖指数高，传统的治疗策略主要依赖化疗、放疗等全身/局部治疗；特别是 SCLC，仍然是最致命的癌症之一，其治疗选择仍然非常有限，虽然肿瘤短期对治疗响应好，但复发率高；除了少数在早期得到确诊的 SCLC 患者外，其他 SCLC 患者的存活率很低。NET 常常仅需要外科手术完整切除就能获得较好的远期预后。

1. 神经内分泌肿瘤的临床特征

pNEN 遵循肺癌临床表现的统一特征：临床症状与肿瘤发生位置密切相关。中央型占位常表现为咳嗽、咯血、呼吸困难或胸痛等非特异临床症状，其中咳嗽最为常见。与之相反，周围型常无明显临床症状。LCNEC 以周围型更常见；而 SCLC 以中央型为主，临床症状出现早并且可伴类癌综合征和（或）副肿瘤综合征。

2. 神经内分泌肿瘤的组织学分类

第 5 版《WHO 胸部肿瘤分类》给出的 LCNEC 基本诊断标准（essential diagnostic criteria）包括：肿瘤呈器官样、巢状、小梁状、彩带样及菊形团样组织构象，外周细胞常常排列为栅栏状（神经内分泌肿瘤的形态学特征）；肿瘤细胞体积大，常常超越 3 倍静止期淋巴细胞，核仁显著，具有中等至丰富的颗粒状或泡状细胞质；核分裂计数＞10/2mm^2（避开坏死区，计数活跃区 6mm^{2}的核分裂，再计算 2mm^{2}平均值）；表达一种或多种神经内分泌免疫组织化学标志物（详见下文）。LCNEC 的理想诊断标准（desirable diagnostic criteria）则包括：大片状坏死；高 Ki－67 增殖指数，多数＞30%；肿瘤细胞不表达鳞状细胞癌标志物 P40。

SCLC 的诊断标准常常与 LCNEC 相对应：无神经内分泌肿瘤的形态学特征，常常弥漫浸润；肿瘤细胞体积小，鉴别诊断需包括淋巴造血系统肿瘤；核分裂占比常常为 90%～95%；坏死显著，嗜碱性 DNA 物质沉积围绕血管，形成 Azzopardi effect。

AC 基本诊断标准：分化良好的神经内分泌肿瘤形态；核分裂计数＜10/2mm^2，不伴有或仅伴有点灶性坏死；细胞质中等量，核染色质细腻（呈“胡椒盐”样改变）。AC 理想诊断标准：神经内分泌免疫组织化学标志物阳性；应以手术切除样本确诊。

3. 神经内分泌肿瘤的免疫组织化学标志物

（1）神经内分泌标志物。目前常用三种经典的神经内分泌标志物，即 CD56、CgA、Syn，最新报道 INSM1 可以作为一种更可靠的 NEN 持续阳性标志物，尤其是在 SCLC。文献报道前三者表达高度一致，以三者均阳性最常见。

（2）甲状腺转录因子－1（TTF－1）与 Napsin A。TTF－1 作为肺腺癌的特异标志物，约 85%的 SCLC 和 70%的 LCNEC 可表达。AC 和 TC 的 TTF－1 表达率较低（＜30%），周围型 NET 可以部分表达 TTF－1，而中央型 NET 常常阴性。

75%～80%的肺腺癌表达 Napsin A（胃蛋白酶家族的新型天冬氨酸蛋白酶），其在 NEN 中表达情况研究较少。少数研究认为 Napsin A 在 NET 和 SCLC 中始终为阴性。部分学者报道 LCNEC 中可以观察到弱或局限性 Napsin A 表达。该抗体在 AC－h 中报道极少，Rekhtman 等报道了 2 例 AC－h 的 Napsin A 免疫组化阴性结果。

（3）Ki－67。在部分热点区，AC－h 的 Ki－67 增殖指数差异极大，从 18%到 62%不等，这一现象甚至超过 LCNEC 的诊断标准。在胃肠胰的 NEN 中，Ki－67 是分组分级的重要参考指标；而在 pNEN 中，Ki－67 仅为鉴别 NET 与 NEC 的辅助指标。第 5 版《WHO 胸部肿瘤分类》指出 Ki－67 增殖指数不能有效区分四种 pNEN，不能提出类似胃肠胰 NEN 的诊断临界值（cut－off），在转移样本中这一现象更为明显。同时，既往研究使用各种 Ki－67 的不同克隆号，使其存在更多争议。因此，尽管 Ki－67 对 pNEN 有一定预后价值，但目前认为每 2mm^{2}核分裂计数在区别 NET 和 NEC 方面仅具有指导价值。

（4）ASCL1、NEUROD1、POU2F3。2018 年始，美国得克萨斯大学西南医学中心 Adi Gazdar 团队陆续发表关于 SCLC 分子分型的开创性探索工作报告。该研究团队通过基因工程小鼠模型（GEMM），即靶向改变目标基因，使目标基因突变的小鼠发生自发性肿瘤（autochthonous tumors），以及通过肿瘤细胞或循环肿瘤细胞种植来获得小鼠异种移植体模型（patient-derived xenografts，PDX）进行分析；首次将 SCLC 分为高神经内分泌表达亚型（H－NE）和低神经内分泌表达亚型（L－NE）两类。该分类主要依据 ASCL1、NEUROD1、POU2F3 三种神经内分泌分化相关蛋白的表达情况，这三种免疫组织化学抗体基本互相排斥。

上述 SCLC 亚型之间的驱动基因频率没有显著差异，包括 *TP*53 和 *RB*1 的改变。但是以上两类分子分型对临床病理学诊断具有一定价值。H－NE 亚型包括 SCLC－A（ASCL1 阳性）和 SCLC－N（NEUROD1 阳性）。但是，它们表达肺腺癌相对特异性标志物 TTF－1 的情况不一样：SCLC－A 常常 TTF－1 阳性，而 SCLC－N 常常缺乏 TTF－1。L－NE 亚型包括免疫组织化学表达 POU2F3 的 SCLC－P，以及上述三种抗体均阴性的 SCLC－I，又称为炎症型小细胞肺癌（inflamed SCLC）。L－NE 亚型常常不表达神经内分泌标志物（CD56、CgA、Syn、INSM1），为病理学诊断带来困惑或陷阱。依据新分型，POU2F3 免疫组织化学阳性有助于诊断这类 L－NE 亚型的小细胞肺癌。个别研究数据显示，SCLC－A 和 SCLC－P 亚型更易出现在早期肿瘤，晚期/进展期 SCLC 更易出现 SCLC－P 亚型，提示 POU2F3 高表达可能与肿瘤演进、侵袭与转移有关。

最近研究显示，不同 SCLC 亚型可能对各种靶向治疗、免疫抑制剂具有不同的敏感性。已有个别临床研究证实，炎症型小细胞肺癌可能对免疫检查点抑制剂（ICI）相对更敏感，SCLC－A 可能对 BCL－2 抑制剂敏感，SCLC－N 可能对酪氨酸激酶抑制剂敏感，而 SCLC－P 可能对 PARP 抑制剂较敏感。小细胞肺癌的分子分型为该类肿瘤的精准治疗提供理论基础，其临床应用价值有待更多的临床Ⅲ期、双盲、前瞻性研究进一步验证。

（二）神经内分泌肿瘤的遗传学特征

1. *TP*53/*RB*1

SCLC 和部分 LCNEC 是由 *TP*53 失活突变及 *RB* 缺失驱动的。*TP*53 是著名的抑癌基因，一旦失活将导致基因组不稳定，形成多个等位基因的不平衡易位并伴随多条染色体丢失，其中就包括 13 号染色体长臂缺失（*RB* 基因的位置）。高级别 NEC 中，常常出现 $p16^{INK4a}$/cyclin D1/RB 信号通路异常所致的细胞周期 G_1 阻滞，*RB* 缺失是最常见的分子异常事件。*RB* 突变导致其蛋白质产物 Rb 蛋白功能丧失；$p16^{INK4a}$ 丢失或 cyclin D1 过表达可导致 Rb 蛋白持续高磷酸化，继而令肿瘤细胞逃逸细胞周期的调控。总之，*TP*53 和 *RB*1 基因共突变失活及涉及 PI3K/AKT/mTOR 信号通路基因异常与 NEC 显著相关。

2018 年，*Nature Communication* 发表了第一篇关于 LCNEC 分子分型的研究论文。依据基因组学和转录组学富集信息分析，目前将 LCNEC 分为两型：Ⅰ型，即具有

*TP*53 和 *STK*11/*KEAP*1 改变（非小细胞型）；Ⅱ型，具有 *RB*1 突变或丢失、*PTEN* 丢失/突变、*FGFR*1/*FGFR*4 突变/扩增、*TP*53 丢失（SCLC 型）。随后，临床依据该分子分型对 LCNEC 执行不同的治疗策略。数个临床实验提供了少量支撑数据。因此，2022 年中国临床肿瘤学会（CSCO）相关指南指出：①由于疗效的异质性，LCNEC 的标准治疗方案存在争议，目前 EP（依托泊苷联合顺铂）是首选方案。②尽管目前尚无前瞻性研究结果支持根据基因改变来选择治疗方案，如有可能，LCNEC 可进行二代测序，以指导治疗方案的制订。③携带野生型 *RB* 或免疫组织化学表达 Rb 蛋白的肿瘤患者在接受 NSCLC 型化疗（铂类联合吉西他滨或紫杉醇）时较接受 EP 方案患者生存显著延长。④携带失活 *RB* 或免疫组织化学无表达的患者中未观察到两种化疗方案对患者生存的影响。⑤伊立替康联合顺铂也是可选择的一线方案。

需要注意的是，*TP*53 突变和 *RB* 缺失并不是 NEC 特有的分子事件。就肺部肿瘤而言，小部分 NSCLC，尤其是腺癌患者，在出现东亚人群常见驱动基因（如 *EGFR*、*KRAS*、*ALK*、*ROS*1 等）的同时可伴发出现 *TP*53 突变和（或）*RB* 缺失。少量研究显示，这类腺癌患者经过 TKI 治疗后 9～12 个月出现耐药；其耐药机制既不是常见的 *EGFR* 基因 T790M 突变（约 50%），也不是旁路激活（20%～30%），而是肿瘤组织学形态转化（morphological transformation）。这种组织学形态转化大部分是腺癌转化成小细胞癌，少部分为肉瘤样转化。虽然“小细胞转化”的真实性在病理学家中间仍然存在争议，但是临床数据提示这类“小细胞转化”的患者常规二线化疗效果不佳、预后差。因此，初诊 NSCLC 患者在检测靶向基因和 PD－L1（免疫治疗伴随诊断标志物）时，建议同时明确 *TP*53 和 *RB* 基因状态，以协助制订个体化治疗方案，实现精准治疗。

有关 pNEN 的全球基因组学研究表明，在 SCLC 和 LCNEC 中观察到了包括扩增、缺失等在内的广泛基因改变，而 NET 中较少见。目前认为，NET 中以 *MEN* －1 基因家族突变及相关染色质修饰基因突变为驱动途径。对于肺的 NET，其高频突变主要涉及染色质修饰基因，如包括 *PSIP*1、*EIF*1*AX*、*ARID*1A 等在内的 SWI/SNF 复合物基因；同时缺乏 *TP*53、*RB*1、*KRAS*、*STK*11/*KEAP*1 等 NEC 常见突变。因此，大多数研究者认为肺 NET 和肺 NEC 具有不同的发病机制，即 *TP*53 和 *RB*1 基因共突变主要发生在肺 NEC，而 *MEN*1 突变主要出现在肺 NET 中。

2. AC—h 的分子遗传学特征

对于 AC－h 的分子遗传学特征研究极少。2016 年，Rekhtman 等对 45 例手术切除的 LCNEC 样本进行了 241 基因的靶向测序，在 *Clinical Cancer Research* 杂志中发表了 2 例 AC－h 的基因组特征，显示其具有明显的类癌样细胞形态和基因组特征（*MEN*1 突变和低 TMB 值），无 *TP*53 或 *RB*1 基因突变，并提出这是类癌样亚群。其他少量研究同样显示 AC－h 的基因组特征可能与类癌更为相似。近年来也有相反的报道。2022 年，一项回顾性研究纳入 8 例 AC－h 病例、9 例非典型类癌及 14 例经典大细胞神经内分泌癌，探讨其临床病理特征并比较它们在肿瘤形态学、免疫组织化学染色、基因表达谱等方面的异同性。结果提示这类灰区的肿瘤主要影响中老年吸烟者；此外，在灰区肿瘤和LCNEC中发现了类似的基因突变，因为这两种肿瘤突变的基因主要涉及PI3K/AKT信号通路，包括*TP*53/*RB*和*KEAP*1的双等位基因改变。需要提出注意的是，AC-h罕见且其诊断具有强烈的个人主观性，目前可获得的遗传学信息十分有限。

（蒋莉莉　唐源　王威亚）

思考题

1. 非小细胞肺癌的主要、少见和罕见驱动基因是什么？
2. 所有出现*EGFR*基因突变的非小细胞肺癌患者均可以从TKI治疗中获益吗？
3. 请尝试设计验证肺腺癌靶向治疗后小细胞化真实性的实验。

参考文献

[1] Chen J, Yang H, Teo A, et al. Genomic landscape of lung adenocarcinoma in East Asians [J]. Nat Genet, 2020, 52 (2): 177-186.

[2] Tu H Y, Ke E E, Yang J J, et al. A comprehensive review of uncommon EGFR mutations in patients with non-small cell lung cancer [J]. Lung Cancer, 2017, 114: 96-102.

[3] 中华医学会病理学分会，国家病理质量控制与指导中心，中华医学会肿瘤学分会肺癌学组，等. 非小细胞肺癌分子病理检测临床实践指南（2021版）[J]. 中华病理学杂志，2021，50（4）：323-332

[4] Rindi G, Klimstra D S, Abedi-Ardekani B, et al. A common classification framework for neuroendocrine neoplasms: an International Agency for Research on Cancer (IARC) and World Health Organization (WHO) expert consensus proposal [J]. Modern Pathology, 2018, 31 (12): 1770-1786.

[5] Yoon J Y, Sigel K, Martin J, et al. Evaluation of the prognostic significance of TNM staging guidelines in lung carcinoid tumors [J]. J Thorac Oncol, 2019, 14 (2): 184-92.

[6] Siegel R L, Miller K D, Jemal A. Cancer statistics, 2020 [J]. CA Cancer J Clin, 2020, 70 (1): 7-30.

[7] Baine M K, Rekhtman N. Multiple faces of pulmonary large cell neuroendocrine carcinoma: update with a focus on practical approach to diagnosis [J]. Transl Lung Cancer Res, 2020, 9 (3): 860-878.

[8] 吴宇琪，毕楠. 肺大细胞神经内分泌癌的分子分型及临床治疗进展 [J]. 中国肿瘤临床. 2020，47（2）：99-104.

[9] Cros J, Théou-Anton N, Gounant V, et al. Specific genomic alterations in high-grade pulmonary

neuroendocrine tumours with carcinoid morphology [J]. Neuroendocrinology, 2021, 111 (1-2): 158-169.

[10] Sazonova O, Manem V, Orain M, et al. Transcriptomic data helps refining classification of pulmonary carcinoid tumors with increased mitotic counts [J]. Modern Pathol, 2020, 33 (9): 1712-1721.

[11] Oka N, Kasajima A, Konukiewitz B, et al. Classification and prognostic stratification of bronchopulmonary neuroendocrine neoplasms [J]. Neuroendocrinology, 2020, 110 (5): 393-403.

[12] Centonze G, Biganzoli D, Prinzi N, et al. Beyond traditional morphological characterization of lung neuroendocrine neoplasms: in silico study of next-generation sequencing mutations analysis across the Four World Health Organization Defined Groups [J]. Cancers, 2020, 12 (10): 2753.

[13] Miyanaga A, Masuda M, Motoi N, et al. Whole-exome and RNA sequencing of pulmonary carcinoid reveals chromosomal rearrangements associated with recurrence [J]. Lung Cancer, 2020, 145: 85-94.

[14] Zhang Y, Wang W Y, Hu Q R, et al. Clinic and genetic similarity assessments of atypical carcinoid, neuroendocrine neoplasm with atypical carcinoid morphology and elevated mitotic count and large cell neuroendocrine carcinoma [J]. BMC Cancer, 2022, 22 (1): 321.

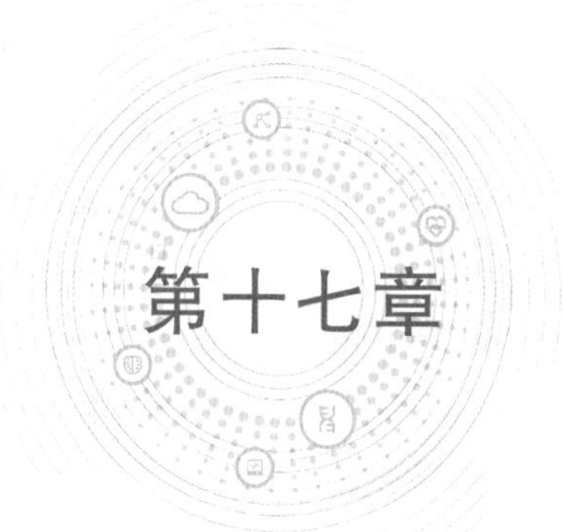

第十七章 放射性碘难治性分化型甲状腺癌及再分化治疗

在分化型甲状腺癌（differentiated thyroid cancer，DTC）细胞中表达的钠碘转运体（the sodium/iodide symporter，NIS）的保留功能允许进一步利用术后放射性碘（radioactive iodine，RAI）治疗，这是降低 DTC 复发风险甚至死亡率的有效治疗方法。而 DTC 去分化可影响功能性 NIS 的表达，从而降低 RAI 治疗晚期 DTC 的疗效。遗传改变（如 *BRAF* 突变和 *RET* 重排）已被广泛报道，主要通过激活丝裂原活化蛋白激酶（mitogen-activated protein kinase，MAPK）和磷脂酰肌醇 3-激酶（phosphatidylinositol－3 kinase，PI3K）信号级联，在乳头状甲状腺癌（papillary thyroid carcinoma，PTC）的发病、进展和去分化中起着重要作用。这些基因改变被认为与甲状腺癌中碘处理基因的表达减少有关，特别是 *NIS* 基因表达减少，使碘摄取能力逐渐丧失，引起对 RAI 治疗的耐药性。最近，针对不同靶点的新方法已被尝试用于恢复这些碘代谢基因的表达，并通过体外研究和放射性碘难治性 DTC（radioactive iodine－refractory differentiated thyroid cancer，RAIR－DTC）患者的研究来提高碘的摄取。

本章中我们将讨论 NIS 的调节，已知的去分化机制，包括 MAPK 和 PI3K 通路，以及 RAIR－DTC 患者的再分化治疗现状。

近几十年来，由于甲状腺癌在世界范围内的发病率逐渐增加，它已成为一个引人注目的健康问题。全球甲状腺癌发病率为 6.7/10 万，中国新诊断病例数已超过 19 万（194232 例）。乳头状甲状腺癌、滤泡性甲状腺癌（follicular thyroid carcinoma，FTC）和 Hürthle 细胞癌来源于滤泡细胞，因此，它们被统称为分化型甲状腺癌，占所有甲状腺癌的 90％以上。虽然大多数 DTC 病例经过标准治疗，包括手术、选择性 RAI 治疗和促甲状腺激素（thyroid-stimulating hormone，TSH）抑制治疗等后，有相当好的预后；但 DTC 患者在治疗后出现局部复发和远处转移的风险可能分别为 20％和 10％，其中，由于基底膜上 NIS 表达功能障碍甚至丧失，初始或逐渐表现出碘摄取能力丧失，即处于 RAIR－DTC 的去分化状态的患者占据 2/3。由于 RAIR－DTC 患者的 10 年生存率低于 10％，这成为备受临床关注的问题。

第一节 放射性碘难治性分化型甲状腺癌发生的分子基础

遗传改变是甲状腺癌发病的根本驱动因素，即异常激活的丝裂原活化蛋白激酶（MAPK）和磷脂酰肌醇 3－激酶（PI3K）通路。这些改变也被认为与各种甲状腺碘处理基因的沉默有关，特别是编码 NIS 的溶质载体家族 5 成员 5（solute carrier family 5 member 5，SLC5A5）的沉默，从而导致放射性碘（RAI）治疗失败。在 RAIR－DTC 患者中，研究了多种药物以试图恢复 NIS 的表达并增强 RAI 的摄取。本文就 NIS 的调控、NIS 下调的可能机制，以及再分化治疗 RAIR－DTC 的潜力进行阐述。

一、NIS 表达的生理调控

碘作为一种必需成分，在正常甲状腺中被滤泡细胞用于合成甲状腺激素。NIS 在基底膜上表达，为碘离子主动转运到甲状腺滤泡细胞提供了生理基础。DTC 细胞可以保留与滤泡细胞类似的功能，如碘摄取和碘化，这使得 RAI 治疗成为手术后中高风险性 DTC 的主要治疗手段。通过消除残留或潜在的亚临床病变，RAI 治疗可以提高疾病特异性生存期和无进展生存期。因此，NIS 在 DTC 细胞中的功能或表达状态对这类患者 RAI 治疗的疗效至关重要。NIS 表达与 RAI 治疗耐受示意图见图 17－1。

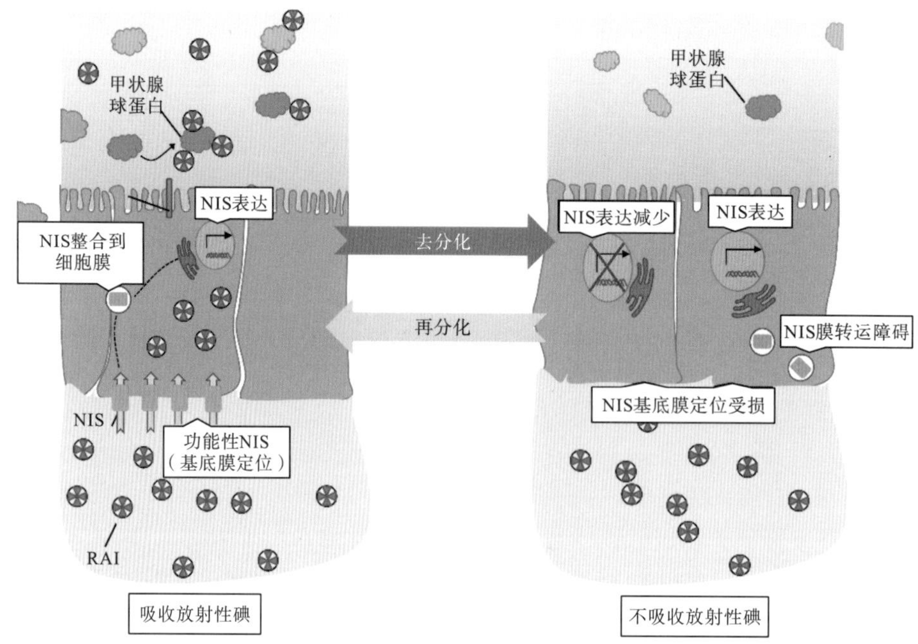

图 17－1　NIS 表达与放射性碘治疗耐受示意图

NIS 的功能性表达可以在转录和翻译后水平进行调控（图 17－2）。作为 NIS 表达的主要调控因子，促甲状腺激素（TSH）主要在翻译水平参与调控。TSH 与 TSH 受体（TSHR）结合后，通过 Gαs 蛋白刺激腺苷酸环化酶，进而增加环磷酸腺苷（cyclic adenosine monophosphate，cAMP）的表达。然后 cAMP 通过激活若干信号通路来诱导 NIS 的转录，这些信号通路可以刺激 NIS 上游增强子（NIS upstream enhancer，NUE）。研究结果表明，人类 NUE 由甲状腺特异性转录因子配对盒基因－8（paired box 8，PAX8）结合位点和 cAMP 反应元件样位点组成，这两个位点对 NUE 的整合活性都很重要。如图 17－2 所示，cAMP 可以通过不依赖和依赖蛋白激酶 A（PKA）两种途径刺激 NUE。通过 PKA 独立通路氧化还原效应因子－1（Ref－1）的刺激，PAX8 被激活后会与 NUE 结合并促进其激活，该通路在甲状腺细胞分化过程中发挥关键作用。激活的 PKA 可通过 PKA 依赖通路磷酸化 cAMP 响应元件，增强 NUE 活性。

不依赖于 TSH 的机制也调控 NIS 的表达，主要包括三种途径影响 PAX8 到 NUE 结合。其一，在转化生长因子－β（TGF－β）/SMAD 信号通路中，TGF－β 激活下游的 SMAD3，进而抑制 PAX8 与 NUE 的结合，显著降低甲状腺细胞中 NIS mRNA 的表达。其二，在 Toll 样受体（TLR）/NF－κB 信号通路中，TLR 激活下游 NF－κB，NF－κB 进一步与 PAX8 相互作用，通过 NUE 激活 NIS 转录。其三，在垂体肿瘤转化基因－1 产物（PTTG1）结合因子（PBF）复合物（PTTG1－PBF）可以干扰 PAX8 与 NUE 的结合，从而抑制 NIS 的表达。Saez 等报道 PTTG1 表达增加可降低 RAI 治疗甲状腺癌的疗效。

在翻译后调控方面，大量 NIS 的表达可能错定位在细胞内区室，而不是细胞膜。NIS 的这种异常膜靶向作用可能会使碘离子转运失效，导致 RAI 在甲状腺癌细胞中的摄取和积累减少，从而可能导致 DTC 亚群中的 RAI 治疗失败。

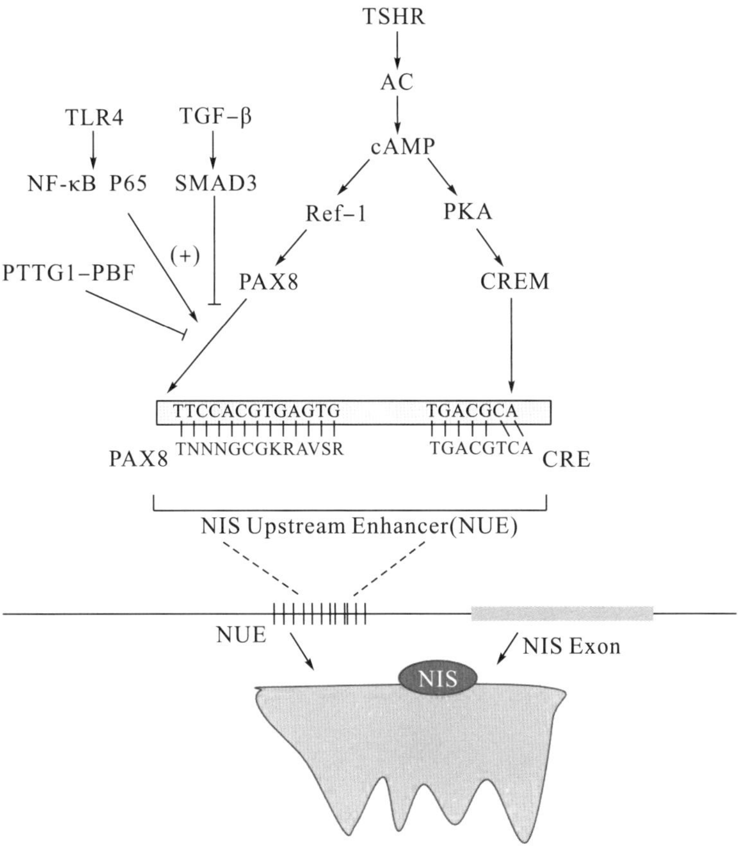

图 17－2 NIS **转录调控相关因子及机制**

二、下调 NIS 表达的已知途径

（一）MAPK/ERK 信号通路

MAPK 信号通路在细胞增殖、去分化和存活调控中的作用已被广泛认识，尤其是在乳头状甲状腺癌（PTC）中。在该通路的信号分子中，*BRAF* 突变和 *RET* 重排在 PTC 中经常被检测到，在此类患者中往往表现为排他性突变。*BRAF* V600E 突变是一种显著存在的癌基因，它通过异常激活 MAPK 信号通路在 PTC 的发生与发展中起关键作用，MAPK 信号通路可下调甲状腺碘处理基因，特别是 NIS 的表达，从而诱导 PTC 去分化。越来越多的证据表明，*BRAF* V600E 突变与 PTC 中 RAI 亲和性的丧失之间存在很强的相关性，这可以为 *BRAF* V600E 突变 PTC 中 RAI 治疗失败提供合理的解释。

组蛋白乙酰化（histone acetylation，HDAC）作为一种重要的表观遗传事件，在基因转录调控中起着基础性作用。通过 MAPK 信号通路的异常激活，编码 NIS 基因启动子的 HDAC 被下调，这被认为是甲状腺碘处理基因异常沉默的关键分子事件之一。同时，*BRAF* V600E 突变还能上调促肿瘤基因，如血管内皮生长因子 A（VEGFA）、间充质-上皮过渡因子（MET）、TGF-β1 和血栓反应蛋白 1（TSP1）的表达，下调肿瘤抑制基因，如金属蛋白酶组织抑制剂 3（TIMP3）、溶质载体家族 5 成员 8（SLC5A8）和死亡相关蛋白激酶 1（DAPK1）的表达，它们是肿瘤微环境的重要组成部分。值得注意的是，自分泌的 TGF-β 环可能在 NIS 的异常表达中发挥作用。Riesco-Eizaguirre 等和 Costamagna 等报道 *BRAF* V600E 突变可诱导 TGF-β 分泌，TGF-β 刺激 SMAD3，损伤 PAX8，导致 NIS 表达降低。由于这一过程独立于 MAPK 信号通路，这些研究结果无疑表明 TGF-β 可以被认为是晚期 DTC 患者恢复 NIS 表达的候选治疗靶点。放射性碘治疗耐受关键信号通路见图 17-3。

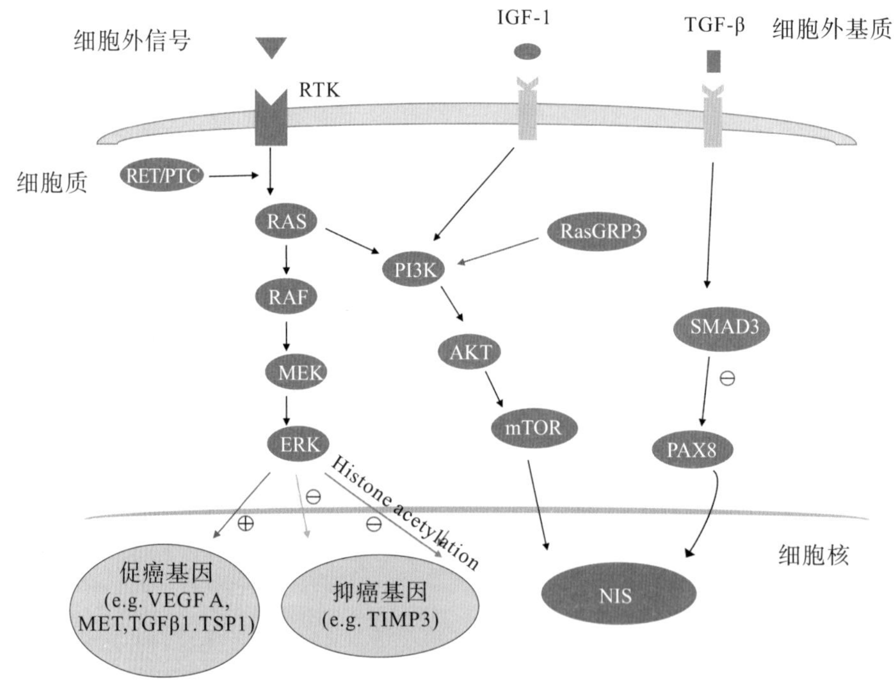

图 17-3 放射性碘治疗耐受关键信号通路

最近人们认识到端粒酶逆转录酶（TERT）启动子（*TERTp*）突变在侵袭性甲状腺癌中尤其普遍，尤其是存在 *BRAF* V600E 突变的 PTC，但在良性甲状腺肿瘤中几乎检测不到。研究证明 *TERTp* 突变与甲状腺癌的侵袭性肿瘤行为和不良预后相关，同时也观察到 *TERTp* 突变与 PTC 远处转移病灶 RAI 摄取减少相关，提示 *TERTp* 突变可能在甲状腺癌的去分化过程中发挥作用。也有报道称，*BRAF* V600E 和 *TERTp* 突变的双重交替对 PTC 的进展和不良临床结果具有强大的协同作用。2017 年，Liu 等研究发现 *BRAF* V600E/MAPK 通路可磷酸化并激活低聚果糖，低聚果糖作为转录因子激活 GA 结合蛋白转录因子亚基 β（GABPB）启动子，增加 GABPB 表达，形成 GA 结合蛋白转录因子亚基α（GABPA）－GABPB复合物，从而激活突变的TERT启动子，上调TERT表达。*TERTp*突变的发现和共存突变的基因二重唱可能会为RAIR－PTC的治疗确认一种新的分子靶点。

目前，关于RET/PTC重排及其对DTC去分化影响的证据仍然有限。Trapasso等和Wang等报道甲状腺细胞系中RET/PTC的改变可降低甲状腺细胞分化标志物TSHR、NIS、甲状腺过氧化物（thyroid peroxide，TPO）、甲状腺球蛋白（thyroprotein，TG）的表达。此外，外源性RET/PTC可显著抑制PAX8表达和PKA活性，导致NIS表达降低。

（二）PI3K/AKT信号通路

除了MAPK信号通路外，PI3K/AKT信号通路在DTC细胞增殖和分化中也起着重要的控制作用。近年来，在甲状腺癌中发现了一些激活PI3K信号通路的基因改变，也被证明下调了甲状腺细胞中的碘处理基因。Song等最近报道，Ras guanyl释放蛋白3（Ras guanyl releasing protein 3，RasGRP3）突变也通过这一途径降低了RAIR－DTC转移瘤中NIS和TSHR的表达。此外，PI3K信号通路可被多种生长因子激活，如胰岛素/胰岛素样生长因子－1（IGF－1）和表皮生长因子。Garcia和Santisteban报道IGF－1可通过激活PI3K/AKT信号通路抑制fisher大鼠甲状腺细胞系－5（FRTL－5）大鼠甲状腺细胞中TSH依赖的NIS表达，降低碘摄取。

有研究表明，LY294002抑制PI3K信号通路可显著增加大鼠甲状腺细胞和PTC细胞中NIS mRNA的表达，这从另一个方面说明了PI3K信号通路在调节NIS介导的甲状腺癌碘离子积累中的重要作用。雷帕霉素的丝氨酸－苏氨酸蛋白激酶机制靶点（mTOR）位于PI3K/AKT信号通路下游，已被确定为细胞代谢和增殖的调节因子。Souza等报道，在体外和体内研究中，mTOR抑制不仅能调节细胞存活，还能增加RAI的摄取。

三、NIS转运到细胞膜的调节因子

（一）TSH

TSH是NIS表达的关键调节因子。前面已经描述TSH通过环磷酸腺苷（cAMP）上调NIS转录来刺激甲状腺摄取碘。实验证据表明，TSH还通过转录后调控机制刺激NIS转运至细胞膜。

FRTL－5大鼠甲状腺细胞免疫荧光分析表明，在TSH存在的情况下，NIS分布于细胞膜表面；TSH撤除后细胞膜上的NIS含量随时间减少，并重新分布到未表征的细胞内区域。这表明在 TSH 剥夺下，FRTL－5 大鼠甲状腺细胞中碘化物转运活性的丧失是由 NIS 细胞内分布引起的。此外，TSH 调节 FRTL－5 大鼠甲状腺细胞中 NIS 羧基末端的磷酸化模式。

一项研究使用质谱法将 Ser－43、Thr－49、Ser－227、Thr－577 和 Ser－581 鉴定为体内 NIS 磷酸化位点。NIS 的碘转运速度受 Ser－43 和 Ser－581 的磷酸化状态调节，Thr－577 的磷酸化可能调节 NIS 的稳定性。他们还发现 Ser－227 的磷酸化状态在功能上是沉默的，而 Thr－49 的磷酸化似乎对 NIS 的正确局部结构至关重要。考虑到有报道称磷酸化在调节不同通道和转运蛋白的细胞膜定位方面的作用，以及 TSH 介导甲状腺细胞中几种蛋白激酶的激活，推测磷酸化可能参与翻译后修饰细胞中的 NIS 转运过程。然而，TSH 刺激 NIS 转运并保留在细胞膜上的分子机制仍然未知。

（二）垂体肿瘤转化基因结合因子

垂体肿瘤转化基因（PTTG）编码一种多功能蛋白，可激活碱性成纤维细胞生长因子（FGF－2），该因子依赖于 PTTG 结合因子（PBF），PBF 在体外促进转化，在体内具有致瘤性。

Heaney 等最初认为 PTTG 和 FGF－2 参与 NIS 活性的下调。而后，Horwitz 等报道了 DTC 中 PTTG 过表达与随访期间视黄酸（retinoic acid，RA）摄入减少之间的关联。

PBF 作为 NIS 上游增强子（NUE）调节剂之一，被认为是唯一参与甲状腺癌 NIS 异常膜靶向表达的 NIS 相互作用蛋白。Smith 等发现特异性结合 PTTG 的 PBF 在甲状腺癌中过表达，并且在体外抑制碘化物摄取和 NIS 表达。在表达 NIS 的 Cos－7 细胞中，外源性 PBF 的表达显著降低了碘的摄取和细胞表面 NIS 的表达。异位 PBF 的过表达通过结合 NIS 抑制碘化物的摄取，并导致其内化到晚期内体中，包涵体蛋白 CD63 呈阳性染色。

此外，原癌基因酪氨酸激酶 SRC 对 PBF 在酪氨酸 174 位点的磷酸化，对于 PBF 与 NIS 的相互作用是必需的。SRC 活性的消除恢复了 NIS 的表达和碘化物在人甲状腺癌细胞膜上的积累。

（三）β 连环蛋白

β 连环蛋白（β－catenin）是一种多功能蛋白。先前的研究证实，β－catenin 在侵袭性甲状腺癌中过表达，可能调节甲状腺癌细胞的碘化物摄取活性。

最近，Lan 等使用免疫荧光检测了 NIS 的蛋白质含量和亚细胞定位，以及用染色和异种移植实验检测 FTC－133 细胞对 RAI 的摄取能力；同时，敲除 CTNNB1（编码 β－catenin）后用同样的方法检测 FTC－133 细胞对 RAI 的摄取能力。他们发现，当缺氧诱导因子－1α（HIF－1α）过表达时，β－catenin 会增加，反之亦然。HIF－1α 或 β－catenin 的过表达增加了 FTC－133 细胞的侵袭能力，导致 NIS 略有下降，NIS 从其最初的弥散分布或靠近细胞膜的位置转移到细胞内靠近细胞核的位置，进而导致细胞摄取放射性碘的能力下降，但 CTNNB1 的敲除逆转了上述变化。

此外，Lan 等建立了一个调节轴，其中 β－catenin 水平响应 HIF－1α 激活而增加，并且首次将亚细胞定位和表达水平的 NIS 调节与 HIF－1α 信号通路的激活联系起来。但影响 β－catenin 信号下游 NIS 的详细调节机制尚不清楚。目前，有强有力的证据表明，RAI 治疗过表达 HIF－1α 的甲状腺癌细胞的不良反应可能主要是由 β－catenin 激活导致 NIS 异常定位所致。

（四）磷脂酰肌醇聚糖生物合成 U 类

在内质网（ER）中，负责信号序列的切割和预组装的糖基磷脂酰肌醇（glycosyl phosphatidylinositol，GPI）锚的连接等关键步骤是由多亚基膜结合酶——GPI 转酰胺酶（glycosyl phosphatidyl inositol transamidase，GPIT）催化的。哺乳动物 GPIT 复合物包含五种蛋白质，即磷脂酰肌醇聚糖锚生物合成 K 类蛋白（phosphatidylinositol glycan anchor biosynthesis class K protein，PIGK）、糖基磷脂酰肌醇锚附着蛋白 1（glycosylphosphatidylinositol anchor attachment protein 1，GPAA1）、磷脂酰肌醇聚糖生物合成 S 类（phosphatidylinositol glycan biosynthesis class S，PIGS）、磷脂酰肌醇聚糖生物合成 T 类（phosphatidylinositol glycan biosynthesis class T，PIGT）和磷脂酰肌醇聚糖生物合成 U 类（phosphatidylinositol glycan biosynthesis class U，PIGU）。PIGU 作为 GPIT 的一个亚基，刺激 GPI 锚定到 PTC 内质网中的底物蛋白中。

最近，Amitet 等证明 PIGU 表达在 PTC 中降低。值得注意的是，在携带致癌基因 *BRAF* V600E 的人类 DTC 细胞系 K1 中，PIGU 的过表达恢复了细胞膜上的 NIS 表达和碘化物积累，使 RAI 治疗成为可能。GPI 锚定蛋白的底物在其 C 端具有四部分序列信号。尽管 PIGU 的功能性表达被证明参与了 NIS 转运到细胞膜的翻译后机制，但缺乏一致的 GPI 锚定序列排除了 NIS 是 GPI 锚定蛋白的可能性。因此，GPIT 复合体的缺陷可能会导致膜蛋白向细胞膜的转运不足。

该研究还发现 PIGU 可以刺激 NIS 糖基化，表明 PIGU 可能通过直接与 NIS 相互作用或通过间接影响 NIS 蛋白在血浆中的转运、定位、保留和活性，在 GPI 脂质的锚定中发挥辅助作用。

（五）糖基化

NIS 在细胞膜中被高度糖基化，这与膜蛋白的功能成熟及其向细胞膜的易位有关。Taemoon 等的一项研究中观察到 cAMP 介导的 NIS 糖基化会增加人源 NIS（hNIS）表达，促进其膜易位，并增加 HeLa 细胞中的 RAI 摄取。用 hNIS/tdTomato 融合基因稳定转染 HeLa 细胞以监测 hNIS 的表达。相比之下，使用衣霉素抑制糖基化可显著减少细胞内 hNIS 的膜易位，从而导致 RAI 摄取减少。这清楚地证实了 NIS 膜定位及其 RAI 摄取依赖于糖基化。cAMP 处理后，NIS 的表达和糖基化增强，随后膜定位增强。

Feng 等发现磷酸酶和张力蛋白同系物（PTEN）丢失或 PI3K/AKT/mTOR 信号通路激活抑制 NIS 糖基化及其经典膜定位。在那项研究中，PI3K/AKT/mTOR 抑制剂增加了成熟的高糖基化 NIS 的水平，并且细胞表面的 NIS 水平持续增加。这些抑制剂可显著诱导 FRTL−5 大鼠甲状腺细胞和 PCCL3 大鼠甲状腺细胞中的 NIS mRNA 表达和碘化物摄取。

（六）NIS 的二聚化

许多膜蛋白受二聚化调控，并且有一些证据表明 NIS 可能二聚化，如 Huc−Brandt 等进行的详细评估。NIS 的电泳模式提示二聚化，尺寸排阻色谱和光散射分析也支持 NIS 在体外作为二聚体存在的观点。

最近，Thompson 等使用几种离散方法证明了体外大量细胞 NIS 二聚化。邻近连接测定表明 NIS 可以作为二聚体存在于细胞膜上。NIS 残基 Y242、T243 和 Q471 被确定为对二聚化特别重要。

Y242 和 T243 残基的个别突变使 NIS 失活。Förster 共振能量转移（FRET）信号波峰和波谷的快速增加可能反映了 NIS 囊泡在细胞中被转运的事实，表明 NIS 可能作为二聚体被转运。他们假设 NIS 先在内质网中二聚化，进展到发生各种翻译后修饰的高尔基体，然后优先作为二聚体转运到细胞膜。目前，NIS 二聚化的作用仍不清楚；然而，二聚化可能有助于 NIS 转运到细胞膜，类似于其他细胞膜蛋白。

（七）雌激素相关受体 γ

雌激素相关受体 γ（ERRγ）为核受体家族成员，在多种与中枢神经系统、昼夜节律和基础代谢功能相关的组织中高表达，包括脑、心、肾和肝。许多研究表明，ERRγ 的调节可以影响各种代谢和心脏疾病的治疗效果。

Singh 等发现，在用 ERRγ（GSK5182）的反向激动剂治疗后，两种间变性甲状腺癌（ATC）细胞系 BHT−101 和 CAL62 的 RAI 摄取剂量显著增加，呈剂量依赖性和时间相关的方式。此外，生物素化实验表明，用 GSK5182 处理的 ATC 细胞的细胞膜中未成熟的 NIS 水平增加，但总 NIS 水平未受影响，表明 ERRγ 可能参与 NIS 膜定位的调节。

（八）ADP−核糖基化因子 4 和含缬酪肽的蛋白质

最近，两种新的 NIS 相互作用因子被证实参与了 NIS 向细胞膜的转运，即 ADP−核糖基化因子 4（auxin response factor 4，ARF4）和含缬酪肽的蛋白质（valosin−containing protein，VCP）。Fletcher 等使用细胞表面生物素化测定、高度倾斜和层压光学片显微镜，证实 ARF4 增强了 NIS 囊泡从高尔基体到细胞膜的转运，而 VCP 参与内质网的主要成分降解机制，控制 NIS 蛋白水解。ARF4 的过表达和 VCP 的失活导致人甲状腺癌细胞的碘摄取增加。

基因表达分析显示，VCP 表达在 RAI 治疗后预后不良的浸润性甲状腺癌患者中尤为显著。两种选择性 VCP 抑制剂的使用消除了 VCP 介导的 NIS 功能抑制，导致细胞表面 NIS 显著增加，小鼠和人类甲状腺癌模型中 RAI 摄取显著增加。

第二节　RAIR－DTC 再分化治疗

在过去的十年中，尽管多激酶抑制剂（MKI）在治疗 RAIR－DTC 方面取得了很大的进展，但这些患者的治疗选择仍然有限。由于 RAI 耐药主要是由 DTC 的去分化引起的，再分化治疗联合 RAI 治疗无疑是 RAIR－DTC 患者的一种有前途的替代选择。一些药物，包括视黄酸（RA）、过氧化物酶体增殖物激活受体 γ（peroxisome proliferator-activated receptor γ，PPARγ）激动剂和组蛋白乙酰化（HDAC）抑制剂，已被尝试在转录水平上调节 NIS 基因，但在 RAIR－DTC 患者的再分化治疗中显示出的临床价值有限。最近使用选择性抑制 MAPK 和 PI3K 信号通路的药物的研究显示，在恢复 NIS 的基因表达和改善 RAIR－DTC 对 RAI 治疗的反应方面，有丝分裂原激活的细胞外信号调节激酶（MEK）/RAF 抑制剂、PI3K/mTOR 抑制剂和受体酪氨酸激酶（RTK）抑制剂被用于通过抑制此类患者的信号通路来恢复 NIS 表达。

一、在基因转录水平上调节 NIS 的药物

RA 是一种具有生物活性的维生素 A 代谢物，在细胞分化和增殖中起关键作用。RA 已被用于甲状腺癌的再分化治疗，通过类视黄酮受体、RA 受体（RAR）或类视黄酮 X 受体（RXR）发挥作用。研究表明，RA 刺激人滤泡性甲状腺癌细胞系中 NIS mRNA 表达上调。一些早期小队列研究表明，40％～50％的 RAIR－DTC 患者在接受 RA 治疗后重新摄取 RAI。然而，这样有希望的结果并没有被后续的研究重复，令人失望的是，后续研究表明，只有 6％～20％的患者在服用 RA 后 RAI 摄取增加。最近的一项开放标签、非随机Ⅱ期试验报告了更令人失望的结果，只有 1 名患者（1/16）在服用 RA 后显示 RAI 摄取增加。

PPARγ 是一种核受体，可通过与 RXR 形成异源二聚体来调节细胞的增殖和再分化。有证据表明，用于甲状腺癌再分化治疗的 PPARγ 激动剂罗格列酮可增加甲状腺癌细胞中 NIS mRNA 的表达和 RAI 的摄取。然而，一项Ⅱ期临床试验的结果令人失望，25％（5/20）的患者在接受罗格列酮治疗后显示 RAI 摄取阳性，但在长期随访中没有

临床反应。

HDAC是一种去乙酰化组蛋白的酶，可以抑制甲状腺癌中NIS的表达。一项体外研究发现HDAC抑制剂可在表观遗传水平上增加NIS mRNA的表达。临床前研究显示，在使用各种HDAC抑制剂，如SAHA和丙戊酸治疗后，RAI摄取恢复。然而，它们在临床试验中的独立意义有限。Kelly等报道，只有1例（1/3）晚期甲状腺癌患者在服用SAHA后RAI摄取增加。在罗米地辛的Ⅰ期临床试验中，在11名入组的RAIR-DTC患者中，RAI闪烁显像未检测到RAI摄取阳性。此外，一项使用罗米地肽的Ⅱ期临床试验结果显示，只有2例RAIR-DTC患者RAI摄取增加，20例患者未观察到重大反应。Nilubol等人进行了一项Ⅱ期临床试验，以评估丙戊酸的效果，显示没有重新摄取RAI。

（一）MAPK抑制剂

独立给予维甲酸、罗米哌辛和罗格列酮在RAIR-DTC再分化治疗中的临床应用有限。随着分子生物学和细胞生物学的发展，已有多个新的靶点被发现，为RAIR-DTC的再分化治疗提供了新的选择。有证据表明，选择性抑制MAPK通路的药物，如BRAF或MEK抑制剂，可以诱导甲状腺基因表达，恢复甲状腺癌细胞对RAI的摄取。Ho等进行的一项临床试验结果显示，在使用选择性MEK抑制剂司美替尼（selumetinib）治疗后，RAIR-PTC患者的^{124}I摄取量增加，表明这些患者NIS表达恢复。同时，有趣的是，司美替尼在*NRAS*突变患者中的疗效优于*BRAF*V600E突变患者。此外，先前的司美替尼Ⅱ期临床试验似乎表明*BRAF*V600E突变患者比*BRAF*野生型患者表现出更长的中位无进展生存期，这提示了司美替尼的治疗效果与基因改变之间的潜在关系。然而，令人失望的是，随后的司美替尼Ⅲ期试验未能再次证实其在恢复RAI摄取方面的作用，这表明需要进一步研究MEK抑制剂在RAIR-DTC再分化治疗中的疗效。

另一项Ⅱ期临床试验显示，BRAF抑制剂达拉非尼（dabrafenib）在10名*BRAF*突变RAIR-DTC患者中有6名RAI摄取增加，其中2名在随后的RAI治疗后实现部分缓解。另一种BRAF抑制剂vemurafenib也可以恢复*BRAF*突变RAIR-DTC患者的RAI摄取，这可能是由于其通过抑制MAPK信号通路上调甲状腺特异性基因表达。早期研究表明HDAC抑制剂（如SAHA）单独在甲状腺癌细胞中可诱导NIS的表达和微弱的RAI摄取；令人欣慰的是，最近的一项研究报道，HDAC抑制剂和MAPK抑制剂（达拉非尼和司美替尼）联合治疗在*BRAF*V600E突变的甲状腺癌细胞中显示出强大的再分化效果。这一结果表明，联合使用HDAC和（或）MAPK抑制剂可能是提高RAIR-DTC患者再分化治疗疗效的一种有前途的选择。此外，Nagarajah等报道，细胞外调节蛋白激酶（ERK）抑制剂可以显著增加*BRAF*V600E突变PTC细胞中^{124}I的积累，这表明ERK抑制剂可能是*BRAF*V600E突变PTC再分化治疗的潜在候选药物。

（二）PI3K 抑制剂

如上所述，PI3K/AKT/mTOR 信号通路的异常激活可下调 NIS 的表达，提示该通路可能是 RAIR-DTC 再分化治疗的潜在治疗靶点。PI3K 抑制剂 LY294002 通过诱导 PAX8 在 DTC 细胞系中显著上调 NIS mRNA 的表达，并改善碘摄取。此外，AKT 抑制还通过介导甲状腺细胞中 NIS 的表达而增加碘摄取。Plantinga 等在一项体外研究中报道，mTOR 抑制剂可以通过增加甲状腺转录因子 1（TTF1）的表达来诱导碘摄取。然而，一些通过抑制 PI3K 信号通路来评估 RAIR-DTC 患者碘摄取变化的体内研究结果尚未报道。因此，可能需要进一步研究 PI3K/AKT/mTOR 信号通路抑制剂对 RAIR-DTC 再分化的影响。

（三）RTK 抑制剂

血管内皮生长因子受体（VEGFR）、RET、血小板衍生生长因子受体（PDGFRs）、人表皮生长因子受体（HER）等 RTK 也是诱导 DTC 去分化的关键分子。例如，BRAF 抑制剂 vemurafenib（PLX4032）对 MAPK 信号的抑制在甲状腺癌细胞中是短暂的，伴随 ERK 信号反弹的是 HER3 信号的增加，但 HER 抑制剂（拉帕替尼）可防止 MAPK 反弹，并使 *BRAF* 突变型甲状腺癌细胞对 BRAF 或 MAPK-ERK 抑制剂敏感。针对 RTKs 的药物最近被研究用于 MKI 耐药 RAIR-DTC 的再分化和挽救治疗。Cheng 等人报道 BRAF/MEK 抑制剂（达拉非尼和司美替尼）与 HER 抑制剂（拉帕替尼）联合治疗可上调 NIS 表达，抑制 MAPK 信号通路，且无反弹现象，目前正在进行相应的 I 期试验。上述结果为 RAIR-DTC 的再分化治疗及 MKI 耐药晚期甲状腺癌的替代性挽救治疗提供了新的前景。

二、小结

NIS 的表达使 RAI 治疗成为 DTC 的高效管理策略，特别是在转移性 DTC 患者中。基因改变可以降低 NIS 的表达，导致 DTC 去分化，其主要通过激活甲状腺癌中的 MAPK 和 PI3K 信号通路，导致 RAIR 状态，这代表了危及生命的临床情况。在 RAIR-DTC 中恢复 NIS 表达和增强 RAI 亲和性的研究已取得进展。在临床试验中，用于转录水平的去分化治疗的药物产生了有限的临床影响。靶向 MAPK 或 PI3K 信号通路的激酶抑制剂在再分化治疗中显示出良好的效果，并为未来不同靶点的激酶抑制剂或激酶抑制剂与 RAI 联合治疗 RAIR-DTC 提供了思路。

（高宏伟　孙林雍　叶丰）

思考题

1. 肿瘤按分化程度分为低分化、中分化及高分化癌，为什么放射性碘治疗只适用于高分化甲状腺癌，请尝试阐述分子基础。

2. 放射性碘难治性患者一般表现为癌细胞摄碘能力下调，进而引起放射性碘细胞毒性降低。请思考，假如癌细胞摄入等量放射性碘，细胞活力仍有所差异，存在的可能原因有哪些？请阐述可能参与的细胞生物学现象及分子基础。

3. 已知乳头状甲状腺癌实体内不同区域肿瘤细胞放射性碘治疗敏感性不同，请查阅文章，综述造成碘治疗异质性的原因。

参考文献

[1] Ferlay J, Colombet M, Soerjomataram I, et al. Estimating the global cancer incidence and mortality in 2018: GLOBOCAN sources and methods [J]. Int J Cancer, 2019, 144 (8): 1941－1953.

[2] Xing M. Molecular pathogenesis and mechanisms of thyroid cancer [J]. Nat Rev Cancer, 2013, 13 (3): 184－199.

[3] Zaballos M A, Santisteban P. Key signaling pathways in thyroid cancer [J]. J Endocrinol, 2017, 235 (2): R43－R61.

[4] Riesco-Eizaguirre G, Rodríguez I, de la Vieja A, et al. The BRAFV600E oncogene induces transforming growth factor beta secretion leading to sodium iodide symporter repression and increased malignancy in thyroid cancer [J]. Cancer Res, 2009, 69 (21): 8317－8325.

[5] Scheffel R S, Dora J M, Maia A L. BRAF mutations in thyroid cancer [J]. Curr Opin Oncol, 2022, 34 (1): 9－18.

[6] Venkateswaran A, Marsee D K, Green S H, et al. Forskolin, 8－Br－3′, 5′－cyclic adenosine 5′－monophosphate, and catalytic protein kinase A expression in the nucleus increase radioiodide uptake and sodium/iodide symporter protein levels in RET/PTC1－expressing cells [J]. J Clin Endocrinol Metab, 2004, 89 (12): 6168－6172.

[7] Xing M. BRAF mutation in papillary thyroid cancer: pathogenic role, molecular bases, and clinical implications [J]. Endocr Rev, 2007, 28 (7): 742－262.

[8] Riesco-Eizaguirre G, Santisteban P. A perspective view of sodium iodide symporter research and its clinical implications [J]. Eur J Endocrinol, 2006, 155 (4): 495－512.

[9] Castro M R, Bergert E R, Goellner J R, et al. Immunohistochemical analysis of sodium iodide symporter expression in metastatic differentiated thyroid cancer: correlation with radioiodine uptake [J]. J Clin Endocrinol Metab, 2001, 86 (11): 5627－5632.

[10] Wapnir I L, van de Rijn M, Nowels K, et al. Immunohistochemical profile of the sodium/iodide symporter in thyroid, breast, and other carcinomas using high density tissue microarrays and conventional sections [J]. J Clin Endocrinol Metab, 2003, 88 (4): 1880—1888.

[11] s. l. Revised American thyroid association guidelines for the management of medullary thyroid carcinoma [J]. Pediatrics, 2018, 142 (6): e20183062.

[12] Tuttle R M, Ahuja S, Avram A M, et al. Controversies, consensus, and collaboration in the use of 131I therapy in differentiated thyroid cancer: a joint statement from the American Thyroid Association, the European Association of Nuclear Medicine, the Society of Nuclear Medicine and Molecular Imaging, and the European Thyroid Association [J]. Thyroid, 2019, 29 (4): 461—470.

[13] Costamagna E, Garcia B, Santisteban P. The functional interaction between the paired domain transcription factor Pax8 and Smad3 is involved in transforming growth factor-beta repression of the sodium/iodide symporter gene [J]. J Biol Chem, 2004, 279 (5): 3439—3446.

[14] Taki K, Kogai T, Kanamoto Y, et al. A thyroid-specific far-upstream enhancer in the human sodium/iodide symporter gene requires Pax-8 binding and cyclic adenosine 3′, 5′—monophosphate response element-like sequence binding proteins for full activity and is differentially regulated in normal and thyroid cancer cells [J]. Mol Endocrinol, 2002, 16 (10): 2266—2282.

[15] Kambe F, Nomura Y, Okamoto T, et al. Redox regulation of thyroid-transcription factors, Pax-8 and TTF-1, is involved in their increased DNA-binding activities by thyrotropin in rat thyroid FRTL-5 cells [J]. Mol Endocrinol, 1996, 10 (7): 801—812.

[16] Mansouri A, Chowdhury K, Gruss P. Follicular cells of the thyroid gland require Pax8 gene function [J]. Nat Genet, 1998, 19 (1): 87—90.

[17] Chun J T, Di Dato V, D'Andrea B, et al. The CRE-like element inside the 5′—upstream region of the rat sodium/iodide symporter gene interacts with diverse classes of b-ZIP molecules that regulate transcriptional activities through strong synergy with Pax-8 [J]. Mol Endocrinol, 2004, 18 (11): 2817—2829.

[18] Fenton M S, Marion K M, Hershman J M. Identification of cyclic adenosine 3′, 5′—monophosphate response element modulator as an activator of the human sodium/iodide symporter upstream enhancer [J]. Endocrinology, 2008, 149 (5): 2592—2606.

[19] Sáez C, Martínez-Brocca M A, Castilla C, et al. Prognostic significance of human pituitary tumor-transforming gene immunohistochemical expression in differentiated thyroid cancer [J]. J Clin Endocrinol Metab, 2006, 91 (4): 1404—1409.

[20] Trapasso F, Iuliano R, Chiefari E, et al. Iodide symporter gene expression in normal and transformed rat thyroid cells [J]. Eur J Endocrinol, 1999, 140 (5): 447—451.

[21] Wang J, Knauf J A, Basu S, et al. Conditional expression of RET/PTC induces a weak oncogenic drive in thyroid PCCL3 cells and inhibits thyrotropin action at multiple levels [J]. Mol Endocrinol, 2003, 17 (7): 1425—1436.

[22] Kogai T, Sajid-Crockett S, Newmarch LS, et al., Phosphoinositide-3-kinase inhibition induces sodium/iodide symporter expression in rat thyroid cells and human papillary thyroid cancer cells [J]. J Endocrinol, 2008, 199 (2): 243—252.

[23] Kogai T, Endo T, Saito T, et al. Regulation by thyroid-stimulating hormone of sodium/iodide symporter gene expression and protein levels in FRTL-5 cells [J]. Endocrinology, 1997, 138

(6): 2227－2232.

[24] Chien W, Pei L. A novel binding factor facilitates nuclear translocation and transcriptional activation function of the pituitary tumor-transforming gene product [J]. J Biol Chem, 2000, 275 (25): 19422－194227.

[25] Heaney A P, Nelson V, Fernando M, et al. Transforming events in thyroid tumorigenesis and their association with follicular lesions [J]. J Clin Endocrinol Metab, 2001, 86 (10): 5025－5032.

[26] Ho A L, Grewal R K, Leboeuf R, et al. Selumetinib-enhanced radioiodine uptake in advanced thyroid cancer [J]. N Engl J Med, 2013, 368 (7): 623－632.

[27] Hayes D N, Lucas A S, Tanvetyanon T, et al. Phase Ⅱ efficacy and pharmacogenomic study of Selumetinib (AZD6244; ARRY－142886) in iodine-131 refractory papillary thyroid carcinoma with or without follicular elements [J]. Clin Cancer Res, 2012, 18 (7): 2056－2065.

[28] Huillard O, Tenenbaum F, Clerc J, et al. Redifferentiation of iodine-refractory BRAF V600E－mutant metastatic papillary thyroid cancer with dabrafenib [J]. Clin Cancer Res, 2015, 21 (5): 1028－1035.

[29] Dunn L A, Sherman E J, Baxi S S, et al. Vemurafenib redifferentiation of BRAF mutant, RAI－refractory thyroid cancers [J]. J Clin Endocrinol Metab, 2019, 104 (5): 1417－1428.

[30] Furuya F, Shimura H, Suzuki H, et al. Histone deacetylase inhibitors restore radioiodide uptake and retention in poorly differentiated and anaplastic thyroid cancer cells by expression of the sodium/iodide symporter thyroperoxidase and thyroglobulin [J]. Endocrinology, 2004, 145 (6): 2865－2875.

[31] Pugliese M, Fortunati N, Germano A, et al. Histone deacetylase inhibition affects sodium iodide symporter expression and induces 131I cytotoxicity in anaplastic thyroid cancer cells [J]. Thyroid, 2013, 23 (7): 838－846.

[32] Montero-Conde C, Ruiz-Llorente S, Dominguez JM, et al., Relief of feedback inhibition of HER3 transcription by RAF and MEK inhibitors attenuates their antitumor effects in BRAF-mutant thyroid carcinomas [J]. Cancer Discov, 2013, 3 (5): 520－533.

[33] Cheng L, Jin Y, Liu M, et al. HER inhibitor promotes BRAF/MEK inhibitor-induced redifferentiation in papillary thyroid cancer harboring BRAFV600E [J]. Oncotarget, 2017, 8 (12): 19843－19854.

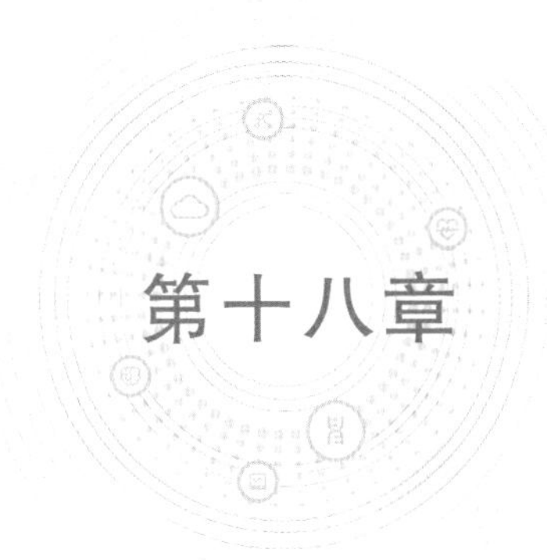

第十八章 弥漫性大 B 细胞淋巴瘤分子病理及进展

弥漫性大 B 细胞淋巴瘤（diffuse large B cell lymphoma，DLBCL）是一类在临床表现、形态学、免疫表型和分子生物学上具有高度异质性的淋巴瘤，约占所有非霍奇金淋巴瘤（non-Hodgkin lymphoma，NHL）的 30%～40%。本病老年人常见，但任何年龄都可发病，男性略多于女性。DLBCL 病因尚不明确，通常是原发，也可由惰性淋巴瘤进展或转化而来，如滤泡淋巴瘤、慢性淋巴细胞白血病/小淋巴细胞淋巴瘤、边缘区淋巴瘤或结节性淋巴细胞为主型霍奇金淋巴瘤等。潜在的免疫缺陷也是 DLBCL 的一个重要危险因素，在这些患者中 EB 病毒（EBV）阳性率显著高于无明显免疫缺陷的患者，推测 EBV 可能也与 DLBCL 发病有关。淋巴结内和结外均可发生 DLBCL，结外病变约占 40%，常见的结外部位有胃肠道、肝、脾、中枢神经系统、Waldeyer 环等。约半数患者就诊时为Ⅰ/Ⅱ期，症状多与肿瘤累及的部位相关。DLBCL 具有侵袭性，患者预后较差，目前以利妥昔单抗（rituximab，R）联合 CHOP（环磷酰胺、多柔比星、长春新碱、泼尼松）的标准一线治疗方案已显著改善了患者预后，5 年总生存率可达 60%左右。然而仍然有约 1/3 的患者不能从该治疗中获益，其治疗上的局限性与肿瘤高度的异质性有关。

一、DLBCL 病理特点及免疫表型

DLBCL 主要的病理特点是体积较大的淋巴细胞呈弥漫性生长并伴有正常淋巴结/组织结构的破坏。肿瘤细胞形态主要有中心母细胞型、免疫母细胞型和间变型三类。中心母细胞型肿瘤细胞核呈圆形或卵圆形，核染色质稀疏，核仁数个，多位于核膜下。免疫母细胞型肿瘤细胞具有泡状核，常见一个中位大核仁及嗜碱性胞质。免疫母细胞型肿瘤细胞有时伴有浆细胞分化，此时胞质呈双嗜性，细胞核偏位，可见核周空晕。间变型肿瘤细胞体积大，形态不规则，核呈多形性。

DLBCL 肿瘤细胞不同程度表达 B 细胞抗原，如 CD19、CD20、CD22、CD79a 和 PAX5；部分表达生发中心（germinal center，GC）标志物 CD10（30%～50%）及 BCL－6（60%～90%），部分表达 GC 后分化标志物 MUM－1（35%～65%）；少数病例表达 CD5（5%～10%），部分表达 CD30（10%～20%）。DLBCL 患者 Ki－67 增殖指数较高，一般大于 40%，部分患者可达 90%以上。

二、DLBCL 的细胞起源和分类

DLBCL 起源于 GC 或 GC 后分化阶段的外周成熟 B 细胞。GC 是 B 细胞受到外来抗原刺激活化后形成的动态显微结构，同时也是克隆扩增和抗体亲和力成熟的最初部位。这个结构是 B 细胞不断进行双向循环的地方，包含了两种不同的区域：暗区主要由大量快速增殖的 B 细胞（中心母细胞）构成，这些细胞发生广泛的免疫球蛋白（immunoglobulin，Ig）可变区基因超突变（somatic hypermutation，SHM）；亮区由中心母细胞转化而来的中心细胞基于抗原高亲和力选择继续发育为浆细胞或记忆 B 细胞，并同时经历抗体类别转换重组（class switch recombination，CSR）。GC 是正常淋巴细胞向淋巴瘤细胞恶性转化的重要结构，涉及 DLBCL 发生的各种分子事件，如 Ig 基因 SHM、GC 特异性染色体重塑过程（V－D－J 区基因重组、SHM 和 CSR 过程中的染色体易位）错误的发生等。

2001 年，基因表达谱（GFP）研究揭示了 DLBCL 至少存在两种主要亚型，生发中心 B 细胞样（GCB）型和活化 B 细胞样（ABC）型；另外还有一类为介于两者之间的第三型，即不能分类（unclassified，UC）亚型。GCB 型 DLBCL 缺乏 GC 后分化标志物的表达，并且其 Ig 可变区基因会经历持续发生的 SHM；ABC 型 DLBCL 则不受持续 SHM 影响，表达亮区中分裂活化 B 细胞转录标志物或浆母细胞标志物，提示其来源于 GC 后分化阶段。三种亚型具有不同的临床特征和预后，GCB 亚型预后优于 ABC 亚型，UC 亚型生存率则介于两者之间。

关于细胞起源分型检测，Hans 等以 DLBCL 的基因表达谱研究为基础，提出了一种基于免疫组织化学的分型方法，目前在 DLBCL 病理学诊断中被广泛采用，即 $CD10^{+}$ 或 $CD10^{-}$/BCL－6^{+}/MUM－1^{-} 为 GCB 亚型，$CD10^{-}$/$BCL6^{-}$ 或 $CD10^{-}$/$BCL6^{+}$/MUM－1^{+} 为非 GCB 亚型（non－GCB 亚型）。Choi 等提出的分型方法是在 Hans 分型法基础上增加了 FOXP1 和 GCET1 两种标志物，进一步完善了 Hans 分型法，但由于免疫组织化学特异性不足，以上两种分型与基因表达谱分型存在一定差异。近年 Scott 等提出了一种检测特定 RNA 表达来判定细胞起源的 Lymph2Cx 分析法，该方法以荧光单分子基因表达谱技术为基础，筛选出 DLBCL 细胞起源基因模型中的 20 个基因，研究显示，该分型方法显示出与基因表达谱分型高度的一致性。

三、基因重排

正常 B 细胞在生长分化过程中通过抗原受体（Ig）基因重排赋予了 B 细胞受体（B- cell receptor，BCR）多样性。Ig 基因由可变区（variable，V 区）、高变区（diversity，D 区）、连接区（joining，J 区）、恒定区（constant，C 区）构成。V-D-J 区序列从 DNA 单链 5′端到 3′端依次排列，尚有长度不等的插入序列将其分开。在重组酶复合物介导下，首先发生 D-J 区重排，随后 V 区再与 D-J 区重排产物发生重排，形成 V-D-J 区重排序列。这种重排方式发生于免疫球蛋白重链基因（IGH）；或者是直接 V-J 区重排，发生于免疫球蛋白轻链基因（IGK 和 IGL）。由于 V-D-J 区的随机组合，且重组过程中基因断裂点可产生随机的核苷酸缺失/插入，因此形成了高度多样化的重排形式。正常情况下，每个 B 细胞 Ig 基因都有自己特异性的重排形式，呈多克隆性。DLBCL 及其他恶性 B 细胞淋巴瘤为淋巴细胞单克隆性增殖形成的肿瘤，一般由同一发生恶性转化的细胞克隆增殖产生，因此重排形式表现为单克隆性，这为区分正常/反应性增生的淋巴组织与恶性淋巴瘤提供了分子依据。一项基于 IG 基因重排的研究发现，在进展的 DLBCL 中显示出一种趋异进化模式，即在环境选择压力下，如化疗时，这种异质性可能会造成耐药性克隆的出现。

四、异常体细胞超突变

研究发现，超过半数 DLBCL 会发生异常体细胞超突变（aberrant somatic hypermutation，ASHM），ASHM 是一种由基因损伤造成突变累积的机制，可导致基因组不稳定，这些突变不存在于正常的 GC 和 GC 后分化阶段 B 细胞。体细胞超突变（SHM）在单链 DNA 断裂或双链 DNA 断裂的错配修复过程中发生，由活化诱导的胞苷脱氨酶（activation-induced cytidine deaminase，AID）介导，断裂形成的 DNA 游离末端在 CD40 介导下，依赖 AID 按同源重组（homologuos recombination，HR）修复原则进行修复。在修复过程中，受到 B 细胞受体和抗原的交互连接信号链的调控，出现碱基错配或插入，即突变发生。生理情况下，SHM 的发生受到严格调控，其靶基因仅为 IG（V-D-J 区）及少数其他基因（如 *BCL6*）。而 ASHM 的发生可能是由于 SHM 过程中的功能异常，ASHM 发生过程具有与 SHM 相似的特征，但与 SHM 不同的是，其靶基因都是非 IG 基因，如原癌基因 *PIM1* 和 *MYC*。ASHM 突变位点分布于转录起始点 2kb 以内的区域，具有双等位基因性，多个突变常位于同一等位基因。根据这些靶基因的基因结构，编码区和非编码区均会被累及。因此，ASHM 被认为会干扰基因表达，造成大量原癌基因和抑癌基因结构和功能特性上的改变，导致肿瘤发生。

由于基因突变的复杂性，ASHM 在 DLBCL 发病机制中的影响和作用仍然缺乏全面的评估。有趣的是，最近的研究发现 ASHM 和染色体易位的靶序列在基因组中并非是随机分布的，而是集中位于超级增强子（super-enhancers）或一些特异性的转录调控簇（regulatory clusters），提示这些元件是招募 AID 的核心介导物。

五、DLBCL 相关信号通路

（一）BCR 信号通路

BCR 信号通路参与正常 B 淋巴细胞的生长过程，每个 B 细胞均至少表达一个特异性的 BCR。BCR 由膜结合免疫球蛋白和信号转导组件 CD79a（Igα）/CD79b（Igβ）异二聚体组成。CD79a（Igα）/CD79b（Igβ）胞质尾区含有免疫受体酪氨酸激活基序（immunoreceptor tyrosine-based activation motif，ITAM），在抗原刺激下，SRC 酪氨酸激酶家族成员磷酸化 ITAM，磷酸化的 ITAM 激活脾酪氨酸激酶（spleen tyrosine kinase，STK），活化的 STK 磷酸化 Bruton 酪氨酸激酶（BTK），BTK 激活下游的磷脂酶 Cγ2（PLCγ2），PLCγ2 可进一步激活 CARD11－BCL10－MALT1 通路蛋白复合物，该复合物介导 NF－κB 信号通路的活化，从而调节 B 细胞生长及分化。在原发 DLBCL 样本中已经发现各种各样的基因变异，这些基因变异可导致 BCR 信号通路及下游 NF－κB 信号通路的持续激活。ABC 型 DLBCL 特征是 BCR 信号通路慢性激活及 BCR 在细胞表面聚集成簇，该类型 DLBCL 携带的 CD79A 和 CD79B 基因突变可导致 BCR 过表达和 BCR 负调节因子 LYN 激酶活性的下降。此外，约 10%ABC 型 DLBCL 具有 CARD11 突变，可直接激活 NF－κB 信号通路。

（二）Toll 样受体信号通路

除了 BCR 信号通路外，NF－κB 信号通路还可以通过 Toll 样受体（TLR）及其衔接蛋白 MyD88 激活。当抗原与 TLR 的胞外区结合后，MyD88 与 TLR 结合并招募 IL－1 受体相关激酶（interleukin－1 receptor-associated kinase，IRAK）形成复合物，启动 NF－κB 和 MAPK 信号通路，参与 B 细胞生长和功能调控。约 40%ABC 型 DLBCL 具有 *MYD88* 突变，其中 29% 为编码区第 265 位氨基酸发生错义突变（L265P），该突变位点位于 MyD88 蛋白 Toll/IL－1 受体结合域，使其可不依赖抗原刺激直接引起 IRAK 磷酸化，异常激活下游信号通路。此外，关于 *MYD88* 和 *CARD11*/*CD79A* 协同毒性敲除的研究提示，TLR 和 BCR 信号通路为 ABC 型 DLBCL 细胞提供了非冗余的生存信号。最近研究发现，在 DLBCL 中存在一种 MyD88－TLR9－BCR（My－T－BCR）超复合物，在 ABC 型 DLBCL 模型中，BCR 信号通路抑制剂可阻碍该复合物的形成并下调其功能。在一项关于复发难治性 DLBCL 的研究中发现，My-T-BCR 与 BTK 抑制剂治疗反应相关，治疗后反应较好的患者与病情进展的患者相比具有更高的 $My-T-BCR^+$ 细胞比例，提示该复合物可以作为 BTK 抑制剂治疗疗效的预测分子。

（三）PI3K 信号通路

PI3K 信号通路在多种恶性肿瘤发生中起重要作用。活化的 PI3K 具有脂激酶活性，磷酸化 PI-4，5-二磷酸（PIP_2）生成 PI-3，4，5-三磷酸（PIP_3），PIP3 与具有 PH 同源结构域的 AKT 结合后激活 AKT。活化的 AKT 可促进细胞增殖，抑制凋亡，同时也是调节细胞代谢的重要因子。有研究发现，在 DLBCL 样本中通过免疫组织化学方法检测到 AKT 蛋白表达，提示有 PI3K/AKT 信号通路激活。不同亚型的 DLBCL 其 PI3K/AKT 信号通路激活的分子机制不同，在 ABC 型 DLBCL 中与 BCR 信号通路相关；而在 GCB 型 DLBCL 中 PI3K/AKT 信号通路关键的负调控蛋白 PTEN 的失活是该通路活化的主要原因。PTEN 蛋白是抑癌基因 *PTEN* 编码的一种脂磷酸酶，可使 PIP_3 去磷酸化，阻碍 AKT 激活，超过 50%GCB 型 DLBCL 可检测到 PTEN 失活。确切的 PTEN 蛋白失活机制尚不明确，*PTEN* 基因杂合缺失及蛋白截短突变可能是其失活的主要原因。此外，GCB 型 DLBCL 中 miR-17～92 基因簇成员过表达是造成 PTEN 表达下调的另一机制。有研究发现 PTEN 缺陷型 GCB 型 DLBCL 模型可以对 AKT 抑制剂 AZD5653 产生特异性的治疗反应，提示 PTEN 失活可以预测 AKT 抑制剂的治疗反应。相反，ABC 型 DLBCL 则对 AKT 抑制剂产生治疗抵抗。PI3K 通路中其他关键基因，如 *PIK3CA*/*PIK3CD* 基因（分别编码 PI3K 催化亚单位 p110α/p110δ）发生高频突变也是 PI3K 信号通路异常激活的原因。

六、DLBCL 细胞遗传学

（一）基因易位

大约 30% 的 DLBCL 病例可检测到染色体 3q27（*BCL6* 基因）易位，这也是 DLBCL 最常发生的基因易位类型。*BCL6* 基因易位在 ABC 型 DLBCL 中更为常见，有文献报道 ABC 型 DLBCL 中 *BCL6* 易位率可高达 57%。*BCL6* 基因编码的 BCL6 蛋白是一种转录抑制因子，特异性表达于生发中心 B 细胞分化阶段，其下游调控为 B 细胞终末分化为记忆 B 细胞和浆细胞所必须。*BCL6* 基因易位伙伴包括免疫球蛋白重链基因（IGH/14q32），免疫球蛋白轻链基因 t（3；22）（q27；q11）（IGL）和 t（2；3）（p12；q27）（IGK）。此外，还有超过 20 个以上的非 Ig 易位位点，包括调控细胞周期和基因组稳定性的相关基因。这些易位位点多位于 3 号染色体（3q25，3q26.33，3q27.3，

3q29)、6 号染色体（6p21，6q21.1，6q15）及 12 号染色体（12p13.31，12q12.1，12q23－12q24.1）。部分研究认为 *BCL6* 基因易位可能提示良好预后，且易位伙伴为 Ig 基因的病例与易位伙伴为非 Ig 基因的病例相比，在接受传统化疗后表现出更高的生存率。

20%～30%的 DLBCL 具有滤泡淋巴瘤特征性 *BCL2* 基因易位，即 t（14；18）（q32；q21.3）。*BCL2* 基因是一类抗凋亡基因，该类型易位的 *BCL2* 基因位于 IGH 基因高效启动子的调控之下，引起 BCL2 蛋白过表达，抑制细胞凋亡。*BCL2* 基因易位常见于 GCB 型 DLBCL，而在 ABC 型 DLBCL 中罕见（<5%）。约 40%GCB 型 DLBCL 具有 *BCL2* 基因易位，且与 BCL2 蛋白表达相关，提示在 GCB 型 DLBCL 中 *BCL2* 基因易位可能是上调 BCL2 蛋白表达的主要机制。与传统化疗相比，利妥昔单抗的应用已有效提高了 BCL2 蛋白表达阳性患者的生存率，但其似乎不能克服 *BCL2* 基因易位带来的不利影响。一项研究发现，在接受 R－CHOP 方案治疗后，具有 *BCL2* 易位的 GCB 型 DLBCL 患者治疗获益明显低于无 *BCL2* 易位的 GCB 型及 ABC 型 DLBCL 患者。

MYC 是一类全局性转录因子，涉及细胞周期、代谢、生长和分化调节。*MYC* 基因激活方式有基因易位和扩增两种形式，在淋巴瘤中主要通过与 Ig 基因易位融合而激活，促进细胞增殖。DLBCL 总体 *MYC* 基因易位率为 8%～14%，在 ABC 型和 GCB 型中差异并不大，易位伙伴多为 IGH 基因，即 t（8；14）（q24；q32），其他位点如 IGL，IGK 则较为罕见。其他易位伙伴为非 Ig 基因，如 *PAX5*、*BCL6*、*BCL11A*、*IKZF1*、*BTG1* 等。大部分伴有 *MYC* 易位的 DLBCL 具有 MYC 和 BCL2 蛋白双表达及高 Ki－67 增殖指数。大多数研究表明 *MYC* 易位与低生存率有关，但也有多因素分析显示单独出现的 *MYC* 易位不能作为 DLBCL 病例独立预后因素。值得注意的是，约 50%DLBCL 具有 *MYC*/*BCL2* 和 *MYC*/*BCL6* 双重易位，又被称为“双打击”DLBCL。根据第 5 版《WHO 造血与淋巴细胞肿瘤分类》，基于发生机制和生物学特点，将“双打击”重新定义为仅包含 *MYC*/*BCL2* 易位，伴或不伴 *BCL6* 易位。该类型 DLBCL 可归为“伴有 *MYC*/*BCL2* 易位的高级别 B 细胞淋巴瘤”，患者具有侵袭性临床过程、对治疗反应差、预后不良等特征。

DLBCL 其他少见的基因易位还包括 *TBL1XR1*（仅见于 GCB 型 DLBCL）、免疫检查点基因 *CD274* 和 *PDCD/LG2* 等。

（二）基因拷贝数变异

DLBCL 常见的拷贝数变异累及以下基因：16p13 缺失（染色质重塑相关基因 *CREBBP*）、22q13 缺失（*EP300* 基因）、17p13 缺失（*P53* 基因）、15q21 缺失（免疫逃逸相关基因 *B2M*）、9p24 获得/扩增（免疫检查点基因 PD－L1）。此外，不同亚型的 DLBCL 也具有特征性的基因拷贝数变异。ABC 型 DLBCL 常见 6q23 缺失（NF－κB 信号通路负调控基因 *TNFAIP3*）、9p21 缺失（细胞周期调控基因 *CDKN2A/B*）、6q21 缺失（B 细胞分化相关基因 *PRDM1*）、19q13 获得/扩增（*SPIB* 基因）、18q21 获得/扩增（*BCL2* 基因）及 3 号染色体拷贝数变异，涉及位点包括 3p14 获得/扩增（免疫逃逸相关基因 *FOXP1*）、3q12 获得/扩增（NF－κB 信号通路调节基因 *NFKBIZ*）、3q27

获得/扩增（*BCL*6 基因）。GCB 型 DLBCL 基因拷贝数变异特征包括 1p36 缺失（免疫逃逸相关基因 *TNFRSF*14）、10q23 缺失（PI3K 信号通路负调控基因 *PTEN*）、13q31 获得/扩增（*MIR*17*HG*）、2p16 获得/扩增（*REL* 基因）、DNA 损伤反应相关基因 *ING*1 缺失等。这些染色体拷贝数获得/扩增变异不一定会引起累及基因产物的过表达。

七、DLBCL 分子分型

虽然目前标准一线治疗 R－CHOP 方案显著改善了 DLBCL 患者预后，但仍有约 30％患者出现初治耐药或复发难治。基于基因表达谱的细胞起源分型并不能完全解释这种异质性，研究者发现，基因表达谱不同其本质可能源于基因变异谱的差异，因此需进一步探索更为精细的分子分型，指导 DLBCL 诊治。

为了区分不同的分子亚型，Chapuy 等研究 304 例 DLBCL 的驱动基因并与低频突变、重现性突变、体细胞染色体拷贝数和结构变异的聚类分析进行整合，将 DLBCL 分为 5 个亚型，即 C1～C5 型，每一种亚型都有自己独特的基因变异特征（consensus clustering 分类法）。另外，还有少数病例不存在驱动变异，即为 C0 型；与此同时，另一项对 DLBCL 转录组、全外显子和基于微阵列的拷贝数研究确定了 DLBCL 4 种相对独立的基因亚型，每种亚型以“种子基因”变异为特征（Gene Class 分类法），即 MCD 型（*MYD*88 L265P 和 CD79B 突变）、BN2 型（*BCL*6 易位和 *NOTCH*2 突变）、N1 型（*NOTCH*1 突变）和 EZB 型（*BCL*2 易位和 *EZH*2 突变）。随后的研究在此分型基础上又增加了两种亚型：A53 型（*TP*53 缺失）和 ST2 型（*SGK*1 和 *TET*2 突变）（表 18－1）。尽管上述两种不同的分型模型使用不同的聚类和数据分析方法，纳入研究的 DLBCL 人群也不同，但几种分型之间具有相似的分子特征。值得注意的是，无论哪一种分型方法，均揭示了各亚型 DLBCL 具有不同的临床和生物学特征，其主要的基因变异对应不同的潜在治疗靶点，提示分子特征在指导 DLBCL 精准诊治和预后分层方面具有重要意义。

表 18－1　不同分子亚型 DLBCL 临床和生物学特征

分子分型（Gene Class）	分子分型（consensus clustering）	发生率	细胞起源分型占比	主要的基因变异	涉及信号通路	5 年总生存率	与该亚型分子特征相似的其他淋巴瘤
MCD	C5	14％	ABC 99％，UC 1％，GCB 0％	*MYD*88 L265P，*CD79B*，*CD79A*，*CDKN2A*，*CD*274，*PDCD*1*LG*2，*CD*58，*HLA*—B，*HLA*—A，*HLA*—C，*BCL*2，*PRDM*1，*SPIB*，*MUM*1	BCR 依赖性 NF－κB 信号通路，免疫逃逸，细胞周期，B 细胞分化	40％	—

续表18－1

分子分型（Gene Class）	分子分型（consensus clustering）	发生率	细胞起源分型占比	主要的基因变异	涉及信号通路	5年总生存率	与该亚型分子特征相似的其他淋巴瘤
N1	—	3％	ABC 94％，UC 6％，GCB 0％，	*NOTCH*1，*ID*3，*BCOR*	NOTCH1信号通路，B细胞分化	27％	NOTCH1突变型慢性淋巴细胞白血病套细胞淋巴瘤
A53	C2	7％	ABC 76％，UC 5％，GCB 19％，	*TP*53，*TP*53*BP*1，*TP*73，*ING*1，*B*2*M*	p53信号通路，细胞周期，DNA损伤反应，免疫逃逸	63％	—
BN2	C1	16％	ABC 40％，UC 42％，GCB 18％	*BLC*6，*NOTCH*2，*SPEN*，*PRKCB*，*BCL*10，*TNFAIP*3，*TNIP*1，*CD*70，*CCND*3	NOTCH2信号通路，BCR依赖性NF－κB信号通路，细胞周期，免疫逃逸	67％	边缘区淋巴瘤
ST2	C4	5％	ABC 22％，UC 22％，GCB 56％	TET2，SGK1，SOCS1，DUSP2，STAT3，P2RY8	JAK/STAT信号通路 PI3K/AKT信号通路	84％	结节性淋巴细胞为主型霍奇金淋巴瘤
EZB	C3	13％	ABC 5％，UC 9％，GCB 86％	*EZH*2，*KMT*2*D*，*CREBBP*，*EP*300，*ARID*1*A*，*PTEN*，*S*1*PR*2，*GNA*13，*BCL*2，*FAS*，*IRF*8，*MEF*2*B*，*REL*	表观遗传调控，PI3K信号通路，GC B细胞分化	68％	滤泡淋巴瘤

（一）MCD/C5亚型

MCD/C5亚型见于约99％以上的ABC型DLBCL，该型患者与其他亚型患者相比具有更低的生存率。MCD/C5亚型的特征性分子标志物是*MYD*88 L265P突变和*CD*79*B*突变，二者参与My－T－BCR超复合物的形成，可持续激活BCR信号通路，导致下游NF－κB信号通路的活化。*CDKN*2*A*基因缺失和*BCL*2基因扩增是该亚型常见的基因拷贝数变异，分别造成细胞周期抑制因子p16表达缺失和抗凋亡蛋白BCL2过表达，使淋巴细胞发生肿瘤性增殖。MCD型DLBCL常累及结外部位，如中枢神经系统、皮肤、睾丸、乳腺及血管。有趣的是，MCD型DLBCL累及中枢神经系统和睾丸等免疫豁免部位的频率较其他亚型明显提高。有研究发现MCD型DLBCL大多具有编码免疫调节因子相关基因变异，如MHC Ⅰ家族基因失活，抑制MHC抗原提呈过程；由基因易位导致*CD*274和*PDCD*1*LG*2基因编码的蛋白（PD－L1和PD－L2）表达增加和*CD*58基因截短突变分别造成T细胞和NK细胞激活减少。这些机制可使肿瘤细胞逃避免疫监视，肿瘤发生具有器官倾向性。由于该亚型 BCR 信号通路处于异常激活状态，提示患者可从 BCR 信号通路抑制剂（BTKi）的治疗中获益。

（二）A53/C2 亚型

A53/C2 亚型的分子特征是 *TP*53 基因突变和缺失，常伴有 *TP*53*BP*1 基因失活，*TP*53*BP*1 编码 TP53 结合蛋白，在 DNA 损伤修复过程中与 TP53 蛋白协同作用以维持基因组稳定性。此外，染色体拷贝数变异在该亚型中也十分常见，涉及 17p、3q、1q 缺失和 21p、11q 获得等，累及基因包括 TP53 家族成员中的抑癌基因 *TP*73 缺失；TP53 信号通路成员 *ING*1 基因缺失等。编码 MHC Ⅰ类分子亚基的 *B*2*M* 基因多为纯合缺失和截短突变，导致肿瘤细胞发生免疫逃逸。A53/C2 亚型主要见于 ABC 型 DLBCL，占比在 70%左右。在 ABC 型 DLBCL 中，A53/C2 亚型与 BN2 亚型相比具有更加不良的预后，但与 MCD 型和 N1 亚型相比则没有显著差异。

（三）BN2/C1 亚型

BN2/C1 亚型的特征性基因改变是 *BCL*6 基因易位、*NOTCH*2 基因激活突变及可拮抗 NOTCH 依赖性的基因活化途径的核抑制因子 *SPEN* 基因失活突变。其他变异还包括 BCR 信号通路调控因子 *PRKCB* 和 *BCL*10 基因突变；NF－κB 信号通路抑制因子 *TNFAIP*3 和 *TNIP*1 失活突变。BN2 亚型在 UC 型和 ABC 型 DLBCL 中分布较平均，相对而言在 GCB 型中较少。有趣的是，基因表达谱分型中大部分不能分类的病例表现出 BN2 亚型特征。BN2 亚型患者与 MCD 和 N1 亚型患者相比具有更高的生存率，但是与其他亚型患者相比没有显著差异。在 ABC 型 DLBCL 群体内来看，BN2 亚型的病例与非 BN2 亚型相比预后较好。BN2 亚型的基因变异也表现出与边缘区淋巴瘤相似的特征，如 *NOTCH*2 和 *SPEN* 基因变异，参与滤泡性 B 细胞到边缘区 B 细胞的分化过程。

（四）ST2/C4 亚型

ST2 亚型以 *SGK*1 和 *TET*2 基因突变为主要特征。TET2 是一种表观遗传调控酶类，催化 5－甲基胞嘧啶羟基化为 5－羟甲基胞嘧啶，进而调控 DNA 甲基化状态。ST2 亚型携带的 *TET*2 基因失活突变可以破坏 B 细胞进入 GC 的过程，造成 B 细胞分化异常。SGK1 是 AKT 家族激酶，参与 PI3K 信号通路调节，*SGK*1 突变可活化 PI3K 信号通路，因此针对 PI3K/AKT 信号通路的抑制剂可能对该亚型有效。尽管 *SGK*1 是 SHM 的靶基因，其优先选择获得的功能缺失性突变提示可能在 ST 亚型中是肿瘤抑制因子。一些 ST2 亚型病例也显示出 JAK/STAT 信号通路活化，如 JAK 信号通路负调控因子 *SOCS*1 失活突变、*STAT*3 激活突变及编码调节 STAT3 活性的磷酸酶 *DUSP*2 基因失活突变。ST2 亚型以 GCB 型 DLBCL 最多见，与另一以 GCB 型为主的 EZB 亚型相比预后良好。在接受 R－CHOP 治疗的患者中，ST2 亚型与其他亚型相比具有较高的

5 年总生存率（约 80%）。

（五）EZB/C3 亚型

EZB/C3 亚型几乎只存在于 GCB 型 DLBCL，其分子特征是 *BCL*2 易位、*REL* 扩增、*PTEN* 失活突变和组蛋白甲基转移酶 *EZH*2 激活突变。一些表观遗传调控因子，如 KMT2D、CREBBP、EP300、ARID1A 基因突变也是该亚型的重要特征。这些基因突变不仅导致表观遗传稳态的破坏，并且与 GC B 细胞生长调控因子 IRF8、MEF2B、S1PR2、GNA13 基因突变协同作用，造成 B 细胞分化阻滞和 GC 转录程序持续表达，促进肿瘤形成。高选择性 EZH2 抑制剂 tazemetostat 在 EZH2 野生型和 EZH2 突变型复发难治性 DLBCL 患者治疗中显示了良好的有效性及安全性，提示 EZH2 抑制剂可能对该亚型有效。

有研究发现，多数“双打击”DLBCL 显示出 EZB 亚型特征，且“双打击”DLBCL 仅在 EZB 亚型中具有预后意义。根据有无 *MYC* 易位，EZB 亚型又可进一步分为 EZB－MYC^+ 和 EZB－MYC^- 两种类型，两者具有不同的发病机制和预后。*MYC* 易位驱动的 EZB 型肿瘤可能源于 GC 暗区中心母细胞，EZB－MYC^+ 常伴有 *TP*53、*DDX*3*X* 和 *FOXO*1 基因突变，而 EZB－MYC^- 常见突变基因 *TNFAIP*3 和 *CARD*11 及 *TP*73 基因缺失。EZB－MYC^+ 与 EZB－MYC^- 相比预后不良，5 年总生存率分别是 48%和 82%。总体来看，在 GCB 型 DLBCL 中，EZB 亚型患者与非 EZB 亚型患者相比具有更短的生存期。

（六）N1 亚型

N1 亚型是最少见的类型，几乎只见于 ABC 型 DLBCL。其分子特征是 *NOTCH*1 基因功能获得性突变，可造成 C 端 PEST 结构域全部或部分缺失。慢性淋巴细胞白血病和套细胞淋巴瘤均具有与该型相似的基因改变。其他基因改变还包括 *IRF*2*BP*2、*ID*3/*BCOR* 等，并且有 NF－κB 信号通路的活化。在 ABC 型 DLBCL 中，N1 亚型与 BN2 亚型、其他不能分类的 ABC 型相比预后不良，5 年总生存率约仅 27%。

八、DLBCL 与液体活检

如前文所述，基于表型和分子特征的检测可以评估 DLBCL 预后。随着分子病理学技术的发展，检测肿瘤细胞死亡后释放到循环系统中的 DNA 片段，即循环肿瘤 DNA（cell-free circulating tumor DNA，ctDNA）可进行肿瘤诊断和预后评估。ctDNA 检测技术具有高灵敏度和高精确性，如基于高通量深度测序的 CAPP－seq（cancer personalized profilling by deep sequencing）、数字微滴 PCR 及检测灵敏度可达到

0.0005%的PhaseED技术。通过检测淋巴瘤患者治疗前、治疗中、治疗后的ctDNA变化，可动态监测治疗反应、克隆进化、复发及微小残留病变等。而且，一些病例可以从ctDNA中检测到肿瘤组织没有的独特变异。研究发现，检测接受了免疫治疗的DLBCL患者外周血ctDNA可评估免疫治疗疗效和预测预后。在1个周期或2个周期治疗后，ctDNA水平持续减低的患者与ctDNA水平无明显变化的患者相比具有更长的无事件生存期和总生存期，提示ctDNA可作为继IPI评分、细胞起源分型、影像学以外的一项新的DLBCL预后标志物。此外，有研究发现ctDNA检测可更为早期（比临床指标早数月）获取到患者肿瘤进展情况。

（赵莎　严嘉琦）

思考题

1. 简述细胞遗传学异常检测在DLBCL诊治中的意义。
2. 目前DLBCL分子分型有哪几类？其分型的依据是什么？
3. 绘制DLBCL发生与发展涉及的主要通路之间的关系图。

参考文献

[1] Alaggio R, Amador C, Anagnostopoulos I, et al. The 5th edition of the World Health Organization classification of haematolymphoid tumours: lymphoid neoplasms [J]. Leukemia, 2022, 36 (7): 1720-1748.

[2] Weber T, Schmitz R. Molecular subgroups of diffuse large b cell lymphoma: biology and implications for clinical practice [J]. Curr Oncol Rep, 2022, 24 (1): 13-21.

[3] Morin R D, Arthur S E, Hodson D J. Molecular profiling in diffuse large B-cell lymphoma: why so many types of subtypes? [J]. Br J Haematol, 2022, 196 (4): 814-829.

[4] Sehn L H, Salles G. Diffuse large B-cell lymphoma [J]. N Engl J Med, 2021, 384 (9): 842-858.

[5] Xu W, Berning P, Lenz G. Targeting B-cell receptor and PI3K signaling in diffuse large B-cell lymphoma [J]. Blood, 2021, 138 (13): 1110-1119.

[6] Lakhotia R, Roschewski M. Circulating tumour DNA in B-cell lymphomas: current state and future prospects [J]. Br J Haematol, 2021, 193 (5): 867-881.

[7] Wright G W, Huang D W, Phelan J D, et al. A probabilistic classification tool for genetic subtypes of diffuse large B cell lymphoma with therapeutic implications [J]. Cancer Cell, 2020, 37 (4): 551-568.

[8] Cascione L, Aresu L, Baudis M, et al. DNA copy number changes in diffuse large B cell lymphomas [J]. Front Oncol, 2020, 10: 584095.
[9] Pasqualucci L, Dalla-Favera R. Genetics of diffuse large B-cell lymphoma [J]. Blood, 2018, 131 (21): 2307-2319.
[10] Chapuy B, Stewart C, Dunford A J, et al. Molecular subtypes of diffuse large B cell lymphoma are associated with distinct pathogenic mechanisms and outcomes [J]. Nat Med, 2018, 24 (5): 679-690.
[11] Schmitz R, Wright G W, Huang D W, et al. Genetics and pathogenesis of diffuse large B-cell lymphoma [J]. N Engl J Med, 2018, 378 (15): 1396-1407.
[12] Jaffe E S, Arber D A, Campo E, et al. Hematopathology [M]. 2nd ed. Saunders: Elsevier, 2017.
[13] Swerdlow S H, Campo E, Harris N L, et al. WHO classification of tumours of haematopoietic and lymphoid tissues [M]. Lyon: International Agency for Research on Cancer (IARC), 2016.
[14] Nedomova R, Papajik T, Prochazka V, et al. Cytogenetics and molecular cytogenetics in diffuse large B-cell lymphoma (DLBCL) [J]. Biomed Pap Med Fac Univ Palacky Olomouc Czech Repub, 2013, 157 (3): 239-247.
[15] 张之南，郝玉书，赵永强，等. 血液病学 [M]. 北京：人民卫生出版社，2011.

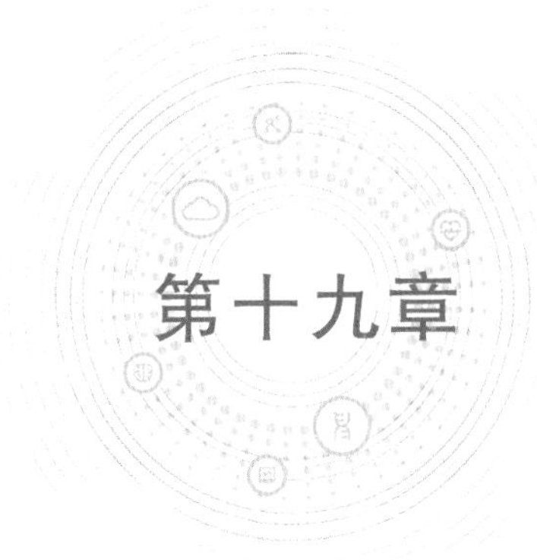

第十九章 弥漫中线胶质瘤，H3 K27 变异型的研究进展

弥漫内生性脑桥胶质瘤（diffuse intrinsic pontine glioma，DIPG）由 Wilfred Harris 等于 1926 年最早报道。DIPG 好发于儿童，约占儿童脑肿瘤的 10%～15%，占儿童脑干肿瘤的 75%，成人亦可发生。后续研究发现大部分 DIPG 可检出编码组蛋白 H3 的基因如 *H3F3A*、*HIST1H3B* 突变。2021 版《WHO 中枢神经系统肿瘤分类》将有组蛋白 H3 编码基因突变的 DIPG 病例归入弥漫中线胶质瘤，H3 K27 变异型（diffuse midline glioma，H3 K27－altered；DMG，H3 K27－altered）。DMG 发生于颅内中线部位，常见于脑干、丘脑、脊髓，小脑和松果体区也有少量报道。DMG 呈弥漫浸润性生长，预后差，易复发和颅内播散。目前 DMG 的治疗手段主要为手术切除辅以放疗和化疗，但整体效果不佳。因此深入了解 DMG 的发病机制、寻找治疗靶点、拓展治疗途径尤为重要。本章对 DMG 的临床及影像学特征、病理学诊断及分子改变、发病机制、治疗进展和预后情况进行探讨。

一、DMG 的临床及影像学特征

儿童 DMG 多位于脑干或脑桥，中位发病年龄为 6～7 岁。发生于不同部位的 DMG 确诊时的中位年龄不同，发生于脑桥的患者年龄较小，发生于丘脑、脊髓者年龄稍大。男女发病率无明显差异。大多数患者病史较短（<2 个月），伴有典型三联征：颅神经麻痹（82%），共济失调（62%），长束体征（51%），如锥体束损伤。丘脑 DMG 的常见初始症状包括颅高压和运动或感觉障碍等。

对临床怀疑 DMG 的患者，应行 MRI 检查。病灶表现为 T1 相低信号或等信号、T2 相高信号，液体衰减反转恢复（fluid attenuated inversion recovery，FLAIR）序列和增强扫描模式变化较大。常规增强 MRI 扫描显示病灶局部不均匀强化，部分病例可见环状、结节状及小斑片状强化影，部分病例不强化。典型的 DMG 影像学表现为脑干内边界不清的占位病变伴基底动脉挤压、移位。根据 MRI 表现，脑干胶质瘤可以分为弥漫内生型、局限型、背侧外生型和颈延髓型。多参数 MRI 技术可帮助判断病变性质。MRI 弥散张量成像（diffusion tensor imaging，DTI）中的表观弥散系数（apparent diffusion coefficient，ADC）图像可帮助判断预后，ADC 值较高的患者预后相对较好。有研究显示，基于常规 MRI 参数的自动化机器学习模型可帮助预测中线部位胶质瘤的 H3 K27 突变状态。DMG 易发生软脑膜播散，甚至远处播散到整个中枢神经系统，表现为软脑膜异常增厚强化、颅内异常强化等。一项尸检回顾性研究发现，延髓（63%）、中脑（63%）、侧脑室（63%）、小脑（56%）、丘脑（56%）、额叶（25%）、海马（25%）、幕下软脑膜（31%）和幕上软脑膜（25%）均可出现胶质瘤播散。通过脑脊液检测循环肿瘤细胞基因突变状态对诊断 DMG 具有潜在价值。

DMG 的影像学表现需与其他类型胶质瘤、其他类型脑肿瘤甚至非肿瘤病变进行鉴别。例如，毛细胞型星形细胞瘤（WHO 1 级）影像学典型表现为边界清楚的占位，常伴囊性变，增强扫描呈明显强化。胚胎性肿瘤影像学常表现为不均匀强化模式，常伴广泛的瘤周水肿。儿童脱髓鞘疾病相对罕见，通常可通过 MRI 弥散张量成像观察脑白质纤维束的情况，从而与恶性肿瘤进行鉴别。

二、DMG 的病理学诊断及分子改变

由于手术困难，最初很难获得脑干胶质瘤的活检标本。随着神经外科手术技术的提高，越来越多的 DIPG 获得了病理学检查结果。早期文献认为，与其他部位脑胶质瘤相同，DIPG 的常见病理类型也分为星形细胞瘤、少突胶质细胞瘤等。2012 年，两项独立研究同时报道高级别 DIPG 中存在较高比例编码组蛋白的基因突变。Wu 等通过对 7 例 DIPG 进行全基因组测序，对 43 例 DIPG 和 36 例儿童非脑干部位胶质母细胞瘤（glioblastoma multiforme，GBM）进行靶向测序，发现 78%的 DIPG 和 22%的儿童非脑干部位 GBM 存在 *H3F3A* 基因（编码组蛋白 H3.3）或 *HIST1H3B* 基因（编码组蛋白 H3.1）的 K27M 杂合突变。H3 K27M 突变的胶质瘤中 *H3F3A* 和 *HIST1H3B* 基因突变率分别为 85%和 15%，两者均可导致 H3 K27 低甲基化。Schwartzentruber 等通过对 48 例儿童 GBM 进行全外显子测序，发现 31%的肿瘤具有 H3.3 K27M 或 H3.3 G34R/V 突变。后续多项研究发现 H3.3 K27M 和 H3.3 G34R/V 突变发生于两种不同的肿瘤实体，H3.3 K27M 突变的肿瘤通常发生于脑干和丘脑，而 H3.3 G34R/V 突变常发生于大脑半球。

基于以上研究结果，2016 版《WHO 中枢神经系统肿瘤分类》首次将 H3 K27M 突变的弥漫中线胶质瘤列为独立病种，命名为弥漫中线胶质瘤，H3 K27M 突变型（DMG，H3 K27M-mutant）。后续研究发现部分非弥漫浸润性胶质瘤、非中线部位的胶质瘤和少量其他类型肿瘤，如少量毛细胞星形细胞瘤、节细胞胶质瘤、室管膜瘤等，也可发生 H3 K27M 突变。这些肿瘤中 H3 K27M 突变的预后意义尚不明确。因此，

2018年中枢神经系统肿瘤分类分子信息及实践方法联盟－非 WHO 官方组织（the Consortium to Inform Molecular and Practical Approaches to CNS Tumor Taxonomy－Not Official WHO，cIMPACT－NOW）强调，诊断 DMG，H3 K27M 突变型须满足以下三个标准：弥漫性（或浸润性）、中线部位、H3 K27M 突变。研究表明约 80％的脑干弥漫性胶质瘤、50％～60％的丘脑胶质瘤及 40％的脊髓胶质瘤可发生 H3 K27M 突变，且突变型患者预后较差。后续研究发现，这类肿瘤除可发生 H3 K27M 突变，还可表现为 EZH 抑制蛋白（enhancer of zeste homolog inhibitory protein，EZHIP）或表皮生长因子受体（EGFR）等分子改变。因此 2021 版《WHO 中枢神经系统肿瘤分类》将其更名为 DMG，H3 K27 变异型，归入儿童弥漫性高级别胶质瘤的范畴。DMG，H3 K27 变异型定义为：伴有 H3 K27 三甲基化（H3 K27me3）缺失，且出现 H3 K27M 突变、EZHIP 过表达和 EGFR 突变中任一改变的中线部位弥漫浸润性胶质瘤。

H3 K27M 突变是 DMG 最常见的分子改变。H3 K27M 突变的胶质瘤组织学形态多样。一项同时纳入 94 例成人和 70 例儿童病例的研究显示，其中组织学分级 2 级者 33 例（20.1％）、3 级者 48 例（29.3％）、4 级者 83 例（50.6％）。病理学检查结果显示：164 例中 77 例（47.0％）可见微血管增生，53 例（32.3％）可见坏死，38 例（23.2％）可见多核瘤巨细胞，13 例（7.9％）可见血管周假菊形团，9 例（5.5％）可见钙化，4 例（2.4％）可见神经毡样结构，2 例（1.2％）可见 Rosenthal 纤维，1 例（0.6％）可见原始神经成分。免疫组织化学染色结果显示：75％的病例肿瘤细胞核呈 H3 K27M 弥漫强阳性，23.8％的病例呈强弱不等的阳性，1.2％的病例表现为肿瘤细胞阳性和阴性混杂的“马赛克”样阳性模式；25.9％的病例 ATRX 表达缺失；71.2％的病例 P53 阳性；Ki－67 增殖指数为 2％～70％。92.7％的病例经 Sanger 测序检出 H3.3 K27M 突变，其余 7.3％检出 H3.1 K27M 突变。所有病例均未检出 *IDH*1、*IDH*2、*BRAF* 基因热点突变。此研究还发现成人与儿童 DMG，H3 K27M 突变型的病变部位、分子表型和预后均存在差异。成人病例好发于丘脑（35.1％），儿童病例好发于脑干（62.9％）。成人病例 ATRX 表达缺失的比例（34.2％）明显高于儿童（16.1％），成人 H3.3 K27M 突变的比例（96.8％）亦高于儿童（87.1％）。另外，成人病例检出低比例 *MGMT* 启动子甲基化（12.8％）和 *TERT* 启动子突变（7.5％），而儿童病例未见上述分子改变。成人病例整体预后好于儿童。

EZHIP 过表达是 DMG，H3 K27 变异型的另一种分子改变。Castel 等报道了一组 H3 K27 野生型脑干胶质瘤。免疫组织化学染色表现为 H3 K27me3 表达缺失、H3 K27M 染色阴性、EZHIP 过表达。基因检测证实该组所有病例均无编码组蛋白 H3 的基因突变，70％的病例检出 *ACVR*1 基因突变。DNA 甲基化检测结果显示，本组病例与 DMG，H3 K27M 突变型 DMG 具有相似的甲基化谱，而与 EZHIP 过表达型的室管膜瘤相差较远。因此 2021 版《WHO 中枢神经系统肿瘤分类》将 EZHIP 过表达型中线胶质瘤归入 DMG，H3 K27 变异型。

EGFR 突变是 DMG，H3 K27 变异型的另一种分子改变，常发生于儿童双侧丘脑胶质瘤，中位发病年龄 7～8 岁。根据 Mondal 等的研究，双侧丘脑胶质瘤是一种不同于单侧丘脑胶质瘤的实体肿瘤。单侧丘脑胶质瘤通常具有高频的 H3 K27M 突变，同时伴

有 *ATRX*、*FGFR*1、*ACVR*1 等基因突变。这些基因突变在双侧丘脑胶质瘤中少见。89%的双侧丘脑胶质瘤 H3 K27me3 表达缺失，85%的病例检出 *EGFR* 突变，多为 *EGFR* 20 号外显子小片段框内插入/复制（in－frame insertions/duplication），少数病例为 *EGFR* 7 号外显子错义突变。除双侧丘脑胶质瘤外的儿童胶质瘤罕见 *EGFR* 突变。因此 2021 版《WHO 中枢神经系统肿瘤分类》也将 *EGFR* 突变型 DMG 归入 DMG，H3 K27 变异型。

三、DMG，H3K27 变异型的发病机制

（一）组蛋白 H3 的结构与功能

真核生物 DNA 有序组装在细胞核内，在细胞间期以松散的染色质形式出现，细胞分裂期则形成高度有序致密的染色体形式。染色体以核小体为单位，核小体由组蛋白 H1、H2A、H2B、H3 和 H4 构成。H2A、H2B、H3 和 H4 四对组蛋白共同形成一个八聚体的组蛋白核心，与 DNA 缠绕形成核小体核心颗粒（图 19－1）。组蛋白受甲基化、乙酰化、磷酸化、泛素化等多种翻译后修饰（post－translational modification，PTM）的调节，从而影响染色体功能。

组蛋白 H3 作为组蛋白家族的重要成员，对维持染色体正常结构有重要意义。目前，哺乳动物中已知 8 种组蛋白 H3 亚型，包括 2 种典型组蛋白（H3.1 和 H3.2）及 6 种变异型组蛋白（H3.3、CenH3CENP－A、H3.4、H3.5、H3.X、H3.Y）。编码组蛋白 H3.1 的基因有 10 个，分别为 *HIST*1*H*3*A*、*HIST*1*H*3*B*、*HIST*1*H*3*C*、*HIST*1*H*3*D*、*HIST*1*H*3*E*、*HIST*1*H*3*F*、*HIST*1*H*3*G*、*HIST*1*H*3*H*、*HIST*1*H*3*I*、*HIST*1*H*3*J*，均位于 6 号染色体。编码组蛋白 H3.1 的基因没有内含子，其转录形成的 mRNA 也无 poly A 尾结构，导致组蛋白 H3.1 在 S 期被大量合成，在 DNA 复制过程中加入新复制的染色质中。组蛋白 H3.1 还参与 DNA 损伤修复。编码组蛋白 H3.3 的基因位于 1 号染色体 q42.12（H3F3A）和 17 号染色体 q25.1（H3F3B），其三级结构如图 19－2 所示。组蛋白 H3.3 在整个细胞周期中表达，主要通过表观遗传方式调控基因表达，在 DNA 转录后修饰、维持染色体结构、抑制异染色体形成等过程中发挥重要作用。组蛋白 H3.3 与组蛋白 H3.1 有 5 个不同的氨基酸残基，分别是 A87、I89、G90、S96，和 N 端的 A31。组蛋白 H3 的 N 端结构位于核小体外并有多个可调节的氨基酸残基（如位于第 4、9、27、36 号位的赖氨酸），当这些氨基酸残基的甲基化或乙酰化修饰发生异常时，可导致正常细胞向肿瘤细胞转化。

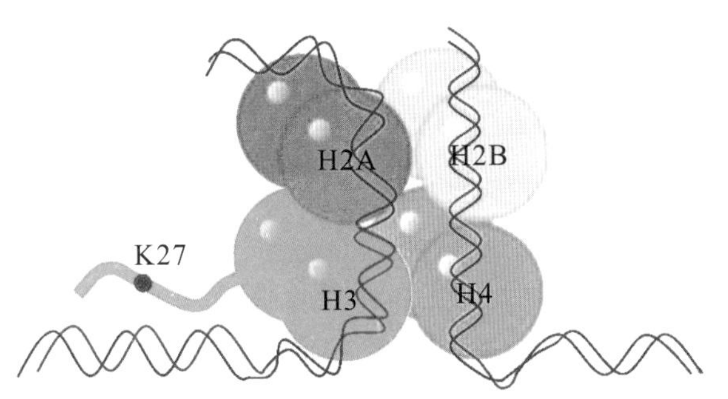

图 19－1 核小体核心颗粒示意图

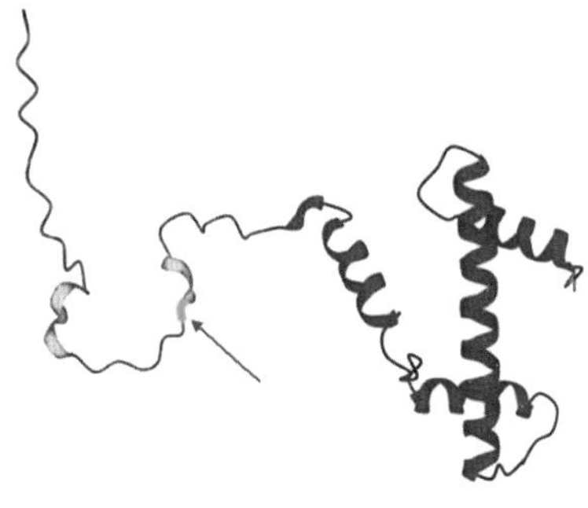

图 19－2 组蛋白 H3.3 的三级结构
注：箭头所示为 H3 K27 位点

（二）H3 K27 的组蛋白修饰及生物学功能

组蛋白 H3 第 27 号位点的赖氨酸（K27）是一个重要的转录调控位点。该位点可发生单甲基化（H3 K27me1）、双甲基化（H3 K27me2）、三甲基化（H3 K27me3）及乙酰化（H3 K27ac）等修饰，对基因沉默及基因转录激活都有重要影响。H3 K27 的甲基化由多梳蛋白家族成员之一多梳抑制复合物 2（polycomb repressive complex 2，PRC2）催化。哺乳动物细胞中 PRC2 由 4 个核心亚基组成，分别为 EZH1/2（enhancer of zeste homolog 1/ 2）、EED（embryonic ectoderm development）、SUZ12（suppressor of zeste 12）和 RbAp48（retinoblastoma－binding protein p48），其中 EZH1 和 EZH2 二者互斥。H3 K27 以具有甲基转移酶活性的 EZH2 为催化亚基，通过 EZH2 的 SET 结构域，将 S－腺苷基甲硫氨酸（S－adenosyl methionine，SAM）的甲基转移到 H3 K27 尾部，实现 H3 K27 的单甲基化、双甲基化和三甲基化。PRC2 对不同甲基化水平的 H3 K27 催化速度不同，对 H3 K27me1 和 H3 K27me2 的催化效率较高，而催化 H3 K27me2 转变为 H3 K27me3 的效率较低。不同基因的 H3 K27 甲基化程度不同。在鼠胚胎干细胞中（mouse embryonic stem cell，mESC），H3 K27me2 修饰比例最大，占组蛋白 H3 总量的 50%，广泛覆盖于基因间和基因内，调控启动子和增强子激活。H3 K27me1 和 H3 K27me3 修饰各占 5%～10%，二者具有不同的基因分布特征。H3 K27me1 修饰富集于转录激活基因的主体，而 H3 K27me3 修饰富集于沉默基因的 CpG 岛区域，可压缩染色质，抑制转录。H3 K27ac 修饰由 p300/CBP（cAMP response element binding protein）催化，作用于调控元件，可激活转录基因的启动子和增强子。

H3 K27M 突变是一种功能获得性突变。DMG 细胞中 H3 基因发生 K27M 突变后可翻译出 H3 K27M 突变蛋白，导致基因组 H3 K27 甲基化水平降低，H3 K27 乙酰化水平升高，但机制尚未完全明确。目前有以下假说：①H3 K27M 竞争性结合 PRC2，抑制其甲基化酶功能。与野生型 H3 K27 相比，突变型 H3 K27M 与 PRC2 具有更高的亲和力，干扰野生型 H3 K27 与 PRC2 结合。DMG 细胞内较低水平的 H3 K27M 突变蛋白即可降低 H3 K27 的甲基化水平。Lewis 等观察到人工合成的 H3 K27M 多肽可与

EZH2 活性位点相互作用。Brown 等利用免疫共沉淀实验发现：对比野生型和含 H3 K27M 突变的核小体，突变核小体中可观察到 EZH2 和 SUZ12 蛋白富集。Bender 等还证实 H3 K27M 突变可降低 EZH2 的甲基转移酶活性。需注意的是，仅 H3 K27M 和 K27I 突变可降低 H3 K27 甲基化水平，其他突变类型，如 H3 K27R 并不能降低 H3 K27 的甲基化水平。②H3 K27M 与 PRC2 结合后影响其空间分布，导致 PRC2 催化效率降低。细胞动态分析研究显示，H3 K27M 和 PRC2 之间的相互作用是动态变化的。起始阶段，PRC2 被临时招募到包含 H3 K27M 突变蛋白的染色体上，导致 PRC2 在异常位点聚积，不能作用于正常位点。进入稳定状态后，H3 K27M 与 PRC2 呈互斥状态，大量 PRC2 从包含 H3 K27M 的染色体中释放出来，进行再分布。然而重新释放的 PRC2 活性降低，导致其对目的染色质的搜索时间延长，增加了特定靶点的效应时间，加上部分 PRC2 还滞留于异常位点，导致 PRC2 有效浓度下降，进一步降低 H3 K27 的三甲基化率。

H3 K27me3 的修饰具有位点特异性。H3 K27M 突变的肿瘤中，H3 K27me3 整体修饰水平下降，但在不同基因位点，H3 K27me3 修饰水平不同。H3 K27me3 的差异性分布可导致原癌基因表达上调，抑癌基因表达下调（图 19－3）。

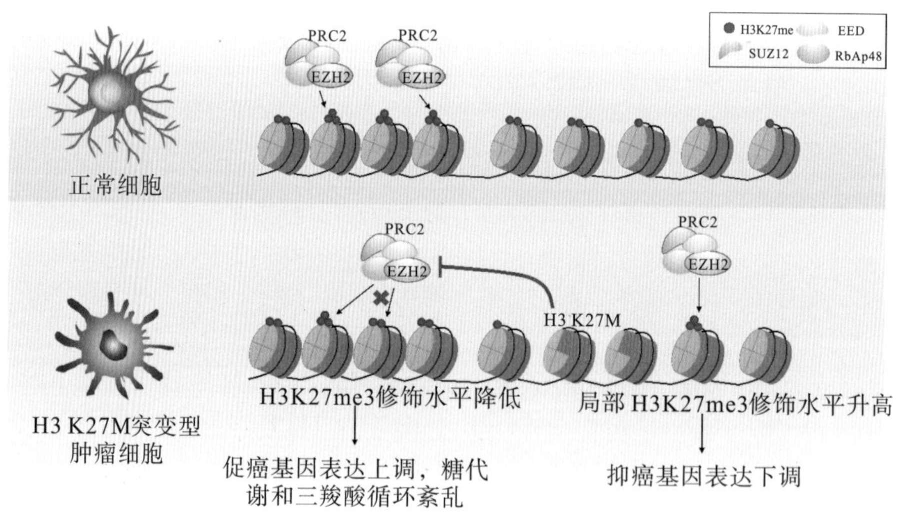

图 19－3　H3 K27M 致病机制示意图

注：正常细胞中，H3 K27 的甲基化由 PRC2 催化，其中 H3 K27me2 占比最大，H3 K27me1 和 H3 K27me3 次之。肿瘤细胞中，H3 K27me3 修饰水平广泛降低，部分癌基因表达上调，糖酵解及三羧酸循环增强；部分抑癌基因的 H3 K27me3 修饰水平增加，抑癌基因表达下调

少突胶质细胞转录因子 2（oligodendrocyte transcription factor 2，Olig2）是一种胶质细胞分子标志物，在多种弥漫性胶质瘤中高表达，发挥促癌作用。有研究显示，H3 K27M 突变的肿瘤细胞中，Olig2 基因的 H3 K27me3 修饰水平降低，导致 Olig2 高表达，通过抑制 P53 蛋白功能，促进肿瘤发展。另一项研究显示，在 H3 K27M 突变肿瘤细胞中，p16/CDKN2A 的启动子区 H3 K27me3 修饰水平增加，导致 p16 表达降低，细胞周期的抑制作用减弱，促进肿瘤发生发展。Cordero 等利用基因编辑小鼠模型也证

实，在血小板衍生生长因子（platelet derived growth factor，PDGF）信号通路激活的情况下，H3 K27M 突变通过抑制 p16 的表达，促进胶质瘤的形成。

最新研究显示，H3 K27M 还参与肿瘤代谢重编程。蛋白组学和代谢组学研究发现，与 H3 K27 野生型细胞相比，H3 K27M 突变型细胞中糖酵解和三羧酸循环相关蛋白和代谢物上调，如葡萄糖转运蛋白 SLC7A11、己糖激酶 2（hexokinase 2，HK2）、谷氨酸脱氢酶（glutamate dehydrogenase，GDH）、异柠檬酸脱氢酶 1（isocitrate dehydrogenase1，IDH1）、丙酮酸和乳酸等。谷氨酰胺和葡萄糖代谢产生的 α－酮戊二酸（α－ketoglutaric acid，α－KG）可进一步下调 H3 K27me3 水平，而抑制 GDH、HK2 和 IDH1 可回升 H3 K27me3 水平，从而抑制 H3 K27M 突变型细胞增殖。该研究为 H3 K27M 突变型 DMG 的治疗提供了新的方向。

（三）协同突变基因

74％的 EZHIP 过表达型 DMG 和 25％的 H3 K27M 突变型 DMG 可发生 *ACVR*1 基因突变。*ACVR*1 位于 2 号染色体 q24.1，编码激活素 A 受体 1 型跨膜蛋白（ACVR1），属于转化生长因子 β（TGF－β）信号家族。ACVR1 突变上调肿瘤细胞中 BMP1－TGF－β 信号通路蛋白的表达。H3 K27M 突变型 DMG 中检测到 *ACVR*1 的 6 种体系突变，胚系 *ACVR*1 突变可见于进行性骨化性纤维结构不良（FOP）。*ACVR*1 胚系与体系突变均发生于相同的残基（R206H、Q207E、R258G、G328E、G328V、G328W 和 G356D）。Hoeman 等研究发现，体外过表达 ACVR1 R206H 可上调间充质标志物 CD44，激活 STAT3 信号通路。单独的 ACVR1 R206H 突变可促进小鼠胶质瘤的形成，ACVR1 R206H 与 H3 K27M 协同可加速肿瘤的生长和恶性分化。ACVR1 抑制剂 LDN212854 可显著延长上述模型小鼠的中位生存期。此外，ACVR1 抑制剂（LDN 139189 和 LDN214117）还可延长 ACVR1 R206H 突变患者异种移植模型小鼠的生存期。伴有 *ACVR*1 突变的 DMG 患者较未突变者生存期长（中位生存时间 14.9 个月 vs. 10.9 个月）。因此，ACVR1 可能成为潜在的治疗靶点。

67％～74％的 H3 K27M 突变型 DMG 和 62％的 EGFR 突变型 DMG 伴有 *P*53 突变。抑癌基因 *P*53 位于染色体 17p13.1，编码肿瘤抑制因子 P53 蛋白，可通过转录激活作用，调控细胞生长、衰老、凋亡、自噬和代谢。*P*53 突变是成人继发 GBM 的早期分子改变。单独 H3 K27M 突变可促进神经干细胞的自我更新能力，但是对细胞恶性转化并没有明显影响；而进一步敲除 *P*53 能更大程度促进细胞增殖，并使细胞获得肿瘤表型。H3 K27M 突变型转基因小鼠形成血液肿瘤和肺腺癌的概率大幅增加，但是未见胶质瘤形成；如果联合 *P*53 缺失，小鼠可自发形成胶质瘤。

36％的 DMG 伴有血小板源性生长因子受体 A（platelet－derived growth factor receptor A，PDGFRA）基因扩增。*P*53 突变与 *PDGFRA* 扩增存在较高的联合突变率。体外研究表明，仅 H3 K27M 突变不足以发生胶质瘤，必须与 *PDGFRA* 过表达或 *P*53 突变共同发生时才能促进胶质瘤发生。另一项研究也显示，H3 K27M、*P*53 突变和 *PDGFRB* 过表达可将小鼠神经干细胞转化为肿瘤细胞，其基因表型与人 DMG 细胞相似。

32%的 H3 K27M 突变型 DMG 可发生 *ATRX* 突变。*ATRX* 基因位于 Xq21.1，编码分子量为 280kDa 的核蛋白。ATRX 蛋白的 C 端含有 DNA 解螺旋酶结构域，属于染色质重塑蛋白 AWI/SNF2 家族。ATRX 的 N 端含 ADD 结构域，可选择性结合 H3 K9me3 修饰位点。ATRX 的 ADD 结构域通过读取 H3 K9me3 的修饰信息，将 ATRX-DAXX 复合体招募至端粒和着丝粒周边异染色质处，促进 H3 的沉积，维持基因组稳定性。端粒是真核生物染色体末端的一种特殊蛋白质-DNA 结构，其长度会随着有丝分裂的发生逐渐缩短。肿瘤细胞可通过激活端粒酶或端粒延长替代机制（alternative lengthening of telomeres，ALT）来延长端粒长度。许多具有 ALT 的肿瘤存在 *ATRX* 突变。H3 K27 突变型 DMG 中 *ATRX* 与 *P53* 的联合突变率约 26%。将 H3 K27M 突变及 *P53* 和 *ATRX* 基因敲低的小鼠神经干细胞移植到小鼠颅内，即可形成肿瘤，在此基础上再过表达 *PDGFRA* 则可缩短成瘤时间。

四、DMG，H3 K27 变异型的治疗进展和预后

DMG，H3 K27 变异型的预后极差，中位总生存期（overall survival，OS）仅 9～11 个月，中位无进展生存期（progression-free survival，PFS）仅 7 个月，进展后生存期 2～4 个月。尽管神经内镜技术、术中导航技术等已在神经外科手术中广泛应用，但中线深部肿瘤的外科手术风险仍然较大。如果影像学表现不典型，可考虑立体定向活检或手术活检。活检除明确病理学诊断外，还有利于判断能否参加特定的临床试验，或发现治疗靶点。少数患者由于症状持续时间长、肿瘤内大片坏死或疾病快速进展，需要紧急放疗或手术治疗（如第三脑室造口术）。

局部放疗是目前 DMG，H3 K27 变异型明确有效的治疗方案之一，可使总生存期增加约 3 个月；未经放疗患者的总生存期小于 5 个月。近年来，即使放疗技术快速发展，传统放疗依旧是此类肿瘤疗效最好的方案。常规方法为三维适形放疗，每日分割剂量为 1.8 Gy，6 周内执行总剂量 54～59 Gy。增加放射剂量或分割次数及加用放射增敏剂并不能明显延长生存期。在疾病进展时，可考虑再照射。2018 年 Lassalette 等的研究表明再照射可短期内改善患儿的神经功能，延长生存期。

以往认为 DMG，H3 K27 变异型的生物学特征与高级别胶质瘤相似，因此一些临床试验采用与高级别胶质瘤相似的治疗策略，但效果并不明显。例如，替莫唑胺是目前治疗 GBM 最主要的药物，但联合替莫唑胺和放疗并不能明显提高 DMG，H3 K27 变异型患者的 1 年无事件生存率（event-free survival，EFS）。针对 PDGFR、Ras 信号通路、VEGF 和 EGFR 的小分子靶向抑制剂已在 DMG，H3 K27 变异型中开展临床试验，目前尚未观察到患者总生存期的显著改善。尼妥珠单抗是一种抗 EGFR 人源化单克隆抗体，可阻断 EGF、TGF-α 与 EGFR 结合，并抑制 EGFR 内在酪氨酸激酶活性。抗 EGFR 单克隆抗体在人 GBM 细胞中发挥放射增敏剂的作用。Fleischhack 等进行的Ⅲ期

临床试验显示，标准局部放疗联合尼妥珠单抗化疗未能有效延长 DMG 患儿的生存期，治疗后中位总生存期和中位无进展生存期分别为 9.4 个月和 5.8 个月。也有个别研究显示，联合替莫唑胺、伊立替康和贝伐珠单抗可使 DMG 患儿的中位总生存期延长至 20 个月。

逆转表观遗传改变是 DMG 靶向药物研发的重要方向，主要策略是提高组蛋白甲基化水平及抑制组蛋白乙酰化。由于 H3 K27M 突变型 DMG 细胞内 H3 K27me2 和 H3 K27me3 明显减少，抑制 H3 K27 去甲基化成为潜在的治疗方案。JMJD3（Jumonji domain-containing protein D3）是催化 H3 K27 去甲基化的关键酶。Hashizume 等用 JMJD3 抑制剂 GSK－J4 处理 H3 K27M 突变型 DMG 细胞和脑干胶质瘤异种移植瘤，可抑制肿瘤细胞生长，上调 H3 K27 的甲基化水平。帕比司他是一种组蛋白去乙酰化酶抑制剂。Grasso 等对 DMG 细胞和动物模型的研究显示，单用帕比司他可降低细胞存活率，帕比司他与 GSK－J4 联用可更有效抑制肿瘤细胞活性。

免疫治疗方法包括肿瘤疫苗、溶瘤病毒、免疫检查点抑制剂和 CAR－T 治疗等，有望成为将来 DMG，H3 K27 变异型临床试验的热点。近期研究显示，DMG 肿瘤内浸润淋巴细胞数量较少，因此 DMG 免疫治疗重点在于募集肿瘤特异性免疫细胞来特异性地杀伤肿瘤。神经节苷脂 GD2 在 H3 K27M 突变型 DMG 中高表达。Navid 等的研究显示，抗 GD2 特异性单克隆抗体可以结合在肿瘤细胞表面，导致多种肿瘤细胞死亡。H3 K27M 突变型 DMG 患者来源的移植瘤模型中，抗 GD2 嵌合抗原受体 T 细胞可以有效杀灭肿瘤细胞。CAR－T 治疗的其他治疗靶点，如 HER2、EGFR806、B7－H3 等也在研究中。

对大多数脑肿瘤而言，血脑屏障限制了化疗药物到达肿瘤内部的浓度。通过神经外科手术搭建的对流增强给药（convection enhanced delivery，CED）技术是一种新型给药方式，通过简单扩散的对流模式，将药物直接导入肿瘤内，可以有效提高肿瘤内的药物浓度，从而达到治疗效果。Anderson 等通过 CED 技术将托泊替康以 0.0667 mg/ml 的剂量注入 2 例 DMG 患儿的脑干肿瘤内，患儿手术耐受性和安全性均较好，但并未延长总生存期。利用 CED 技术治疗 DMG 目前尚处于探索阶段。

五、小结

DMG，H3 K27 变异型是一种发生于脑干、丘脑、脊髓等中线部位的弥漫浸润性胶质瘤，好发于儿童，亦可见于成人。DMG，H3 K27 变异型常表现为颅神经麻痹、长束体征和共济失调三联征。典型的 MRI 表现为边界不清的 T1 相低信号、T2 相高信号团块影。组织学多表现为弥漫浸润性星形细胞瘤形态，以高级别形态为主，伴有 H3 K27me3 表达缺失。H3 K27M 突变是其最常见的分子改变，也可发生 EZHIP 过表达和 EGFR 突变。H3 K27M 突变可通过多种途径影响 H3 K27 甲基化及乙酰化水平，导致下游癌基因激活、抑癌基因失活，促进肿瘤发生。DMG，H3 K27 变异型预后差，患者中位生存期小于1年。标准放疗仍然是目前主要的治疗方法。针对表观遗传修饰的靶向药物研发、免疫治疗和外科手术技术的发展可能为DMG，H3 K27变异型的治疗带来新的希望。

（陈铌　郑林茂）

思考题

1. 编码组蛋白的基因突变可导致哪些肿瘤发生？
2. 简述H3 K27M和H3 G34R突变胶质瘤的致病机制及临床、病理表现异同点。
3. 简述哪些基因改变可以促进弥漫中线胶质瘤的发生与发展。

参考文献

[1] Giussani C, Poliakov A, Ferri R T, et al. DTI fiber tracking to differentiate demyelinating diseases from diffuse brain stem glioma [J]. Neuroimage, 2010, 52 (1): 217-223.

[2] Wu G, Broniscer A, Mceachron T A, et al. Somatic histone H3 alterations in pediatric diffuse intrinsic pontine gliomas and non-brainstem glioblastomas [J]. Nat Genet, 2012, 44 (3): 251-253.

[3] Schwartzentruber J, Korshunov A, Liu X Y, et al. Driver mutations in histone H3.3 and chromatin remodelling genes in paediatric glioblastoma [J]. Nature, 2012, 482 (7384): 226-231.

[4] Louis D N, Giannini C, Capper D, et al. cIMPACT-NOW update 2: diagnostic clarifications for diffuse midline glioma, H3 K27M-mutant and diffuse astrocytoma/anaplastic astrocytoma, IDH-mutant [J]. Acta Neuropathol, 2018, 135 (4): 639-642.

[5] Zheng L, Gong J, Yu T, et al. Diffuse midline gliomas with histone H3 K27M mutation in adults and children: a retrospective series of 164 cases [J]. Am J Surg Pathol, 2022, 46 (6): 863-871.

[6] Castel D, Kergrohen T, Tauziède-Espariat A, et al. Histone H3 wild-type DIPG/DMG overexpressing EZHIP extend the spectrum diffuse midline gliomas with PRC2 inhibition beyond H3-K27M mutation [J]. Acta Neuropathol, 2020, 139 (6): 1109-1113.

[7] Mondal G, Lee J C, Ravindranathan A, et al. Pediatric bithalamic gliomas have a distinct epigenetic signature and frequent EGFR exon 20 insertions resulting in potential sensitivity to targeted kinase inhibition [J]. Acta Neuropathol, 2020, 139 (6): 1071-1088.

[8] Margueron R, Reinberg D. The polycomb complex PRC2 and its mark in life [J]. Nature, 2011, 469 (7330): 343-349.

[9] Schuettengruber B, Bourbon H M, Di Croce L, et al. Genome regulation by polycomb and trithorax: 70 years and counting [J]. Cell, 2017, 171 (1): 34－57.

[10] Højfeldt J W, Laugesen A, Willumsen B M, et al. Accurate H3K27 methylation can be established de novo by SUZ12－directed PRC2 [J]. Nat Struct Mol Biol, 2018, 25 (3): 225－232.

[11] Stafford J M, Lee C H, Voigt P, et al. Multiple modes of PRC2 inhibition elicit global chromatin alterations in H3K27M pediatric glioma [J]. Sci Adv, 2018, 4 (10): eaau5935.

[12] Cordero F J, Huang Z, Grenier C, et al. Histone H3.3K27M represses p16 to accelerate gliomagenesis in a murine model of DIPG [J]. Mol Cancer Res, 2017, 15 (9): 1243－1254.

[13] Chung C, Sweha S R, Pratt D, et al. Integrated metabolic and epigenomic reprograming by H3K27M mutations in diffuse intrinsic pontine gliomas [J]. Cancer cell, 2020, 38 (3): 334－349.

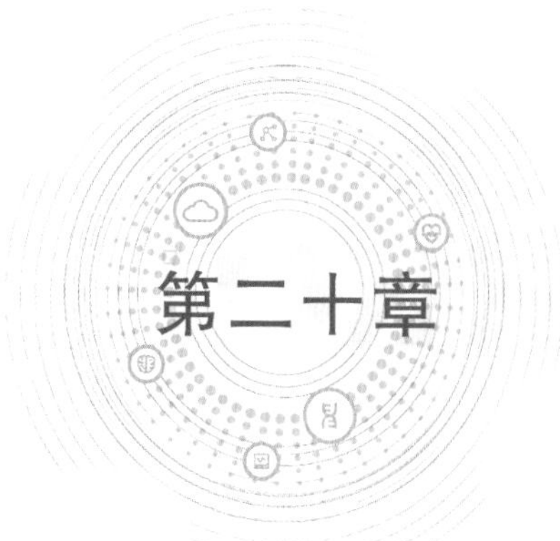

第二十章 子宫内膜癌分子分型研究进展及临床应用策略

一、子宫内膜癌分子分型背景

子宫内膜癌（endometrial carcinoma，EC）是妇科常见恶性肿瘤之一，占女性生殖系统恶性肿瘤的 20%～30%，其中子宫内膜样腺癌（endometrioid adenocarcinoma，EEC）为 EC 最常见的组织学亚型。随着我国经济水平的提高，有肥胖、糖尿病、高血压等高危因素的人群增加，近 20 年，EC 发病率逐年升高并呈年轻化趋势。EC 是异质性极大的一类恶性肿瘤，其传统分型主要是基于肿瘤与激素关联的临床 Bokhman 分型和基于肿瘤组织形态学特征的 WHO 病理学分型。上述两种传统分型至今虽仍广泛应用于临床诊疗工作中，但其在指导患者的个体化治疗、疗效预测、预后评估和遗传综合征筛选等方面的局限性逐渐突显，临床上迫切需要更优化的分型为精准诊疗提供理论依据和实践基础。2013 年全球癌症基因组图谱（TCGA）多组学研究基于 373 例 EC 的基因组、转录组和蛋白质组等多组学特征，在相对独立于病理学诊断的前提下，将 EC 分为 *POLE*（ultramutated）、微卫星不稳定（hypermutated）、低拷贝数（copy number-low，CN-L）和高拷贝数（copy number-high，CN-H）4 个分子亚型。TCGA 分子分型全面揭示了 EC 的分子遗传图谱，由此开启了人们对 EC 分子分型的认知时代。

（1）*POLE*（ultramutated）：*POLE* 基因位于 12q24.33，由 63762 个碱基对组成，包含 51 个外显子序列，其编码的 DNA 聚合酶 ε 是人类 DNA 聚合酶最大的催化亚基，具有 5′→3′DNA 聚合酶活性和 3′→5′核酸外切酶校正活性，这对细胞 DNA 复制和碱基错配的识别和修复具有重要作用，可保证 DNA 复制的高保真性，维持基因组的稳定。当 *POLE* 基因发生突变时，对 DNA 错配碱基的识别与修复能力下降，致使越来越多错误的脱氧核苷酸出现在复制的 DNA 链上，可能导致肿瘤的发生。此外，在这一错误不断叠加的过程中会呈现出高的肿瘤突变负荷（tumor mutation burden，TMB），有研究显示 TMB 可高达 305mut/Mb，因此被称为 *POLE* 超突变（≥100mut/Mb，*POLE* mut）。包括 TCGA 在内的多个研究均发现所有 *POLE* 超突变病例均为 *POLE* 基因外切酶区域（168～471aa）的突变，这一区域在第 9 至第 14 号外显子区内，其中 P286R 和 V411L 为常见的致病性突变。*POLE* mut 病例占 TCGA 研究分析病例的 7%，该组患者常常年龄小于 40 岁、临床多为Ⅰ期，形态学以 G_3 级子宫内膜样腺癌（EEC）为主，在一项专门针对 G_3 级 EEC 的研究中发现其突变率高达 30%，并可见明显的核异型。尽管病理学表现凶险，但具有 *POLE* mut 患者预后良好，相比其他分子亚型，其 5 年无复发生存率最高，可达 98%。虽然目前并不完全清楚有 *POLE* mut 患者预后良好的原因，大多研究者推测可能是由于 TMB 过高从而显著增加新抗原数量，进而利于诱发免疫应答及肿瘤富含 $CD8^+$ 肿瘤浸润淋巴细胞。

（2）微卫星不稳定（hypermutated）：微卫星（microsatellite）一般是指核心序列为 1～6 个碱基的短串联重复结构，微卫星在细胞分裂过程中的长度由 DNA 错配修复（mismatch repair，MMR）系统进行验证和维持。MMR 基因属于管家基因，其作用是查出并纠正 DNA 复制及损伤过程中出现的错配碱基，是人体的“安全卫士”，具有高度保守性。这一机制最初是用大肠埃希菌进行研究得出的，并鉴定了多种 MMR 基因，包括 *MSH2*、*MLH1*、*MSH3*、*MSH6*、*PMS1* 和 *PMS2* 等，其中 *MLH1*、*MSH2*，*MSH6* 和 *PMS2* 这 4 种 *MMR* 基因可能在 EC 的发病机制中起关键作用。基因产物 MSH2 与 MSH6、MLH1 与 PMS2 在错配修复过程中具有协同作用，在 DNA 复制过程中，MSH6 可与 MSH2 形成 MutS－α，识别错配基因并参与 MMR 来维持基因重复序列的稳定性；PMS2 可与 MLH1 形成二聚体 MutL－α，识别新生 DNA 链，可能与基因重组有一定的相关性；MLH1 可形成多聚体复合物，参与 MMR 过程。MMR 系统基因失活即校对功能减弱并失去，DNA 错配随之积聚，导致基因组中微卫星重复序列的拷贝数改变，造成微卫星不稳定（microsatellite instability，MSI），进而导致整个基因组的不稳定，促进肿瘤的发生。因此，从发生学角度，MSI 被认为是 EC 发生的另一机制。目前认为，MMR 系统功能失活主要是由后天性获得性缺陷（体系）突变或胚系突变（林奇综合征或遗传性）引起的。MSI 可以分为 3 类：微卫星高度不稳定（microsatellite instability－high，MSI－H）、微卫星低度不稳定（microsatellite instability－low，MSI－L）及微卫星稳定（microsatellite stability，MSS）。在 TCGA 分型研究中，MSI－H 型 EC 占 29%，该型多为子宫内膜样腺癌 G_1～G_3 级，同样具有高 TMB 特征，临床Ⅲ～Ⅳ期，该亚型患者预后次于 *POLE* mut 型。

（3）高拷贝数（CN－H）：拷贝数变异被定义为基因组部分重复的现象。CN－H 型 EC 特征是出现高频的 *TP53*、*PIK3CA* 和 *PPP2R1A* 等基因突变，而 *PTEN* 和 *KRAS* 基因突变罕见。TCGA 研究组中 CN－H 型 EC 占 26%，其特征为体细胞突变率最低，染色体拷贝数最高，其中 *TP53* 突变为最具有代表性的分子事件，且 *TP53* 基因突变在 CN－H 和 CN－L 两个分子表型中互斥，因此认为 *TP53* 基因突变型可用于替代 CN－H 型，CN－H 型也称为 *TP53* 突变型。该亚型 EC 形态上几乎包含所有浆液性腺癌（97.7%）、高级别 EEC（19.6%）、低级别 EEC（5%）和混合型 EC（75%），该亚型患者预后最差。

（4）低拷贝数（CN－L）：低拷贝数型代表了大部分 G_1 级和 G_2 级 EEC，该型微卫星稳定，缺乏 *POLE* 超突变，也极少发生 *TP*53 突变，因此也称为无特定分子特征组（no specific molecular profile，NSMP）。但是近来研究发现 Wnt 信号通路基因（*CTNNB*1、*KRAS* 和 *SOX*17）及 *PTEN*、*PIK*3*CA* 和 *ARID*1*A* 基因中会存在相对频繁的突变，并开始了以这些突变为治疗靶点的探索研究。该亚型患者的预后仅好于 CN－H 型。

基于分子特征的 TCGA 分型方案为患者的靶向治疗、免疫治疗、联合治疗给带来了新的希望，相比传统的基于临床的 Bokhman 分型和基于组织形态学的 WHO 病理学分型，分子分型可以更好地指导临床个体化诊疗策略。然而 TCGA 分型基于高通量测序，费用高、流程复杂，难以直接在临床广泛推广。随后多个研究组衍生出改良的分型方法，目前被广泛应用的是子宫内膜癌前瞻性分子危险分类法（proactive molecular risk classifier for endometrial cancer，ProMisE）和 Trans－PORTEC，两者在分型评估流程和命名上略有不同。ProMisE 团队基于 452 例具有完整的临床、病理和分子特征等资料的患者，采用免疫组织化学（immunohistochemistry，IHC）染色技术染色 MMR 蛋白，联合 Sanger 测序及 p53 蛋白 IHC 染色，将 EC 分为以下 4 个亚型：42 例（9.3％）*POLE* 核酸外切酶结构域突变型（*POLE* EDM）、127 例（28.1％）MMR 缺陷型（MMR deficient，MMRd）、55 例（12.2％）p53 突变型（p53 abnormal，p53 abn）和 228 例（50.4％）p53 野生型（p53 wild type，p53 wt）。2016 年，Stelloo 等结合 ProMisE 分型、*CTNNB*1 外显子 3 突变和临床病理学风险因子，提出 Trans－PORTEC 分型（favorable、intermediate 和 unfavorable），该分型首先采用一代测序评估 *POLE* EDM，再通过 IHC 法判断 MMR 蛋白表达，最后通过 IHC 评估 p53 蛋白状态以区分 p53 abn 型和 NSMP 型，同样实现了对中高危患者的精准风险分层。

上述两种分型方法都利用了相似的核心检测技术——一代测序和 IHC 方法，相比基于高通量测序的 TCGA 分型方法，其大大降低了分子分型检测的成本，不仅解释了 EC 的分子异质性，分型结果与 TCGA 分型一致性非常高，且贴合临床实践，简单易操作，已被视为 TCGA 分子分型的替代方案，并逐步进入临床实践。

二、分子分型的临床意义

（一）预后评估及治疗指导

包括 TCGA、ProMisE 和 Trans－PORTEC 分型在内的一系列临床研究结果反复证明分子分型对患者具有预后评估及治疗指导价值，并且在高危人群、早期子宫内膜癌患者、年轻群体或整体人群中均适用。*POLE* mut 型预后最好，很少有复发或死亡，该型常见于 G_3 级 EEC，按照传统的组织病理学，考虑到肿瘤高级别的形态学特征，这部分患者往往接受术后的辅助放疗和（或）化疗，而引入 *POLE* mut 后，有 *POLE* mut 的子宫内膜癌患者可在一定程度上减少或免于不必要的放化疗；p53 abn 型或 CN－H 型为 4 个亚型中预后最差的一组，该组患者常常需要接受手术后联合放化疗的综合治疗手段，值得注意的是，在低级别 EEC 中 p53 abn 约占 5%，尽管比例不高，但由于 EEC 为组织学占比最大的一组病例，而其中低级别的 EEC 约占 85%，因此，临床实践中低级别 EEC 人群的绝对数量并不少，而按照传统的组织病理学，考虑到肿瘤低级别的形态学特征，往往会认为其预后良好，而实际上这一组病例虽具有良好的组织学形态但预后很差，p53 abn 型低级别 EEC 患者应考虑增加化疗在内的辅助治疗。总体而言，在引入分子分型后，高级别子宫内膜癌中的 *POLE* mut 型和低级别子宫内膜癌中的 p53 abn 型的病例，在预后风险分层和术后辅助治疗方面均发生了颠覆性的变化。

（二）遗传性综合征筛查

绝大多数 EC 都呈散发性，但有 3%～5%的 EC 与林奇综合征（Lynch syndrome，LS）有关。LS 是一种常染色体显性遗传性癌症易感综合征，主要由 *MMR* 基因（*MLH*1、*MSH*2、*MSH*6、*PMS*2）及 *EPCAM* 的胚系突变引起，*EPCAM* 基因的 3′末端外显子缺失导致 *MSH*2 基因启动子高甲基化，使 MSH2 功能失活，从而形成 LS 表型。LS 人群特征为可同时或异时发生包括结直肠癌、子宫内膜癌、卵巢癌、胃肠道肿瘤、胰腺癌、前列腺癌等多种实体肿瘤，首发通常为结直肠癌或子宫内膜癌。临床上，普通人群患 EC 的风险为 3.1%，LS 患者患 EC 和结直肠癌的风险增加到 40%～60%，并且还发现 50%以上的女性 LS 患者妇科肿瘤确诊时间早于结直肠肿瘤，LS 相关的子宫内膜癌也被称为 LS 的“前哨癌”，其发生的中位年龄为 48 岁，较普通患者早 10～20 岁。由此可见，在临床实践中将 LS 纳入子宫内膜癌常规遗传风险筛查范围是极为必要的。近年的分子遗传学分析显示 90%以上的 LS 患者具有 MSI－H 特征，因此，MSI－H 被普遍认为是 LS 的特征性遗传学标志。

（三）辅助免疫治疗

自从美国 FDA 批准了帕博利珠单抗（pembrolizumab）用于治疗不可切除或转移性 MSI－H/MMRd 型实体瘤患者，帕博利珠单抗作为首个获美国 FDA 批准的 PD－1/PD－L1 抑制剂便开始了异种肿瘤同治的新时代。*POLE* mut 和 MSI－H/MMRd 型 EC 有较高的 TMB 特征，使得其获得了高水平的肿瘤抗原表达，从而导致肿瘤内及周围大量淋巴细胞浸润，因此普遍认为 *POLE* mut 和 MSI－H/MMRd 型 EC 患者可能从 PD－1 抑制剂治疗中获益。Victoor 等对 120 例 EC 病例在 ProMisE 分型的基础上，对肿瘤 CD3、CD8、PD－L1 进行联合免疫分子分析，发现和 *POLE* mut 和 MMRd 型通常表现出更多数量的 $CD3^{+}$/$CD8^{+}$ 肿瘤浸润淋巴细胞和更高的 PD－L1 表达。在 Talhouk 等研究中也同样发现高肿瘤浸润淋巴细胞肿瘤常见于 *POLE* mut 和 MMRd 型。传统意义上的高级别子宫内膜癌常被认为预后不良，往往需要额外的辅助治疗，而 *POLE* mut

的发现或许可以帮助改变部分患者的治疗策略，对该型患者治疗等级可适当降低，避免过度治疗。相关研究表明，对于 MSI－H/MMRd 型子宫内膜癌患者，采用帕博利珠单抗治疗，客观缓解率可以达到 53%～57%，为在传统治疗中失败的 EC 患者带来了新的希望。

三、分子分型实践策略

鉴于分子分型对临床预后风险评估和个体化诊疗方案指导的重要性，2020 年分子分型被纳入美国国立综合癌症网络（National Comprehensive Cancer Network，NCCN）指南和《WHO 女性生殖器官肿瘤分类（第 5 版）》中。2021 年，基于分子分型的风险评估规则被纳入欧洲妇科肿瘤协会（European Society of Gynaecological Oncology，ESGO）指南。然而，国内关于分子分型的检测和临床应用还处于起步阶段，分子分型逐步进入临床实践中，诸如操作流程、标准化认识等问题均有待规范。为了提高中国临床工作者对于子宫内膜癌分子检测的认识和提高中国子宫内膜癌的临床诊治水平，下面将结合《子宫内膜癌分子检测中国专家共识》就分子分型在临床实践中的常见问题提供参考。

（一）命名原则

分子分型是 EC 诊疗领域里程碑式的进步，自从提出便受到了全球妇科肿瘤相关专业前所未有的关注，包括 TCGA、ProMisE 及 Trans－PORTEC 等在内的多个研究团队采用不同策略建立了以预后为指向的亚型分类，虽然核心思想基本一致，但策略不同，各亚型命名也略有不同（表 20－1）。在临床实践中，我们仍采用与《WHO 女性生殖器官肿瘤分类（第 5 版）》一致的命名策略，即结合 *POLE* 基因核酸外切酶结构域突变状态、MMR/MSI 状态和 p53 免疫组化染色状态进行综合判定，将 EC 分为以下 4 个亚型：*POLE* mut（*POLE* mutation）、MMRd（MMR deficiency）、p53 abn（p53 abnormality）和 NSMP（non－specific molecular profile）。

表 20－1 子宫内膜癌分子分型命名对照表

WHO*	ESGO	NCCN	TCGA	ProMisE	Trans－PORTEC
POLE mut	*POLE* mut	*POLE*	*POLE*（ultramutated）	*POLE* EDM	*POLE*－mutant
MMRd	MMRd	MSI－H	MSI（hypermutated）	MMR－D	MSI
p53 abn	p53 abn	CN－H	CN－H（serous－like）	p53 abn	p53－mutant
NSMP	NSMP	CN－L	CN－L（endometrioid）	p53 wt	NSMP

注：*依据《WHO 女性生殖器官肿瘤分类（第 5 版）》命名。

（二）检测原则

所有新确诊的子宫内膜癌患者，均推荐进行分子分型检测，在保证肿瘤组织含量足够的前提下（≥30%），样本可选择活检、刮宫或手术切除的肿瘤标本。

（三）检测流程

包括《WHO女性生殖器官肿瘤分类（第5版）》及《子宫内膜癌分子检测中国专家共识》在内的多个指南均推荐遵循以下流程进行EC分子分型：①首先依据*POLE*基因检测结果进行判断，发生*POLE*基因致病突变时，则判定为*POLE* mut型；②在*POLE*基因为野生型或发生非致病性突变时，再依据MMR/MSI状态进行判断，若为dMMR或MSI－H，则判定为MMRd型；③若MMR/MSI状态为pMMR或MSS（MSI－L和MSS均归类为MSS）时，进一步依据p53蛋白状态进行判断，若p53蛋白表达异常或*TP*53基因为突变状态，则判定为p53 abn型；若p53蛋白表达正常或*TP*53基因为野生型状态，则判定为NSMP型。上述检测途径如图20－1所示，严格按照上述标准诊断流程分析是做出正确分型诊断的关键，在实际应用中，所有检测项目都必须完成，并按先后顺序进行具体分析，仅仅检测某一种分子特征就判断为某种分子亚型是极为不妥的。

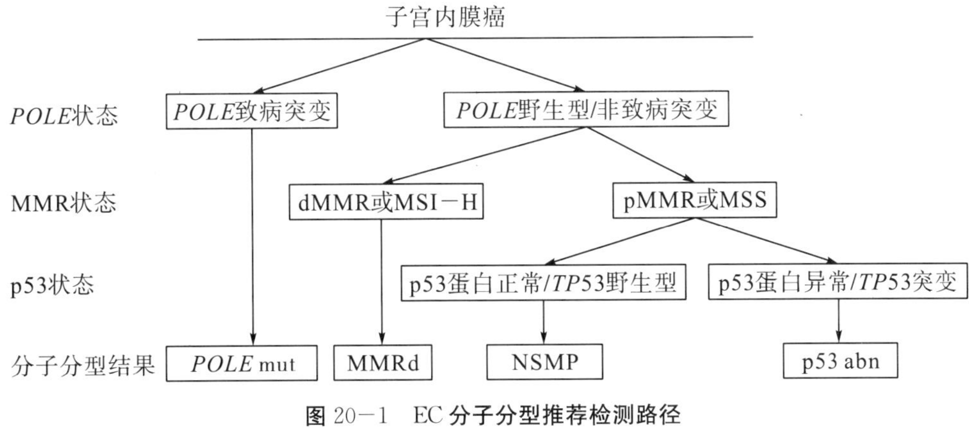

图20－1 EC分子分型推荐检测路径

（四）检测方案

1. *POLE*突变检测

（1）检测方法：Sanger测序。

（2）检测对象：*POLE*基因外切酶区域（168～471aa）第9至第14号外显子区域。

（3）分型标准：*POLE*基因外切酶结构域发生致病性突变和非致病性突变的患者，

5 年无复发生存率分别为 92.3%和 76.2%，*POLE* 基因外切酶结构域非致病性突变与 *POLE* 基因野生型患者 5 年无复发生存率相似。对 *POLE* 基因突变的研究中必须要严格进行 *POLE* 基因突变的定义，不是所有的突变都引起较好的预后，只有致病性突变才与患者的良好预后有关。2019 年，Imbode 等对 604 例 EC 患者进行 *POLE* 基因突变的研究，测定了第 9、12、13、14 号外显子，将突变结果分为三类，第一类为已经报道过的致病性（热点）突变，包括 P286R、V411L、S297F、A456P 和 S459F；第二类为 *POLE* 基因 TMB>100mut/Mb 的突变，包括 A465V、D462Y、P436H；第三类为未知意义的 *POLE* 基因突变（VUS）。对这三类突变和 *POLE* 基因未发生突变的患者进行总生存率和疾病无进展生存率的比较，发现仅有定义为热点突变的患者预后较好。随后 2020 年，Castillo 等从预后角度出发，同样建议将 EC 中的 *POLE* 基因突变进一步区分为致病性突变、非致病性突变和意义不明的突变，筛选出并得到国际公认的 11 个位于 *POLE* 外切酶区域的致病性突变（如表 20－2 所示）：P286R 和 V411L、S297F、S459F、A456P、F367S、M444K、L424I、M295R、P436R、D368K。上述 11 个致病性体细胞突变诠释了 TCGA 分型中 *POLE* mut 型的分子改变特点，因此在实践中，只有检测出致病性突变的病例才可以被归为 *POLE* mut 型（图 20－2A）。对于进行了全基因组测序（whole genome sequencing，WGS）或全外显子组测序（whole exome sequencing，WES）的个体，基于突变特征、TMB 及该突变在 TCGA 和 COSMIC 数据库中是否重复出现，计算出相应的得分，可以区分其突变的致病性。而对于非致病性或者意义不明的 *POLE* 突变，比如与热点突变氨基酸相同的非热点氨基酸突变和非热点区突变，则不能归为 *POLE* mut 型 EC（图 20－2B）。由于这部分病例数少，对明确其临床病理特征和突变意义还需大宗病例研究，并进一步确定其是否更适合归入其他 3 种分子亚型。

表 20－2　已被公认的 *POLE* 外切酶致病性（热点）突变位点信息

蛋白变化	氨基酸变化
P286R *	c. 857C>G
V411L *	c. 1231G>T/C
S297F *	c. 890C>T
S459F *	c. 1376C>T
A456P *	c. 1366G>C
F367S	c. 1100T>C
L424I	c. 1270C>A
M295R	c. 884T>G
P436R	c. 1307C>G
M444K	c. 1331T>A
D368Y	c. 1102G>T

注：* 为 WHO 所公认的致病性突变。

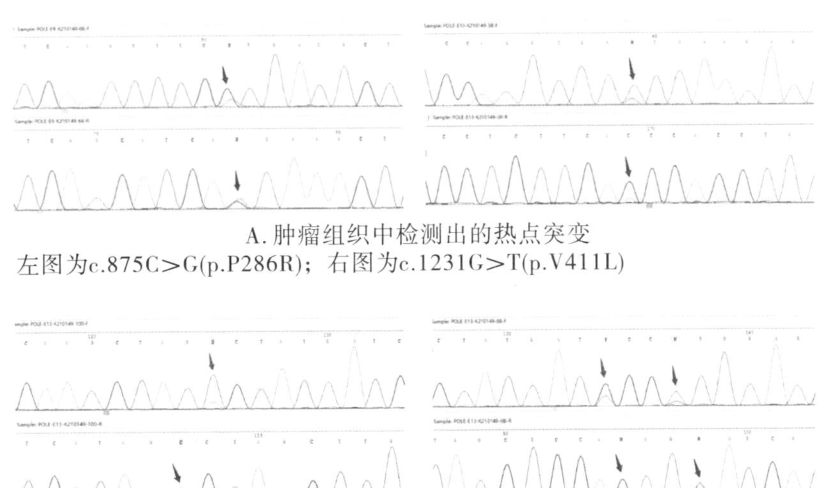

A. 肿瘤组织中检测出的热点突变

左图为c.875C>G(p.P286R)；右图为c.1231G>T(p.V411L)

B. 肿瘤组织中检测出的突变结果

左图为非热点突变：c.1298G>A(p.G433D)；右图为肿瘤组织中检测出两个不同的突变位点：c.1306C>T(p.P436S)和c.1309G>T(p.V437L)，分别为与热点突变氨基酸相同的非热点氨基酸变化和非热点突变

图 20-2　肿瘤组织 *POLE* 突变检测显示热点突变和非热点突变

目前已知的 11 种致病性突变主要分布在第 9、12、13、14 号外显子上，这也提示我们，在资源有限地区或存在一定经济压力时，临床实践中可以考虑仅检测这几个突变频率较高且具有预后意义的外显子区域。鉴于 80%以上的 *POLE* 基因致病性突变发生在第 9 号和第 13 号外显子，甚至可以只做第 9 和第 13 号外显子区域的突变检测，以进一步降低患者的经济成本。当不能对所有 EC 患者进行普遍检测时，对于术后传统临床病理学评估提示不需要进行辅助治疗的患者和低危患者在进行分子分型时，可考虑省略 *POLE* 基因突变分析，但仍推荐进行 MMR/MSI 状态和 p53 蛋白状态检测。此外，值得注意的是，目前尚无完善的数据库全面覆盖 *POLE* 致病性突变位点。因此，TCGA 分型标准（C>A>20%，C>G<1%，TMB>30mut/Mb，*POLE* 突变）仍是判断 *POLE* 突变的“金标准”。

2. MMR 蛋白检测/MSI 检测

（1）MMR 蛋白检测。采用 IHC 法对 4 个 MMR 蛋白 MLH1、MSH2、MSH6、PMS2 在肿瘤组织中的表达进行检测。结果判读标准：鉴于目前国内尚无 MMR 蛋白 IHC 染色评分和解释的权威标准，建议采用中国专家共识中建议的美国病理学家协会（College of American Pathologists，CAP）标准判断，即任何一个肿瘤细胞核着色即判定为阳性，且与核染色强弱及阳性细胞弥漫或局灶分布无关，无肿瘤细胞核着色则判定为阴性，肿瘤细胞核 4 个 MMR 蛋白表达完整/正常为 pMMR，肿瘤细胞核一个或多个 MMR 蛋白表达缺失/异常为 dMMR。以 dMMR 染色结果判断的分子亚型为 MMRd 型。特别强调的是，MMR-IHC 检测结果的判读需要紧密结合内对照细胞的染色状态，在内对照细胞阳性的前提下才可进一步评估肿瘤细胞的 MMR 染色状态，常用内对照为与肿瘤细胞紧密相邻的间质细胞、炎症细胞、正常子宫内膜腺上皮细胞及血管内皮细胞，EC 患者 MMR 蛋白免疫组织化学染色结果如图 20－3 所示。

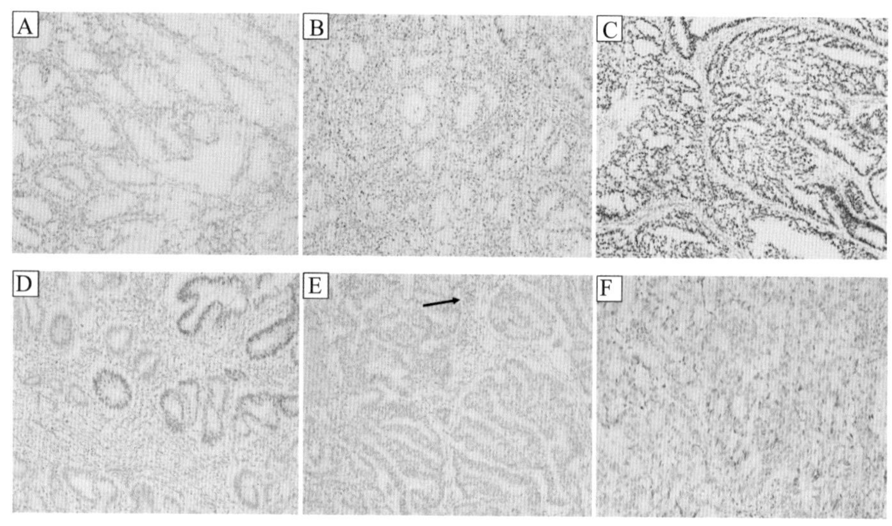

图 20－3　EC 患者 MMR 蛋白免疫组织化学染色结果

A～D 为 MMR 蛋白（以 PMS2 为例）免疫组织化学染色结果阳性示意图，体现了阳性结果的判读与肿瘤细胞核染色强弱及弥漫或局灶分布无关；A 显示肿瘤细胞核呈弱阳性表达，B 为中等强度阳性表达，C 为强阳性表达，D 为肿瘤细胞的局灶阳性表达；E 为阴性判读结果，黑色箭头为内对照细胞；F 为无效染色结果，内对照细胞未见阳性表达

（2）MSI 检测。2017 版中国临床肿瘤学会（CSCO）指南及 2018 年《子宫内膜癌分子检测中国专家共识》中已建议采用 PCR－毛细管电泳法对 2B3D 位点（5 个待检位点：BAT－25、BAT－26、D5S346、D2S123 和 D17S250；1 个内参位点，Penta C）进行检测，作为评估患者 MSI 状态的"金标准"检测方法。该方法需同时提取同一患者的正常组织和肿瘤组织样本 DNA，采用多重荧光 PCR 对检测位点进行扩增，再通过毛细管电泳对扩增产物进行检测，并利用专业软件对来自同一患者的一对组织样本检测结果进行对比分析。分析时，需严格按照以下三步进行：首先，判断质控片段（内标片段）是否合格，内标各片段的大小已知，是一把测量待测 DNA 片段大小的"尺子"，如果这把"尺子"自身出错，待测 DNA 片段的峰图结果自然出错，因此判读第一步检查内标峰图是否正常对待测样本 MSI 状态准确评估是极为重要的。其次，进行微卫星位点是否稳定的判断，通过确定 2B3D 微卫星位点的产物峰，比较配对的肿瘤组织和正常组织在某一特定核苷酸重复位点的产物峰的片段大小，与正常对照组织相比，若肿瘤组织中同一单核苷酸重复位点（BAT－25 及 BAT－26）上有一个及一个以上产物峰变化≥2bp 则判定为不稳定，同一双核苷酸重复位点（D5S346、D2S123 及 D17S250）上有一个及一个以上产物峰变化≥4bp 则判定为不稳定。最后，根据不稳定位点的个数明确待测样本微卫星稳定的具体类别：若检测位点中≥2 个发生不稳定，即为 MSI－H（图 20－4A）；检测位点中仅有 1 个发生不稳定，即为 MSI－L（图 20－4B）；若检测位点中没有发生不稳定性改变，即为 MSS（图 20－4C）。欧洲肿瘤内科学会（European Society of Medical Oncology，ESMO）指南推荐将 MSI－L 和 MSS 均归类为 MSS 型 EC。

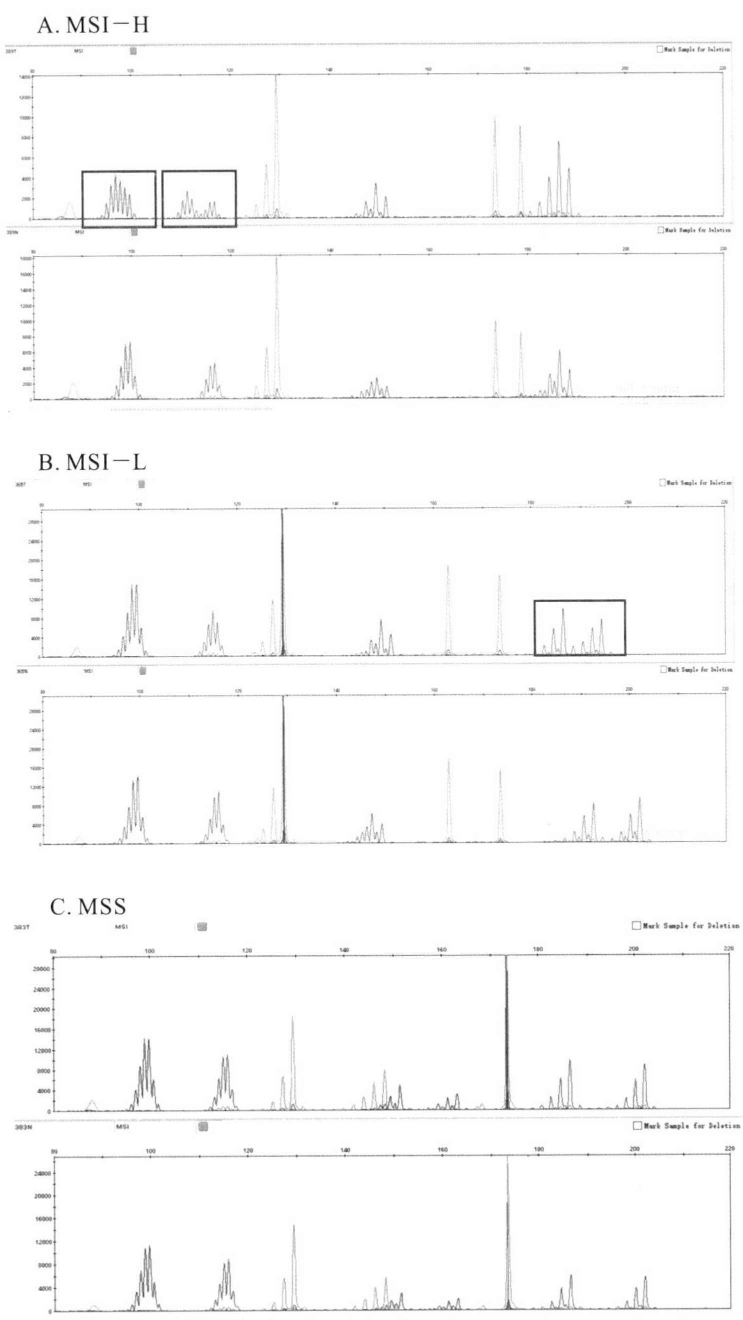

图 20－4　采用 PCR－毛细管电泳法对子宫内膜癌 MSI 状态检测的结果示意图

A～C 分别代表 MSI－H、MSI－L 和 MSS 的结果示意图，上列均为肿瘤样本，下列均为正常对照样本，框内代表与下列正常对照组织相比肿瘤组织内同一核苷酸检测位点判断为不稳定的产物峰

（3）注意问题。基于 PCR－毛细管电泳检测的分型结果为 MSI（MSI－H 或 MSS），采用 IHC 法对 MMR 蛋白进行判读的结果分为 dMMR 或 pMMR，dMMR 对应的分型结果为 MMRd 型。现有研究多认为基于 IHC 方法和基于多重荧光 PCR－毛细管

电泳法的检测结果基本一致，吻合率可达 90.4%～93.4%；基于 IHC 法的 dMMR 结果约等同于基于多重荧光 PCR－毛细管电泳法结果的 MSI－H，基于 IHC 法的 pMMR 结果则约等同于基于 PCR－毛细胞电泳法结果的 MSI－L/MSS。但仍然存在 IHC 法表达情况分类与 PCR－毛细管电泳结果分类不一致的情况，如在结直肠癌中，10%的患者 IHC 染色结果与基于 PCR－毛细管电泳技术的 MSI 检测结果不一致，在散发性结直肠癌中，仅用 IHC 方法检测，有 88%～89%的阳性检出率，仅用多重荧光 PCR－毛细管电泳法检测，95%～99.7%的阳性患者被检出。对两种检测方法结果不一致的原因进行分析，在 dMMR 且 MSI－L/MSS 中其可能的原因为：①IHC 检测的 MLH1、PMS2、MSH2 及 MSH6 4 个蛋白中虽有缺失，但 MMR 系统所包含的远不止上述 4 种蛋白，可能有其他蛋白出现了代偿功能，如 MSH6 蛋白不表达时，MSH3 蛋白可以代偿部分 MSH6 蛋白功能，形成的 MSH2/MSH3 异源二聚体可继续运行 DNA 错配修复功能；②*MLH*1 启动子甲基化产生的肿瘤异质性会造成 MLH1 蛋白不表达而 MSI 稳定的情况；③在肿瘤发生过程中，MMR 表达缺失与 MSI 的产生并不完全同步，MSI 的产生较 MMR 表达缺失更为迟缓；④IHC 染色结果判读的主观性。在 pMMR 且 MSI－H 中其可能的原因为：①造成 MSI－H 的可能是 MMR 系统内 MLH1、PMS2、MSH2 及 MSH6 4 个蛋白以外的功能蛋白发生异常，常规 IHC 检测导致其他异常蛋白的漏检；②编码 MLH1、PMS2、MSH2 及 MSH6 蛋白的基因发生错义突变，错义突变虽然导致蛋白功能异常，但不影响蛋白翻译并保留了抗原性；③除了 MMR 蛋白可导致 MSI 外，MSI 的发生还存在其他调控机制，这些对 MSI 系统具有调控作用的其他蛋白发生功能异常也同样导致 MSI 的发生。因此，在临床实践中不仅要注意所采用的检测方法和命名的统一，避免由于检测方法不一致而导致分子分型命名的混乱，更要意识到 MMR≠MSI 这一客观现实的存在。鉴于存在 MMR 蛋白和 MSI 检测结果不一致及误判的现象，尤其是 *MSH*6 基因胚系突变的 EC 患者 MSI 的检测灵敏度仅约 70.0%，也就意味着约 30%的 *MSH*6 基因胚系突变的 EC 患者可能表现为 MSS。因此，我们建议在条件允许的情况下对肿瘤组织采取 IHC 法与 PCR－毛细管电脉法联合的检测方法以提高对 MSI 检测的灵敏度和特异度，针对判读结果有争议的部分，需结合患者的 MMR 染色结果、MSI 状态、临床病理学特征和家族史进行综合分析，以及采用高通量测序技术对 MSI 进行再次检测。

当遇到 MLH1 免疫组化染色为阴性时，一定要注意明确是由 *MLH*1 基因启动子甲基化还是 MMR 基因胚系突变所致，二者预后有明显差异，前者预后差。针对 MLH1 蛋白表达缺失的患者，有条件的医疗单位可考虑补充 *MLH*1 基因启动子甲基化检测，*MLH*1 基因启动子高甲基化状态提示散发可能性大。

3. p53 蛋白检测

（1）检测方法。由于 p53 蛋白的 IHC 检测方法已被认为对基于测序的 *TP*53 基因突变结果具有普遍的可替代性，目前普遍采用 p53 IHC 方法筛选出 p53 abn 型 EC。

（2）判读标准。p53 信号定位于细胞核，其染色结果分为两种模式：①野生型表达，即不同强度染色细胞核散在阳性时，无论个数，提示 *TP*53 基因为野生状态；②突变型表达分为三种情况，即肿瘤细胞核过表达（至少75%肿瘤细胞弥漫强阳性表达）、肿瘤细胞完全缺失表达、肿瘤细胞胞质着色。阳性对照可选择扁桃体组织，生发中心需有40%以上的细胞为程度不等的着色，偶见强阳性着色细胞；鳞状上皮也应有基底层、副基底层的散在、程度不等的着色。子宫内膜癌 p53 蛋白免疫组织化学染色结果见图20－5。

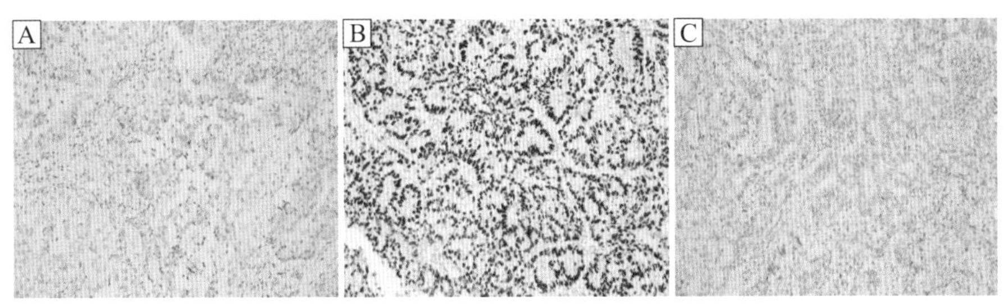

图 20－5　子宫内膜癌 p53 蛋白免疫组织化学染色结果

A. p53 蛋白野生型表达模式；B. p53 蛋白突变型表达模式之一，肿瘤细胞呈弥漫性核阳性；C. 同样为 p53 蛋白突变型表达模式之一，肿瘤细胞完全缺失表达

4. NSMP

无 *POLE* 突变，无 MMR 表达缺失，*TP*53 为野生型状态的归为 NSMP 型 EC。NSMP 型作为占比最大的一类 EC，在组织学上多为低级别 EEC。

5. 多重分子判读

分子分型中还值得我们注意的一个问题是，3%～5%的 EC 患者会出现多于一种分子特征的改变，将其称为多重分子亚型。Leon-Castillo 等分析了 64 例同时发生 MMRd 和 p53 abn 的 EC 的临床病理特征、分子表型及相关预后，他们认为这类 EC 的 *TP*53 突变是肿瘤发展过程中的继发性事件，是由 *POLE* 超突变或 MSI 高突变所导致的基因组不稳定引起的，而非肿瘤发生阶段的驱动事件。进一步对具有多重分子特征的聚类分析显示，肿瘤同时表现为 p53 abn 型及 MMRd 型，其生物学行为与 MMRd 型更一致，可归一化认为是 MMRd 型；肿瘤同时表现为 p53 abn 及 *POLE* mut，其生物学行为与 *POLE* mut 更一致，可归一化认为是 *POLE* mut。这就意味着在 *POLE* 突变或 MMRd 的背景下发生的 *TP*53 基因突变不影响二者较良好的生物学行为，不应单独依据 *TP*53 突变而对患者进行加强治疗。考虑到极少患者表现为 *POLE* mut 和 p53 abn 双重分子表型特征，对被判读为 p53 abn 的低危 EC 患者，仍建议补充 *POLE* 突变检测。

6. 分子分型报告

分子分型的结果建议以独立的报告形式呈现，推荐的报告模式如图 20－6 所示。

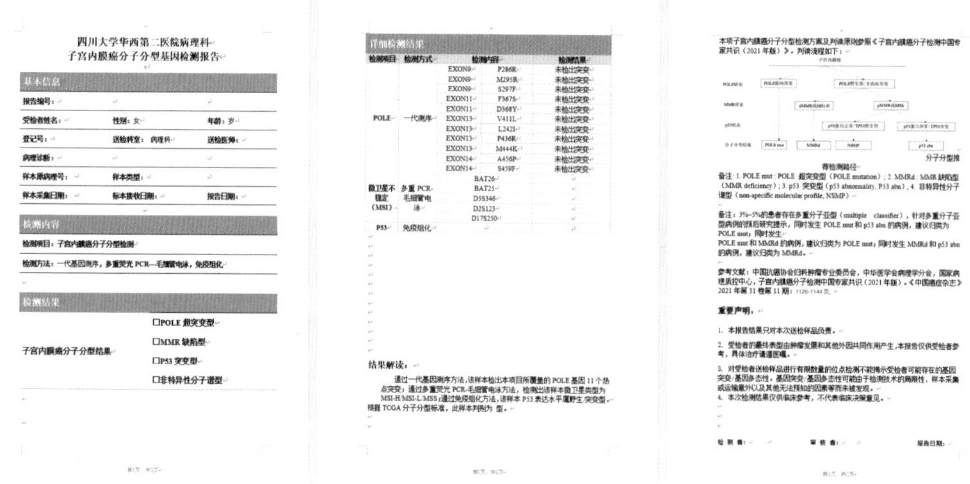

四川大学华西第二医院病理科
子宫内膜癌分子分型基因检测报告

基本信息

报告编号：		
受检者姓名：	性别：女	年龄：岁
登记号：	送检科室：病理科	送检医师：
病理诊断：		
样本原病理号：	样本类型：	
样本采集日期：	标本接收日期：	报告日期：

检测内容

检测项目：子宫内膜癌分子分型检测

检测方法：一代基因测序，多重荧光 PCR—毛细管电泳，免疫组化

检测结果

子宫内膜癌分子分型结果	□POLE 超突变型 □MMR 缺陷型 □P53 突变型 □非特异性分子谱型

详细检测结果

检测项目	检测方式	检测内容		检测结果
POLE	一代测序	EXON9	P286R	未检出突变
		EXON9	M295R	未检出突变
		EXON9	S297F	未检出突变
		EXON11	F367S	未检出突变
		EXON11	D368Y	未检出突变
		EXON13	V411L	未检出突变
		EXON13	L242I	未检出突变
		EXON13	P436R	未检出突变
		EXON13	M444K	未检出突变
		EXON14	A456P	未检出突变
		EXON14	S459F	未检出突变
微卫星不稳定（MSI）	多重 PCR-毛细管电泳	BAT26		
		BAT25		
		D5S346		
		D2S123		
		D17S250		
P53	免疫组化			

结果解读：

通过一代基因测序方法，该样本检出本项目所覆盖的 POLE 基因 11 个热点突变；通过多重荧光 PCR-毛细管电泳方法，检测出该样本微卫星类型为 MSI-H/MSI-L/MSS；通过免疫组化方法，该样本 P53 表达水平属野生/突变型。根据 TCGA 分子分型标准，此样本判別为 型。

本项子宫内膜癌分子分型检测方案及判读原则参照《子宫内膜癌分子检测中国专家共识（2021 年版）》。判读流程如下：

分子分型推荐检测路径

备注：1. POLE mut：POLE 超突变型（POLE mutation）；2. MMRd：MMR 缺陷型（MMR deficiency）；3. p53 突变型（p53 abnormality, P53 abn）；4. 非特异性分子谱型（non-specific molecular profile, NSMP）

备注：3%~5%的患者存在多重分子亚型（multiple classifier），针对多重分子亚型病例的预后研究提示，同时发生 POLE mut 和 p53 abn 的病例，建议归类为 POLE mut；同时发生 POLE mut 和 MMRd 的病例，建议归类为 POLE mut；同时发生 MMRd 和 p53 abn 的病例，建议归类为 MMRd。

参考文献：中国抗癌协会妇科肿瘤专业委员会，中华医学会病理学分会，国家病理质控中心，子宫内膜癌分子检测中国专家共识（2021 年版）。《中国癌症杂志》2021 年第 31 卷第 11 期：1126-1144 页。

重要声明：

1. 本报告结果只对本次送检样品负责。
2. 受检者的最终表型由肿瘤发展和其他外因共同作用产生，本报告仅供受检者参考，具体治疗请遵医嘱。
3. 对受检者送检样品进行有限数量的位点检测不能揭示受检者可能存在的基因突变/基因多态性。基因突变/基因多态性可能由于检测技术的局限性、样本采集或运输意外以及其他无法预知的因素等而未被发现。
4. 本次检测结果仅供临床参考，不代表临床决策意见。

检测者：　　审核者：　　报告日期：

图 20－6　推荐的子宫内膜癌分子分型检测报告

四、分子分型面临的问题

（1）分子分型确定了以预后为指向的分类细化，尤其是将 *POLE* mut 型这一组具有良好预后的 EC 区分出来，对临床具有重要意义，避免了对这一组患者的过度治疗。在所有的 EC 病例中，*POLE* mut 型占 6%～8%，而在高级别 EEC 中其占比可高达 30%。但近期有研究发现，透明细胞癌、癌肉瘤及去分化/未分化癌中也存在一定比例的 *POLE* mut 型，由此可见，*POLE* mut 型预后与组织形态学特征之间是不匹配的。按照传统的组织病理学，考虑到肿瘤高级别的形态学，这部分患者往往会接受术后的辅助放疗和/或化疗，而 *POLE* mut 的检出又提示患者预后良好，因此对于分类为 *POLE* mut 型的透明细胞癌、癌肉瘤及去分化/未分化癌等的这一类患者是否同样可以改变传统治疗策略将其治疗等级逐步降低，仍需要大样本量的循证依据。

（2）包括 TCGA、ProMisE 和 Trans－PORTEC 在内的多个研究均已证实分子分型的 4 个亚型中 *POLE* mut 型预后最好，p53 abn 型预后差，而占比最多的 NSMP 型和 MMRd 型患者的预后并无统计学差异。在欧洲妇科肿瘤协会（ESGO）/欧洲肿瘤放射学会（ESTRO）/欧洲病理学家协会（ESP）指南中，分子分型为 MMRd 和 NSMP 的患者风险分层同样没有差异。由此可见，对这两型患者的预后进一步区分仍是未来分子检测一个重要的研究方向。

（3）临床实践中采用免疫组织化学检测 p53 蛋白易于操作和推广，但免疫组织化学结果与基于基因测序的 CH－H 也存在 10%的不符合，由此可能导致 CH－H 人群被分类到 NSMP 组。需要留意的是，*TP53* 基因大片段缺失也可能造成 p53 蛋白功能异常，若基因检测结果与 p53 蛋白免疫组织化学（判读与染色没有问题的前提下）及形态学检测结果不符合，必要时可以进行 *TP*53 基因大片段缺失的检测。在两种检测方法结果不一致时，如何判读归类仍是亟待解决的重要问题。

（4）依照分子分型检测流程，将不具有 *POLE* mut、MMRd/MSI－H 及 p53 abn 分子特征的病例都归入了 NSMP 型，目前的研究显示，该型比例占全部 EC 的 30%～40%，是分子亚型中占比最多的一类。尽管这一组病例存在一定的组织学共性及分子改变特征，如形态学上多为低级别 EEC，体细胞的拷贝数变异低、肿瘤突变负荷低等，但临床实践发现 NSMP 型具有极大异质性的特点，难以进行个体化的风险度评估。有研究表明，1q32.1 拷贝数扩增可能是 NSMP 型 EC 的不良预后因素，具有 *CTNNB*1 基因突变的患者具有更高的远期复发风险。因此，对于该型患者，目前仍依据传统的形态学指标对其风险度进行评估，如组织学类型、肿瘤级别、肌层浸润情况及脉管侵犯等重要病理学评估指标。如何将这些传统风险指标与分子改变有效整合，从而进行更精细的风险分层是针对 NSMP 型患者亟待解决的关键问题。

除了上述 4 点，其他诸如 *POLE* 突变检测出新突变位点的临床意义如何；如何便捷、高效、准确地判断新突变的致病性问题；MMR 蛋白缺失的不同分子组合模式的解释及 MMR 蛋白亚克隆性缺失辨识的标准化问题；少见组织学类型，如未分化/去分化癌、神经内分泌癌、癌肉瘤、中肾管样腺癌等分子亚型的归属问题等，仍存在大量空白且尚无统一认知，有待在实践工作中不断探索和完善。

五、小结

随着精准医疗的进展，EC 的研究正逐渐进入分子时代。分子分型的建立和开展为 EC 的预后判断、危险分层、敏感辅助治疗方案制订及靶向药物选择提供了崭新的思路和方法，并初步形成检测共识以应用于临床实践。但由于分子分型提出至今时间尚短，现有认知大多是基于回顾性研究，其在真实世界中对子宫内膜癌预后风险和疗效评估等方面的价值，仍需大量相关临床研究（尤其是前瞻性研究）进一步验证。此外，还需要强调的是，分子分型是组织形态学的补充，并不能替代组织形态学分类。相信越来越多的前瞻性研究将更有助于建立并完善以预后为指向的更全面、更细化的 EC 分子分型实用策略，为提升 EC 传统病理学诊断模式和临床的个体化精准诊疗提供理论和实践基础。

（王巍　冯敏）

思考题

1. 子宫内膜癌分子分型的检测流程及检测结果分析要点?
2. 可作为子宫内膜癌患者免疫检查点抑制剂的预测因素或指标有哪些?
3. 针对子宫内膜癌患者进行 Lynch 综合征筛查的手段及意义?

参考文献

[1] Rebecca L, Siegel M P H, Kimberly D, et al. Cancer statistics, 2018 [J]. CA Cancer J Clin, 2018, 68 (1): 7-30.

[2] Cancer Genome Atlas Research Network, Kandoth C, Schultz N, et al. Integrated genomic characterization of endometrial carcinoma [J]. Nature, 2013, 497 (7447): 67-73.

[3] Wong A, Kuick C H, Wong W L, et al. Mutation spectrum of POLE and POLD1 mutations in South East Asian women presenting with grade 3 endometrioid endometrial carcinomas [J]. Gynecol Oncol, 2016, 141 (1): 113-120.

[4] León-Castillo A, DeBoer S M, Powell M E, et al. Molecular classification of the PORTEC-3 trial for high-risk endometrial cancer: Impact on prognosis and benefit from adjuvant therapy [J]. J Clin Oncol, 2020, 38 (29): 3388-3397.

[5] Chung Y S, Woo H Y, Lee J Y, et al. Mismatch repair status influences response to fertility-sparing treatment of endometrial cancer [J]. Am J Obstet Gynecol, 2021, 224 (4): 370. e1-e370. e13.

[6] Kunitomi H, Banno K, Yanokura M, et al. New use of microsatellite instability analysis in endometrial cancer [J]. Oncol Lett, 2017, 14 (3): 32973301.

[7] D'arcy BM, Blount J, Prakash A. Biochemical and structural characterization of two variants of uncertain significance in the PMS2 gene [J]. Hum Mutat, 2019, 40 (4): 458-471.

[8] Moller P, Seppala T T, Bernstein I, et al. Cancer risk and survival in path _ MMR carriers by gene and gender up to 75 years of age: a report from the Prospective Lynch Syndrome Database [J]. Gut, 2018, 67: 1306-1316.

[9] Kandoth C, Schultz N, Cherniack A D, et al. Integrated genomic characterization of endometrial carcinoma [J]. Nature, 2016, 497 (7447): 67-73.

[10] Alexandrov LB, Nik-Zainal S, Wedge D C, et al. Signatures of mutational processes in human cancer [J]. Nature, 2013, 500 (7463): 415-421.

[11] Bartley A N, Mills A M, Konnick E, et al. Mismatch repair and microsatellite instability testing for immune checkpoint inhibitor therapy: guideline from the College of American Pathologists in Collaboration with the association for molecular pathology and fight colorectal cancer [J]. Arch

Pathol Lab Med，2022，146（10）：1194－1210.

[12] 于双妮，宗丽菊，陈杰，等. 子宫内膜癌分子分型时代的问题及思考［J］. 中华病理学杂志，2022，51（7）：585－588.

[13] Ryan N A J，Glaire M A，Blake D，et al. The proportion of endometrial cancers associated with Lynch syndrome ：a systematic review of the literature and meta－analysis［J］. Genet Med，2019，21（10）：2167－2180.

[14] Kato A，Sato N，Sugawara T，et al. Isolated loss of PMS2 immunohistochemical expression is frequently caused by heterogenous MLH1 promoterhypermethylation in Lynch syndrome screening for endometrial cancer patients［J］. Am J Surg Pathol，2016，40（6）：770－776.

[15] Fergusons E，Aronson M，Pollett A，et al. Performance characteristics of screening strategies for Lynch syndrome in unselected women with newly diagnosed endometrial cancer who have undergone universal germline mutation testing［J］. Cancer，2014，120（24）：3932－3939.

[16] Muenst S，Soysal S D，Tzankov A，et al. The PD－1 / PD－L1 pathway：biological background and clinical relevance of an emerging treatment target in immunotherapy［J］. Expert Opin Ther Targets，2015，19（2）：201－211.

[17] Victoor J，Borght S V，Spans L，et al. Comprehensive immunomolecular profiling of endometrial carcinoma：a tertiary retrospective study［J］. Gynecol Oncol，2021，162（3）：694－701.

[18] Talhouk A，Derocher H，Schmidt P，et al. Molecular subtype not immune response drives outcomes in endometrial carcinoma［J］. Clin Cancer Res，2019，25（8）：2537－2548.

[19] Le D T，Durham J N，Smith K N，et al. Mismatch repair deficiency predicts response of solid tumors to PD－1 blockade［J］. Science，2017，357（6349）：409－413.

[20] Marabelle A，Le D T，Ascierto P A，et al. Efficacy of pembrolizumab in patients with noncolorectal high microsatellite instability/mismatch repair-deficient cancer：Results from the phase Ⅱ KEYNOTE－158 study［J］. J Clin Oncol，2020，38（1）：1－10.

[21] 中国抗癌协会妇科肿瘤专业委员会，中华医学会病理学分会，国家病理质控中心. 子宫内膜癌分子检测中国专家共识（2021 年版）［J］. 中国癌症杂志，2021，31（11）：1126－1144.

[22] Vermij L，Smit V，Nout R，et al. Incorporation of molecular characteristics into endometrial cancer management［J］. Histopathology，2020，76（1）：52－63.

[23] León-castillo A，Britton H，Mcconechy M K，et al. Interpretation of somatic POLE mutations in endometrial carcinoma［J］. J Pathol，2020，250（3）：323－335.

[24] Imboden S，Nastic D，Ghaderi M，et al. Phenotype of POLE－mutated endometrial cancer［J］. PLoS One，2019，14（3）：e0214318.

[25] Alexandrov L B，Nik－Zainal S，Wedge D C，et al. Signatures of mutational processes in human cancer［J］. Nature，2013，500（7463）：415－421.

[26] Concin N，Creutzberg C，Vergote I，et al. ESGO/ ESTRO/ESP guidelines for the management of patients with endometrial carcinoma［J］. Virchows Arch，2021，478（2）：153－190.

[27] Bartley A N，Mills A M，Konnick E，et al. Mismatch repair and microsatellite instability testing for immune checkpoint inhibitor therapy：guideline from the College of American Pathologists in Collaboration with the Association for Molecular Pathology and Fight Colorectal Cancer［J］. Arch Pathol Lab Med，2022，146（10）：1194－1210.

[28] Luchini C，Bibeau F，Ligtenberg M J L，et al. ESMO recommendations on microsatellite instability testing for immunotherapy in cancer，and its relationship with PD－1/PDL1 expression

and tumour mutational burden: a systematic review-based approach [J]. Ann Oncol, 2019, 30 (8): 1232-1243.

[29] Saeed O A M, Mann S A, Luchini C, et al. Evaluating mismatch repair deficiency for solid tumor immunotherapy eligibility: immunohistochemistry versus microsatellite molecular testing [J]. Hum Pathol, 2021, 115: 10-18.

[30] Pasanen A, Loukovara M, Butzow R. Clinicopathological significance of deficient DNA mismatch repair and MLH1 promoter methylation in endometrioid endometrial carcinoma [J]. Mod Pathol, 2020, 33 (7): 1443-1452.

[31] Singh N, Piskorz A M, Bosse T, et al. p53 immunohistochemistry is an accurate surrogate for TP53 mutational analysis in endometrial carcinoma biopsies [J]. J Pathol, 2020, 250 (3): 336-345.

[32] Leon-Castillo A, Gilvazquez E, Nout R, et al. Clinicopathological and molecular characterisation of "multiple classifier" endometrial carcinomas [J]. J Pathol, 2020, 250 (3): 312-322.

[33] Oberndorfer F, Moling S, Hagelkruys L A, et al. Risk reclassification of patients with endometrial cancer based on tumor molecular profiling: first real world data [J]. J Pers Med, 2021, 11 (1): 48.

[34] Depreeuw J, Stelloo E, Osse E M, et al. Amplification of 1q32.1 refines the molecular classification of endometrial carcinoma [J]. Clin Cancer Res, 2017, 23 (23): 7232-7241.

[35] Kurnit K C, Kim G N, Fellman B M, et al. CTNNB1 (beta catenin) mutation identifies low grade, early stage endometrial cancer patients at increased risk of recurrence [J]. Mod Pathol, 2017, 30 (7): 1032-1041.

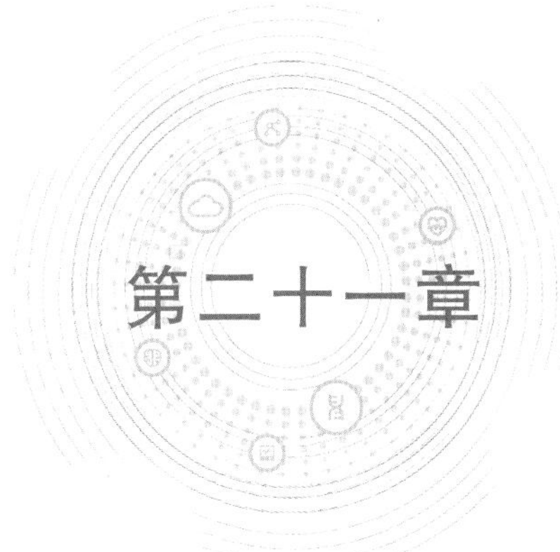

第二十一章 钙离子信号在急性胰腺炎中的分子病理基础及药物靶点

急性胰腺炎（acute pancreatitis，AP）是胰酶异常激活后对胰腺自身及其周围器官产生消化作用而引起的以胰腺局部炎症反应为主要特征，伴或不伴有其他器官功能障碍的消化系统急症。AP 全球发病率为 34/10 万人，且呈逐年上升趋势，给家庭及社会带来巨大的经济负担。AP 病因众多，其中胆结石、高甘油三酯血症和酒精是常见病因，其他病因还包括内镜逆行胰胆管造影术、药物、外伤、感染、自身免疫系统疾病等。其典型症状为急性发作的持续性上腹部剧烈疼痛，常向背部放射，伴有腹胀、恶心、呕吐等临床表现。AP 诊断标准包括以下 3 项，符合其中 2 项即可诊断为 AP：上腹部持续性疼痛；血清淀粉酶和（或）脂肪酶浓度至少高于正常上限值 3 倍；腹部影像学检查显示符合急性胰腺炎影像学改变。根据修订版急性胰腺炎亚特兰大分级标准，AP 可分为：①轻症，不伴局部和系统性并发症；②中度重症，出现一过性器官衰竭或胰腺局部损伤；③重症，表现为持续性器官功能衰竭，即肺、循环和肾脏系统中一个或多个出现序贯器官衰竭评估评分≥2 且持续≥48 小时。约 20%的 AP 患者会进展为重症 AP，可出现多器官功能衰竭和感染性胰腺坏死等，病死率高达 36%～50%。目前，临床上并没有针对 AP 的特异性治疗药物，早期积极治疗与多学科综合救治是降低重症 AP 病死率的关键。

一、急性胰腺炎的病理生理

胆汁酸、酒精非氧化代谢产物、雨蛙素等物质刺激胰腺腺泡细胞（以下简称“腺泡细胞”）或导管阻塞引起导管压力增加、管腔酸化等会诱导病理性细胞通路激活及细胞器功能障碍，进而导致胰腺水肿、炎症细胞浸润和腺泡细胞坏死等 AP 特征性胰腺病理改变（图 21-1）。其发病的细胞机制包括钙超载、线粒体功能障碍、胰蛋白酶原过早激活、内质网应激、自噬受损等。除了腺泡细胞自身受损外，腺泡细胞和免疫细胞之间的相互作用也促进了炎症反应。在局部，胰周脂肪皂化及胰腺组织内缺血等都能影响AP的严重程度。

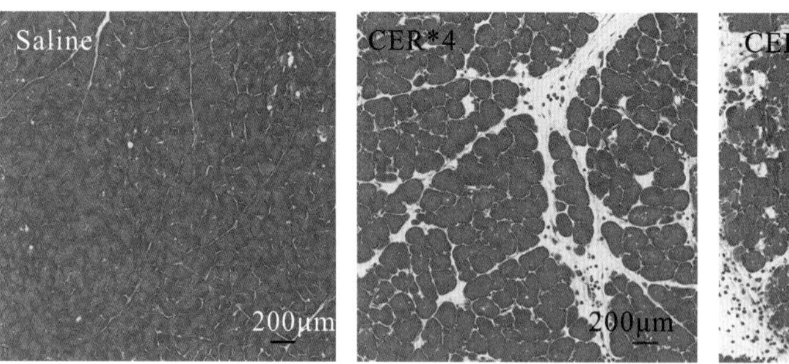

图 21－1　雨蛙素对小鼠胰腺组织的影响

C57BL/6 小鼠接受腹腔注射生理盐水（Saline），或 100 μg/kg 雨蛙素 4 次（CER＊4）或 7 次（CER＊7），每小时 1 次，于首次注射 12 小时后处死

（一）钙超载

腺泡细胞中钙离子（Ca^{2+}）病理性升高是AP发生的一个核心事件，它介导细胞损伤及激活促炎途径，如胰蛋白酶原过早激活、线粒体功能障碍及核因子κB（nuclear factor－κB，NF－κB）激活等。在生理状态下，Ca^{2+}从内质网释放，启动酶原分泌并刺激线粒体腺嘌呤核苷三磷酸（adenosine triphosphate，ATP）产生。在病理情况下，细胞内Ca^{2+}浓度过高，线粒体通透性转换孔以高电导状态打开，生成ATP所需的膜电位损失，导致ATP生成减少、线粒体功能障碍、自噬受损等，最终导致腺泡细胞损伤。Ca^{2+}的病理生理作用将在后面详细阐述。

（二）胰蛋白酶原过早激活

胰蛋白酶原是胰蛋白酶的前体，由腺泡细胞合成并存在于胰液里。胰蛋白酶原分泌到十二指肠中后，被十二指肠黏膜中的肠激酶激活为胰蛋白酶。胰蛋白酶可以活化其他蛋白酶，包括羧基肽酶、凝乳胰蛋白酶原及多余的胰蛋白酶原等。各种胰腺损伤可以启动溶酶体和腺泡细胞内酶原的融合，这一现象称为共定位。一旦溶酶体和酶原颗粒融合，组织蛋白酶B就可以将胰蛋白酶原激活。胰蛋白酶释放就会引起腺泡细胞自我消化，组织蛋白酶B则会引起细胞坏死，导致AP。

（三）内质网应激

内质网应激是细胞为应对内质网腔内错误折叠与未折叠蛋白聚集等状况，而激活未折叠蛋白反应、内质网超负荷反应和caspase－12介导的凋亡通路等信号途径的过程。在正常情况下，腺泡细胞能合成和分泌大量的消化酶，即其会产生大量蛋白质，一旦细胞受损，则特别容易引起内质网应激，加重细胞损伤。常见的胰腺毒素，如胆汁酸、酒精非氧化代谢产物等，通过增加对胰蛋白酶原、凝乳胰蛋白酶原、脂肪酶和组织蛋白酶B等蛋白质生成的需求和降低细胞处理和利用无用蛋白质的能力而引起内质网应激。当出现内质网应激时，腺泡细胞则会激活未折叠蛋白反应来恢复细胞稳态，即增强内质网降解蛋白质的能力及提高蛋白质合成和折叠的效率来缓解内质网应激。如果这些调节并不能恢复细胞稳态，则会激活凋亡通路，促进细胞凋亡。

（四）线粒体功能障碍

线粒体功能障碍表现为线粒体膜电位丧失及ATP生成减少。生理情况下，腺泡细胞胞质中Ca^{2+}升高可引起线粒体Ca^{2+}浓度短暂上升，促进三羧酸循环，产生ATP。线粒体通过线粒体Ca^{2+}单转运体摄取Ca^{2+}，此时线粒体内膜会发生小幅度的去极化，还原型辅酶Ⅰ及还原型辅酶Ⅱ生成增加，促进ATP生成。然而，在胰腺毒素刺激腺泡细胞时，线粒体膜通透性转换孔打开，线粒体去极化，ATP生成大幅减少，难以为细胞活动供能。而胞质中Ca^{2+}清除是依赖于ATP的，因此ATP生成减少直接导致了细胞钙超载，激活其他病理通路，导致腺泡细胞损伤。此外，线粒体膜功能损坏导致线粒体内容物释放到细胞质中，刺激细胞，导致细胞死亡。

（五）自噬受损

自噬指细胞吞噬自身胞质蛋白或细胞器并使其包被进入囊泡，与溶酶体融合形成自噬溶酶体，通过溶酶体水解酶降解其内容物，借此实现细胞本身的代谢需要及细胞器的更新。由此产生的降解产物，如氨基酸和脂肪酸，通过转运蛋白和渗透蛋白回到细胞质中被重复利用。宏自噬是细胞的一种保护机制，选择性宏自噬是指细胞将特定受损细胞器和错误折叠蛋白回收和加工。自噬过程中，由自噬相关基因（autophagy-related genes，ATGs）介导形成双膜囊泡，即自噬体。自噬体与溶酶体融合后降解。在小鼠急性胰腺炎模型中，敲除ATG5、ATG7或LAMP（溶酶体膜蛋白）阻断自噬途径，会加重AP炎症反应。此外，自噬受损也会导致胰蛋白酶原异常激活、内质网应激和线粒体功能障碍，导致腺泡细胞损伤，引发AP。

（六）炎症反应

炎症反应是AP的核心特征之一。在传统的急性和慢性炎症模型中，细胞因子和炎症介质通常是由免疫细胞释放的。但在AP中，腺泡细胞也可以分泌多种炎症介质，介导炎症反应。损伤的腺泡细胞释放细胞因子、趋化因子和各种黏附因子，招募免疫细胞浸润到损伤部位。一旦免疫细胞浸润胰腺组织，坏死和损伤的细胞释放的细胞内容物即可激活单核细胞和中性粒细胞，进一步加重及传播炎症。

活化单核细胞是AP中局部及全身性炎症反应的关键事件。腺泡细胞坏死释放的细胞内容物激活损伤相关分子模式（damage－associated molecular patterns，DAMPs），能够与免疫细胞上多种受体结合来调节单核细胞，激活 NF－κB 通路。NF－κB 介导促炎细胞因子、趋化因子和黏附因子的表达。DAMPs 也会激活炎症小体，促进细胞因子前体的成熟和分泌，如白介素－1β 前体和白介素－18 前体。这些途径会放大促炎细胞因子的产生，引起炎症级联反应。此外，远端器官的巨噬细胞也会被激活，并引起全身炎症反应及远端器官的损伤。

二、急性胰腺炎发病的钙超载学说

（一）钙离子在胰腺中的生理作用

钙是人体内最重要的元素之一，参与多种生命活动过程，维系着细胞的生理功能。钙主要以离子的形式发挥作用，参与细胞信号转导。细胞质内游离的 Ca^{2+} 介导多种细胞反应，如维持神经、肌肉正常兴奋性；调节腺体分泌；调控细胞生长、分化及死亡等。

细胞外 Ca^{2+} 浓度远高于细胞内 Ca^{2+} 浓度，细胞内的 Ca^{2+} 主要储存于细胞内钙库（内质网和线粒体）。当细胞膜或细胞内钙库的 Ca^{2+} 通道开启，可引起细胞外 Ca^{2+} 内流或细胞内钙库的 Ca^{2+} 释放，使胞质中 Ca^{2+} 浓度急剧升高。而 Ca^{2+} 进入胞质后，又可经细胞膜及钙库上的钙泵返回细胞外或细胞内钙库，维持胞质内的低 Ca^{2+} 水平状态。当细胞质内 Ca^{2+} 浓度异常升高，并导致细胞结构损伤和功能代谢障碍，即为钙超载。

细胞内 Ca^{2+} 在外分泌腺的液体及酶的分泌中发挥着重要的作用。在 20 世纪 70 年代，研究者发现，外分泌腺细胞在神经递质或激素的刺激下，Ca^{2+} 从细胞内钙库释放，引起细胞内 Ca^{2+} 浓度变化，从而调节液体或电解质的分泌。在胰腺组织中，神经递质乙酰胆碱（acetylcholine，ACh）及激素胆囊收缩素（cholecystokinin，CCK）能刺激腺泡细胞，诱导细胞内钙库中 Ca^{2+} 的释放，引起细胞内钙震荡。这种钙离子信号能促进胞吐作用，引起胰酶的分泌，以及激活 Ca^{2+} 依赖性 Cl^- 通道，促进细胞内液分泌。然而，当胞质内 Ca^{2+} 浓度病理性升高，则会导致细胞损伤，从而引起炎症反应。

（二）腺泡细胞中的生理性钙离子信号

在腺泡细胞中，包含有消化酶的酶原颗粒位于细胞顶部，大部分内质网围绕着底部的细胞核，但其能延伸到酶原颗粒区域并靠近顶膜。线粒体则大多位于粒周带，将以酶原颗粒分布为主的顶端区域与以内质网分布为主的基底部区域分开。此外，线粒体还分布在细胞膜与细胞核周围。线粒体的定位比较固定，可能与线粒体和细胞质中其他细胞器之间存在密切的关系有关。有研究发现，内质网释放 Ca^{2+} 后，线粒体内 Ca^{2+} 浓度立即升高。这说明线粒体在腺泡细胞的粒周、细胞膜下和细胞核周围分布是有其特定的生理作用的，这种分布对腺泡细胞内 Ca^{2+} 的运动有重要作用。

ACh 与腺泡细胞膜上受体结合，生成 1，4，5－三磷酸肌醇（IP_3）和二酰基甘油（diacylglycerol，DG）。IP_3 进入细胞内，与酶原颗粒区域内质网上的三磷酸肌醇受体（inositol triphosphate receptor，IP_3R）结合，诱导细胞内钙库中 Ca^{2+} 释放，引起钙震荡，形成重复的 Ca^{2+} 尖峰。在低刺激水平下，钙离子信号仅限于顶端区域，若在较强的刺激下，钙离子信号可出现在整个细胞中，但这些信号都是从顶端区域开始的。在产生 Ca^{2+} 尖峰时，腺泡细胞会出现大量的细胞外分泌。同时，也会使位于顶膜的 Ca^{2+} 依赖性 Cl^- 通道打开。当 IP_3 浓度恒定时，细胞顶端的钙震荡依然存在，因此可以推断重复的 Ca^{2+} 尖峰并不是由 IP_3 浓度变化引起的。此外，持续向细胞内输注 Ca^{2+} 也可诱导细胞顶端区域出现 Ca^{2+} 尖峰，以及向细胞内输注胞内 Ca^{2+} 缓冲系统（calcium buffers，即在胞内可迅速与 Ca^{2+} 结合的物质）能显著改变 ACh 诱导的胞内 Ca^{2+} 尖峰的频率和形状。因此，重复的 Ca^{2+} 尖峰可能是由 Ca^{2+} 自身诱导的 Ca^{2+} 释放或抑制而引起的。据此，有学者提出，腺泡细胞中钙震荡可能是由内质网上的 IP_3R 及兰尼碱受体（ryanodine receptor，RyR）共同作用而产生的。ACh 激活磷脂酶 C（phospholipase C，PLC），将磷脂酰肌醇 4，5－二磷酸切割成 IP_3 和 DG，引起细胞中 IP_3 浓度升高，进而使 IP_3R 打开，释放 Ca^{2+}，增加胞质中游离 Ca^{2+} 浓度（$[Ca^{2+}]_i$）。Ca^{2+} 也会激活 RyR，进一步增高 $[Ca^{2+}]_i$。Ca^{2+} 对 IP_3R 及 RyR 具有双重作用，当 $[Ca^{2+}]_i$ 到达一定的水平，Ca^{2+} 对这些通道的激活作用会变成抑制作用，进而关闭通道。通道关闭后，内质网上的钙泵会将胞质中的 Ca^{2+} 泵回内质网，降低 $[Ca^{2+}]_i$，直到达到其刺激浓度，开始新的循环。

除 ACh 外，胆囊素收缩素（CCK）也能诱发腺泡细胞内出现相似的钙离子信号。CCK 是最早发现的胃肠肽激素之一，其主要作用是收缩胆囊和刺激胰腺外分泌。CCK 有多种化学结构，包括 CCK8、CCK33 及 CCK58，其能作用于腺泡细胞上高亲和力受体 CCK1 受体。在低浓度 CCK 刺激下，细胞产生烟酸二核苷酸磷酸（nicotinic acid adenine dinucleotide phosphate，NAADP），诱导细胞内钙库释放 Ca^{2+}，出现重复而短暂持续的 Ca^{2+} 尖峰。NAADP 能打开内质网上的 RyR，释放 Ca^{2+}，而 Ca^{2+} 又能诱导 Ca^{2+} 释放，直到 $[Ca^{2+}]_i$ 达到抑制 Ca^{2+} 释放水平。除此之外，NAADP 还能激活细胞中的酸性物质储存器如溶酶体上的 RyR 及双孔隙通道（two-pore channels，TPCs），释放 Ca^{2+}。其激活 RyR 和 TPCs 可能是通过 NAADP 结合蛋白木星微管相关同源物 2 实现的。但随着 CCK 浓度增加，CCK 诱导的钙离子信号变为短暂持续的 Ca^{2+} 尖峰及更长但仍短暂的 Ca^{2+} 尖峰的混合信号，而 ACh 引起的是钙震荡。此外，生理水平的 ACh 诱导的局部持续时间短的 Ca^{2+} 尖峰不会影响相邻的细胞，但生理水平的 CCK 刺激，局部 Ca^{2+} 尖峰有时会触发整个细胞出现持续时间长的 Ca^{2+} 瞬变，且会扩散到相邻腺泡细胞簇。在 $[Ca^{2+}]_i$ 浓度升高时，细胞会通过自我调节，降低 $[Ca^{2+}]_i$，恢复到低水平状态。在腺泡细胞中，主要通过细胞膜上的 Ca^{2+}－ATP 酶将胞质内 Ca^{2+} 转运到细胞外。且每当刺激引起 $[Ca^{2+}]_i$ 浓度增加时，Ca^{2+} 转运速度就会加速；这也意味着，内质网存储的 Ca^{2+} 会减少，此时会激活钙库操纵钙通道（store-operated channel，SOC），

Ca^{2+}进入细胞以恢复内质网Ca^{2+}浓度。SOC 主要包括 ORAI1 和瞬时受体电位阳离子通道蛋白（transient receptor potential cation channel，TRPC）。其机制是内质网膜上的钙感受器基质相互作用分子 1（stromal interaction molecule 1，STIM1）移位到靠近细胞膜的位置，与细胞膜上的Ca^{2+}进入通道相互作用，打开钙离子释放激活钙离子通道（Ca^{2+} release-activated Ca^{2+} channels，CRAC），补充胞质内的储存Ca^{2+}。腺泡细胞中的生理性钙离子信号机制见图 21－2。

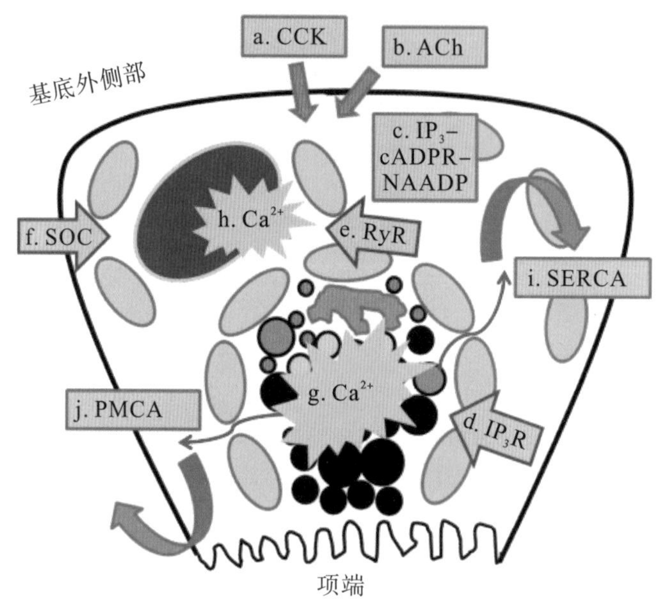

图 21－2　胰腺腺泡细胞中的生理性钙离子信号机制

a. 胆囊收缩素（CCK）与其受体结合，促进烟酸二核苷酸磷酸（NAADP）和环腺苷二磷酸核糖（cADPR）生成；b. 乙酰胆碱（ACh）与毒蕈碱受体结合，促进三磷酸肌醇（IP_3）生成；c. 第二信使 IP_3、NAADP 和 cADPR 分别与内质网膜上的三磷酸肌醇受体（IP_3R）和兰尼碱受体（RyR）结合，但尚未发现 NAADP 的特异性受体；d. IP_3R 是分布在顶端区域的Ca^{2+}通道，可将Ca^{2+}释放到胞质中；e. RyR 是一种主要分布在基底部区域的Ca^{2+}通道，也可将Ca^{2+}释放到胞质中；f. 内质网Ca^{2+}浓度的减少引起细胞膜储存操作的钙库操纵钙通道（SOC）打开，Ca^{2+}进入细胞以恢复内质网Ca^{2+}浓度；g. 细胞顶端区域的Ca^{2+}浓度升高刺激线粒体促进代谢和胞吐；h. 在基底部的Ca^{2+}刺激核周和细胞膜下分布的线粒体代谢、钙泵和转录；i. 胞质Ca^{2+}浓度升高促使肌浆网/内质网Ca^{2+} ATP 酶（SERCA）摄取Ca^{2+}；j. 胞质Ca^{2+}浓度升高也促进细胞膜Ca^{2+}－ATP 酶（PMCA）转移Ca^{2+}到细胞外

综上所述，腺泡细胞中的钙离子信号能够影响Ca^{2+}依赖性Cl^-通道及胞吐作用，对能量代谢和酶分泌的控制发挥重要作用。

（三）腺泡细胞中病理性钙离子信号

腺泡细胞内钙超载是 AP 发生的核心机制之一。胰腺炎刺激物可以诱导病理性钙离子信号，导致腺泡细胞胰蛋白酶原异常激活、细胞死亡等，引发局部无菌性炎症，最终可能导致全身炎症反应综合征和器官衰竭等。

1. 高浓度 CCK 诱导的钙信号

体外研究表明，病理性 CCK 刺激能引起新鲜分离的腺泡细胞出现大空泡。与此对应的是，用超大剂量的雨蛙素（caerulein，一种 CCK 类似物）静脉或腹腔注射啮齿动物后胰腺出现急性胰腺炎相关病理学改变，即腺泡细胞中出现空泡与酶原颗粒融合而成的大空泡，继而出现胰腺水肿、炎症细胞浸润和腺泡细胞坏死，且伴随血清淀粉酶、脂肪酶、细胞因子和趋化因子等水平显著升高。因雨蛙素引起的胰腺损伤与人 AP 病理表现高度相似及造模方便、可重复性强，雨蛙素模型在 AP 研究中的应用最为广泛。

如前所述，在生理情况下，CCK 受体激活会引起 Ca^{2+} 从钙库中释放，当内质网 Ca^{2+} 浓度降低，则会激活 ORAI1，使胞外 Ca^{2+} 进入胞质中，内质网上的钙泵把 Ca^{2+} 泵入钙库中，以此方式来补充钙库中的 Ca^{2+}，同时，细胞膜上的钙泵也会将 Ca^{2+} 泵出细胞外，把 $[Ca^{2+}]_i$ 维持在正常水平。而在病理情况下，线粒体功能被抑制，并不能产生足够的 ATP 来驱动钙泵，因此胞质中的 Ca^{2+} 既不能进入钙库，也不能排到细胞外，从而引起 $[Ca^{2+}]_i$ 水平升高。在此情况下，细胞会通过调控钙库操纵钙通道相关调节因子及 ORAI1 活性来减轻 $[Ca^{2+}]_i$ 升高对细胞的损伤，但这并不足以弥补 ATP 不足带来的影响。

当高浓度雨蛙素或 CCK 刺激腺泡细胞时，腺泡腔和胞外结构之间会形成一条细通道，该通道逐渐变长、变薄，最后破裂，在胞内形成空泡。后来研究发现，胰蛋白酶原正是在这些内吞液泡中被激活的。空泡会与腺泡细胞顶端和基底部细胞膜融合、破裂，把活化的胰蛋白酶输送到腺泡腔及细胞间质中，造成腺泡细胞及胰腺组织中的其他细胞损伤。

雨蛙素或 CCK 诱导的胰蛋白酶原激活依赖于 $[Ca^{2+}]_i$ 水平。空泡破裂，液泡与管腔或基底部细胞膜融合。胰蛋白酶输送到胞质、腺泡细胞腔或细胞间质，破坏细胞结构，导致胰腺自身消化。但在人体中，循环中的 CCK 浓度并不足以激活腺泡细胞 CCK 受体使其发生一系列的病理变化。因此，CCK 刺激并不是 AP 的病因。高浓度 CCK 诱导的钙离子信号机制图见图 21-3。

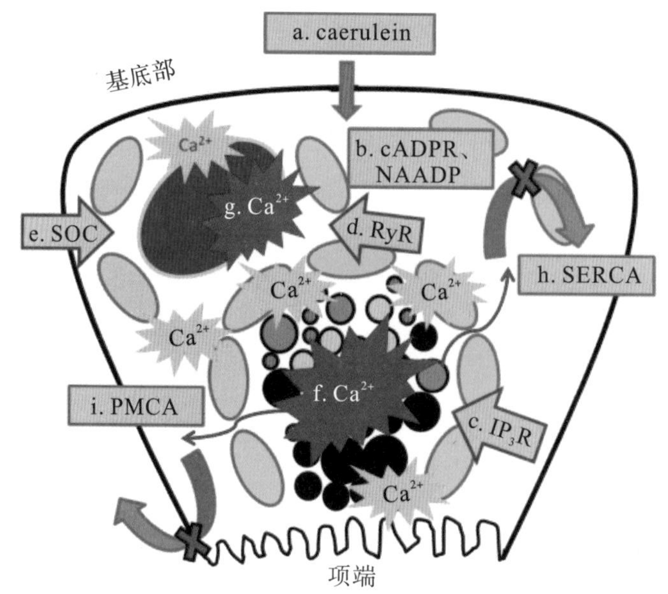

图 21−3　高浓度 CCK 诱导的病理性钙离子信号机制

a. 雨蛙素（caerulein）与其受体结合；b. 雨蛙素与其受体结合后，促进烟酸二核苷酸磷酸（NAADP）和环腺苷二磷酸核糖（cADPR）生成；c、d. 第二信使与内质网膜上的三磷酸肌醇受体（IP_3R）和兰尼碱受体（RyR）结合；e. 内质网 Ca^{2+} 浓度降低促进钙库操纵钙通道（SOC）打开，细胞外 Ca^{2+} 进入细胞以恢复内质网 Ca^{2+} 浓度；f. 细胞顶端区域的 Ca^{2+} 浓度升高；g. Ca^{2+} 扩散至基底部区域，导致细胞内的 Ca^{2+} 全面升高；h、j. 线粒体受损导致 ATP 生成减少，无法为肌浆网/内质网 Ca^{2+}−ATP 酶（SERCA）和细胞膜 Ca^{2+}−ATP 酶（PMCA）提供足够的能量，导致细胞中 Ca^{2+} 水平进一步升高

2. 胆汁酸诱导的钙离子信号

胆结石是 AP 发病的重要病因之一。在自然人群中，约 2/3 的人胆管和胰管是有导管连接的，胆汁酸可以通过该导管从肝或胆囊直接进入胰管，从而进入胰腺组织。因此，胆汁酸与胰腺组织的直接作用可能是 AP 的诱因。然而有研究比较了结扎胰胆管不同的部位引起 AP 的严重程度，发现结扎胆管和胰管、单独结扎胰管及结扎胆总管各组，只有结扎胆总管才能引起胆汁酸进入胰管，但是三种结扎方式诱导的 AP 严重程度是一致的。因此，研究者认为胆汁酸流入胰腺组织对胆结石相关的 AP 的发展并不重要，胰胆管系统的阻塞使胰腺中的液体流动受阻，胰管呈高压状态，从而导致 AP 的发生发展。后来研究也表明，胰管压力是可以引起 $[Ca^{2+}]_i$ 水平升高诱发 AP 的，但胆汁酸直接作用于胰腺引起的病理改变也不容忽视。

胆酸盐是胆汁的主要成分，其包括牛磺石胆酸盐、牛磺胆酸盐和牛去氧胆酸盐等。以牛磺胆酸钠（taurolithocholic acid 3−sulfate，TLC−S）为主的多种天然胆酸盐均可剂量依赖性地引起腺泡细胞出现病理性钙离子信号。在浓度为 100～500 μmol/L 的 TLC−S 刺激下，会引起腺泡细胞 $[Ca^{2+}]_i$ 水平升高，酶原颗粒区会出现短暂持续的重复性 Ca^{2+} 尖峰。有研究者认为，胆汁酸与腺泡细胞膜上的 G 蛋白偶联胆汁酸受体 1（G−protein-coupled bile acid receptor 1，Gpbar1）结合，激活 Gq 蛋白，与 PLC 偶联，

生成 IP_3，然后激活 IP_3R，使 Ca^{2+} 从钙库中释放。实验表明，Gpbar1 表达于腺泡细胞顶端质膜，而 Gpbar1 基因敲除，能够减轻 TLC－S 诱导的病理性钙离子信号并减少细胞内胰蛋白酶原激活，从而减轻 TLC－S 诱导的 AP 的严重程度。也有研究者认为，胆汁酸是通过钠离子－牛磺胆酸共转运蛋白进入腺泡细胞的，然后抑制内质网上的钙泵，导致细胞质中的 Ca^{2+} 无法被泵回内质网，进而激活细胞膜细胞上的钙库操纵钙通道，使胞外的 Ca^{2+} 内流引发钙超载。实验也表明，牛磺胆酸盐能通过激活 TRPC3 诱导 Ca^{2+} 内流。但对于腺泡细胞上是否有钠离子依赖性牛磺胆酸共转运蛋白仍存疑。因此，胆汁酸与胆汁酸受体 Gpbar1 结合而发挥作用似乎更可信。胆汁酸诱导的病理性钙离子信号机制见图 21－4。

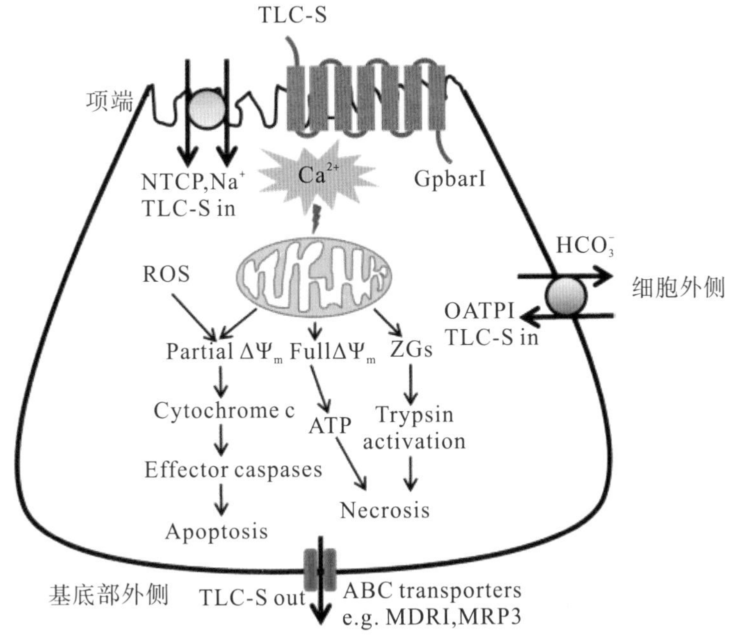

图 21－4 胆汁酸诱导的病理性钙离子信号机制

胆汁酸（TLC－S）通过钠离子依赖性牛磺胆酸共转运蛋白（NTCP）从管腔表面或通过碳酸氢根依赖性牛磺胆酸转运蛋白（OATP1）从基底外侧膜进入腺泡细胞。TLC－S 激活管腔表面的 G 蛋白偶联胆汁酸受体 1（Gpbar1）。TLC－S 诱导胞质和线粒体 Ca^{2+} 超载导致细胞调亡（apoptosis）和坏死（necrosis）。ROS，活性氧；Partial $\Delta\Psi_m$，局部线粒体膜电位；Cytochrome C，细胞色素 C；Effector caspases，效应凋亡蛋白酶；Full $\Delta\Psi_m$，全线粒体膜电位；ATP，腺嘌呤核苷三磷酸；ZGs，酶原颗粒；Trypsin activation，胰蛋白酶激活；ABC transporters，ABC 转运器；MDR1，多药耐药蛋白 1；MRP3，多药抗性蛋白 3。

胆汁酸诱导的腺泡细胞内病理性钙离子信号可以激活细胞中的钙调磷酸酶，导致胰蛋白酶异常激活，且能激活 NF－κB 通路，使腺泡细胞受损。此外，除了诱导腺泡细胞内病理性钙离子信号，胆汁酸还会抑制 ATP 的产生。即使使用 Ca^{2+} 螯合剂抑制细胞内 Ca^{2+} 水平，依然没有消除胆汁酸对线粒体的毒性作用，这表明胆汁酸对线粒体的损害并非完全依赖 Ca^{2+} 途径。

3. 酒精和脂肪酸诱导的钙离子信号

酒精是引起 AP 发生的重要危险因素和病因。但体外实验表明，高浓度的乙醇（$>$500 mmol/L）难以直接诱导腺泡细胞病理性钙离子信号，即使是 850 mmol/L 的乙醇也只能引起轻微的［Ca^{2+}］$_i$水平升高。因此，酒精对胰腺的毒性作用并不是直接的，而是通过其代谢产物损伤腺泡细胞。有研究表明，酒精相关的器官损伤，特别是胰腺的损伤，不是由酒精本身引起的，而是由乙醇和长链脂肪酸的非氧化作用后产生的脂肪酸乙酯（fatty acid ethyl esters，FAEEs）引起的。乙醇可以自由扩散进入细胞，同时脂肪酸通过脂肪酸转运体进入细胞，两者在腺泡细胞中由羧基酯脂肪酶催化形成 FAEEs。在饮酒后，人体胰腺可含有浓度超过 100 μmol/L 的饱和或不饱和脂肪酸乙酯。FAEEs 也确实能有效地诱导细胞［Ca^{2+}］$_i$升高。在因过度饮酒而患急性胰腺炎死亡的患者尸检中发现，其胰腺的 FAEEs 合成速度是肝的两倍以上，远远高于其他器官（脂肪、心脏、大脑、肌肉和主动脉）。当用乙醇和棕榈油酸乙酯（palmitoleic acid ethyl ester，POAEE）共同刺激腺泡细胞时，能够引起［Ca^{2+}］$_i$显著升高。POAEE 的作用与其他饱和或不饱和长链脂肪酸乙酯相似，如棕榈酸乙酯、花生四烯酸乙酯等。

POAEE 主要是通过诱导腺泡细胞钙库释放 Ca^{2+}，随后 ORAI1 通道激活，细胞外的 Ca^{2+} 进入细胞，使［Ca^{2+}］$_i$升高。［Ca^{2+}］$_i$长时间保持在高水平状态，导致细胞内胰蛋白酶激活，细胞坏死。研究表明，POAEE 是通过激活 IP_3R 及 RyR，让 Ca^{2+} 从内质网和酸性物质储存器中释放出来的。因为，同时抑制 IP_3R 和 RyR 时，POAEE 几乎无法诱导钙库释放 Ca^{2+}。此外，当表达 IP_3R 的基因被敲除时，POAEE 也几乎无法诱导酸性物质储存器中释放 Ca^{2+}。抑制了 Ca^{2+} 的释放，同时也抑制了胰蛋白酶原的激活，减轻了腺泡细胞的损伤。但当抑制 PLC 时，并不能减轻 POAEE 诱导的［Ca^{2+}］$_i$升高，这意味着 POAEE 可能不是通过刺激细胞产生 IP_3 来打开 IP_3R 的。POAEE 激活 IP_3R 的机制仍需探索。FAEEs 诱导［Ca^{2+}］$_i$升高，也会导致线粒体钙超载，线粒体膜通透性转换孔打开，使线粒体内膜去极化，从而抑制 ATP 的生成，细胞能量耗竭及细胞内胰蛋白酶原异常激活导致细胞坏死，引起胰腺组织损伤。FAEEs 诱导急性胰腺炎的机制见图 21－5。

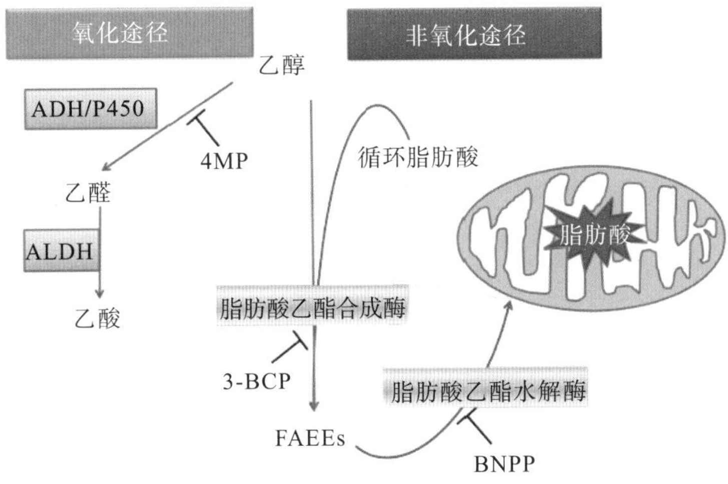

图 21－5 FAEEs 诱导急性胰腺炎的机制

乙醇（ethanol）代谢途径包括氧化（oxidative）及非氧化（non－oxidative）途径。氧化途径：乙醇脱氢酶（ADH）或细胞色素 P450 催化乙醇转化成乙醛（acetaldehyde），进而被乙醛脱氢酶（ALDH）催化生成乙酸（acetate）。非氧化途径：脂肪酸乙酯合成酶（FAEE synthases）利用乙醇和循环脂肪酸（circulating FAs）合成 FAEEs，脂肪酸乙酯水解酶（FAEE synthases）可将 FAEEs 水解成脂肪酸（FAs）。3－苄基－6－氯－2－吡喃酮（3－BCP）抑制 FAEE 合成酶，从而减少 FAEEs 生成。双（对硝基苯基）磷酸酯（BNPP）抑制 FAEE 水解酶，从而抑制 FAEEs 在线粒体中水解为 FAs。4－甲基吡唑（4MP）抑制乙醇的氧化途径，进而促进 FAEEs 合成。

4. 其他因素诱导的钙离子信号

天冬酰胺酶常用于治疗儿童急性淋巴细胞白血病，AP 是其常见的不良反应，有 5%～10%使用天冬酰胺酶的患者会出现 AP。天冬酰胺酶能诱导腺泡细胞病理性钙离子信号，且随着药物浓度的升高，重复短暂的 Ca^{2+} 尖峰会变为持续的 $[Ca^{2+}]_i$ 升高。天冬酰胺酶通过结合细胞膜上的蛋白酶激活受体发挥作用，激活 IP_3R 及 RyR 诱导钙库释放 Ca^{2+}，使 $[Ca^{2+}]_i$ 升高。因此，细胞内 $[Ca^{2+}]_i$ 升高可以在胞外缺乏 Ca^{2+} 的情况下启动，但持续性的 $[Ca^{2+}]_i$ 升高还是依赖于外界 Ca^{2+} 水平。此外，天冬酰胺酶还显著减少了 ATP 的生成，进而导致细胞膜上钙泵无法有效排出胞质中的 Ca^{2+}。但在天冬酰胺酶治疗的急性淋巴细胞白血病患者中，天冬酰胺酶是否能达到足够的浓度去引起腺泡细胞病理性钙信号而引起 AP 仍需探索。

胆结石导致的导管阻塞、手术或腹部受到撞击也可能会引起 AP。研究者发现，从导管阻塞的胰腺中分离出的腺泡细胞中有大量的胰蛋白酶，这也佐证了压力可能是诱发 AP 的一个重要因素。后来发现压力激活的阳离子通道 Piezo1 在腺泡细胞中有表达。Piezo1 是非选择性阳离子通道，钠离子、钾离子、钙离子及镁离子都可以通过 Piezo1 进入细胞。Piezo1 可以通过物理压力激活，也可以通过合成的小分子 Yoda1 激活。在腺泡细胞中，Yoda1 可以诱导细胞内 $[Ca^{2+}]_i$ 升高，该效果可以被 Piezo1 特异性抑制剂蜘蛛毒素 GsMTx4 阻断。Yoda1 还可以诱导腺泡细胞乳酸脱氢酶生成及细胞坏死。当敲除 Piezo1 时，Yoda1 不能引起 $[Ca^{2+}]_i$ 升高，却不影响高浓度 CCK 诱导的 $[Ca^{2+}]_i$ 升高。Piezo1 引起的 $[Ca^{2+}]_i$ 升高是通过 Ca^{2+} 内流，而不依赖于钙库释放 Ca^{2+}。

Piezo1 打开可以激活磷脂酶 A2，进而激活瞬时感受器电位离子通道香草素受体 4（transient receptor potential vanilloid 4，TRPV4）通道，引起 Ca^{2+} 持续内流，导致线粒体去极化、胰蛋白酶原激活和细胞坏死。但抑制 TRPV4 并不能阻止高浓度 CCK 诱导的 $[Ca^{2+}]_i$ 升高，因此，TRPV4 通道在 AP 的发生发展中的作用可能只限于压力诱导的 AP。

三、针对钙超载的急性胰腺炎治疗靶点

腺泡细胞钙超载引起线粒体去极化、ATP 生成减少、线粒体功能障碍，并产生过多的活性氧导致细胞损伤，释放白介素－1β、白介素－6 等炎症介质，引起炎症级联反应是 AP 发展的关键环节。AP 的治疗关键在于减少腺泡细胞 Ca^{2+} 内流从而减轻细胞毒性，以及明确胰腺局部释放并介导全身性损伤的介质和信号通路。在 AP 的研究中，围绕 IP_3R、RyR、线粒体内钙超载、TRPC3 及 ORAI1 等介导的细胞外 Ca^{2+} 内流的关键靶点已有较为成熟的临床前研究。

在急性胰腺炎动物模型中，Auxora（又名 CM4620）及 GSK－7975A（均为 ORAI1 通道抑制剂）已被证明可以减少腺泡细胞坏死，减轻局部及全身炎症反应，减轻 AP 严重程度。Auxora 已完成开放性Ⅱ期临床试验，评估了其在 AP 伴全身炎症反应综合征患者中的有效性和安全性，目前正在美国进行多中心、随机、双盲临床试验（NCT04681066）。

在酒精相关性 AP 动物模型中，TRO40303 通过抑制线粒体膜通透性转换孔的开放来减少 ATP 耗损，可减少线粒体膜电位的损伤，进而减少腺泡细胞的坏死损伤。目前，睿诺医疗科技（上海）有限公司与四川大学华西医院合作已经完成一款新型线粒体膜通透性转换孔抑制剂 RN－0001 在 AP 动物模型中的临床前研究工作，其委托四川大学华西医院拟开展的“RN－0001 静脉注射剂早期治疗急性胰腺炎并发全身炎症反应综合征患者的随机、双盲、安慰剂平行对照、剂量探索、多中心Ⅱ期临床试验研究”已获国家药品监督管理局批准。

随着对 AP 病理机制不断地深入研究，针对钙离子信号如何参与调控 AP 发生与发展的认识和理解将进一步加强，可以为靶向细胞内病理性钙离子信号治疗 AP 提供干预靶点，这对降低 AP 的重症化率及病死率具有重要的临床价值。

（黄伟　吴咏姿　李紫钰）

思考题

1. CCK 在生理和病理浓度时，分别通过什么通路引起钙震荡及钙超载？
2. TLC−S 是怎么样引起钙超载的？
3. 针对钙超载，有哪些策略可以用于早期治疗急性胰腺炎？

参考文献

[1] Du W，Liu G，Shi N，et al. A microRNA checkpoint for Ca（2+）signaling and overload in acute pancreatitis [J]. Mol Ther，2022，30（4）：1754−1774.

[2] Petersen O H，Gerasimenko J V，Gerasimenko O V，et al. The roles of calcium and ATP in the physiology and pathology of the exocrine pancreas [J]. Physiol Rev，2021，101（4）：1691−1744.

[3] Wen L，Javed T A，Dobbs A K，et al. The protective effects of calcineurin on pancreatitis in mice depend on the cellular source [J]. Gastroenterology，2020，159（3）：1036−1050.

[4] Lee P J，Papachristou G I. New insights into acute pancreatitis [J]. Nat Rev Gastroenterol Hepatol，2019，16（8）：479−496.

[5] Wen L，Javed T A，Yimlamai D，et al. Transient high pressure in pancreatic ducts promotes inflammation and alters tight junctions via calcineurin signaling in mice [J]. Gastroenterology，2018，155（4）：1250−1263.

[6] Huang W，Cane M C，Mukherjee R，et al. Caffeine protects against experimental acute pancreatitis by inhibition of inositol 1，4，5−trisphosphate receptor-mediated Ca^{2+} release [J]. Gut，2017，66（2）：301−313.

[7] Mukherjee R，Mareninova O A，Odinokova I V，et al. Mechanism of mitochondrial permeability transition pore induction and damage in the pancreas：inhibition prevents acute pancreatitis by protecting production of ATP [J]. Gut，2016，65（8）：1333−1346.

[8] Wen L，Voronina S，Javed M A，et al. Inhibitors of ORAI1 prevent cytosolic calcium-associated injury of human pancreatic acinar cells and acute pancreatitis in 3 mouse models [J]. Gastroenterology，2015，149（2）：481−492.

[9] Huang W，Booth D M，Cane M C，et al. Fatty acid ethyl ester synthase inhibition ameliorates ethanol-induced Ca^{2+}-dependent mitochondrial dysfunction and acute pancreatitis [J]. Gut，2014，63（8）：1313−1324.

[10] Kim M S，Lee K P，Yang D，et al. Genetic and pharmacologic inhibition of the Ca^{2+} influx channel TRPC3 protects secretory epithelia from Ca^{2+}-dependent toxicity [J]. Gastroenterology，2011，140（7）：2107−2115.

[11] Huang W. Development of therapy directed at cell signaling abnormalities in experimental acute

pancreatitis [D]. ChengDu: SiChuan University, 2011.

[12] Kim M S, Hong J H, Li Q, et al. Deletion of TRPC3 in mice reduces store-operated Ca^{2+} influx and the severity of acute pancreatitis [J]. Gastroenterology, 2009, 137 (4): 1509-1517.

[13] Petersen O H, Tepikin A V. Polarized calcium signaling in exocrine gland cells [J]. Annu Rev Physiol, 2008, 70: 273-299.

[14] Murphy J A, Criddle D N, Sherwood M, et al. Direct activation of cytosolic Ca^{2+} signaling and enzyme secretion by cholecystokinin in human pancreatic acinar cells [J]. Gastroenterology, 2008, 135 (2): 632-641.

[15] Berridge M J, Lipp P, Bootman M D. The versatility and universality of calcium signalling [J]. Nat Rev Mol Cell Biol, 2000, 1 (1): 11-21.

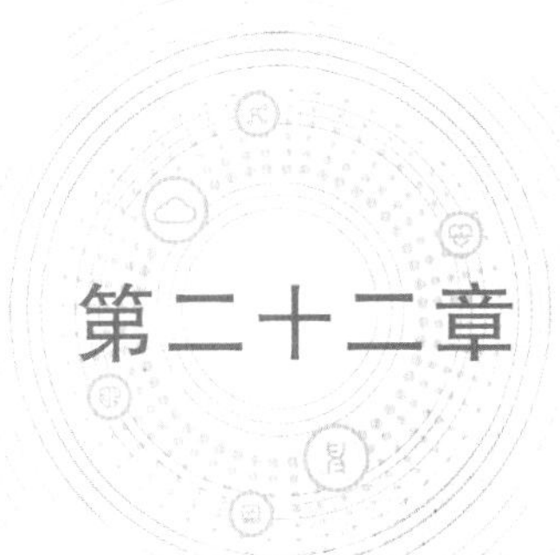

第二十二章 大疱性皮肤病（类天疱疮）

类天疱疮（pemphigoid diseases，PD）是一组罕见的自身免疫性表皮下大疱病，好发于老年人。其主要特征是壁厚、紧张不易破的水疱，组织病理学表现为表皮下水疱，免疫病理学显示基底膜带 IgG 和（或）C3 沉积，血清中存在针对真皮－表皮连接处（dermal-epidermal junction，DEJ）的不同结构成分的自身抗体。在这一组疾病中，不同的病种临床表现、诊断与鉴别诊断、治疗、预后等方面存在差异，对临床诊疗造成了一定的困难及挑战。本章将主要从抗体、细胞因子、基因等角度介绍类天疱疮的发病机制研究及分子病理学诊断。

一、病例分析

【病例一】

患者，男，47 岁。主诉：全身红斑水疱糜烂 1 个月伴瘙痒。

现病史：患者 1 个月前双上肢出现红斑、荨麻疹样皮疹，随后红斑基础上出现大小不一的水疱，伴剧烈瘙痒，于当地医院就诊，考虑诊断“荨麻疹？湿疹？”。予以氯雷他定加外用药治疗（具体不详），用药 2 周，患者瘙痒稍有缓解，红斑、水疱累及躯干，来我院皮肤科门诊就诊。查体可见全身散在多个水肿性红斑，红斑基础上见大小不等紧张性水疱，尼氏征阴性，瘙痒明显。散在糜烂面及结痂，无黏膜累及。

实验室检查：抗 BP180 抗体 8.80U/ml（参考值<9.00U/ml）；抗 BP230 抗体<5U/ml；血清总 IgE 909 IU/ml。组织病理学示，表皮下水疱形成，真皮层嗜酸性粒细胞浸润。直接免疫荧光（direct immunofluorescence，DIF）示，基底膜带（basement membrane zone，BMZ）IgG、C3 线状沉积；间接免疫荧光（indirect immunofluorescence，IIF）示，真皮侧 IgG 阳性。患者临床表现及组织病理学检查见图 22－1。

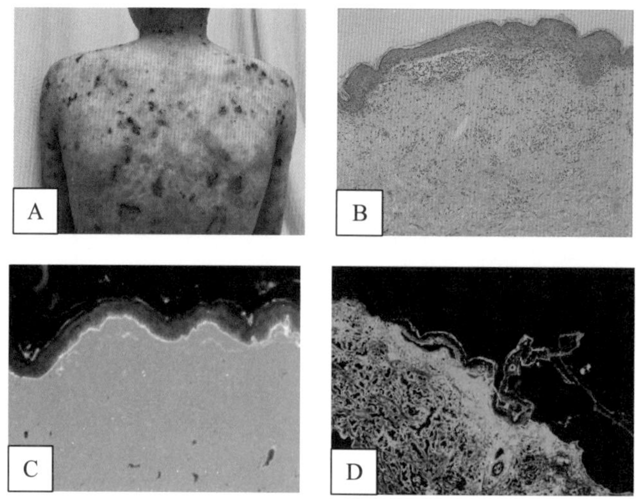

图 22-1　患者临床表现及组织病理学检查

A. 临床表现：（背部）可见散在多个水肿性红斑，散在糜烂面及结痂；B. 组织病理学检查（HE，×100）示：表皮下水疱形成，真皮层嗜酸性粒细胞浸润；C. DIF（×200）：基底膜带 IgG、C3 线状沉积，D. IIF（×200）示：真皮侧 IgG 阳性

【病例二】

患者，女，69 岁。主诉：全身红斑、丘疹、水疱伴瘙痒 5+年，加重 3 个月。

现病史：患者 5 年前，感冒后出现双下肢红斑、丘疹，伴瘙痒，当地医院考虑“湿疹”。予以外用药治疗，具体不详，效果不佳，患者未进一步处理。3 个月前，患者接种疫苗后，全身多发红斑、水疱，伴剧烈瘙痒。查体可见全身散在多个水肿性红斑，部分表面可见大小不等的紧张性水疱，尼氏征阴性，部分皮肤抓挠痕迹明显，散在糜烂面及结痂。

实验室检查：抗 BP180 抗体 30.60U/ml（参考值<9.00U/ml）；抗 BP230 抗体<5U/ml；血清总 IgE 1140 IU/ml，组织病理学检查示，表皮下裂隙，真皮浅层血管周围中等量淋巴细胞及少量嗜酸性粒细胞浸润。DIF 示，基底膜带 IgG、C3 线状沉积、未见 IgA、IgM。患者临床表现及组织病理学检查见图 22-2。

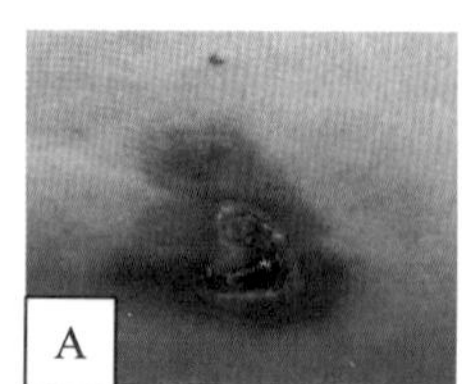

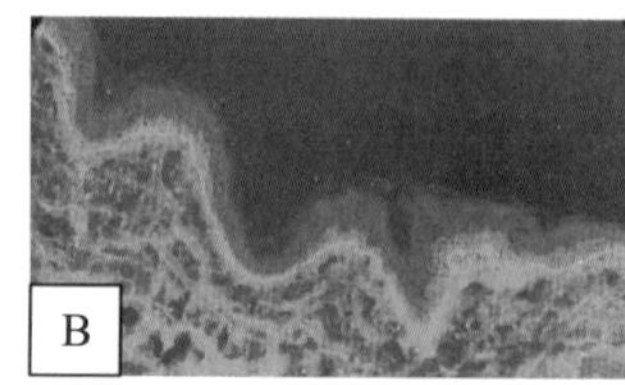

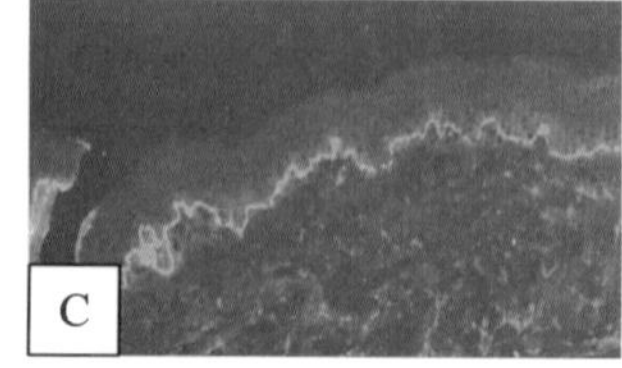

图 22-2　患者临床表现及病理学检查

A. 临床表现：（腹部）可见水肿性红斑，上有已破溃水疱，可见痂壳；B、C. DIF（×200）：基底膜带 IgG、C3 线状沉积

【病例分析】

PD 诊断需要结合临床特征、组织病理学检查、DIF、特异性疱病抗体酶联免疫吸

附检测（enzyme linked immuno-sorbent assay，ELISA）和 IIF 检测。病例一是一例获得性大疱表皮松解症（EBA）患者，病例二是一例大疱性类天疱疮（BP）患者，从临床表现来看，二者具有相似的临床表现，这也说明了类天疱疮这一组疾病的临床表现具有多样性和非特异性。在患者发病初期，常被误诊为荨麻疹、湿疹等疾病，导致疾病进一步的进展，加重患者的痛苦，两个病例中患者初期都被误诊为湿疹等常见疾病，导致没有得到及时的治疗。病例二有明确的疫苗接种这一诱发因素，但目前这些诱发因素的致病机制仍有待进一步探索。

目前常规开展的实验室检查如组织病理学检查可明确患者属于表皮下大疱性皮肤病，DIF 和 IIF 可以分辨出是否为表皮下自身免疫性疱病；然而，它们并不是诊断具体亚型的决定性检查手段。例如，案例一患者还需检测血清中的抗Ⅶ型胶原抗体浓度才能明确 EBA 的诊断；而案例二中患者的诊断需要联合组织病理学检查、免疫荧光检查结果和抗 BP180 抗体、抗 BP230 抗体结果才能明确 BP 的诊断。然而，目前仍存在很多疑似类天疱疮患者的血清学抗体检查结果都为阴性，因此难以确定患者的具体亚型，给患者的诊断和治疗带来了极大的困难。此外，基底膜带中的其他致病性抗体与患者的病情也息息相关，抗层粘连蛋白 332 抗体阳性与恶性肿瘤相关，抗 α6 整合素抗体阳性与口腔损害有关，而抗整合素 β4 抗体阳性则与眼部受累有关，明确患者的致病抗体种类与具体亚型对 PD 患者的诊疗至关重要。

二、疾病简介

（一）PD 分型

PD 的临床特征表现为水肿性红斑及紧张性水疱形成伴瘙痒，组织病理学特征为表皮下水疱形成与真皮嗜酸性粒细胞和嗜中性粒细胞浸润。PD 根据临床表现和靶抗原类型可分为：大疱性类天疱疮（bullous pemphigoid，BP）、黏膜类天疱疮（mucous membrane pemphigoid，MMP）、疱疹样皮炎（dermatitis herpetiformis，DH）、线性 IgA 大疱性皮肤病（linear IgA bullous dermatosis，LABD）、妊娠性类疱疹（pemphigoid gestationis，PG）、抗 p200 类天疱疮（anti－p200 pemphigoid，p200p）和获得性大疱性表皮松解症（epidermolysis bullosa acquisita，EBA）。根据自身抗体的定位，PD 可分为两大亚型：第一是抗表皮下结构自身抗体的类天疱疮，如大疱性类天疱疮、黏膜类天疱疮等；第二是抗上皮下自身抗体的大疱性表皮松解症。

（二）病因及发病率

PD 病因尚不明确，多数患者血清中存在抗基底膜带成分的自身抗体，免疫电镜显示，这些抗体主要结合在基底膜带的透明层，因此本组疾病属于器官特异性自身免疫性疾病。在 PD 的主要亚型中，BP 主要影响 70 岁以上的人群，其年发病率估计为每百万人中至少有 13～62 例新病例，在 60 岁后发病率显著上升。大量研究表明，BP 的发病与一些因素有关，如疫苗接种、神经系统疾病、恶性肿瘤、药物（如二肽基肽酶 4、PD－1）、烧伤、紫外线、遗传（HLA－BQB1＊0301，CYP2D6）等，其中潜在的病理生理机制尚未明确。MMP 患者通常发病较晚，年龄大多在 60～80 岁，女性发病的风险较男性高 1.5～2.0 倍。欧洲的数据显示，MMP 每年的发病率约为每百万人 1.0 例。MMP 最初的症状和体征可能是非特异性的，常被误诊为口腔溃疡等常见疾病，而 MMP 的进展可能导致不可逆转的严重后果，如果不及早和积极地开始治疗，会严重影响患者的预后。相比之下，EBA 就更为罕见，其年发病率为每百万人 0.08～0.5 例，没有性别倾向，可发生在任何年龄，发病率在 40～50 岁达到高峰。

（三）临床特点

临床表现方面，BP 在疾病初期主要表现为瘙痒、水肿性红斑，也可表现为丘疹、斑块，类似湿疹、痒疹或荨麻疹，常伴严重瘙痒，如果未经及时、正确的治疗，病情就会进展到大疱期，表现为多个紧张性水疱、大疱及破溃后的糜烂，皮损多分布于躯干、四肢屈侧，以及间擦部位如腋窝和腹股沟，愈合后可在原皮损部位出现色素沉着斑或粟丘疹。约 10% 的 BP 患者会出现黏膜病变，常见于口腔黏膜，极少出现甲的受累。MMP 是一种慢性、进展性疾病，主要累及黏膜部位，可从几个部位影响黏膜，偶尔会累及皮肤，最常影响口腔黏膜（85%），其次是眼结膜（65%）、鼻黏膜（20%～40%）、皮肤（25%～30%）、肛门－生殖器区和咽部（20%）、喉部（5%～15%）和食管（5%～15%）。EBA 的临床表现多样，可累及皮肤及黏膜，难以从临床表现上和其他类天疱疮进行区分。

PD 的临床表现具有多样性，各亚型之间的临床表现差异不大，加之部分患者临床表现比较局限，如仅存在瘙痒、丘疹等表现，因此，在疾病早期，这类患者极易被误诊为湿疹、荨麻疹、皮炎、口腔溃疡等常见病，因而接受了不恰当的治疗，导致病情进一步发展。

PD 患者以老年人为主，他们的基础状态较差且常伴有多种合并症，以 BP 为例，BP 常合并有感染（如皮肤感染、蜂窝织炎、败血症等）、神经系统疾病（如帕金森病、痴呆、精神障碍和脑卒中）、其他自身免疫性疾病（如多发性硬化症、类风湿关节炎和桥本甲状腺炎等）和内科疾病（如高血压、糖尿病等）。这使得患者承受着多重疾病困扰和经济压力，给患者带来了极大的身心负担。

在 PD 的早期阶段，如果能及时明确诊断，早期采取恰当的治疗措施，能较早地控制患者的病情，减少系统性糖皮质激素治疗的不良反应。对于存在并发症、高龄的 PD 患者，长期应用系统性糖皮质激素治疗会增加发生药物相关不良反应及加重合并症的风险，如感染、血压升高、血栓形成、骨质疏松、恶性肿瘤、代谢紊乱等，甚至危及生命。

三、与PD相关的皮肤连接结构

皮肤作为人体最大的器官，分为表皮、真皮、皮下组织。表皮主要由角质形成细胞组成，相互之间由桥粒连接。表皮与真皮之间为基底膜带，由半桥粒将表皮的基底细胞固定在基底膜带上。组成半桥粒的蛋白主要包括大疱性类天疱疮抗原 BP230（又称 BPAg1）和 BP180（又称 BPAg2）、网蛋白（plectin）及 α6/β4 整合素（α6/β4 integrin）等，其中 BP180 和整合素为跨膜蛋白。基底膜带分为基底细胞层、透明板、致密板、致密板下层。层粘连蛋白 γ1（laminin γ1，又称 p200）位于透明板下层，Ⅳ型胶原和层粘连蛋白 5（laminin 5，也称 laminin 332）分布于致密板，Ⅶ型胶原则分布于致密板下层，PD 主要的皮肤自身抗原分布示意图见图 22-3。

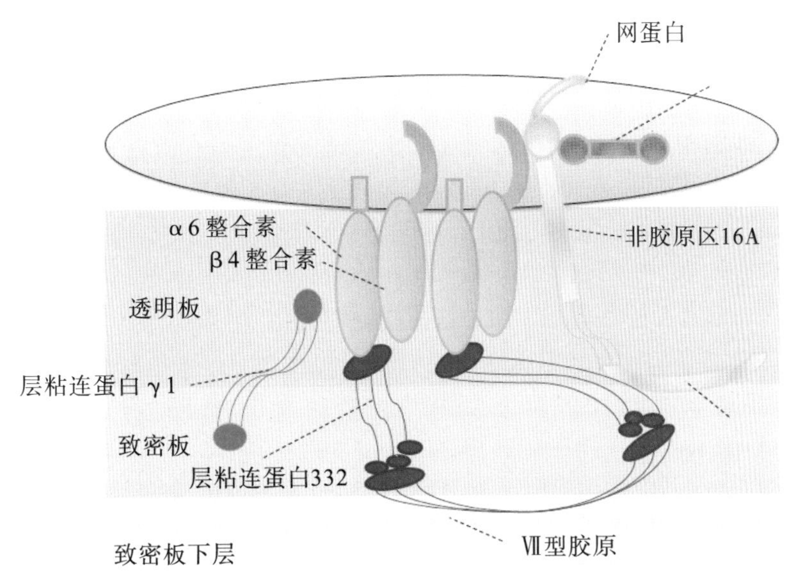

图 22-3　PD 主要的皮肤自身抗原分布示意图

四、发病机制

（一）大疱性类天疱疮

BP 是一种与自身抗体相关的自身免疫性大疱病，患者的血清中存在致病性自身抗体，主要是针对真皮表皮间基底膜带的半桥粒结构蛋白 BP180 及 BP230。BP180 是一种跨膜蛋白，它的胞外域可以发挥黏附分子的作用，与层粘连蛋白 332 和Ⅳ型胶原结合，将表皮基底的角质形成细胞锚定在基底膜带；BP230 是斑蛋白家族的细胞质蛋白，主要连接角蛋白中间丝系统和表皮基底角质形成细胞膜上的半桥粒。

大量临床研究和实验证据表明，BP 是由各种诱因导致抗原表位暴露，在 Th1 细胞与 Th2 细胞介导下，自身免疫性抗体与靶抗原结合后，激活补体和粒细胞，产生炎症反应，从而诱导皮肤起水疱。在补体依赖的通路中，患者自身的致病抗体与靶抗原结合后，Fc 受体会通过 IgG 抗体介导的级联免疫反应，激活以 C3 为主的补体成分沉积，在基底膜带招募中性粒细胞和肥大细胞局部聚集。肥大细胞脱颗粒进一步招募及激活嗜酸性粒细胞和中性粒细胞，被激活的炎症细胞进而释放蛋白水解酶降解 BP180 和其他细胞外基质蛋白，导致真表皮间黏附消失、产生表皮下水疱；同时释放炎症介质及瘙痒相关细胞因子（如白介素 IL－4、IL－13、IL－31），造成皮损部位强烈的慢性瘙痒。同时，自身抗体也可独立于补体系统，直接刺激角质形成细胞产生炎症因子，诱导 BP180 内化，使角质形成细胞黏附功能下降，进而形成表皮下水疱。最近的研究发现，针对相应靶抗原的 IgE 抗体也在 BP 的发生发展中起作用，特别是在以荨麻疹样皮损为主的 BP 患者中，IgE 抗体通过募集并激活肥大细胞和嗜碱性粒细胞释放组胺，从而引起患者的瘙痒。

此外，T 细胞在 BP 的致病机制中起到了关键的作用。有研究表明，BP 的发病主要是由 Th2 细胞介导的，在 BP 中 Th2 细胞的激活与人类白细胞抗原－DR（HLA－DR）有关，活化的 Th2 细胞产生的 IL－4 与 B 细胞活化和自身抗体产生相关。Th2 细胞产生的细胞因子 IL－4、IL－13 和 IL－31 在嗜酸性粒细胞的趋化、成熟和活性，以及瘙痒的诱导中也起着至关重要的作用，这些细胞因子在 BP 患者的外周血和皮肤病变中都有增加。在患者的水疱疱液中也能检测到一些趋化因子，如嗜酸性粒细胞趋化蛋白（eotaxin）和单核细胞趋化蛋白 4（MCP4）等水平的增加。滤泡辅助性 T 细胞（follicular helper T cell，Tfh）是 T 细胞的一个亚群，其特征是 CXCR5 的表达和迁移到生发中心的能力；Tfh 通过刺激活化 B 细胞产生 IgG 抗体，在自身免疫性疾病中发挥相关作用。调节性 T 细胞（regular T cell）的功能变化也被证实与 BP 密切相关。

近年来，随着对细胞因子的研究逐渐深入，有研究发现 IL－17/IL－23 轴在 BP 发病中起支持作用。在目前的 BP 抗体被动转移小鼠模型中的发现表明，IL－17 与小鼠 BP 的发病相关。在 BP 患者中，由中性粒细胞产生的 IL－17 水平在损伤性皮肤和水疱疱液中升高。此外，在复发患者中，IL－17 和 IL－23 血清浓度变化与患者的症状严重程度密切相关，提示通过 IL－17 和 IL－23 血清浓度检测 BP 患者的疾病状态的可能。

BP 发病机制示意图见图 22－4。

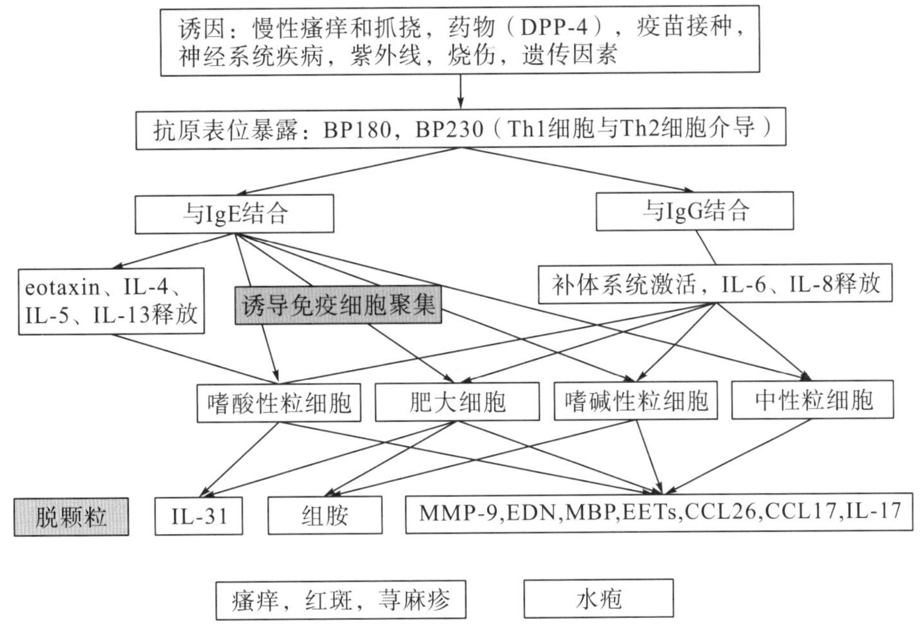

图 22－4　BP 发病机制示意图

eotaxin，嗜酸性粒细胞趋化因子；MMP－9，基质金属蛋白酶－9；EDN，内皮素蛋白；MBP，主要碱性蛋白；EETs，二十碳环氧烯酸；CCL26，人趋化因子 26；CCL17，人趋化因子 17；IL－17，白介素 17

BP180 是 BP 主要的靶抗原，在大多数患者的血清中可以检测到针对该抗原的 IgG 和（或）IgE 抗体。有大量研究证实，BP180 胞外结构域的免疫显性非胶原区 16A（non-collagenous region 16A，NC16A）是 BP 自身抗体的主要靶点，BP 患者体内自身反应性 T 细胞、B 细胞大多针对该靶点作用，其抗原特异性的 IgG 抗体水平与 BP 的疾病活动度平行，且该抗体的高水平与患者第 1 年死亡率相关。然而，少数 BP 患者体内的自身抗体也可能识别 NC16A 外的 BP180 结构域，如 BP180 的 C 端结构域和被称为 LAD－1 的 BP180 胞外 120kDa 片段等。但这些以 NC16A 外 BP180 结构域为致病抗原的抗体相较于抗 BP180 NC16A 的 IgG 抗体，几乎不诱导消耗 BP180 的炎症反应发生，因而临床表现少有经典的水疱、大疱出现。抗 BP230 抗体通常只在小部分 BP 患者中被检测到，最近也有研究表明，该抗体具有一定的致病性，主要靶向 BP230 的 C 端结构域，且有研究表明抗 BP230 抗体常出现在重度及病程延长的 BP 患者血清中。

此外，与其他自身免疫性疾病类似，一些基因的多态性可能在 BP 发病中起作用。*MHC* 基因是位于 6 号染色体短臂（6p21）上的高度多态性区域，是免疫反应的重要组成部分。MHC 内的三种分子分别为Ⅰ类（即 HLA－A、HLA－B 和－C）、Ⅱ类（即 HLA－DR、DP 和 DQ）和Ⅲ类（补体和细胞因子基因）。据报道，在人口研究中，HLAⅡ类等位基因在以下几个国家的人群中与 BP 相关，包括英国、德国、日本、中国和伊朗。具体来说，HLA－DQB1 ＊0301 属于 HLAⅡ类等位基因，与 BP 相关，具有不同的临床变异。其他研究表明，HLAⅠ类等位基因可能与自身免疫性疾病高度相关，因为它在加工和向 T 细胞提呈抗原方面发挥了作用。在自身免疫性疾病如天疱疮、多发性硬化症和 1 型糖尿病中发现了 HLA Ⅰ类等位基因的相关性，但在 BP 中没有发现。最近，一项关于中国北方汉族人群中 HLA Ⅰ类和 HLA Ⅱ类等位基因与 BP 易感性的关系的研究表明，在远离原籍国的患者中，族群间的遗传易感性差异仍然存在，这强调了遗传这一危险因素在 BP 中的重要性。此外，有研究表明，*CYP2D6* 基因的多态性与 BP 的发病率也有较强的相关性。

（二）大疱性表皮松解症

EBA 是一种严重的慢性皮肤和黏膜水疱性疾病，患者血清中存在以Ⅶ型胶原为靶抗原的自身抗体，Ⅶ型胶原是锚原纤维的主要成分，关于Ⅶ型胶原抗体的产生和沉积导致皮肤和黏膜水疱的机制，目前存在几种理论（图 22-5）。

（1）沉积在锚原纤维 NC1 结构域的自身抗体可能扰乱 NC1 结构域与其他基底膜或真皮上部的成分（如Ⅳ型胶原、层粘连蛋白 5 和纤连蛋白）间的相互作用，从而损害Ⅶ型胶原的功能。

（2）自身抗体可能干扰Ⅶ型胶原反向平行二聚体的形成，从而抑制锚原纤维的装配，这可能引起致密板与真皮的黏附缺陷。

（3）抗体诱导的补体结合可能导致 DEJ 处的组织炎症和损伤，以及后来的水疱形成。这种机制最可能发生于 EBA 的炎性大疱性类天疱疮样型。

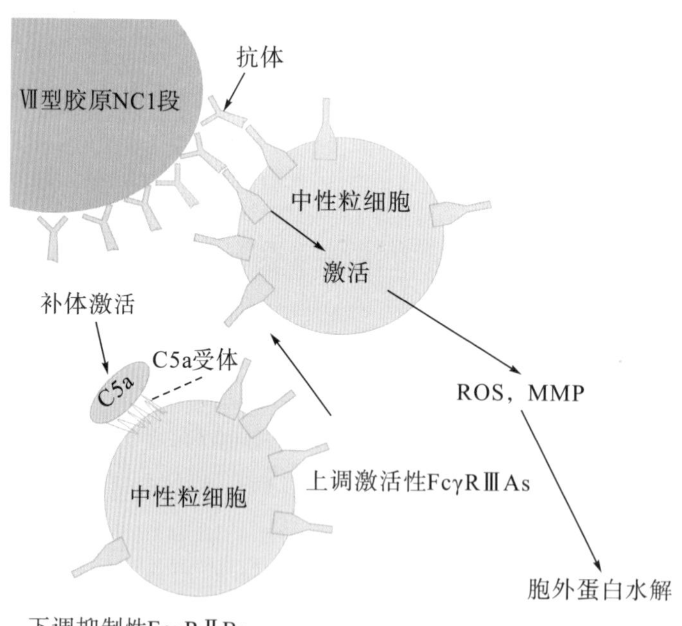

图 22-5　EBA 发病机制

ROS，活性氧；MMP，基质金属蛋白酶

五、分子病理学诊断

（一）组织病理学检查

初诊疑似PD的患者通常由临床医生取新发水疱部位的皮肤组织做组织病理学检查。BP患者的组织病理切片镜下可见表皮下水疱，伴真皮浅层嗜酸性粒细胞为主，兼有有淋巴细胞和中性粒细胞的炎症细胞浸润，在水疱内和水肿的真皮乳头内也可见嗜酸性粒细胞。早期BP病理学检查也可表现为表皮下裂隙和嗜酸性海绵水肿。对MMP患者病变皮肤的组织病理学检查发现，表皮下有水疱和混合炎症浸润。通常，在黏膜活检中可见单核细胞、组织细胞、浆细胞、嗜酸性粒细胞和中性粒细胞等浸润。EBA患者镜下可见表皮下裂隙形成与真皮上部不同密度的中性粒细胞浸润。

（二）免疫荧光检测

免疫荧光（immunofluorescence，IF）是一种从自身免疫性疾病组织病理学出发而产生的、用于检验患者病灶部位或循环中致病性抗体存在的检测技术，主要包括DIF和IIF。IF基于抗原抗体的特异性结合，用荧光素标记检测抗体（或抗原），用其作为探针结合组织内的待测抗原（或抗体），在荧光显微镜下就可以确定待测抗原或抗体在皮肤组织中的位置，还可以利用定量检测仪器（如流式细胞仪）进一步测定其含量。IF检测的技术路线包括组织切片制备、抗体孵育及荧光检测，PD所属的自身免疫性表皮下水疱病荧光沉积的位置主要在基底膜带。

DIF可用于检测病变组织和细胞中免疫球蛋白和补体的存在及分布，是诊断自身免疫性大疱病的“金标准”，诊断价值较高。IF对于活检组织的取材有一定要求，制片所用标本应从水疱周围1cm内的皮肤或黏膜取样，而非病变皮损处取样。若取材部位在水疱处，DIF结果很可能为阴性，因为病变处的炎症反应会消耗此处待结合的致病抗体。PD常表现为基底膜带IgG、C3线状沉积，BP的DIF在荧光显微镜下通常显示为在DEJ有被荧光素标记的IgG或补体C3的线性沉积，也可能表现为IgM、IgA或IgE的线性沉积，但相对较少。MMP的DIF表现与BP比较类似，主要表现为沿基底膜连续的IgG、C3或IgA沉积。EBA的DIF在荧光显微镜下通常显示为沿表皮基底膜的线性IgG和C3沉积，通过DIF的锯齿状模式分析，可以鉴别诊断EBA和BP，它们分别表现为U形和N形。BP、PG、MMP自身抗体沉积于盐裂皮肤（salt-split skin）表皮侧，而EBA、p200 p自身抗体疮则沉积于真皮侧。LABD表现为IgA线状沉积于表皮基底膜带。DH可表现为真皮乳头IgA呈颗粒状沉积。

IIF用于检测自身免疫性疾病患者血清中的致病性自身抗体，因其滴度与BP疾病活动度及严重程度相关，其定量检测结果也可以用于判断治疗效果及预后。IIF 检测样本需要取材于患者的循环血血清，检测的灵敏度和特异度在不同底物间相差较大，盐裂皮肤为底物的间接免疫荧光（salt-split skin indirect immunofluorescence，ss－IIF）检测是目前用于 BP 诊断的 IIF 中特异度最高的方法。ss－IIF 需要将正常人皮肤样本在 1mol/L NaCl 溶液中浸泡 24 小时，使之在真表皮致密板与透明板之间产生裂隙，通过荧光显微镜下观察抗体结合在表皮侧或真皮侧，可知致病抗原位置和自身免疫性大疱病的大致类型。常规 IIF 中 BP、PG、MMP、EBA、大疱性系统性红斑狼疮（BSLE）、p200p 均可检测到抗基底膜带抗体，以盐裂皮肤为底物 BP、PG、MMP、LABD 抗体沉积于表皮侧，EBA、p200p 抗体沉积于真皮侧。

（三）酶联免疫吸附检测

ELISA 也可用于检测各种自身免疫性疾病的致病性抗体。1997 年来自日本庆应大学的研究团队首次将 ELISA 应用于天疱疮患者血中抗桥粒芯蛋白抗体的检测。5 年后，该团队开发出了第一个用于 BP 诊断的 ELISA 试剂盒，用于检测抗 BP180 NC16A 的 IgG 抗体，随后又添加了对抗 BP230 的 N 和 C 端结构域抗体的检测，结果显示抗 BP180 NC16A 的抗体与 BP 疾病活动度相关。ELISA 需先将作为检测抗原的重组蛋白固定在检测平板表面，用含有待测抗体的患者血清孵育，随后加入辣根过氧化物酶标记的二抗孵育，在反应体系中添加底物液后，底物在辣根过氧化物酶的催化下转化为有颜色的产物，产物的量与样本中待测抗体的量成正相关。如果想对待测抗体进行量化，需在每次测试时用一套不同浓度的标准参考试剂在酶标仪的测量下制作出吸光光度值－浓度的标准曲线，而后用酶标仪检测有色产物，将其吸光光度值对应标准曲线即可得出待测抗体的含量。

目前市售、通用的 ELISA 试剂盒（来自 MBL，Nagoya，Japan 和 Euroimmun，Lübeck，Germany）正是包被了 BP180 NC16A 和 BP230 两种重组蛋白，可定量检测抗原特异性的 IgG 抗体，检测全程耗时 2～4 小时，其中抗 BP180 NC16A IgG 抗体（以下简称为“抗 BP180 抗体”“抗 BP180 NC16A 抗体”）的阳性结果既可以用以支持诊断 BP，也可以通过其数值的变化来评估疾病活动度和治疗效果。后续也有研究者利用 ELISA 检测抗 BP180 和 BP230 的 IgE 抗体，但由于 BP 患者血清中以上两种抗原特异性 IgE 抗体检出频率在各项研究中差异很大，目前认为 BP 相关 IgE 抗体的检出不具有诊断意义，且其滴度与 BP 疾病早期的活动度之间的关联存在争议，目前指南未将以上两种抗原特异性 IgE 抗体的检测纳入 BP 诊断的常规项目。目前，使用不同重组形式的Ⅶ型胶原检测特异性自身抗体的 ELISA 试剂盒已经开发出来并已上市。用重组Ⅶ型胶原 NC1 区来检测 EBA、BSLE 方便快捷，且灵敏度及特异度都很高。以人层粘连蛋白 γ1C 端重组蛋白为底物对 p200p 进行 ELISA 检测，灵敏度为 70％。

（四）免疫印迹与免疫沉淀

免疫印迹（immunoblotting）是一种将高分辨率凝胶电泳和固相免疫测定技术相结合的综合性免疫学检测技术，常用作 PD 的确证实验。其技术流程主要包括凝胶电泳分离检测抗原混合物错落的条带，通过虹吸或电场将条带由凝胶转印至固相介质，用稀释至一定比例、含有目标抗原特异性抗体的患者血清进行孵育，再加入酶或放射性核素标记的抗人 IgG 或 IgA 或 IgE 的二抗进行孵育，利用偶联的酶降解底物显色或放射自显影，从而显示目标抗原和特异性抗体结合物的存在及含量。

免疫沉淀（immunoprecipitation）的技术路线与免疫印迹类似，只是将目标抗原与患者血清的结合步骤提前，使其在电解质溶液中形成可见沉淀物，将洗脱后得到的免疫复合物进行凝胶电泳分离和蛋白印迹，显示特异性抗原-抗体结合物的存在与含量。

以上两种检测方法的局限性在于需要对目标抗原及患者血清内待测抗体进行预判，否则会出现假阴性；免疫印迹的目标抗原在电泳过程中会因加热变性，导致抗原三维结构受损，故不能用于抗原构象表位的检测；而免疫沉淀的操作在非变形条件下进行，可以完整保存生理条件下蛋白间的相互关系。目前检测使用的目标抗原大多来自皮肤、角质形成细胞和成纤维细胞提取物或构建质粒生产重组蛋白，因此，以上两种检测方法对原料和操作都有一定的技术要求。但也正因这两种检测方法可以对目标抗原进行选择、编辑，即使是更罕见的“非 NC16A”型 BP、层粘连蛋白 332 型黏膜类天疱疮等也可以在该方法的辅助下得到确诊。而对于 EBA 来说，免疫印迹法也可通过来自 EBA 患者的自身抗体来识别 290kDa 的Ⅶ型胶原或其免疫显性区域，从而辅助 EBA 的诊断。

六、目前存在的问题

（一）致病机制尚未完全明确

对于 PD 来说，已知的是这是一种由自身抗体介导的，有炎症反应参与的自身免疫性表皮下水疱病，然而，水疱的具体产生机制尚不明确，目前存在一些比较可能的猜想。此外，目前一致的危险因素和易感因素对疾病的发生与发展的影响也有待进一步探索。

同时，目前 PD 也缺少公认的动物模型，因此 PD 的进一步研究比较受限。动物模型对于研究自身免疫性疾病的发病机制是必不可少的；这些模型包括将自身抗体转移到实验动物身上，将产生自身抗体的 B 细胞过继性转移到免疫缺陷小鼠身上，以及构建产生自身抗体的转基因小鼠。在 PD 中，目前存在几种可用的动物模型，并已经证明了由特定蛋白的自身抗体诱导疾病的能力（表 22-1）。动物模型也有助于探索病理机制背后的自身抗体诱导相互作用，并选择候选治疗靶点，还可以测试新的治疗干预措施。

表 22−1　PD 已知的目标抗原及动物模型

PD 类型	目标抗原	免疫诱导模型	被动转运模型
大疱性类天疱疮	COL17 NC16A domain，BP230	有	有
黏膜类天疱疮	COL17，LAM332，BP230，α6/β4 integrin，LAM311a，COL7	无	有
妊娠性类天疱疮	COL17 NC16A domain，BP230	无	无
线性 IgA 大疱性皮肤病	LAD−1，BP230	无	有
获得性大疱性表皮松解症	COL7	有	有
抗 p200 类天疱疮	LAMγ1（p200 蛋白）	无	无
苔藓样类天疱疮	COL17 NC16A domain，BP230	无	无
Ⅳ型胶原 α5 链相关的自身免疫性大疱病	COL4（α5 chain）	无	无

注：LAM，层粘连蛋白；LAD，线性 IgA 大疱性皮肤病自身抗原；BP230，大小为 230 kD 的 BP 抗原；COL，胶原蛋白；NC，非胶原区

（二）对致病目标抗原的探索尚不完全

目前已经明确的目标抗原有 BP180、BP230、Ⅶ型胶原等，而大量的临床研究和实验证据也发现了一些目标抗原可能与 PD 相关。是否存在其他目标抗原与 PD 疾病发生发展相关，以及这些抗原对应的致病性抗体与疾病的关系仍需进一步探索。

（三）缺少针对其他目标抗原的抗体的检测手段

在目前用于诊断 PD 的多种检测手段中，DIF 被奉为自身免疫性大疱病诊断的“金标准”。DIF 在 BP 的诊断中主要应用于显示与组织相结合的致病性自身抗体，根据抗体种类和结合模式缩小疑诊范围，但对目标抗原能提供的信息有限。且 DIF 和病理学检查都需要从患者身上取活检组织，检测过程对检测人员的要求较高，而且不同 PD 在这两种检查中的表现缺乏特异性，即使得出阳性结果也难以区分。

血清学检测相较于 DIF 和病理学检查更加微创，适用于不愿接受活检的患者，且相较于 DIF，免疫血清学对致病性抗体给出了更明确的鉴定结果，使得具有相似临床特征和 DIF 表现的类天疱疮能更好地被区分。多数情况下，血清学阳性结果结合患者的临床表现已经足以用来确诊 PD。有研究结果显示，对于诊断 BP 的灵敏度，DIF 为 91%，IIF 和 ELISA 同为 96%，免疫印迹可接近 100%。这也说明更新的技术手段（ELISA 和免疫印迹）的诊断能力不逊于传统的 DIF 及 IIF。且同为免疫血清学检验，ELISA 的实施步骤比 IIF 和免疫印迹稍简单，而对 BP 的诊断能力 ELISA 等同于 IIF，

在对BP病情的跟踪能力上，ELISA测得的抗BP180 NC16A抗体滴度比IIF所测得的滴度更能反映疾病活动度。然而，目前国内外可供选择的商用ELISA试剂盒非常有限，仅有针对Dsg1、Dsg3、Env、BP180、BP230、Ⅶ型胶原、TGM抗体的试剂盒，要对所有指标做完整检测则对取样需求量大，且整个实验流程耗时较长；对于样本量珍贵的标本难以满足多个指标的检测。目前还没有相关的免疫印迹法的诊断试剂盒上市，对使用ELISA也无法检测出致病性抗体的患者来说，确诊难度进一步加大。

（四）缺少快捷的检测手段

综合考量以上几种诊断方法，即使是步骤相对简单的ELISA，也需要借助相关仪器，经专业检测人员进行操作和判读，在无形中提高了PD诊断的门槛，只有少部分三甲医院有相应类天疱疮的检测条件，使得这类患者在基层医院的误诊率、漏诊率较高，极大地影响了患者的生活质量与预后。所以研发准确且快捷的PD检测方法具有重要意义。

目前的研究表明，细胞因子在PD的致病机制中发挥着重要作用，细胞因子可在血清、疱液等体液中检测到，且IL－17这类细胞因子对患者的疾病状态可能存在提示作用，未来可以探索依据对细胞因子的监测来预测疾病的发展。

（李薇　冯迅　王觅）

思考题

1. 在PD中，致病性抗体和炎症反应各扮演什么角色？
2. 炎症因子在PD病情监测和治疗中能发挥怎样的作用？
3. 环境因素有哪些可能的作用机制导致抗原表位暴露？

参考文献

[1] Maglie R，Solimani F，Didona D，et al. The cytokine milieu of bullous pemphigoid：current and novel therapeutic targets [J]. Front Med (Lausanne)，2023，10：1128154.

[2] Cole C，Vinay K，Borradori L，et al. Insights into the pathogenesis of bullous pemphigoid：the role of complement-independent mechanisms [J]. Front Immunol，2022，13：912876.

[3] Moro F，Fania L，Sinagra J，et al. Bullous pemphigoid：trigger and predisposing factors [J]. Biomolecules，2020，10 (10)：1432.

[4] Santi C G, Gripp A C, Roselino A M, et al. Consensus on the treatment of autoimmune bullous dermatoses: bullous pemphigoid, mucous membrane pemphigoid and epidermolysis bullosa acquisita-Brazilian Society of Dermatology [J]. An Bras Dermatol, 2019, 94 (2 Suppl 1): 33−47.

[5] Kamaguchi M, Iwata H, Nishie W, et al. The direct binding of collagen XVII and collagen IV is disrupted by pemphigoid autoantibodies [J]. Laboratory Investigation, 2019, 99 (1): 48−57.

[6] Haeberle S, Wei X, Bieber K, et al. Regulatory T-cell deficiency leads to pathogenic bullous pemphigoid antigen 230 autoantibody and autoimmune bullous disease [J]. J Allergy Clin Immunol, 2018, 142 (6): 1831−1842.

[7] Fang H, Shen S, Zheng X, et al. Association of HLA class I and class II alleles with bullous pemphigoid in Chinese Hans [J]. J Dermatol Sci, 2018, 89 (3): 258−262.

[8] Ren Z, Hsu D Y, Brieva J, et al. Hospitalization, inpatient burden and comorbidities associated with bullous pemphigoid in the U. S. A [J]. Br J Dermatol, 2017, 176 (1): 87−99.

[9] Liu Y, Li L, Xia Y. BP180 is critical in the autoimmunity of bullous pemphigoid [J]. Front Immunol, 2017, 8: 1752.

[10] Izumi K, Nishie W, Mai Y, et al. Autoantibody profile differentiates between inflammatory and noninflammatory bullous pemphigoid [J]. Invest Dermatol, 2016, 136 (11): 2201−2210.

[11] Ujiie H. IgE autoantibodies in bullous pemphigoid: supporting role, or leading player? [J]. J Dermatol Sci, 2015, 78 (1): 5−10.

[12] Rychlik-Sych M, Barańska M, Wojtczak A, et al. The impact of the CYP2D6 gene polymorphism on the risk of pemphigoid [J]. Int J Dermatol, 2015, 54 (12): 1396−1401.

[13] Otten J, Hashimoto T, Hertl M, et al. Molecular diagnosis in autoimmune skin blistering conditions [J]. Curr Mol Med, 2014, 14 (1): 69−95.

[14] Schmidt E, Zillikens D. Pemphigoid diseases [J]. Lancet, 2013, 381 (9863): 320−332.

[15] Kim J H, Kim S C. Epidermolysis bullosa acquisita. [J]. J Eur Acad Dermatol Venereol, 2013, 27 (10): 1204−1213.

[16] Chan Y, Sun Y, NG P, et al. Comparison of immunofluorescence microscopy, immunoblotting and enzyme-linked immunosorbent assay methods in the laboratory diagnosis of bullous pemphigoid [J]. Clin Exp Dermatol, 2003, 28 (6): 651−656.

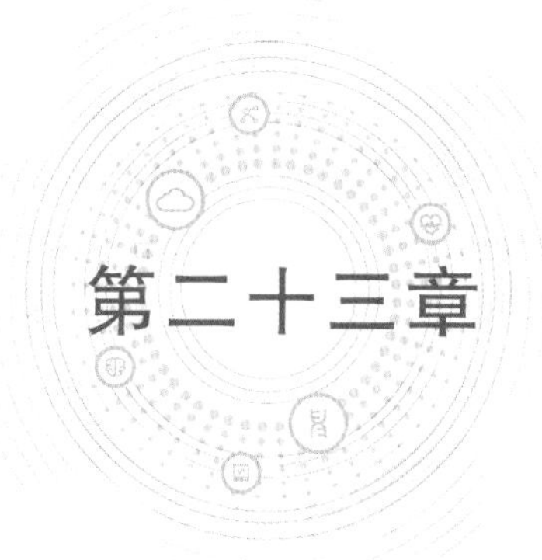

第二十三章 遗传性耳聋分子诊断与致病基因鉴定

一、遗传性耳聋简介

耳聋是最常见的感觉神经系统缺陷疾病之一。世界卫生组织最新数据显示，全球约有4.66亿人患有残疾性听力损失，到2050年这一数据将达到7亿。耳聋致病因素较多，包括遗传因素、环境因素（如细菌和病毒感染、耳毒性药物等）等。由遗传因素导致的耳聋称为遗传性耳聋。随着经济的发展和医疗卫生水平的提高，环境因素导致的耳聋在一定程度上得到了控制，遗传性耳聋的占比增加，遗传因素成为主要的致聋原因。按照是否伴有其他器官系统的异常，遗传性耳聋可以分为非综合征型耳聋（non-syndromic hearing loss，NSHL），约占70%；综合征型耳聋（syndromic hearing loss，SHL），约占30%。遗传性耳聋主要遵循孟德尔遗传模式，按照遗传模式不同，又可将其分为常染色体显性遗传模式（约占15%）、常染色体隐性遗传模式（约占80%）、X染色体连锁遗传模式（占1%～3%）及线粒体母系遗传模式（约占1%）。（图23-1）近年亦有研究表明，遗传性耳聋可能存在寡基因遗传等非孟德尔遗传模式的致病机制。遗传性耳聋研究方法和范式的探索，对其他孟德尔遗传病和罕见病具有较高的指导意义和参考价值。

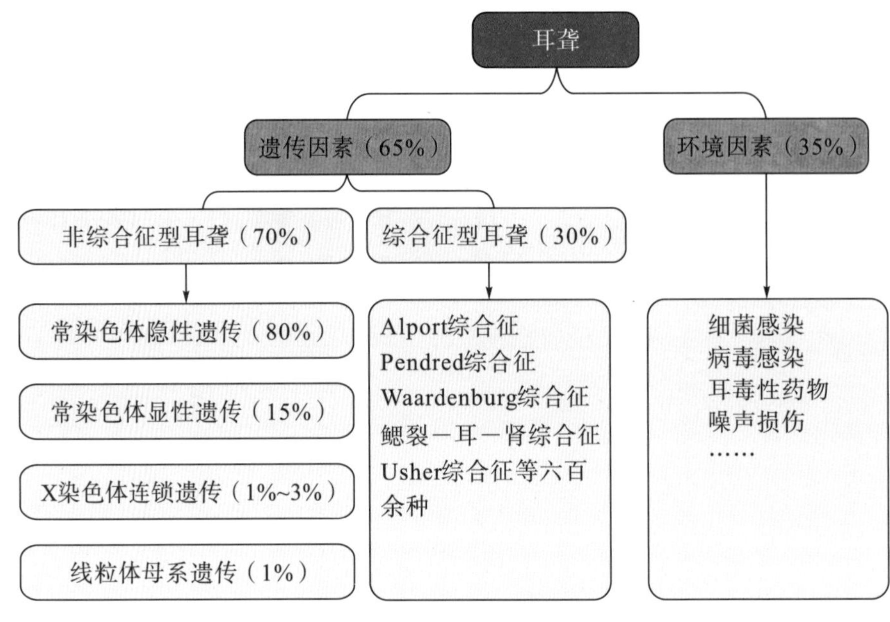

图 23－1　耳聋致病因素及占比

（一）遗传性耳聋的孟德尔遗传

孟德尔遗传病是指由一对等位基因控制，且传递方式遵循孟德尔分离与自由组合定律的一类遗传性疾病。孟德尔遗传模式包括常染色体显性遗传、常染色体隐性遗传和 X 染色体连锁隐性遗传、X 染色体连锁显性遗传及 Y 染色体连锁遗传。遗传性耳聋是发病率最高，最具代表性的孟德尔遗传病。

约 80%的遗传性耳聋患者以常染色体隐性方式遗传，在这种遗传模式中，只有致病基因出现纯合突变和复合杂合突变时才会致病。父母多为携带者，即携带一个突变的等位基因，另一个等位基因是野生型，通常听力正常。若父母均为同一致病基因携带者，其子女有 1/4 的概率从父母处各遗传一个突变的等位基因导致患病，1/2 的概率为表型正常的携带者。由于常染色体隐性遗传基因位于常染色体，男女患病概率相同。常染色体隐性遗传性耳聋在家系中少有连续传递的现象，患者通常为家庭中唯一的耳聋患者，或者有一个或多个耳聋的兄弟姐妹而父母听力正常。受生育政策影响，我国常染色体隐性遗传性耳聋患者多为散发。此外，先天性和早发耳聋患者也多为常染色体隐性遗传。我国常染色体隐性遗传性耳聋患者中常见的致病基因是 *GJB2* 基因，该基因编码连接蛋白 26，参与耳蜗毛细胞钾离子循环。在 *GJB2* 基因中已有超过 100 种致病突变被报道与耳聋相关，其中热点突变频率在不同人群之间存在差异。例如，在东亚人群中最常见的是 c. 235delC，高加索人群中是 c. 35delG，犹太人群中是 c. 167delT。另一个常见的染色体隐性遗传性耳聋致病基因是 *SLC26A4*，该基因突变可以引起非综合征型耳聋 DFNB4 和综合征型耳聋 Pendred 综合征。目前已有超过 260 种 *SLC26A4* 基因致病突变被报道与耳聋相关，热点突变在人群间也存在明显区别，我国 *SLC26A4* 基因突变患者中最主要的突变为 c. 919−2A>G。

在常染色体显性遗传性耳聋中，一个等位基因的突变即可引起疾病表型，纯合子和杂合子均会患病。在家系中可以观察到连续多代患病，有连续遗传的特点。常染色体显性遗传患者的父母通常至少有一个患病，若父母均不患病则可能是父母的精子或卵细胞中发生新发突变（*De novo* mutations），亦或父母携带了致病突变但表型不全外显（incomplete penetrance）。常染色体显性遗传性耳聋患者的子女有 1/2 的概率患病。常染色体显性遗传区别于 X 染色体连锁遗传和线粒体母系遗传的一个重要特征是存在父对子的遗传，这在其他遗传模式中是不存在的。在常染色体显性遗传性耳聋家系中通常存在表现度差异（variable expression），即患者在发病年龄、进展、程度上都存在一定的差异。常见的常染色体显性遗传性耳聋致病基因包括 *PAX*3、*MITF*、*EYA*1、*GATA*3 等。

位于性染色体的基因具有独特的遗传模式。在 X 染色体上具有耳聋致病基因突变的男性，由于在 Y 染色体上没有对应的野生型的等位基因，通常为耳聋患者。而 X 染色体上具有耳聋基因突变和对应野生型等位基因的女性通常听力损失较男性轻。对于 X 染色体连锁遗传的男性患者，其女儿会遗传具有耳聋致病基因突变的 X 染色体，其儿子则会遗传不具有耳聋致病基因突变的 Y 染色体。因此，在 X 染色体连锁遗传中不存在父对子的遗传方式。X 染色体连锁遗传的女性携带者，如其配偶正常，则其儿子有 1/2 的概率患病、女儿有 1/2 的概率为携带者。目前，已报道的非综合征型 X 染色体连锁遗传性耳聋致病基因有 5 个，分别是 *PRPS*1、*POU*3*F*4、*SMPX*、*AIFM*1、*COL*4*A*6。

Y 染色体连锁遗传是 Y 染色体上的基因突变特有的遗传方式。Y 染色体连锁遗传仅发生在男性，患者将会把该突变遗传给儿子，在家系中表现出多代的男性患病，而女儿由于遗传父亲的 X 染色体因而听力正常。由于仅有男性受累，又称全男性遗传（holandric inheritance）。在遗传性耳聋中，Y 染色体连锁鲜有报道，仅在我国一个七代的耳聋大型家系中发现了 Y 染色体连锁遗传，患者的 Y 染色体上存在复杂的重排。

（二）遗传性耳聋的非孟德尔遗传

线粒体遗传特点为非孟德尔遗传，由于卵子提供了绝大部分线粒体 DNA，因此线粒体遗传方式为母系遗传。患线粒体遗传病的女性患者会将突变遗传给其子女，但一般情况下，只有女性能够将线粒体基因中致病突变传递给下一代。一个组织或细胞中含有相同的突变型线粒体 DNA 称为线粒体均质突变；相反，一个组织或细胞中既有突变型线粒体 DNA 又有野生型线粒体 DNA 称为线粒体异质突变。当突变型线粒体 DNA 的占比超过一定阈值时，才会造成线粒体遗传异常，表现出临床症状。常见的线粒体遗传性耳聋致病基因为 mtDNA 12S rRNA。该基因 m. 1555A>G 突变会形成新的配对方式，使得其空间结构更易与氨基糖苷类药物（如庆大霉素、链霉素等）结合破坏线粒体结构，因此该突变不直接导致耳聋，但该突变的携带者如果使用了氨基糖苷类药物，线粒体结构将会被破坏，最终导致听力损失。

遗传性耳聋的非孟德尔遗传还包括双基因（或寡基因）遗传。双基因或寡基因遗传的定义为疾病表型由两个或多个基因共同作用引起，并且不同基因上的突变同时遗传时，患者才会表现出疾病表型。近年来，在耳聋研究中有多篇关于双基因遗传的报道。Leone 等基于两例非综合征型遗传性耳聋患者的靶向测序，鉴定到 *TMPRSS3/GJB2* 基因组合的双基因遗传；Ebermann 等在 Usher 综合征患者中报道了 *PDZD7/GPR98* 基因组合的双基因遗传；Schrauwen 等对一个非综合征型遗传性耳聋的家系进行了外显子组测序，鉴定到 *PCDH15/USH1G* 基因组合的双基因遗传。然而，由于高通量测序鉴定到的基因变异数量大，可能导致对偶发事件的过度解读，且上述报道的重复研究尚不充分，遗传性耳聋的双基因（或寡基因）遗传机制仍不明确，是目前的研究热点之一。

（三）遗传异质性与表型异质性

遗传性耳聋具有高度的遗传异质性。在小鼠中，耳聋的发生可能涉及多达 1000 个基因。人类耳聋致病基因数量尚未明确，有研究估算有至少有 450 个。目前，非综合征型耳聋已鉴定出 150 多个致病基因、综合征型耳聋已报导了超过 400 个基因，包括 Alport 综合征、Pendred 综合征、Waardenburg 综合征、Usher 综合征等。人类表型本体数据库（Human Phenotype Ontology，HPO）中收录的与耳聋表型相关的基因更是多达 1585 个。耳聋相关的致病基因编码多种参与听觉系统发育和功能的蛋白，包括转录因子、结构蛋白、间隙连接蛋白、离子通道等。遗传性耳聋致病基因资源网站（The Hereditary Hearing Loss Homepage，http://hereditaryhearingloss.org/）为本领域的研究人员和临床医生提供了最新的致聋基因鉴定研究结果。该网站收集整合了已知的非综合征型耳聋致病基因定位、鉴定的结果和首报文献，同时涵盖了 Alport 综合征、鳃裂－耳－肾综合征、CHARGE 综合征、Jervell&Lange－Nielsen 综合征、Norrie 综合征、Pendred 综合征、Perrault 综合征、Stickler 综合征、Treacher Collins 综合征、Usher 综合征、Waardenburg 综合征等常见综合征型耳聋的致病基因信息。

遗传性耳聋致病基因同时存在较强的表型异质性，即同一基因的突变导致多种明显不同的表型。其中，携带致病基因变异的个体不表现相应的疾病表型，称为不全外显。携带相同致病基因变异的个体，受遗传背景、遗传修饰因子和环境因素的影响，可呈现不同严重程度的疾病表型，显示出表现度差异。此外，同一个基因的突变，可导致多种不同的疾病发生。例如，*SLC26A4* 基因的突变会导致 Pendred 综合征和常染色体隐性遗传性耳聋，*GJB2* 中的大多数突变会导致非综合征型耳聋，但该基因中的一些突变也会导致常染色体显性遗传性皮肤病相关的综合征型耳聋。由于遗传性耳聋的高遗传异质性，当前的分子诊断需要对上百个耳聋基因同时进行测序，导致大量的罕见变异被发现，同时由于较高的表型异质性，提高了对基因型与表型关联分析及家系共分离分析的要求，均增加了变异致病性判定的难度。

二、遗传性耳聋分子诊断

分子诊断技术通过基因分型或者 DNA 测序检测识别遗传性耳聋致病基因的变异，结合患者家族史和临床表型，解读变异基因致病性并确定分子病因。过去由于检测技术的限制，常用基因芯片对热点基因突变（如 *GJB2*、*SLC26A4*、mtDNA12S rRNA 等）进行检测。随着高通量测序技术（massively parallel sequencing，MPS）的发展，可以通过针对特定疾病目标基因靶向测序（Panel 测序）、全外显子组测序（whole exome sequencing，WES）、全基因组测序（whole genome sequencing，WGS）及三代测序等方式对大量基因同时进行检测。上述方法在遗传性耳聋分子诊断中能够有效地解决遗传异质性的问题。

（一）一代测序与热点突变筛查技术

一代测序技术——Sanger 测序是使用最广泛的一种测序技术。Sanger 测序利用荧光标记的双脱氧链终止法对 DNA 序列进行测定。尽管 Sanger 测序通量较低，但由于其精度高，目前依然是基因测序的“金标准”。在遗传性耳聋致病基因突变的检测中，Sanger 测序主要用于对使用其他策略鉴定到的候选致病变异进行序列的复核检验。

基因芯片具有方便快捷、成本相对低的特点而被广泛使用，常用于针对热点突变的人群筛查，但检测范围局限于提前设计了探针的位点。在高度遗传异质性的遗传性耳聋中，我国患者群体具有热点基因和热点突变，如 *GJB2* 基因 c.235delC、*SLC26A4* 基因 c.919−2A>G 和 mtDNA12S rRNA 基因 m.1555A>G 等。利用基因芯片技术，Dai 等人对北京市 180469 名新生儿利用基因芯片筛查了 4 个耳聋常见致病基因（*GJB2*、*SLC26A4*、mtDNA12S rRNA 和 *GJB3*）中的 9 个变异，8136 名（4.508%）基因筛查阳性，449 名（0.249%）被遗传转诊。针对基因芯片筛查结果为单个杂合变异阳性的患者，可结合一代测序技术明确致病复合杂合的突变，完成分子诊断。

（二）二代测序检测技术

高通量测序技术是 DNA 测序技术发展历程中的里程碑，该技术可以并行地对几百万个 DNA 分子进行测序，通过对突变位点的鉴定进而确定遗传性疾病的致病基因。高通量测序技术极大地推动了遗传性耳聋的致病基因鉴定和基因诊断技术进步。基于高通量测序的靶向捕获基因检测是目前疾病分子诊断领域广泛使用的策略。针对疾病的靶向捕获基因检测技术将测序限定在特定的基因中，通过将样本的 DNA 序列与预先定制的多个候选基因探针进行液相/芯片杂交捕获，进而对靶向的目标区域 DNA 序列进行富集和后续高深度的序列测定。靶向捕获的目标基因组套（Panel）可以根据已知疾病基因和候选研究基因灵活定制。2010 年已有通过耳聋基因靶向捕获测序对患者进行遗传诊断研究的报道。2020 年，Yuan 等在 433 例散发性非综合征型耳聋患者和来自 30 个耳聋家系的 78 例患者中进行了 129 个耳聋基因的 Panel 测序，在散发病例中诊断了 226 例，诊断率为 52.19%，在家系病例中诊断了 17 例，诊断率为 56.67%。虽然基因靶向测序策略可有效地降低检测成本，但基因 Panel 的设计局限于人工挑选的疾病相关基因，随着耳聋致病基因研究的不断开展，基因 Panel 需要不断进行更新升级，且部分前期诊断阴性的病例需要重新检测新纳入的基因。此外，基因靶向测序技术对于基因拷贝数变异（copy number variation，CNV）和结构变异（structure variation，SV）检测效果不佳。

WES 技术可以对全基因组的外显子区域进行测序，这些外显子区域约有 6000 万个碱基对，占整个人类基因组的约 2%。相较于 WGS 技术，WES 的价格和分析难度更低，是鉴定孟德尔遗传病致病突变和致病基因的重要方式。2020 年，Zazo 等对 106 例耳聋新生儿进行 WES 和遗传诊断，诊断率为 55.66%。针对大的遗传性疾病家系，进行 WES 和生物信息学分析，通过基于频率、功能影响和表型共分离的筛选，可以得到候选的致病基因和突变，用于后续的功能研究验证。对于大量散发病例，可以通过在患者和对照人群中的变异富集的差异，鉴定人群中遗传负荷较高的致病或风险基因。利用 WES 在一定程度上可以对拷贝数变异和结构变异进行分析，但由于该策略仅针对外显子区域测序，当变异的断点不在外显子区域时判断困难，并且 WES 对小片段的拷贝数变异检测不灵敏。此外，由于 WES 对测序区域的限制，对内含子区域和基因调控区域等非编码区的遗传变异涉及较少。WES 提高了识别到与目标疾病无关的其他疾病致病变异（即次要发现，secondary finding）的可能性，但相关领域关于如何报告基因检测的次要发现尚未统一意见。

WGS 技术是对全基因组的碱基位点进行测序，包括了外显子和非编码区域，为识别和解析外显子区域以外的耳聋致病结构变异创造了可能性。2021 年，Le Nabec 等对 10 例 DFNB1 变异携带患者进行了 WGS，鉴定到了 *GJB2* 中新的变异位点，其中在 *GJB2* 的启动子区发现了一个影响 *GJB2* 表达的非编码区变异。虽然测序范围和数据量的提升增加了海量的基因变异检出，但也提高了分析所需软硬件资源的需求量和分析难度，带来了数据解读的新挑战。如何从大量变异位点中筛选和发掘具有重要价值的信息已成为目前的热点研究方向。

（三）结构变异检测与三代测序技术

高通量测序技术提高了遗传性耳聋的分子诊断率，并且为其致病结构变异的发现奠定了重要基础。结构变异包括染色体倒位、染色体异位、拷贝数变异等多种类型，复杂的结构变异可以是上述不同类型变异的组合。过去的研究已证实在 *POU3F4*、*USH2A*、*STRC*、*OTOA*、*GJB2*/*GJB6* 等基因中会检测出较多的结构变异。有研究显示 18.7%（50/267）的遗传性耳聋患者携带耳聋致病基因的拷贝数变异，并在 16 个不同基因中鉴定了拷贝数变异，证实了拷贝数变异在遗传性耳聋中的重要作用。目前，拷贝数变异在遗传性耳聋基因诊断中约占 20%，并已在 29 种不同的非综合征型耳聋基因中得到鉴定。非综合征型遗传性耳聋中典型的拷贝数变异是位于15q15.3片段重复区域的缺失，该区域包括了*STRC*基因，该基因是轻－中度听力损失的重要原因。拷贝数变异可以通过剂量效应、基因结构的破坏及形成融合基因等多种方式影响疾病表型。拷贝数变异的检测方法主要包括多重连接探针扩增技术（multiplex ligation-dependent probe amplification，MLPA）、微滴式数字PCR（droplet digital PCR，ddPCR）、基于微阵列技术的芯片比较基因组杂交（genomic hybridization，array－CGH）等，以及基于二代或三代测序技术结合生物信息学分析工具进行鉴定。

近年来，以PacBio公司的单分子实时测序和Oxford Nanopore Technologies公司的纳米孔单分子测序技术为代表，三代测序技术（又称单分子测序技术）迅速发展。三代测序技术可以将测序读长提高至数十甚至数百kb，具有更少的测序偏差和更均匀的覆盖度，大大提升了对基因组组装和结构变异的分析能力。目前，三代测序技术在遗传性耳聋结构变异的研究中应用相对较少。2021年，Jiang等对3名基于靶向基因检测未能诊断的患者进行了三代测序，在其中2名患者中鉴定到*POU3F4*基因相关的结构变异，包括*POU3F4*上游的870 kb缺失和8 Mb倒位。由于成本较高，目前三代测序在遗传诊断和研究工作中仍处于推广阶段，但随着技术的不断发展和分析能力的提升，该技术将会得到更广泛的应用。

（四）基因变异致病性判定与分子诊断

基因变异致病性的准确判定是疾病分子诊断的基础。在遗传性耳聋致病基因检测中，随着测序通量增加，大量的罕见变异被鉴定，增加了变异解读的困难。为提升基因变异致病性判定的标准化和准确性，减少不同实验室之间解读的差异，美国医学遗传学与基因组学学会（American College of Medical Genetics and Genomics，ACMG）和美国分子病理协会（Association for Molecular Pathology，AMP）于2015年共同发表了《遗传变异分类标准与指南》。该指南涵盖了不同类型共28条证据，依据这些证据的组合可以将基因变异分为：致病（pathogenic，P）、可能致病（likely pathogenic，LP）、意义不明确（variants of unknown significance，VUS）、可能良性（likely benign，LB）和良性（benign，B）。该指南提供了两套证据标准，分别用于致病性或可能致病性变异的分类，以及良性或可能良性变异的分类。致病性变异证据强度分为非常强（PVS 1）、强（PS 1～4）、中等（PM 1～6）或支持（PP 1～5）四级。良性变异证据分为独立（BA 1）、强（BS 1～4）或支持（BP 1～7）。对于任意一个给定的基因变异，可以根据该变异关联的遗传特征和临床信息赋予相关的证据标记（图23－2），然后根据表23－1中的评分规则计算证据组合的强度，进而完成致病性判定和5级分类。在遗传性耳聋基因变异致病性判定方面，2016年ClinGen听力损失临床领域工作组（ClinGen Hearing Loss Clinical Domain Working Group，ClinGen HL CDWG，https://tinyurl.com/hlcdwg）成立，针对遗传性耳聋对ACMG和AMP的指南进行了优化和调整，评估已报道致病基因和疾病关联的真实性，并对遗传性耳聋和相关综合征中的基因变异致病性判定进行规范。

	良性（benign）			致病性（pathogenic）			
	独立（stand-alone）	强（strong）	支持（supporting）	支持（supporting）	中等（moderate）	强（strong）	非常强（very strong）
人群数据	在大规模对照人群或普通人群中AF＞5%BA1	1.在大规模对照人群或普通人群中AF＞疾病预期发病率BS1 2.对于时期完全外显的疾病，在健康成年人中发现该变异（隐性遗传病发现纯合子，或者X-连锁半合子）BS2			ESP数据库、千人数据库、ExAC数据库和gnomAD等人群频率数据库中变异不存在或频率极低（隐性遗传病）PM2	变异出现在患病群体中的频率显著高于对照群体PS4	
计算和预测数据			1.多个计算证据表明该变异对基因/基因产物无影响BP4 2.仅截短变异会致病的基因上检测到的错义变异BP1 3.预测不影响剪接的同义变异BP7 4.功能未知重复区域内的框内插入/缺失BP3	多个计算证据表明该变异对基因/基因产物有害影响PP3	1.错义变异与先前已报道的致病性变异发生在同一氨基酸残基位置，且导致新的氨基酸变化PM5 2.非重复区域内框内插入/缺失变异或终止密码子丧失变异导致的蛋白质长度变化PM4	与已报道的致病变异有相同氨基酸改变PS1	在已知致病机制为功能丧失的基因中预测为无效变异（无义突变、移码突变、经典±1或2的剪接突变、起始密码子变异、单个或多个外显子缺失）PVS1
功能数据		体内外实验表明变异对蛋白质功能和剪接没有影响BS3		致病错义变异常见、良性错义变异罕见的基因上的错义变异PP2	位于热点突变或已知无良性变异的关键功能域PM1	体内外完善的功能研究表明该变异会导致基因功能受损PS3	
共分离数据		在一个家系成员中不共分离BS4		突变与疾病在家系中共分离（在家系多个患者中检测到此变异）PP1	逐渐增加的共分离数据→		
新发数据					未经过父母验证的新发变异PM6	经过父母验证的新发变异PS2	
等位基因数据			在显性遗传病中，同一基因上待分类变异与致病变异呈反式排列或任意遗传模型疾病中，同一基因上待分类变异与致病变异呈顺式排列BP2		在隐性遗传病中，待分类变异与致病变异呈反式排列PM3		
其他数据库			有可靠信誉来源的报告认为该变异为良性的BP6	有可靠信誉来源的报告认为该变异为致病的PP5			
其他数据			在已被其他变异诊断病例中发现的变异BP5	变异携带者表型或家庭史高度符合某种单基因遗传疾病PP4			

图23-2　ACMG/AMP指南基因致病变异性解读证据框架

表 23-1 遗传变异分类标准评分规则

标准	描述
致病	（1）1 个非常强（PVS1）和 ①≥1 个强（PS 1～4）或 ②≥2 个中等（PM 1～6）或 ③1 个中等（PM 1～6）和 1 个支持（PP 1～5）或 ④≥2 个支持（PP 1～5） （2）≥2 个强（PS 1～4）或 （3）1 个强（PS1）和 ①≥3 个中等（PM 1～6）或 ②2 个中等（PM 1～6）和≥2 个支持（PP 1～5）或 ③1 个中等（PM 1～6）和≥4 个支持（PP 1～5）
可能致病	（1）1 个非常强（PVS 1）和 1 个中等（PM 1～6）或 （2）1 个强（PS 1～4）和 1～2 个中等（PM 1～6）或 （3）1 个强（PS 1～4）和≥2 个支持（PP 1～5）或 （4）≥3 个中等（PM 1～6）或 （5）2 个中等（PM 1～6）和≥2 个支持（PP 1～5）或 （6）1 个中等（PM 1～6）和≥4 个支持（PP 1～5）
良性	（1）1 个独立（BA 1）或 （2）≥2 个强（BS 1～4）
可能良性	（1）1 个强（BS 1～4）和 1 个支持（BP 1～7）或 （2）≥2 个支持（BP 1～7）
意义不明确	（1）不满足上述标准或 （2）良性和致病性标准相互矛盾

准确判定基因变异致病性需应用大量数据库和知识库资源，深入认识突变基因型与疾病表型的关联。变异注释是遗传分析的重要组成部分，常利用不同数据库资源，注释大规模人群中的变异频率、氨基酸水平上的功能影响、已报道的变异与疾病关系等重要信息。目前常用的注释软件包括 VEP、Annovar、SnpEff，常用的注释数据库包括 dbNSFP、HGMD、ClinVar、gnomAD 等。值得注意的是，不同国家和地区的人群存在显著的遗传背景差异，而国际公开数据库的数据来源主要为欧美人群的研究结果。与欧美患者对比，中国遗传性耳聋患者的基因致病性变异谱和疾病表型谱均存在明显的差别。因此，建立我国的疾病患者人群队列，丰富临床和组学大数据资源，是提升遗传性耳聋基因诊断能力、构筑遗传性耳聋遗传研究基础、推动遗传性耳聋精准诊治研究的关键。2013 年启动的“中国遗传性耳聋基因研究战略联盟”（China Deafness Genetics Consortium，CDGC），是我国关于听力障碍及相关疾病研究的全国性合作网络。截至 2022 年，CDGC 项目已招募了 24000 余例各类耳聋患者，分子诊断率达到 48.8%。CDGC 在耳聋队列大数据的基础上，研发了遗传递归分析框架（framework of iteration analysis，FIA）、耳聋专病基因变异功能预测工具（deafness variant function prediction，DVPred）、队列隐性基因型网络模型研究（recessive genotype network，RGnet）等一系列原创分析算法与工具，并建设了遗传性耳聋专病数据库与知识库（The Genetic Deafness Commons，GDC）。CDGC 队列研究中鉴定的大量变异被解读并通过 GDC 向国内外学界发布，为听力障碍研究和临床决策提供支持资源，帮助研究人

员和临床医生破译听力损伤和相关疾病的遗传机制。

三、遗传性耳聋致病基因鉴定经典策略

目前仍有超过20%的遗传性耳聋患者的致病基因不明确。在新遗传性耳聋致病基因鉴定研究中，充分考虑患者症状、遗传方式等多方面因素，从分子层面上阐述其致病机制，深入理解听力系统精密的分子机制，对于提升复发风险评估能力、为更多人群提供遗传咨询和新诊疗方法的开发至关重要，推动了遗传性耳聋预防和诊疗的发展。同时，在遗传性耳聋这样一个具有极强的遗传异质性的疾病中打磨致病基因研究的新方法和新策略，对其他疾病的致病分子机制研究具有显著的指导意义。

（一）致病基因鉴定研究基础

过去大量的研究为孟德尔遗传病中的遗传图谱构建、致病基因及致病位点的鉴定奠定了重要基础。19世纪60年代以来，遗传学领域取得了许多重大突破，孟德尔提出了遗传的基本单位是遗传因子，并揭示了遗传学中两个基本的定理：分离定律和自由组合定律；摩尔根通过果蝇实验，发现了连锁与互换定律；沃森、克里克提出DNA双螺旋结构。而医学遗传学领域中的突破则是在20世纪70年代之后发生的，包括获得诺贝尔化学奖的Sanger测序，该技术成为目前一些常用测序技术的基础，1980年Botstein等提出利用限制性片段长度多态性（restriction fragment length polymorphisms，RFLP）作为遗传标志并构建了人类遗传连锁图谱，1986年Royer－Pokora等通过定位克隆发现首个疾病基因，这些研究促进了遗传图谱的构建和孟德尔遗传病分子致病因素的鉴定。

20世纪80至90年代起，疾病基因鉴定工作在孟德尔遗传病中快速发展，形成了一套行之有效的研究策略。该策略基于对多代成员患病的大型家系进行连锁分析（linkage analysis），完成遗传信号精确定位；遗传信号定位后，对落在连锁基因座内的基因进行Sanger测序寻找致病变异位点；通过在多个患病家系中分别进行致病变异共分离，以及健康人群中不存在风险基因型这一证据，得到候选致病变异；在后续的细胞模型中进行变异的表达和功能验证，并通过构建疾病动物模型（如小鼠、斑马鱼）进行深入的机制研究。这一经典策略在孟德尔遗传病致病基因的鉴定中取得了巨大的成就，据国际权威数据库OMIM（Online Mendelian Inheritance in Man）统计，截至2022年，已有涉及6227种表型的4362个致病基因被鉴定。

（二）连锁分析

连锁分析探究家系中基因座的遗传和疾病表型之间的关系，在基于大型家系的致病

基因鉴定中取得了非常好的效果。遗传研究中可以观察到基因组中的某些区域表现出代代相传的趋势。这种在同一染色体上距离很近的基因座，在遗传时作为一个整体一起传递的趋势称为遗传连锁。基因座的分离发生在第一次减数分裂后期，是否发生分离取决于同源染色体之间是否存在同源重组事件，发生重组的频率称为重组率。重组率的取值范围为 0～0.5。如果重组率为 0，则两个区域之间彼此非常接近，表明它们完全连锁不发生重组。如果区域之间存在重组，则重组率的值在 0～0.5 变化，两个区域之间的距离与重组率成反比。

连锁分析的基本原理是分析遗传标志在患病家系中的共分离情况，进而确定控制疾病表型的变异位点，因此它涉及对具有遗传倾向的基因组区域与已知位置的遗传标志（RFLP、微卫星、SNP 等）的统计分析，连锁分析中经常使用的统计值是优势比分数的对数（logarithm of odds ratio，LOD），一般认为 LOD 值大于 3.0 为连锁，LOD 值小于−2.0 为不连锁。

在遗传标志的选择上，早期使用 RFLP 作为基因定位的标志，但 RFLP 存在杂合度低、分布不均的劣势。随后被短串联重复序列（short tandem repeats，STR）又称微卫星（microsatellites）DNA 所取代，其分布广泛，易于检测，具有高度多态性，成为第二代遗传标志。而单核苷酸多态性（SNP）位点在人类基因组中具有丰富度高、数量多和便于计算分析的特点，区别于 RELP 和 STR 以长度为标志，而直接采用序列变异为标志，因而在目前的分析中使用 SNP 作为遗传标志是最主要的选择。通过连锁分析可以整合大型家系中遗传标志共分离的信息，因而可以将包含疾病致病基因突变的遗传区域定位到染色体上。

应用连锁分析鉴定疾病致病基因的研究方案一般如下：

（1）采集待研究的性状或患有某疾病的大型家系，收集表型信息，如临床特征、发病年龄、疾病的严重程度和家族史等。

（2）从家系成员的血液或组织样本中提取 DNA。

（3）选择遗传标志，并使用芯片或测序技术对家系成员中的遗传标志进行基因分型。

（4）使用 Merlin 等软件对基因分型数据进行分析并鉴定与特定表型连锁的基因组区域，计算 LOD 值衡量连锁的可能性。

（5）在连锁的基因组区域内选择更多的遗传标志进行精细映射，缩小候选致病基因突变所在范围。

（6）检测连锁区域内的潜在致病变异，进行性状−变异共分离分析，确认其与研究表型相关，并深入开展细胞、动物模型功能研究，阐明致病机制。

遗传性耳聋的研究中，1988 年 Wallis 等首次报道了使用连锁分析的方法将非综合征型耳聋致病基因座定位到 X 染色体长臂，此后经过 7 年的时间最终鉴定出了致病基因 *POU3F4*。在常染色体的连锁分析研究中，1992 年首次定位到了染色体 5q31，为鉴定出 *DIAPH1* 奠定了基础。

（三）纯合子定位

纯合子定位（homozygosity mapping）被用于患有隐性遗传病且具有近亲血缘关系家系，是遗传性耳聋中鉴定常染色体隐性遗传病致病基因的另一种常用方法。在人类社会中，近亲结婚一直存在，目前世界上约有20%的人口生活在倾向于近亲结婚的国家和地区。近亲结婚会显著增加在遗传位点上出现纯合状态的可能性，因此在这些近亲结婚的家庭中可以发现非常罕见的常染色体隐性遗传病。纯合子定位可以在近亲家庭中通过定位大范围的纯合基因型鉴定常染色体隐性遗传病致病基因座。在隐性遗传模型中，致病突变在父母中应为杂合状态，在健康的兄弟姐妹中应为杂合状态或野生型纯合状态，而在患者中应为纯合状态。目前已有包括PLINK、HomozygosityMapper在内的多个软件可以对满足条件的区域进行定位，这些软件通过遗传标志确定区域的边界，随后对该区域相关的基因进行详细的分析。利用纯合子定位缩小致病基因变异分析范围，为识别真正的致病基因变异发挥了重要作用。

考虑到减数分裂交换重组，通过家系连锁分析和纯合子定位策略通常会定位到可能包含上百个基因的较大染色体区域，这些基因被用于后续的家系共分离和克隆研究中，将候选基因与疾病表型关联进而筛选候选基因。但这种逐个筛选候选基因的方式，耗时较长，成本较高，尤其是当定位区域较大时。因此，发展高效的基因检测和候选基因筛选方法变得十分重要。此外，过去发表的一些遗传性耳聋连锁区域，虽然在多代大家系中通过连锁分析得到了的显著连锁结果，但一直未能寻找到对应的致病基因。这一现象可能与早期版本的连锁图谱偶然性错误有关，值得再次研究。

四、NGS技术与致病基因研究新策略

基于大型家系的数据，特别是基于近亲结婚的家系，进行连锁分析和纯合子定位是检测致病性罕见基因变异的有效途径，通过这些经典策略鉴定了许多遗传性耳聋致病基因。近年来出现的NGS实现了从低通量到高通量的飞跃，通过对患者突变位点的鉴定来明确遗传性疾病的致病基因，加速了遗传性疾病致病基因发现的步伐。

（一）NGS技术的发展及在致病基因研究中的应用

21世纪初，人类基因组计划（Human Genome Project，HGP）完成，这一项目提供了人类的参考基因组，为从单扩增子Sanger测序转变为对于数百万甚至数亿个碱基对的高通量测序奠定了重要基础，减少了致病基因定位的许多障碍。2005年，罗氏公司推出了454 GS FLX，随后新的NGS测序方法和平台不断涌现。虽然在测序原理、测序平台设计、数据输出等多方面存在一定的差异，但这些NGS测序平台的开发和研

究都基于一个共同的目标：开发准确而高效的技术，减低高通量测序所需的成本和人力资源。从小型 Panel 测序到包含基因组所有外显子序列的 WES，再到涵盖完整基因组序列的 WGS，这些技术的发展提升了孟德尔遗传病变异检测的速度和准确度。

随着 NGS 技术的发展，新基因鉴定方法学上出现了革命性的突破。过去连锁位点可能包含上百个候选基因，需要对候选基因的每个外显子进行 Sanger 测序、人工判读、共分离定位，进而克隆疾病相关基因，需要大量的人工操作，且易发生错误。使用 WES 或者 WGS 可以对基因组上的所有基因进行测序，通过生物信息学的方法鉴定基因变异，并基于变异频率、功能影响、遗传模式、表型关联、连锁分析定位等信息对大量变异进行高效的过滤，从而快速筛选候选致病基因突变，并在病例、对照样本中进行验证，确认致病突变，然后通过细胞、模式动物对致病基因功能进行研究，探索致病机制。利用这些方法，2010 年至今已经成功鉴定超过 90 个遗传性耳聋致病基因。此外，在散发病例和小家系的研究中，由于统计功效低，难以得到具有统计学显著性的结果，传统的通过连锁分析定位致病基因的研究策略不适用。而目前 WES、WGS 等技术的发展，为解决这一问题提供了可能性。

（二）基于关联/聚合分析的致病基因鉴定新策略

除连锁分析外，关联研究也是揭示疾病风险/致病基因的常用方法（图 23-3）。关联分析，特别是全基因组关联分析（genome-wide association study，GWAS），在研究群体中特定的等位基因与疾病之间的关系方面发挥了重要作用。在 GWAS 中常使用次等位基因频率（minor allele frequency，MAF）>1%的 SNP 作为遗传标志，搜寻与复杂性状关联的基因组区域。然而，常规 GWAS 分析排除了罕见变异，而孟德尔遗传病及寡基因遗传病常由罕见致病变异导致，GWAS 分析流程不能直接用于孟德尔遗传病致病基因的鉴定研究。此外，由于罕见变异 MAF 低，单个变异和表型之间关联的统计功效也随之降低，需要纳入更大数量的病例和对照样本才有可能识别疾病和罕见变异的关联。但孟德尔遗传病多为罕见病，病例数量无法与常见疾病相比，难以达到单个变异关联分析所需的统计功效。为了解决这一问题，生物统计学家开发了聚合分析，即假设特定区域（如基因）内的多个罕见变异可能会影响相同的疾病表型，将包含在同一基因内的多个变异视为一个整体，对单个基因内的罕见变异进行聚合后提高了统计功效，再进行关联分析，进而提升在罕见疾病人群研究中鉴定到关联信号的能力（图 23-4）。

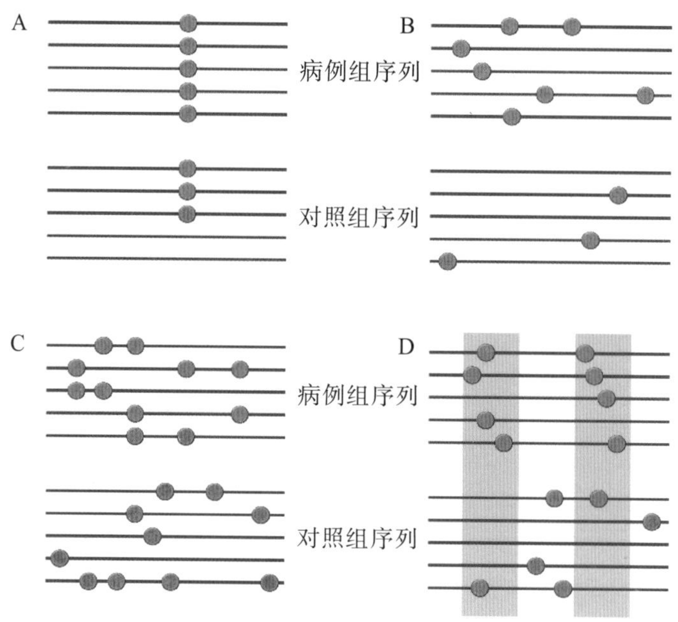

图 23-3 遗传变异对疾病表型影响的作用模式假设

A. 仅单个变异与表型关联；B. 多个罕见变异独立影响表型；C. 多个罕见变异协同或与常见变异协同影响表型；D. 部分区域内罕见变异影响表型。

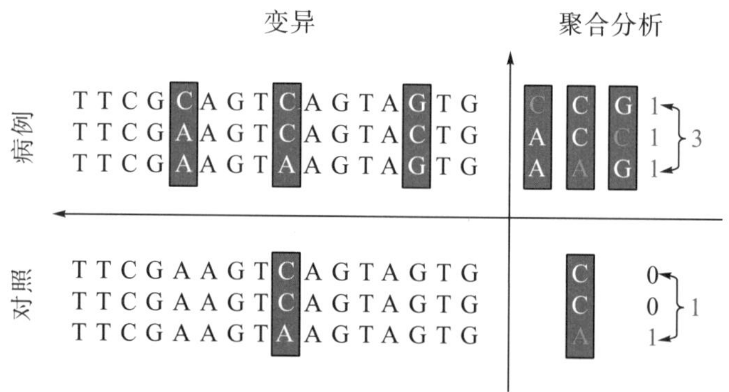

图 23-4 罕见变异聚合分析原理

目前进行聚合的区域主要有三种类型，最常见的是以单独的基因编码区为单位，适用于在 WES 和 WGS 中对全基因组情况进行完整的鉴定，也有更加精细的研究着眼于单个外显子或特定的蛋白质功能区域。二是可以使用基因通路或基因家族进行聚合，扩大聚合范围。此外，也可以通过滑动窗口的方式，以单个窗口为单位进行步进聚合及关联分析。由于该方式计算量大，适用于缩小范围的特定区域分析。

罕见变异聚合分析策略依据统计方法的不同可以分为两个大类：基于频率论（Frequentist）方法和基于贝叶斯方法（Bayesian methods）。

1. 基于频率论方法

罕见变异关联分析方法大多基于频率论方法。频率论方法对实验观测数据进行特定统计量的计算，并将计算的统计量与原假设（遗传变异和表型之间没有关联）下的期望进行比较。P 值是在假定原假设为真，即遗传变异和表型之间没有关联时，得到与实验观测数据的统计量相同或者更极端的结果的概率。基于频率论方法的统计功效与实际纳入分析的因果变异和非因果变异的比例有关。频率论的方法主要包括负荷检验（burden test）、二次检验（quadratic test）和将前两种检验方法进行最佳组合的综合检验。

负荷检验中将多个遗传变异的信息分解成一个单一的遗传分值，并测试该分值与性状之间的关系。负荷检验总的来说是基于加和的思想，将区域内的罕见变异合并成单个位点，然后对合并位点生成统计量进行关联性分析。依据其合并策略不同，分为了不同的方法。CAST（collapsing and sum test）方法是最简单的负荷检验方法之一，根据一组位点中是否包含罕见变异建立一个新的指示变量（假设为 Z）：$Z=1$ 表示这组位点包含至少一个罕见 SNP，$Z=0$ 表示不包含罕见位点，即都是常见变异，然后使用 2×2 的费希尔精确检验（Fisher exact test）对病例-对照样本中二元的罕见变异携带状态进行关联性分析。CMC（combined multivariate and collapsing）方法计数变异集罕见变异位点的个数，而非仅仅是否包含罕见变异位点，然后使用 Hotelling T^2 检验。负荷检验具有强假设，在一组合并变异集中所有罕见变异都是因果变异，并且变异的效应都在同一方向（对疾病的保护性或危害性），违反这些假设可能导致严重的功效损失。

二次检验在随机效应模型中使用方差分量检验。这些方法通过评估一组合并变异集的遗传效应分布来检验关联性，如 C－alpha 检验、序列核关联检验（sequence kernel association test，SKAT）。SKAT 引入核函数（kernel function），可以将对疾病的保护性或危害性两个方向的影响作用纳入测试模型中，在存在非因果变异和效应方向异质性的情况下可以得到较好的结果。

综合检验可对前两种检验方法进行组合，并筛选最优结果。SKAT－O（optimal SKAT）将 SKAT 和负荷检验的统计量线性组合。尽管综合检验分析通过统一负荷检验和二次检验获得了强大的效能，但如果其中一个方法的假设基本正确，那么综合检验可能不如负荷检验和二次检验单独的统计功效高。由于上述方法基于对潜在遗传模型的不同假设，每个检验的实际统计功效取决于真实的疾病模型。在研究中很少有真实疾病模型的先验信息，效应值大小、效应方向、MAF 与效应值大小之间的关系，以及因果变异所占比例都会影响检验的统计功效，因此很难得到同时考虑上述所有潜在影响条件下的最大统计功效。因此，对于 WES 和 WGS 中大量基因组区域的研究，通常会建议使用更加灵活的综合检验方法。

2. 基于贝叶斯方法

贝叶斯方法从变异集和表型间存在关联的先验概率出发，并依据实验观测数据对先验概率进行修改得到后验概率。将基因型和表型是否关联的问题转化为关联的概率有多大的问题。在罕见变异关联分析中，基于贝叶斯方法的策略也不断涌现，如 BVS、ADABF、BeviMed。2017 年发表的 BeviMed 算法，提供了多种遗传模式下的罕见基因变异致病性概率的估算方法（图 23－5），该方法被用于英国罕见病基因组队列研究，报道了 16 个罕见病新关联基因。基于贝叶斯方法相对于基于频率论方法的优势在于不需要预先选择特定的变异，而是使用实际数据来识别最可能的因果变异，并在分析中对这些变异赋予更多权重。贝叶斯方法根据观察到的数据来确定变异优先级，而不需要额外的信息和假设。

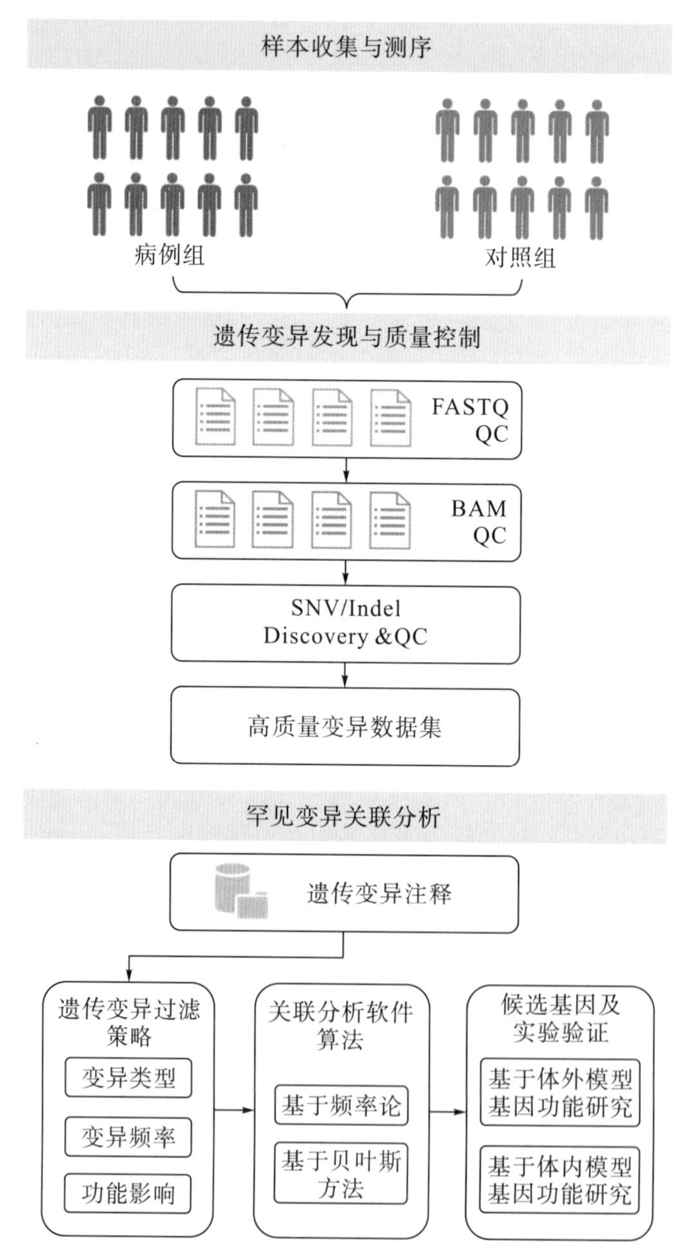

图 23-5　基于罕见基因变异关联/聚合分析的疾病致病/风险基因研究流程

（三）罕见变异关联分析的困难和挑战

不断发展的测序方法和不断降低的测序成本使得基于人群队列进行测序的大型数据集的建立成为可能，大量测序数据的产生满足了罕见变异关联分析所需的大样本量，同时也为分析带来了一些新的问题。

首先，人群分层是遗传关联分析中的主要混杂因素，在控制这些混杂因素时，需要考虑到罕见变异的影响可能与常见变异不同。目前处理人群分层问题的方法主要包括主成分分析（principal component analysis，PCA）和广义混合线性模型（generalized linear mixed model，GLMM）。

其次，是病例、对照样本数目不等。由于测序成本的降低，目前在全球各地建立起多个大型生物数据库。而罕见病发病率低，因此在使用这些大型数据库资源进行关联分析时，会遇到病例、对照样本数目严重不平衡现象，导致Ⅰ类错误增加。在实际中可使用 Firth 回归或基于鞍点近似（saddle point approximation，SPA）的策略如 SAIGE、REGENIE，来解决该问题。此外，罕见基因变异分析通常需要数以万计的样本才能达到足够的统计功效，因此使用外部测序作为对照的来源是一个可行的策略，但使用时应注意不同的测序平台和分析流程导致的混杂的批次效应。

再次，罕见变异关联分析方法大多是基于频率论方法，分析的统计功效高度依赖于高质量变异数据集中因果变异的比例。但变异与疾病表型相关性通常情况下是未知的，因此使用现有的生物学和医学相关信息对变异进行过滤和加权是增加统计功效的常见策略。大部分罕见基因变异分析方法都可以在分析过程中对变异权重进行灵活调整。高度有害突变在进化过程中会受到强的选择作用，因此 MAF 值很可能与其功能影响程度之间成反比。在没有其他相关注释信息的情况下，对于变异位点的加权策略通常依据其 MAF 值。此外，也可将变异对蛋白质功能影响的注释信息纳入变异筛选和权重制订。利用注释软件对变异进行功能注释，在此基础上可以依据变异对蛋白质功能和结构的影响程度，最终评估变异纳入关联分析的优先级。非编码区变异也可能通过不直接改变氨基酸序列的其他机制影响基因功能，如调控区的变异和表观修饰的影响。需要注意的是，适当地将注释信息纳入分析策略对变异进行筛选和加权，可以提升罕见变异和疾病表型关联的能力，但错误地排除了因果变异或降低因果变异的权重将导致统计功效的损失。

随着对人类基因组的研究不断深入，变异注释的数量和类型不断深入，如何筛选与变异-疾病表型相关性联系最密切的变异注释成为一个挑战。在动态适应和组合多个注释信息上，近年来开发的 STAAR（variant set test for association using annotation information）将 PCA 应用于各种候选注释类的矩阵，以降低注释维数。对于基于基因的测试，STAAR 还考虑按变异类别分层测试，然后使用 ACAT 方法综合所有测试组合结果。并在此基础上，发展出 STAARpipeline，这一方法在以基因为中心的分析中，提出了基于功能注释对非编码变异进行分组的策略。在非以基因为中心的分析中，提出了 SCANG-STAAR，一种灵活的数据自适应窗口大小方法。此外，还涵盖了 STAAR

的优势：合并多个功能注释；分析多种类型的表型数据，包括连续性表型和离散型表型；同时可以避免由人群分层现象和亲属及相关样本所带来的关联分析混杂性。

虽然在目前的罕见基因变异关联分析中还存在一定的困难和挑战，但更好的分析算法、技术策略将会随着对罕见基因变异研究的不断深入而不断前进，为罕见病表型关联研究创造条件。

五、小结

随着测序和分析技术的不断进步，遗传性耳聋致病基因鉴定和疾病表型关联策略也取得了长足的发展。早期，连锁分析或纯合子定位利用低密度基因分型数据，在多代受累家系中进行分析，是致病基因鉴定的经典策略，且在大型家系 WGS/WES 的数据分析中依旧是非常有效的方法。但上述经典策略不能用于散发患者和小家系病例群体，因此，推动大型疾病基因组队列建设，采用罕见基因变异关联/聚合分析方法，挖掘新的表型-基因因果关系，了解人类疾病和性状的遗传基础，更好地解析“消失的遗传力”现象，已成为人类遗传和医学遗传界的主流研究范式。

测序技术、生物信息学和生物统计学分析方法、体内及体外功能验证技术等多方面的进步，极大地促进了人们对遗传性耳聋的认识和理解。这些技术和工具也将在遗传性耳聋新致病机制、非孟德尔致病机制研究等热门领域中发挥重要作用。随着更大规模的测序研究的进行，更多与疾病相关的罕见基因变异将被发现，这些研究将帮助研究者更好地了解疾病的遗传结构，也将有助于在临床实践中更好地使用分子信息，促进疾病预防、干预和治疗。

（袁慧军　卜枫啸　艾凡荻）

思考题

1. 对于遗传性耳聋，有多种遗传模式，例如常染色体显性遗传、常染色体隐性遗传、X 染色体连锁遗传等。请解释这些遗传模式是如何导致耳聋的，并提供具体的例子。

2. 介绍一种用于诊断遗传性耳聋的分子生物学方法。在文章中我们讨论了不同的分子生物学技术，如基因测序、基因芯片等，用于识别与耳聋相关的致病基因。请选择一种方法，并详细解释其工作原理以及在诊断过程中的应用。

3. 解释如何利用生物信息学方法来分析大规模基因组数据以寻找与遗传性耳聋相关的基因。生物信息学在基因组学研究中发挥着重要作用，帮助研究人员在大规模基因组数据中发现与疾病相关的基因。请描述一种常见的生物信息学方法，如关联分析等，及其在遗传性耳聋研究中的应用和意义。

参考文献

[1] Abbasi W, French C E, Rockowitz S, et al. Evaluation of copy number variants for genetic hearing loss: a review of current approaches and recent findings [J]. Hum Genet, 2022, 141 (3-4): 387-400.

[2] Chen W, Coombes B J, Larson N B. Recent advances and challenges of rare variant association analysis in the biobank sequencing era [J]. Front Genet, 2022, 13 : 1014947.

[3] Kremer H. Novel gene discovery for hearing loss and other routes to increased diagnostic rates [J]. Hum Genet, 2022, 141 (3-4): 383-386.

[4] Magrinelli F, Balint B, Bhatia K P. Challenges in clinicogenetic correlations: one gene-many phenotypes [J]. Mov Disord Clin Pract, 2021, 8 (3): 299-310.

[5] Van Hout C V. Statistical approaches to rare disease analyses [J]. Genomics of Rare Diseases, 2021: 205-213.

[6] Kim B J, Oh D Y, Han J H, et al. Significant Mendelian genetic contribution to pediatric mild-to-moderate hearing loss and its comprehensive diagnostic approach [J]. Genet Med, 2020, 22 (6): 1119-1128.

[7] Turro E, Astle W J, Megy K, et al. Whole-genome sequencing of patients with rare diseases in a national health system [J]. Nature, 2020, 583 (7814): 96-102.

[8] Oza A M, DiStefano M T, Hemphill S E, et al. Expert specification of the ACMG/AMP variant interpretation guidelines for genetic hearing loss [J]. Hum Mutat, 2018, 39 (11): 1593-1613.

[9] Bowl M R, Simon M M, Ingham N J, et al. A large scale hearing loss screen reveals an extensive unexplored genetic landscape for auditory dysfunction [J]. Nat Commun, 2017, 8 (1): 886.

[10] Bolz H J. Hereditary hearing loss and its syndromes third edition [J]. Eur J Hum Genet, 2016, 24 (11): 1650-1650.

[11] Ott J, Wang J, Leal S M. Genetic linkage analysis in the age of whole-genome sequencing [J]. Nat Rev Genet, 2015, 16 (5): 275-284.

[12] Richards S, Aziz N, Bale S, et al. Standards and guidelines for the interpretation of sequence variants: a joint consensus recommendation of the American College of Medical Genetics and Genomics and the Association for molecular pathology [J]. Genet Med, 2015, 17 (5): 405-423.

[13] Vona B, Nanda I, Hofrichter M A H, et al. Non-syndromic hearing loss gene identification: A brief history and glimpse into the future [J]. Mol Cell Probes, 2015, 29 (5): 260-270.

[14] Alford R L, Arnos K S, Fox M, et al. American College of Medical Genetics and Genomics guideline for the clinical evaluation and etiologic diagnosis of hearing loss [J]. Genet Med, 2014, 16 (4): 347-355.

[15] Shearer A E, Hildebrand M S, Sloan C M, et al. Deafness in the genomics era [J]. Hear Res,

2011，282（1-2）：1－9.

[16] Stranger B E，Forrest M S，Dunning M，et al. Relative impact of nucleotide and copy number variation on gene expression phenotypes [J]. Science，2007，315（5813）：848－853.

[17] Ferreira M A R. Linkage analysis：principles and methods for the analysis of human quantitative traits [J]. Twin Res Hum Genet，2004，7（5）：513－530.

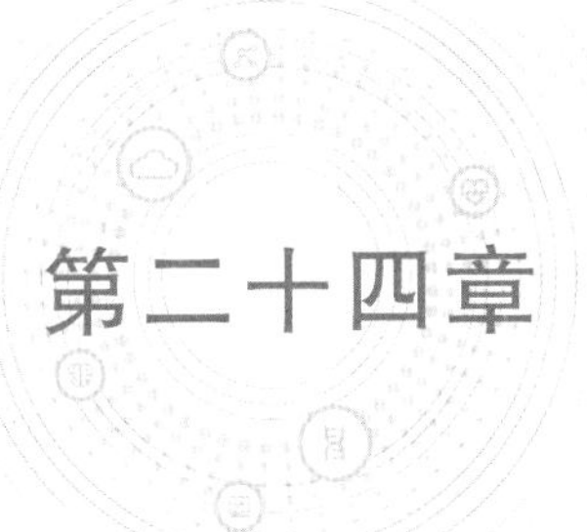

第二十四章 分子技术在产前筛查和产前诊断中的应用及发展

生殖健康和出生人口素质事关国计民生。我国出生缺陷率高达 5.6%，每年新增出生缺陷人口约 90 万例，给社会和家庭带来巨大负担，且随着我国新的生育政策的全面实施，高龄孕产妇人数增加，我国出生缺陷防控形势更加严峻。出生缺陷病种繁多，一般由染色体畸变、基因突变、环境因素或多种因素交互作用共同导致，其中染色体畸变约占出生缺陷遗传学病因的 80%以上，包括染色体数目异常、大片段缺失/重复及致病性拷贝数变异等。防控出生缺陷需要采取婚前孕前检查、产前筛查与产前诊断、新生儿疾病筛查三级预防措施。通过产前筛查与产前诊断在胎儿出生前或胚胎种植前进行分析评估，可以有效降低出生缺陷的发生率，提高出生人口素质。本章节拟从技术发展的角度，介绍常用分子技术在产前筛查和产前诊断中的应用及发展。

第一节　产前筛查技术

产前筛查是在孕产妇知情同意的基础上，通过创伤较小的检测手段筛选出疑似有先天畸形和遗传性疾病的胎儿，从而进一步进行产前诊断检查以明确诊断。产前筛查方法相对简单、成本较低、结果快速、能够分析较多的标本量，但其灵敏度和特异度较差；而产前诊断具有较高灵敏度和特异度，其阳性结果更加可靠，但成本相对较高、费时长、取材多，且检查为侵入性。因此，在产前诊断之前先进行产前筛查有利于提高产前诊断的效率，减少一些不必要的侵入性操作。

产前筛查自开展至今已超过四十余年，产前筛查的疾病从最初的开放性神经管缺陷（neural tube defect，NTD），到胎儿常见染色体非整倍体（21、13 和 18 三体综合征等）、单基因病。其方法根据原理可分为两类：基于母体血清生化指标的产前筛查

（maternal serum screening，MSS）和基于胎儿游离 DNA（cell-free fetal DNA，cffDNA）的产前筛查，即无创产前检测（non-invasive prenatal testing，NIPT）。

一、基于母体血清生化指标的产前筛查

胎儿染色体非整倍体是导致流产、胎儿围生期死亡和神经发育障碍的常见原因之一，为了提高这些疾病的产前筛查和产前诊断水平，几十年来科学家们一直在努力。20世纪70年代，英国率先开展了针对甲胎蛋白（alpha－fetoprotein，AFP）的多中心协作研究，发现妊娠16～18周怀有无脑儿的孕妇血清AFP水平显著升高，由此针对开放性NTD的妊娠中期母体血清AFP筛查成为第一个产前筛查项目。1984年Merkatz等发现，怀有21三体综合征胎儿的孕妇血清AFP水平降低，由此开启了针对胎儿21三体综合征的妊娠中期母体血清学产前筛查。随后，人绒毛膜促性腺激素（human chorionic gonadotrophin，hCG）、游离雌三醇（unconjugated estriol，uE_3）、抑制素A（inhibin A，InhA）等指标不断被发现并纳入了产前筛查方案，由此诞生了妊娠中期基于母体血清生化指标的二联、三联、四联产前筛查方案。产前筛查领域的真正革命是在20世纪90年代引入了胎儿颈部透明层厚度（nuchal translucency，NT）和联合筛查。英国胎儿医学基金会发现，妊娠11～13^{+6}周胎儿NT增厚与胎儿染色体非整倍体相关，因此将NT检查与妊娠早期母体血清hCG、妊娠相关血浆蛋白A（pregnancy associated plasma protein A，PAPP－A）检测相结合进行妊娠早期筛查，使21三体综合征检出率提升至86%。

目前国内外普遍使用的胎儿染色体非整倍体MSS方案包括对母亲年龄、母体血清生化指标和胎儿超声指标的综合评价。常用母体血清生化指标筛查方案包括：①二联筛查，以AFP、hCG或free β－hCG为筛查指标，结合母亲年龄等参数，计算妊娠中期（15～20周）胎儿患21三体综合征的风险；②三联筛查，以AFP、hCG或free β－hCG、uE_3为筛查指标，结合母亲年龄等参数，计算妊娠中期（15～20周）胎儿患21三体综合征的风险；③四联筛查，以AFP、hCG或free β－hCG、uE_3、InhA为筛查指标，结合母亲年龄等参数，计算妊娠中期（15～20周）胎儿患21三体综合征的风险；④妊娠早期联合筛查，以血清free β－hCG、PAPP－A、超声测量的胎儿NT为筛查指标，结合母亲年龄等参数，计算妊娠早期（11～13周）胎儿患21三体综合征的风险。国际产前诊断协会（International Society for Prenatal Diagnosis，ISPD）2011年对现有各种胎儿染色体非整倍体筛查方案进行了评价，建议将妊娠早期和妊娠中期检测结果进行综合评价，从而提高检出率，降低假阳性率。系统评价结果显示，妊娠早期、妊娠中期整合筛查、分层筛查可使胎儿染色体非整倍体检出率达到90%以上。

二、无创产前检测

1997 年，香港中文大学卢煜明教授等首次在孕妇的外周血中发现 cffDNA，且 cffDNA 在母体血液中的浓度随着孕周的增加而增加，并且在妊娠结束后快速清除，因此适用于妊娠试验。这一发现最成功的应用是引入非整倍体产前筛查，为无创产前基因检测技术奠定了理论基础。在妊娠期，大部分游离 DNA 是母体的，但从妊娠 4 周开始，少量胎儿 DNA 通过细胞凋亡从胎盘释放到母体血液循环中，占母体血液循环游离 DNA 总量的 5%～20%。随着孕周的增加，cffDNA 在母体血液循环游离 DNA 中所占比例趋于增加，其间还受到母亲体重、吸烟和先兆子痫等因素的影响。2008 年香港中文大学 Chiu 等人通过前瞻性研究证实该技术可用于胎儿 21 三体综合征的产前筛查，由此该项技术正式进入临床，并迅速地被整合入产前筛查系统。随着 cffDNA 检测整合进入产前筛查系统，产前筛查也从基于母体血清生化指标的筛查时代进入分子时代，很多单基因遗传病也可以通过扩展型携带者筛查被检出。使用大规模平行基因组测序进行胎儿染色体非整倍体无创产前检测的程序框架见图 24－1。

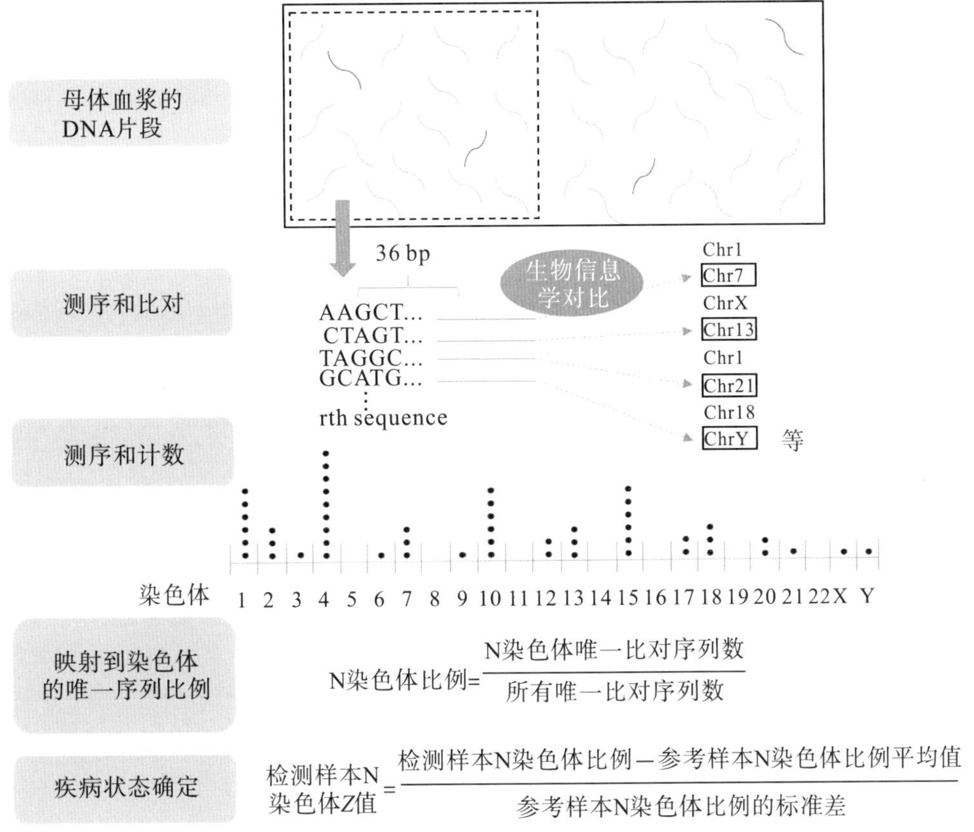

图 24－1 使用大规模平行基因组测序进行胎儿染色体非整倍体无创产前检测的程序框架示意图

无创产前检测（non-invasive prenatal testing，NIPT）又称无创产前 DNA 检测、无创胎儿染色体非整倍体检测等。NIPT 是通过提取孕妇外周血中 cffDNA，经二代测序技术和生物信息学分析得出胎儿患染色体疾病风险的技术。2016 年美国医学遗传学与基因组学学院（American College of Medical Genetics and Genomics，ACMG）发布胎儿染色体非整倍体无创产前筛查共识，提出 cffDNA 检测是最灵敏的胎儿 21、18、13 三体综合征产前筛查技术。NIPT 作为一种安全、准确、快速的新型产前检测技术，对单胎妊娠 21、18、13 三体综合征的检出率分别为 99.7%、97.9%、99.0%，与妊娠中期基于母体血清生化指标的三联筛查相比，NIPT 具有很高的灵敏度、特异度及很低的假阳性率，是目前最有效的、应用最广泛的针对胎儿常见染色体非整倍体的产前筛查方法。我国的 NIPT 始于 2011 年，全国产前诊断专家组以专家共识的形式在国际上率先提出 cffDNA 检测的临床定位为胎儿常见染色体异常的产前筛查技术。2016 年全国产前诊断专家组编写并发布了《孕妇外周血胎儿游离 DNA 产前筛查与诊断技术规范》，为该技术在我国规范、有序地开展奠定了坚实的基础。

cffDNA 几乎全部来自胎盘滋养细胞，因此并不能真实反映胎儿核型，限制性胎盘嵌合（confined placental mosaicism，CPM）会影响 NIPT 结果准确性，造成假阳性结果。另外，母体染色体核型异常、cffDNA 浓度太低、双（多）胎妊娠等因素也会影响 NIPT 结果。目前对于 NIPT 检测范围扩展的研究方兴未艾，该项技术应用于拷贝数变异（CNV）、单基因遗传病等的筛查尚处于研究阶段。为了分析染色体异常、拷贝数变异和微缺失，NIPT 使用的是针对整个基因组、特定区域或单核苷酸多态性（SNP）分析而开发的方法，分别是鸟枪大规模平行基因组测序（shotgun massively parallel sequencing，s－MPS）、靶向大规模平行基因组测序（targeted massively parallel sequencing，t－MPS）及基于单核苷酸多态性测序等，其中以 s－MPS 应用最为广泛，目前国内临床的 NIPT 也均采用 s－MPS 技术进行检测。

s－MPS 分析整个基因组，测序数百万个胎儿和母体的游离 DNA 片段，每个片段被分配给原始染色体，并且来自每个染色体的片段被量化，再利用生物信息学技术进行数据分析，当某条染色体片段相对过量或不足时，判断该染色体为三体或单体。研究显示，cffDNA 仅占总游离 DNA 的 3%～20%，因胎儿染色体异常所导致的总游离 DNA 剂量变化很小，故需要对大量 DNA 片段进行深度测序以获得更多数据进行生物信息学分析，cffDNA 比例越低，测序深度要求越高，检测成本越高。虽然基于s－MPS的 NIPT 同时也对 21 号、18 号、13 号及性染色体以外的 DNA 片段进行测序，但其他染色体非整倍体在妊娠中晚期相对少见，而且通常是嵌合体，其风险评估的准确性还缺少临床验证。理论上，如果增加测序深度，s－MPS 还可用于染色体片段微重复、微缺失等更精细的遗传学检测，但检测成本也将更高。因此，目前情况下基于 s－MPS 的 NIPT 临床应用还仅限于 21 号、18 号、13 号染色体的非整倍体筛查。t－MPS 将测序限制在染色体 21 号、18 号、13 号、X 和 Y 的特定区域，其优势在于成本较低，但与 s－MPS 相比，其可能存在更高的失败率（约 2%）。SNP 分析基于发现 DNA 序列中单个核苷酸碱基差异的机会，通过多重 PCR 进行 SNP 分析，可以区分母体和胎儿 DNA 片段，其失败率略有增加（约 4%）。

总之，由于技术问题，NIPT 仍然是一种筛查方法，而不是诊断方法。NIPT 的主要适应证仍然是高龄、既往生育有染色体异常的孩子、超声检查中发现胎儿异常，以及父母或家庭成员有遗传病和/或身体异常的家族史的孕妇。基因诊断领域的巨大创新会产生更多适用于产前筛查的方法，准确性也将得到不断提高，这也有助于 NIPT 在单基因疾病筛查中的进一步推广。

第二节 产前诊断技术

产前诊断也称为宫内诊断，其在胎儿出生之前应用细胞遗传学、分子遗传学、影像学、生物化学等技术，为可能出现遗传性疾病或与遗传因素有关的疾病，以及具有其他导致出生缺陷因素的高风险家庭提供充足可靠的信息，使他们能够在妊娠期对异常的胎儿做出适当的选择。目前能进行产前诊断的疾病大致分为六类：①感染性疾病（如巨细胞病毒感染、风疹病毒感染、单纯疱疹病毒感染、弓形体病、性传播疾病等）；②染色体疾病（如 21 三体综合征、13 三体综合征、18 三体综合征、Turner 综合征等）；③先天畸形（主要指多基因疾病，如先天性神经管缺陷、先天性心脏病、腹壁缺陷、先天性髋脱位、先天性马蹄内翻足等）；④单基因疾病（如假肥大性肌营养不良症、地中海贫血、血友病、脆性 X 综合征等）；⑤遗传性代谢疾病（如糖原贮积症、黏多糖贮积病、半乳糖血症、苯丙酮酸尿症等）；⑥其他未分类的疾病。

最初的产前诊断主要针对染色体非整倍体，随着分子检测技术的进步，越来越多的遗传性疾病可以在产前得到诊断，包括单基因病、致病性拷贝数变异、单亲二体等，产前诊断从细胞遗传学时代进入分子时代。技术的进步极大地促进了学科的发展，同时也极大地拓宽了人们对出生缺陷及产前诊断的认知。

一、细胞遗传学诊断技术

20 世纪 60 年代，羊水细胞学在确定胎儿性别和核型方面的作用被发现。随后，通过对绒毛膜绒毛进行取样并进行胎儿核型分析，将产前诊断从妊娠中期提前到妊娠早期。自此，羊膜穿刺术和绒毛膜绒毛取样（chorionic villus sampling，CVS）在产前诊断遗传性疾病中的应用越来越广泛。在妊娠早期，50%～85%的自然流产是由染色体异常导致的，其中染色体数目异常约占 86%、嵌合体约占 8%、结构异常约占 6%。染色体异常的诊断非常重要，因此直至 2010 年，产前诊断基本上处于细胞遗传学诊断阶段，分析方法主要包括体外细胞培养、染色体核型分析，可以准确检测出染色体非整倍体及染色体倒位、易位，大于5Mb的重复和缺失等染色体结构异常。

染色体核型分析是将体外培养的分裂中期细胞用胰蛋白酶等试剂处理后再进行染色，从而使细胞的染色体显示出深浅交替的横纹，通过对每条染色体的横纹进行分析、比较，判断染色体长度、着丝粒数目和位置、随体大小等特征有无异常，从而进行染色体结构是否正常的诊断。按照不同的染色方法，显带技术可分为G显带、Q显带、C显带和R显带等，其中G显带（使用Giemsa染液进行染色）最为常用。染色体核型分析可以观察全部染色体形态，方法简便经济，在诊断染色体数目（增加或减少）、结构异常（缺失、重复、倒位、易位）及嵌合体时具有优势，是产前诊断中普遍应用的技术。但显带技术需要细胞培养，检测周期长，且显带分辨率有限，对于染色体微缺失、微重复等微小染色体变异难以检出。另外，该技术的主要局限性还与其侵入性及可能的手术相关妊娠丢失有关。荟萃分析研究显示，虽然这些侵入性手术后妊娠丢失风险低于1%，但风险仍然存在，绒毛膜绒毛样本的取材也可能混杂有部分母体蜕膜细胞，以及存在限制性胎盘嵌合等风险，因此在绒毛检测发现嵌合体时通常需要做羊水检测进一步确诊。

二、细胞分子遗传学诊断技术

随着分子技术的发展，荧光定量PCR（fluorescent quantitative polymerase chain reaction，QF-PCR）、多重连接探针扩增（multiplex ligation-dependent probe amplification，MLPA）、荧光原位杂交（fluorescence in situ hybridization，FISH）等技术逐步应用于快速非整倍体检测。但目前这些技术只针对13号、18号和21号染色体及性染色体的非整倍体检测，若要检测其他染色体异常，需要进行额外操作，从而增加检测时间和成本。

（一）QF-PCR

QF-PCR是一种快速的产前非整倍体检测方法。作为PCR的延伸技术，QF-PCR具有更高的准确性，主要用于高效快速诊断染色体非整倍体异常，包括21号、18号、13号及性染色体的数目异常。QF-PCR采用多对荧光标记的引物对染色体特异的多个短串联重复序列（short tandem repeats，STR）进行多重PCR扩增，通过定性、定量分析STR的多态性来分析目标染色体数目有无异常。QF-PCR具有快速、准确、成本低、周转时间短等特点，具有重要的临床应用价值，将缓解等待核型分析结果的父母的焦虑，缩短高危家庭的临床管理时间。

（二）MLPA

MLPA也是以PCR为基础，设计目标序列高度特异性的长、短探针，当两个探针与目标序列完全杂交，由连接酶将两段探针连接成一条完整的核酸单链，PCR扩增后电泳分离分析扩增产物。MLPA可用于检测基因的缺失或重复及基因组拷贝数变异等，具有较高的灵敏度和特异度，比QF-PCR具有更高的分辨率。

QF-PCR和MLPA的优点是无需进行细胞培养，分析周期短，尤其是QF-PCR，通量高，易于大规模开展，作为产前细胞遗传学诊断的补充，有效解决了产前诊断技术服务能力不足、诊断周期长等现实问题。但以上两个技术也存在一定的局限性，包括只能针对一定数目的片段进行分析，存在一定的残余风险，无法检出这些染色体的低水平嵌合、结构重排和标记染色体，也不能提供有关其他染色体的信息。

（三）FISH

FISH是根据DNA碱基互补配对的特点进行染色体检测。通过使用荧光标记的DNA、RNA或与mRNA互补的cDNA探针在体外一定条件下和染色体或基因杂交，从而使同源DNA链或DNA-RNA单链结合成双链。研究表明，FISH与标准G显带核型分析的一致性在90%以上，灵敏度、特异度和预测值也都大99%。FISH可利用间期细胞作为样本，所需细胞数量不多，可直接使用未经培养的羊水细胞、绒毛细胞和母体外周血富集胎儿细胞等。但FISH探针数受荧光种类的限制，一次检测中最多只能同时检测5条染色体，因此无法一次性对所有染色体进行分析，也不容易在产前诊断中将某些染色体结构重排检测出来。因此，FISH不能完全代替染色体核型分析，只能用于有限、已知的染色体异常的诊断。

三、分子遗传学诊断技术

基因组时代下，分子技术的发展与应用加速推动了临床对于出生缺陷遗传学病因的认知，染色体疾病产前诊断的范围及重心不断拓宽。鉴于上述诊断方法在临床应用中的局限性，一些新的分子生物学技术开始逐步应用到产前诊断中，主要包括染色体微阵列分析（chromosomal microarray analysis，CMA）、二代测序（next generation sequencing，NGS）及其衍生技术。这些技术不断成熟和发展，正逐渐成为出生缺陷遗传学病因诊断和产前诊断的主流技术。

（一）CMA

基于阵列的分子遗传学技术的发展提高了对小的基因组缺失和拷贝数变异（CNV）的检测能力，这些缺失和重复在进行标准细胞遗传学分析的核型分析中是不常见的。CNV 导致 DNA 片段的预期拷贝数（即正常基因组中的拷贝数）发生变化，CNV 可能是良性的，也可能是致病性的，取决于它们的位置和基因含量。CMA 通过全基因组水平进行荧光信号扫描，可实现全染色体的 CNV 检测，检出所有染色体数目和染色体不平衡异常，特别对检出染色体微小片段的缺失和重复等具有突出优势。

CMA 又称“分子核型分析”，是 FISH 技术的一种延伸。CMA 是比较基因组杂交技术（comparative genomic hybridization，CGH）与芯片技术结合的产物，其原理是将荧光标记的 DNA 与携带探针的膜片或玻片杂交，然后通过荧光信号的强度定量分析 DNA 拷贝数变化或结构改变。其主要分为两类：①比较基因组杂交芯片（array-based comparative genomic hybridization，aCGH），是利用待测样本 DNA 及正常对照样本 DNA 与探针进行竞争性杂交，获得定量的拷贝数检测结果；②单核苷酸多态性微阵列芯片（single nucleotide polymorphism array，SNP array），不需要正常对照样本，待测样本 DNA 与黏附在芯片上的微珠探针进行杂交，根据检测信号的有无或强弱分析待测样本的 CNV 和基因型。

CMA 对遗传性疾病诊断产生了重大影响，该技术无需细胞培养，可以同时检测所有染色体，包括染色体数目增加和缺失、重复等结构异常，并且能以更高精度检测小片段 CNV 或结构异常。CMA 可以以低至 100kb 的分辨率检测染色体不平衡，与常规核型分析相比分辨率提高了 100 倍。一项前瞻性队列研究发现，在超声检查发现异常的情况下，4.1%的病例 CMA 结果显示出常规核型分析中未发现的异常，其他荟萃分析报告的检测率更高（10%）。因此提示 CMA 在产前检查中是可靠、准确和有价值的，尤其是在超声检查异常时，但应告知患者未知显著性变异（variants of unknown significance，VOUS）的发生率为 1.4%~2.1%。

CMA 的优点是可以检测使用标准细胞遗传学分析无法检测到的较小致病性染色体变异，可以定制；潜在缺点是不允许检测平衡的染色体重排、三倍体和一些镶嵌现象。CMA 面临的最大挑战是检测具有未知临床意义的染色体变异。目前，CMA 已成为国内外很多产前诊断中心常用的检测手段，但由于该技术成本高、通量低且所使用的芯片探针覆盖范围有限，可能导致部分致病性 CNV（pCNV）无法被检出等，限制了其在产前诊断中的大规模应用。

（二）NGS

随着人类基因组计划的完成，高通量、高效率的大规模基因组测序 NGS 应运而生。NGS 是将片段化的基因组 DNA 固定在支持物上，然后进行扩增延伸反应，同时每个延伸所掺入的荧光标记的成像信息被收集，以获得测序数据。其核心思想是边合成边测序，即通过捕捉新合成DNA的末端标记来确定DNA的序列，获得海量序列信息，并利用生物信息学工具进行分析。NGS作为测序平台可以快速获得已知或未知基因组的图谱，用于基因组研究分析，同时也可以鉴定基因转录和表达水平。

NGS的进步及母体血清中cffDNA的发现对产前诊断具有革命性意义。通过对母体血清中的cffDNA进行测序，不仅开发出了对胎儿染色体非整倍体高度灵敏的筛查试验技术，同时也为妊娠早期单基因病的无创性产前诊断提供了可能。对于遗传性疾病，高通量测序结果与数据库参考序列比对后，可检测到插入、缺失单个碱基改变、染色体数目异常、结构变异等，并且均有较高的灵敏度和特异度。NGS目前应用于产前诊断的技术主要包括基因组拷贝数变异测序（copy number variation sequencing，CNV－seq）、目标序列捕获高通量测序（target capture sequencing）及全外显子组测序（whole exome sequencing，WES）等。

1. 拷贝数变异测序

除染色体数目异常之外，pCNV也是导致胎儿发育异常的重要遗传学病因。在孕妇群体中，胎儿携带pCNV的比例高达1.6%～1.7%，已远高于21三体综合征的发生率，因此pCNV诊断对预防出生缺陷意义重大。目前用于检测全基因组范围CNV的技术主要包括CNV－seq和CMA。CMA存在因探针覆盖范围有限及更新速度停滞等因素导致的部分pCNV漏诊，而CNV－seq基于NGS技术，对检测区域无选择性偏倚，检测结果不受制于数据库更新的速度，在pCNV检测上更具优势。

CNV－seq是采用NGS技术对样本DNA进行低深度全基因组测序，将测序结果与人类参考基因组碱基序列进行比对，通过生物信息分析发现受检样本存在的CNV。CNV－seq可以检测出大于100kb的结构异常和低至5%的嵌合体。与核型分析、染色体微阵列分析等其他技术相比，CNV－seq技术具有检测范围广、通量高、操作简便、兼容性好、所需DNA样本量低等优点。近几年，CNV－seq在全国各大产前诊断中心广泛开展，其准确性已经过大量临床样本的验证。最新研究表明，与核型分析相比，CNV－seq能将染色体畸变的检出率提高55.6%，阳性率从1.8%提高到2.8%；在CNV－seq和CMA两种拷贝数变异检测方法的检测效能对比研究中，均发现CNV－seq在拷贝数变异检测的稳定性和准确性上与CMA具有同等效能。CNV－seq在提高通量的同时，显著提高了染色体变异检出率，可作为一线产前诊断技术应用于临床。

2. 目标序列捕获高通量测序

全基因组测序是利用高通量测序平台对基因组的全部基因进行测序，可在全基因组水平上检测单核苷酸变异、插入缺失、CNV和结构异常等多种全面的染色体变异信息，但目前成本较高，测序后数据量大，且现阶段难以对部分染色体变异进行致病性分类，因此难以在临床一线广泛使用。目标序列捕获高通量测序是将感兴趣的基因组区域定制成特异性探针，与受检基因组DNA在序列捕获芯片（或溶液）进行杂交，将目标基因组区域的DNA片段进行富集，然后利用NGS技术对富集区段进行深度测序（平均测序深度≥100×），最后结合患者病史、家族史及临床表型进行生物信息学分析，从而识别出与患者表型相关的具有临床意义的变异，可一次平行检测上万个位点、数百/千个基因。

已报道的目标序列富集方法有很多，包括 PCR、分子倒置探针和杂交捕获等。其中，杂交捕获在目标序列捕获高通量测序中的应用是最广泛的，它的成本较低、捕获量最大，可覆盖 50Mb 以上的外显子组区域。与 Sanger 测序相比，目标序列捕获高通量测序具有通量高、快速、单位点检测成本更低的优势；而相较于全基因组深度测序，目标序列捕获高通量测序更简便、经济、易于分析。

目标序列捕获高通量测序可以从孕妇外周血捕获基于概率的 cffDNA 进行靶向测序，并进行量身定制的统计分析，可以预测胎儿的基因遗传，找到致病基因及突变位点，从而为患有严重单基因疾病的家庭提供明确的产前诊断。目前有较多 Panel 应用于产前诊断，包括遗传代谢性疾病、糖原贮积症、进行性肌营养不良、神经肌肉病、皮肤病、骨骼疾病、眼科疾病、肾疾病等。Carlo 等研究表明，将双亲的靶向单倍体序列信息与妊娠期提取的 cffDNA 靶向测序相结合，可以对单基因疾病进行强有力的无创产前诊断。一旦确定了致病位点，通过目标序列捕获高通量测序可准确评估患者及家庭成员的患病风险、携带者风险、子代再发风险等，并且对患者家系成员在妊娠时进行相关疾病的产前诊断，可从源头上减少出生缺陷人口数及降低遗传性疾病发病率。

3. 全外显子组测序

NGS 正越来越多地应用于临床单基因疾病诊断，特别是 WES，已逐渐在临床中用于诊断某些疑似单基因病。WES 通过对基因组的蛋白质编码部分进行测序，可以检测整个外显子的单核苷酸变异、小插入/缺失（indels）和覆盖多个外显子的 CNV，已被证明是一种强有力的孟德尔疾病遗传检测方法。在儿童遗传性疾病检测中其诊断率可达到 40%，同时也被证明是产前诊断中的一种可行方法。产前诊断深入单基因病水平是临床的必然发展趋势。

蛋白编码序列仅占人类基因组的 1.5%左右，却含有引起人类疾病约 85%的已知变异，WES 可以检测跨外显子的单核苷酸变异，其在产前诊断中的应用是一个新兴领域。两个分别来自欧洲和美国的大样本前瞻性研究显示，当核型分析和 CMA 检测均未发现阳性的情况下，WES 可检出 10%～12.5%的单基因变异。在这两项研究中，多系统结构异常胎儿的诊断率最高，两项研究分别为 15.4%和 19%。这两项研究都观察到了单器官/系统异常的诊断率差异，其中心脏、骨骼、中枢神经系统和淋巴异常的诊断率最高，提示某个器官的异常更可能由单基因变异引起。研究表明，在排除这些胎儿中的染色体非整倍体和致病性 CNV 后，WES 提供了 8%～10%的额外诊断量，为胎儿结构异常的产前诊断提供了重要参考。有研究者建议，在超声异常和怀疑单基因疾病的胎儿中，CMA 和 WES 可以一起进行，以涵盖 CNV 和单核苷酸变异检测。中国的一项大型临床队列研究也强调同时进行 CNV－seq 和 WES 能够全面检测涉及 CNV 和其他变异的先天性缺陷，双重诊断将提高复合杂合状态下的诊断率。

2020 年，ACMG 发布指南，正式推荐对于超声发现胎儿结构异常且核型分析和 CMA 检测结果正常的病例，应进行 WES 检测以排除胎儿单基因变异。在产前诊断应用中，由于大部分胎儿异常表型的非特异性和间接性、数据解读的复杂性、遗传咨询的挑战性及伦理问题，WES 规范化的应用准则尚未确立并达成统一，因此 WES 在产前诊断中的应用仍需要大规模的临床实践探索。

先天性结构缺陷的病因异常复杂，由位于人类基因组广泛区域的各种 CNV 和基因变体组成。未来，迫切需要在单分子实时测序平台上进行更先进、更全面的产前诊断，如全基因组测序和长读长测序（long-read sequencing，LRS），即三代 DNA 测序技术，以及无需对父母或受影响的先证者进行测序的无创产前诊断通用技术。另外，将 cffDNA 检测扩展到转录组学和表观遗传组学，可能会对检测其他妊娠相关疾病（如先兆子痫和宫内生长受限）也产生有益的影响，从而为胎儿的宫内发育提供更加全面的评估。

（于萍　刘珍　李娜娜　李露）

思考题

1. 产前筛查常见的两种检测方法，各有哪些优点或局限性？在实际的临床产前筛查中，该如何选择合适的检测方法？

2. 与传统的细胞遗传学技术相比，细胞分子遗传学有哪些优点？在实际的临床应用中，该如何选择合适的产前诊断技术？

3. 不同的分子遗传学检测技术．各有哪些优点或局限性？在实际的临床应用中，该如何选择合适的产前诊断技术？

参考文献

[1] Chen X，Jiang Y，Chen R，et al. Clinical efficiency of simultaneous CNV－seq and whole-exome sequencing for testing fetal structural anomalies [J]. J Transl Med，2022，20 (1)：10.

[2] Chau M H K，Choy K W. The role of chromosomal microarray and exome sequencing in prenatal diagnosis [J]. Curr Opin Obstet Gynecol，2021，33 (2)：148－155.

[3] 刘颖迪，邬玲仟. 高通量测序技术在产前筛查和产前诊断中的应用 [J]. 中华预防医学杂志，2021，55 (9)：1037－1042.

[4] 戚庆炜，周希亚，蒋宇林，等. 分子时代产前筛查和产前诊断技术和理念的变迁及发展 [J]. 中国科学（生命科学），2021，51 (8)：997－1006.

[5] Pratt M，Garritty C，Thuku M，et al. Application of exome sequencing for prenatal diagnosis：a rapid scoping review [J]. Genet Med，2020，22 (12)：1925－1934.

[6] 戚庆炜，边旭明. 产前筛查——从血清学筛查到无创产前检测 [J]. 中国实用妇科与产科杂志，

2020, 36 (9): 793—796.

[7] Lord J, McMullan D J, Eberhardt R Y, et al. Prenatal exome sequencing analysis in fetal structural anomalies detected by ultrasonography (PAGE): a cohort study [J]. Lancet, 2019, 393 (10173): 747—757.

[8] Petrovski S, Aggarwal V, Giordano J L, et al. Whole-exome sequencing in the evaluation of fetal structural anomalies: a prospective cohort study [J]. Lancet, 2019, 393 (10173): 758—767.

[9] Wang J, Chen L, Zhou C, et al. Prospective chromosome analysis of 3429 amniocentesis samples in China using copy number variation sequencing [J]. Am J Obstet Gynecol, 2018, 219 (3): 287. e1—287. e18.

[10] Mellis R, Chandler N, Chitty L S. Next-generation sequencing and the impact on prenatal diagnosis [J]. Expert Rev Mol Diagn, 2018, 18 (8): 689—699.

[11] Vermeulen C, Geeven G, de Wit E, et al. Sensitive monogenic noninvasive prenatal diagnosis by targeted haplotyping [J]. Am J Hum Genet, 2017, 101 (3): 326—339.

[12] Hillman S C, McMullan D J, Hall G, et al. Use of prenatal chromosomal microarray: prospective cohort study and systematic review and meta-analysis [J]. Ultrasound Obstet Gynecol, 2013, 41 (6): 610—620.

[13] Wapner R J, Martin C L, Levy B, et al. Chromosomal microarray versus karyotyping for prenatal diagnosis [J]. N Engl J Med, 2012, 367 (23): 2175—2184.

[14] Chiu R W, Chan K C, Gao Y, et al. Noninvasive prenatal diagnosis of fetal chromosomal aneuploidy by massively parallel genomic sequencing of DNA in maternal plasma [J]. Proc Natl Acad Sci USA, 2008, 105 (51): 20458—20463.

[15] Lo Y M D, Corbetta N, Chamberlain P F, et al. Presence of fetal DNA in maternal plasma and serum [J]. Lancet, 1997, 350 (9076): 485—487.

第二十五章　肝再生的细胞和分子基础

肝是维持机体稳态的重要器官，其功能至关重要，主要参与营养物质的代谢、胆汁合成、血液解毒、调节凝血因子和关键激素的生物合成等。作为机体的一道防护关卡，肝接收来自门静脉血液中的药物、毒素、外源性物质等，并承受着由此而来的毒性作用。另外，肝容易受到多种嗜肝病毒的侵袭，引起急性或慢性损伤。为了能够承受这些潜在的破坏并最大程度地发挥其生理学功能，肝细胞被赋予了极强的再生能力。

通常肝内仅有不到0.1%的肝细胞进入分裂周期，以补偿偶尔丢失的肝细胞。在肝部分切除（partial hepatectomy，PH）或发生毒性损伤时，剩余的肝细胞会迅速增殖，以补偿丢失、损伤的肝组织并使肝恢复至原来的细胞总数和体积，完成肝再生。

然而，当肝细胞增殖受到损伤或抑制时，肝修复或再生主要以增殖的胆管上皮细胞为主，该细胞又称为卵圆细胞（oval cells，OCs）或肝前体细胞（liver progenitor cells，LPCs），其具有双向分化潜能。在特定的微环境中，肝肿瘤中的LPCs甚至充当了肿瘤起始细胞的角色。然而，随着生物技术的发展及Cre系统在体内细胞示踪技术中的应用和推广，研究者们不仅重新定义了这些具有双向分化潜能细胞的命运，还进一步探究了肝再生过程中细胞来源的可能性。

此外，越来越多的信号分子被证明在肝再生中发挥关键作用。一方面，细胞因子（TNF-α、IL-6、NF-κB等）和多种生长因子（HGF、TGF-α、VEGF等）在肝再生的启动、增殖和终止阶段发挥重要作用；另一方面，Hippo/YAP、Notch和经典的Wnt/β-catenin等多种信号通路参与肝再生的调节。

本章中，我们将基于细胞示踪系统和多种肝疾病模型，全面地介绍肝再生的细胞学基础及肝再生的相关分子学机制。

第一节　肝研究中的细胞示踪技术

在成熟器官中，不同类型的细胞对于组织更新和再生的作用很难确认。在依赖 Cre 系统的动物模型出现以前，肝中的增殖细胞及其子代细胞主要依靠氚标记的胸腺嘧啶核苷（^{3}HTdR）或 BrdU 进行标记。子代细胞标记持久性和细胞特异性的缺乏，以及长期的放射性标记追踪对细胞产生的潜在影响，都极大地限制了这项技术的使用。

Cre 系统的应用克服了细胞特异性和子代标记的难题。这一技术中，被示踪的细胞包含两个单独的转基因组件。第一个组件就是被细胞特异调控子或启动子所调控的 Cre 重组酶的表达，其中，Cre 基因融合在一个雌激素受体（estrogen receptor，ER）的突变配体结合域，该区段为他莫昔芬（tamoxifen）敏感型。当他莫昔芬进入细胞后，CreER 即被激活，脱离热休克蛋白 90（heat shock protein 90，HSP90）从胞质转入胞核。Cre 入核后，识别 LoxP 序列并将该序列之间的 Stop 区段切除，从而启动了该序列后面的第二个转基因的表达。第二个组件则为编码报告基因，如 *EGFP*、*YFP*、*Tomato*、*ZsGreen* 或 *LacZ*。这些报告基因受 *Rosa*26 区段的调控，而 *Rosa*26 在 Stop 区段剪切后被启动。因此，在他莫昔芬诱导后，这些细胞及它们的子代细胞均被标记上了报告基因。尽管非诱导型 Cre 系统被用于很多例子中，但该技术是目前应用于肝中的最基本的细胞示踪技术（图 25－1）。此外，其他依赖 Cre 重组酶的细胞示踪系统在该领域也得到了广泛应用，肝中依赖 Cre 重组酶的细胞示踪系统的应用见表 25－1。

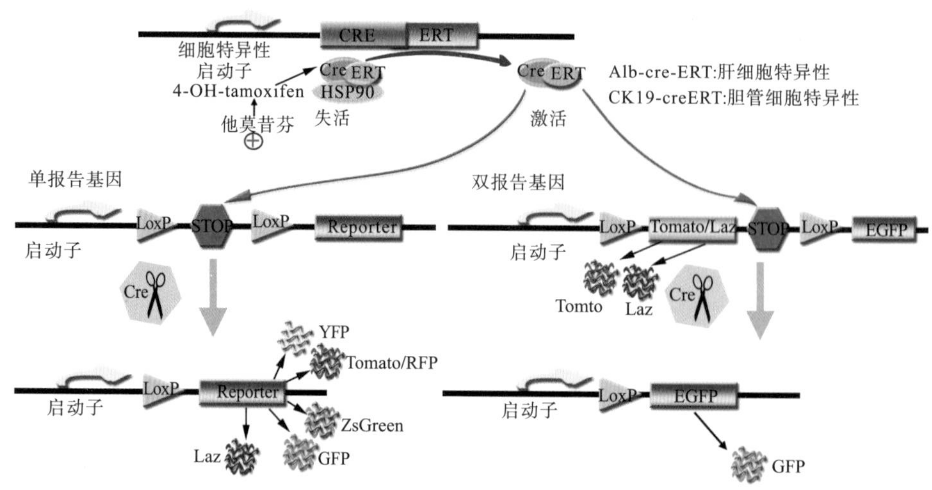

图 25－1　依赖 Cre 系统的细胞示踪体系构建简图

表 25－1　肝中依赖 Cre 重组酶的细胞示踪系统的广泛应用

Cre 体系	细胞特异性	动物年龄	他莫昔芬	处理方式
InducibleCre				
Sox9-CreER	CC，LPC	4～6 周	1×32 mg/BW（kg）	CDE/DDC/CCl_4/PHx/MUP-uPA/DEN/HFD/STAM
			1×100 mg/BW（kg）	
			1×15 mg/BW（kg）	
		P10	1×5 mg/BW（kg）	
			1×100 mg/BW（kg）	
Sox9-IRES-CreER	CC，LPC	8 周	1×200 mg/BW（kg）	CCl_4/BDL/APAP/CDE/DDC/PHx
			1×50 mg/BW（kg）	
			5×200 mg/BW（kg）	
		P1	1×1 mg/小鼠	
		P7	1×2 mg/小鼠	
		P14	1×2 mg/小鼠	
		胚胎时期	1×4 mg/小鼠	
Opn-CreER	CC，LPC	P20	1×100 mg/BW（kg）	CDE/DDC/CCl_4/PHx/DEN/HFD/$Mdr2^{-/-}$
		P21	1×100 mg/BW（kg）	
Hnf1b-CreER	CC，LPC	4～5 周	1×100 mg/BW（kg）	DDC/CDE/MDA/BDL/$Mdr2^{-/-}$/DEN/PHx + Retrorsine/APAP
		12～24 周	2×20+1×10 mg/BW（kg）	
CK19-CreER	CC，LPC	6～8 周	5×8 mg/小鼠	CDE/DDC/CCl_4/ANIT/PHx/DEN+CCl_4
		8～10 周	1×（6.5～8.0）mg/小鼠	
		4～8 周	5×3 mg/小鼠	
		8～12 周	3×4mg/小鼠	
		5.5～8.5 周	4×4 mg/小鼠	
		P10	1×5 mg/BW（kg）	
			1×100 mg/BW（kg）	
			1×80 mg/BW（kg）	
Cited1-CreER	FLPC	E13.5/E15.5	1×12.5 mg/小鼠	—
Alb-CreER	HC，CC	4～5 周	1×100μg/BW（kg）	DDC
		8～10 周	1×（6.5～8.0）mg/小鼠	
		P10	1×5 mg/BW（kg）	
			1×100 mg/BW（kg）	

续表25-1

Cre 体系	细胞特异性	动物年龄	他莫昔芬	处理方式
TTR-CreER	HC	P10	1×5 mg/BW（kg） 1×100 mg/BW（kg）	MUP-uPA/CCl_4
Ah-CreER	HC，CC	6～10 周	4×80 mg/BW（kg）	—
—	HC in zone 3	8～12 周	—	1×160 mg/BW（kg） 5×160 mg/BW（kg）
αSMA-CreER	PFB，ASC	8～12 周	Uncertain/10 mg/BW（kg）	BDL/CDE/PH
GFAP-CreER	SC，CC	8～12 周	Uncertain/10 mg/BW（kg）	BDL/CDE
Lgr4-CreER Lgr5-CreER	HC HC	10～14 周	5×2mg/小鼠	PH
Mx1-Cre	HC，IRC	未提及	2×250μg poly（I：C）/小鼠	DDC/BDL/CCl_4/PHx
Ah-Cre Non-inducibleCre	HC，CC	8～12 周	3×(20～80)mg/BW（kg）	CDE
Foxl1-Cre	LPC	—	—	BDL/DDC/CDE
Alb-Cre	HB，HC，CC	—	—	BDL/DDC
AFP-Cre	HB，HC，CC	—	—	DDC/
GFAP-Cre	HSC，CC	—	—	CDE/BDL/CCl_4
Lrat-Cre	HSC，VSMC	—	—	CCl_4/iDTR/BDL/DDC/ CDE/$Mdr2^{-/-}$/PHx
Pdgfrb-Cre	HSC，ASC	—	—	CDE
SM22-Cre	PMC	—	—	CDE
Viral mediatedCre				
AAV8-Ttr-Cre	HC	成年	2×10^{10}/小鼠 4×10^{11}/小鼠	PHx/DDC/CDE/CCl_4
AAV8-Tbg-Cre	HC	成年	1×10^{11}/小鼠 2.5×10^{11}/小鼠	DDC/BDL/PHx/ CDE/DEN

注：ANIT，α-萘基异硫氰酸酯；APAP，对乙酰氨基酚；ASC，活化的星状细胞；BDL，胆管结扎术；BW，体重；CC，胆管细胞；CCl_4，四氯化碳；CDE，胆碱缺乏饲料中添加乙硫氨酸；DDC，3，5-二乙氧基羰基-1，4-二氢可力丁；DEN，二乙基亚硝胺；FLPC，胎儿肝干细胞；HB，肝母细胞；HC，肝细胞；HFD，高脂饮食；LPCs，肝前体细胞；HSC，肝星状细胞；iDTR，诱导白喉毒素受体；IRC，干扰素反应细胞；MUP-uPA，高量尿蛋白-尿激酶纤溶酶原激活剂；PFB，门静脉成纤维细胞；PHx，肝脏部分切除术；PMC，门静脉周围间充质细胞；STAM，Stelic 动物模型；VSMC，血管平滑肌细胞；*β-萘黄酮和他莫昔芬混合注射液。

第二节　肝再生研究概况

一、肝再生概述

肝的神秘之处主要源于肝细胞极强的可塑性和急慢性肝损伤时肝展现的强大的再生能力。肝主要包括肝细胞、胆管上皮细胞、内皮细胞、Kupffer 细胞（巨噬细胞）、星状细胞等。肝实质主要由肝细胞和胆管上皮细胞组成，其中，肝细胞约占肝脏细胞总数的 70%，在生理条件下更新缓慢，小鼠肝细胞的生命周期为 200～300 天。

PH 模型被认为是一种“干净的”研究肝再生的模型。它是以啮齿类动物（大鼠和小鼠）为研究对象，对其肝进行部分切除，以引起剩余的肝叶迅速增生，完成肝再生及重构。肝再生的整个过程在啮齿类动物中需要 7～10 天即可完成，而在人类活体肝移植手术后，整个再生过程大概需要 3 个月。然而，PH 模型并不能精准地模拟出人类肝疾病的病理情形。为了满足研究的需要，人们构建出更多的动物肝疾病模型，如 CCl_4、对乙酰氨基酚（APAP）急性化学性肝损伤，乙硫氨酸（CDE）慢性肝损伤，胆汁淤积模型，经典的胆管反应——DDC 模型等，具体的肝再生动物模型构建见表 25－2。

表 25－2　肝再生动物模型

模型	动物	处理方式
肝部分切除模型	小鼠	手术
	大鼠	
	狗	
	猪	
	猴	
门静脉分支结扎模型	小鼠	手术
	大鼠	
	狗	
	猪	
	兔	

续表25－2

模型	动物	处理方式
直接代偿增生模型	小鼠	药物处理，如硝酸铅、二溴乙烷、过氧化物酶、体增殖物
	大鼠	
四氯化碳诱导肝损伤模型	小鼠	药物处理，腹腔注射四氯化碳溶液
	大鼠	
	狗	
	猪	
	猴子	
酒精性肝损伤模型	小鼠/大鼠	饮食/饮料，乙醇
TAA 模型	大鼠	药物处理，硫代乙酰胺
	猪	
	兔	
	猴	
APAP 肝损伤模型	小鼠	药物处理，对乙酰氨基酚
	大鼠	
	狗	
	猪	
	兔	
D－氨基半乳糖性肝损伤模型	小鼠	药物处理，D－氨基半乳糖
	大鼠	
	狗	
	猪	
	兔	
胆汁淤积模型	小鼠	手术/饮食
	大鼠	
	猴	
	兔	
	狗	
肝细胞再生模型	小鼠	胆碱缺乏而辅加乙硫氨酸（choline-deficient ethionine-supplemented）饮食
	大鼠	
胆管再生模型	小鼠	饮食，3，5－二乙氧羰基－1，4－二氢可力丁
	大鼠	

当发生急性肝组织缺失或化学诱导的肝损伤时候，肝细胞能够快速进行自我更新或做出修复反应，肝的这一功能已经通过 PH 模型或化学药物注射的啮齿类动物实验被完

全证实。这一特性也被应用到临床，通过 PH 模型进行肝肿瘤的切除。在活体肝移植手术中，从健康供体切取的部分肝被移植到受体体内，两者的肝残留部分都将重新生长为有完整功能的肝组织。这一过程通过残留肝的肝细胞和胆管上皮细胞的分裂而实现，这些细胞脱离它们正常的有丝分裂的静息状态，即所谓的 G_0 期，半同步地进入细胞分裂周期。在这种状况下，肝细胞在肝结构和生物功能方面充当了真正的种子细胞的角色。

二、肝前体细胞的激活

然而，人类肝疾病经常涉及肝细胞的死亡，伴随着炎症及纤维化反应，甚至发生肝前体细胞（LPCs）过度激活现象。LPCs 通常位于终末胆管和汇管区，具有双向分化潜能，也被称为肝祖细胞，因其形状近似卵圆形，又称卵圆细胞（oval cells，OCs）。这些增殖的卵圆细胞最先出现在汇管区附近，然后向肝实质延伸。因其高表达 CK19，又呈胆管样排布，故被称为胆管反应（ductular reactions，DRs）。

在人类肝中，急性肝衰竭和慢性肝病（如肝硬化）引起成熟肝细胞增殖能力衰竭或受到抑制，导致隐藏于终末胆管位置的 LPCs 激活，同样出现这种类似胆管反应的 LPCs 增殖现象。尽管 LPCs 活化的机制尚不清楚，但可以确定的是其活化继发于成熟肝细胞的持续丢失及肝再生障碍。

第三节　肝再生的细胞学基础

一、区域性肝细胞增殖

（一）肝小叶的区带分布

肝的功能丰富，其基本结构单位是肝小叶，肝小叶中的肝细胞由于基因表达和生物学特征等的不同具有较大的异质性，从肝门静脉区到中央静脉区大致分为 3 个区域。

围绕门静脉的汇管区周围肝细胞主要参与肝代谢功能，包括糖异生、糖原和蛋白质合成、脂质代谢和尿素生成等，通常表达上皮钙黏素（E-cadherin，E-Cad），被定义为 1 区（E－Cad$^+$，Zone 1）；靠近中央静脉的中央带周围肝细胞，是糖酵解和谷氨酰胺合成的主要场所，通常表达谷氨酰胺合成酶（GS），被定义为 3 区（GS$^+$，Zone 3）；1 区和 3 区之间的中间区肝细胞，被定义为 2 区（E－Cad$^-$ GS$^-$，Zone 2）。

（二）肝稳态、修复和再生中的肝细胞增殖

尽管在某些极其严重的肝损伤情况下，胆管上皮细胞可以转分化形成肝细胞，但是在肝维持生理稳态和损伤再生的过程中，肝细胞的更新仍然主要依赖原有肝细胞的自我增殖。

不同区域的肝细胞增殖能力呈现显著不同，其增殖动力学和更新的规则也有所不同。肝如何在稳态和发生损伤时补充和维持自身的平衡，是一些注定具有特定修复潜力的肝细胞参与，或是所有的肝细胞都能均等参与？针对这一疑问，陆续出现了很多不同的学说，也各自有相应的证据。

1. 肝细胞流动学说

肝细胞约占肝脏细胞总数的 70％，作为主要的肝实质细胞和功能执行细胞，在肝动态平衡和肝细胞更新中发挥关键的作用。肝由一个缓慢更新的细胞群体组成，成熟肝细胞的平均寿命从 200 天到 300 天不等。长期以来，肝细胞流动学说是理解生理稳态下肝细胞更新的主要模式：肝细胞通常产生于门静脉周围（1 区），沿着肝血窦向中央静脉缓慢迁移，最终到达并终结在中央静脉周围（3 区）（图 25－2）。

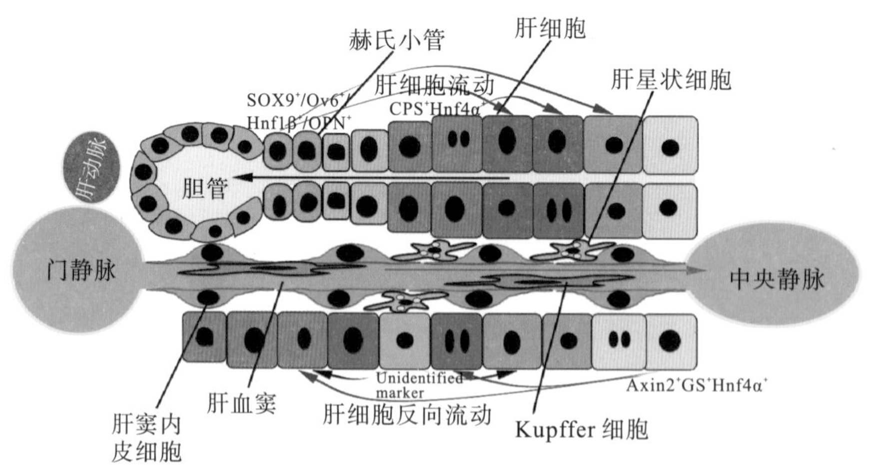

图 25－2 “顺向的”或“反向的”肝细胞流动理论示意图

在依赖 Cre 系统的细胞示踪技术出现以前，肝中的增殖细胞及其子代细胞主要依靠氚标记的胸腺嘧啶核苷（^{3}HTdR）进行标记。早在 1985 年，研究者利用^{3}HTdR 标记成年雄性大鼠，整个实验持续 5 周，取不同时间段的肝组织制备切片并进行放射自显影观察。肝细胞每天以 1.44 μm 的速度运动，覆盖腺泡直径的 0.324％。在此期间，腺泡大小无明显变化，而最初标记的肝细胞主要集中在以肝门静脉为中心的半径为 700 μm

的范围内，也就是传统意义上的1区和2区。随着时间的推移，标记的肝细胞逐渐流向3区并向肝静脉末端推进，在那里它们最终可能因凋亡而消失。伴随着肝细胞的流动，它们穿越了三个腺泡区，每经过一个区域便产生该区域特定的酶或基因表达，从而使该区域肝细胞呈现出特定的分化状态。

然而，这一假说并没有得到完全的认可。首先，逆转录病毒标记研究提供了明确的证据来证明正常周转过程中未发现任何肝细胞迁移。其次，肝细胞中的基因表达模式依赖于血流的方向，也就是说，如果血流逆转，即让门静脉血液通过中央静脉进入小叶然后经门静脉流出，则肝细胞的基因表达谱发生倒置。

2. “反向的”肝细胞流动学说

随着新兴的细胞示踪技术的出现，更多的实验证据为人们提供了新的思路——“反向的”肝细胞流动学说。这一学说指出，处于稳态的肝中，肝自我更新主要依赖近中央静脉周围（3区）的$Axin2^+$肝细胞。肝中存在一类肝细胞与肝中央静脉紧密相连，位于3区，通常表达Wnt应答基因*Axin2*和早期肝前体细胞标记基因*Tbx3*，即$Axin2^+$ $Tbx3^+$肝细胞。这群细胞具有增殖和自我更新的能力，是二倍体，而大部分肝细胞为多倍体，因此这些细胞不同于成熟肝细胞。在动态平衡的肝自我更新过程中，它们的子代细胞能够进一步分化成$Tbx3^-$的多倍体肝细胞并且沿着肝小叶从中央静脉周围（3区）向汇管区（1区）替换所有的肝细胞，呈现了一个“反向的”肝细胞流动学说。

根据这一假说，在肝小叶中，随着时间的推移，$Axin2^+$细胞能够产生所有肝细胞。然而，一年后被标记的细胞数量显示，$Axin2^+$肝细胞的子代细胞只替换了整个肝30%的区域，相当于40%的肝细胞。因此，并不能充分证实$Axin2^+$肝细胞在肝自我更新中的主导作用。

我们可以认为这个“反向的”肝细胞流动学说仅仅是肝细胞更新的一个补充，或许还存在其他未知的肝细胞亚群参与了该进程，这将有助于进一步确认肝和肝细胞的异质性。

3. 汇管区肝细胞学说

在中度和急性肝损伤期间，肝细胞能够重新进入细胞周期，增殖并补充丢失的组织，但在肝细胞增殖受到干扰的情况下，具有双向分化潜能的LPCs被认为是新肝细胞和胆管上皮细胞的主要来源。然而，更为有趣的是肝细胞样的前体细胞的出现。研究者利用两种基因谱系示踪技术得以确定这一特殊的细胞类型，该细胞不同于传统的LPCs，被称为混合型肝细胞（hybrid hepatocytes，HybHPs）。HybHPs存在于正常肝中，代表了汇管区（1区）一部分肝细胞亚群，既表达成熟肝细胞标志物*Hnf4α*基因，又表达*Sox9*和其他的胆管相关基因。

类似于LPCs，HybHPs并不参与健康肝的更新或者急性肝损伤后的肝修复，通常呈现出一种相对静止的状态。当大量的肝细胞持续损失且复杂的肝血窦和胆小管网络被破坏后，最为有效的弥补方式就是启动紧邻于胆管周围的肝细胞进行扩增，这一任务被HybHPs轻松完成。也就是说，在应对慢性或化学性肝损伤时，汇管区（1区）

SOX9$^+$肝细胞增殖活跃。然而，当肝损伤持续且 HybHPs 被杀死之后，它们将不再贡献于再生进程。与分别接受传统肝细胞、LPCs 移植的延胡索酸乙酰乙酸水解酶（fumarylacetoa cetate hydrolase，Fah）基因缺陷小鼠相比，接受 HybHPs 移植的受体肝能够产生功能性肝细胞克隆区，从而证实了其高度的再生潜能和可塑性，也为肝疾病的细胞治疗提供了较好的候选细胞。

考虑到 HybHPs 表达一系列胆管上皮细胞标记基因，其中很多与细胞黏附和小管形成功能相关，因此，人们推测 HybHPs 和胆管上皮细胞可能为起源于位于胆管板的共同胚胎祖细胞。然而，正如在慢性肝疾病中所展示的，也并不能排除这些 HybHPs 有可能是由已有的成熟肝细胞转化而来的。

4. 分散式学说

在肝维持稳态或损伤后修复过程中，肝细胞的更新是毋庸置疑的。关于其区域性细胞增殖的说法也一直备受挑战。肝细胞执行肝的代谢活动，并沿门静脉到中央静脉的小叶内轴线表现出功能异质性。不同于以往的区域性细胞增殖学说，有研究发现，增殖的肝细胞位于整个肝小叶。而针对肝细胞中端粒酶的研究，为肝再生中的细胞来源提供了新的思路。

端粒酶合成端粒重复序列，与干细胞和肿瘤的长期更新有关。端粒酶逆转录酶（telomerase reverse transcriptase，TERT）启动子的激活突变是肝细胞癌中最易复发的突变。研究者利用小鼠 TERT 位点的谱系示踪，证明了具有高端粒酶逆转录酶表达（$TERT^{High}$）的稀有肝细胞遍及整个肝小叶。在肝维持稳态期间，这些 $TERT^{High}$肝细胞在所有的小叶区域再生肝细胞，通过自我更新和分化形成肝细胞克隆，最终主导肝的细胞更新。当出现肝损伤时，这些细胞的再增殖活性加速，其子代肝细胞可跨越分区边界，遍布整个肝小叶。对小鼠使用基于白喉毒素（DTA）的 AAV 系统以剔除表达 TERT 的肝细胞，同时进行 DDC 饮食诱导肝损伤的研究发现 $TERT^+$ 肝细胞的缺失，导致肝星状细胞活化和纤维化明显增加。

基于 $TERT^{High}$肝细胞的分散位置及其在再生过程中的克隆行为，研究者提出“分散式学说”来解释肝细胞的更新，也就是说，位于整个肝小叶的稀有 $TERT^{High}$肝细胞在稳态过程中形成扩增克隆以补充丢失的肝细胞，且这种增殖在肝损伤期间加速。

这一学说可以很好地解释肝细胞更新中的几个现象，包括：①肝从任何小叶区域的损伤中恢复的能力；②普遍缺乏肝细胞长程迁移的证据；③整个小叶内存在罕见的增殖肝细胞。

此外，当消除 $TERT^{High}$肝细胞并诱导化学性肝损伤时，肝星状细胞活化和纤维化明显增加。由此可见，在人体中，类似的再生肝细胞亚群的耗竭或功能障碍可能是肝硬化的病理生理学基础，减少这种细胞耗竭或许可为不同病因的肝硬化的治疗提供新的思路。

5. 广泛分布式学说

近几十年来，诸多的研究表明存在某种独特功能的肝细胞亚群，它们在肝稳态或损伤后成为新的肝细胞来源，如前所述，这群细胞定位在特定的代谢区（1 区、2 区或 3 区）或随机穿插于整个肝小叶。

然而，随着体内细胞标记及细胞示踪技术的进步，肝细胞特异表达的多种荧光报告基因小鼠应运而生，基于这些工具的研究结果促使新的观点不断涌现。在肝稳态下，3 区肝细胞对其他区域的肝细胞没有任何贡献。结合其他几个细胞标记示踪实验，也验证了临床和实验病理学研究者的观察，即正常成人肝中只有不到 0.01%的肝细胞可能被发现增殖细胞核抗原（PCNA）阳性或正在进行有丝分裂。换言之，所有肝细胞，无论其在肝小叶中的位置如何，都具有均衡的稳态和修复潜力。当肝出现区域损伤的时候，肝细胞对不同区域损伤的反应不尽相同。例如，通过细胞特异性表达白喉毒素来消除 $Axin2^+$ 的 3 区肝细胞，或 CCl_4 诱导急性肝损伤，引起 3 区肝细胞损伤，可导致 3 区肝细胞通过残存的 3 区和周边（2 区）肝细胞的增殖而得到补充。当使用烯丙醇损伤汇管区（1 区）肝细胞时，损伤区域邻近的肝细胞发生增殖进行修复。而长期 CCl_4 给药导致的慢性肝损伤模型中，肝组织通过所有残余肝细胞的增殖来得以填充。

这就说明，肝中增殖肝细胞的区域性差别在某种程度上取决于肝小叶损伤的部位，而这种情况下参与损伤修复的肝细胞或许由损伤或死亡的肝细胞启动。

6. 肝小叶 2 区肝细胞主导学说

在以往的研究中，多采用单一代谢区域标志物示踪肝细胞，但这些技术具有一定的局限性，无法真正做到持续、动态示踪体内细胞的增殖。2021 年，新型遗传谱系示踪技术的问世打破了这种僵局。ProTracer（Proliferation Tracer）技术利用广泛使用的细胞增殖标志物 Ki－67，采用 Dre-rox 启动 Cre 同源重组酶介导的细胞示踪系统进行遗传标记，即不再依赖单一分子标记示踪某一肝细胞亚群的扩增情况，而是利用 ProTracer 技术去直接标记新生的肝细胞，不仅可以实现对所有肝细胞类群进行分析，还可以直观精准地展现新生肝细胞的动态变化。该示踪系统一旦启动，可以实现在数月甚至数年内不间断地记录细胞增殖，真正实现持续动态示踪增殖肝细胞的命运。

利用该技术，研究者检测了同一只小鼠在多个不同时间点细胞的增殖及其动态变化过程，这也是世界上首次实现活体检测细胞增殖。研究者指出，在生理稳态过程中，肝细胞通过缓慢的增殖维持自我更新，且肝细胞增殖具有区域差异。令人意外的是，在肝稳态期间，新生的肝细胞主要来源于肝小叶的中间区域（2 区），其次是 1 区，而 3 区肝细胞增殖率极低。此外，在 PH、胆管结扎和 CCl_4 诱导的肝损伤模型中，观察到高度区域性和动态的肝细胞再生模式：PH 模型中，肝细胞增殖从 1 区开始，并通过 2 区向 3 区进展；而在胆管结扎（损伤集中于 1 区）和 CCl_4 诱导的急性肝损伤（损伤集中于 3 区）模型中，肝损伤修复的细胞则主要来源于 2 区。

也就是说，一方面，在肝稳态和肝损伤期间，2 区肝细胞可以作为主力军，主导肝细胞再生；另一方面，新生肝细胞的来源某种程度上取决于肝小叶损伤的程度和位置分布。

二、肝前体细胞与肝再生

在肝生理稳态、肝组织切除或急性损伤时，肝再生主要依赖原有肝细胞的自我增殖和更新。然而，在成熟肝细胞增殖能力受到抑制时，LPCs 活化并进行自我复制。在过去的二十多年中，研究者一直相信，在慢性肝疾病中，LPCs 能够作为种子细胞再生出胆管上皮细胞和肝细胞，这一观点更是被体外集落形成和多向分化实验加强。此外，LPCs 一直被认为是肝癌干细胞或肝细胞癌的起始细胞。

细胞特异性示踪体系的发展使人们对 LPCs 的生物学和分化功能的理解逐步加深。通过一系列的 LPCs 标志物，如 SOX9、OPN、CK19、HNF1β 和 FOXL1 等，并利用 Cre/LoxP 细胞示踪技术，人们逐渐揭开了 LPCs 的神秘面纱。肝各类细胞间的转化示意图见图 25-3。

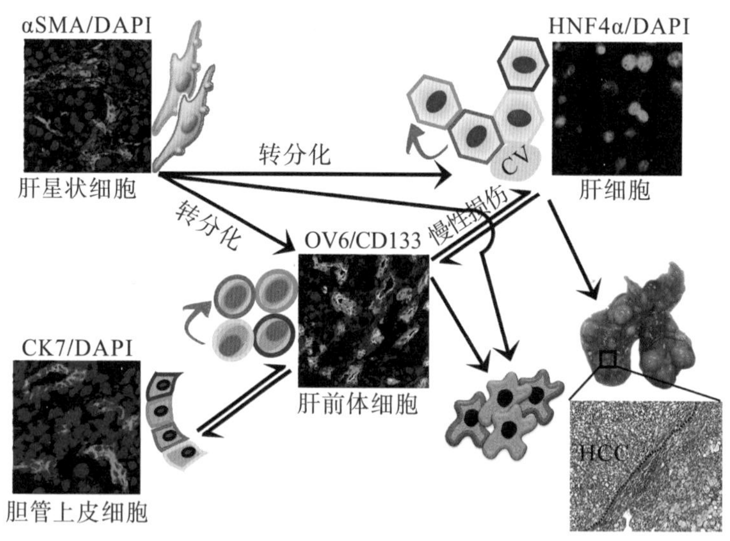

图 25-3　肝各类细胞间的转化示意图

（一）慢性肝损伤过程中 LPCs 不能大量有效地产生肝细胞

研究证实，体外培养的胆管上皮细胞来源的传统 LPCs 能够形成克隆并分化成有功能的肝细胞和胆管上皮细胞，然而，在慢性肝疾病中，LPCs 是否参与了肝再生中肝细胞的产生仍然存在争议。

在许多慢性或暴发性肝损伤的情况下，成熟肝细胞的增殖能力受损，导致 LPCs 的激活。在甲硝唑诱导的几乎所有肝细胞丢失的斑马鱼肝损伤模型中，再生的肝细胞主要来源于胆管上皮细胞的转分化。在此过程中，胆管上皮细胞先在增殖过程中去分化为肝母细胞样细胞，然后分化为增殖的肝细胞以促进肝实质的修复。对人和啮齿类动物肝组织的观察性研究表明，LPCs 或胆管反应中的短暂增殖分化细胞能够转化为肝细胞样细胞。

1. FOXL1 阳性肝祖细胞

研究者利用 *Foxl1*－Cre；*Rosa26*－LacZ 系统示踪了 $FOXL1^{+}$ 肝祖细胞，这些 LPCs 的活化继发于慢性肝损伤。他们发现，DDC 诱导小鼠慢性肝损伤模型中，虽然存在胆管反应，但这些 $FOXL1^{+}$ LPCs 仅产生很少一部分肝细胞（约 0.5%）。

2. SOX9、HNF1β 和 CK19 标记肝祖细胞

人们发现，在 DDC、CDE 或 CCl_4 诱导的慢性肝损伤模型中，胆管来源的 $Sox9^{+}$ LPCs 仅仅贡献了极少部分（<1%）的肝细胞，尽管这些细胞已被证实在体外具有很强的类器官形成能力。此外，研究者们利用 HNF1β 和 CK19 来标记 LPCs，证实在动态平衡的肝组织中 LPCs 始终保持静息状态，只是在胆管反应时对肝祖细胞的增殖有贡献。

3. OPN 阳性肝祖细胞

研究者利用 *Opn*－iCreER^{T2}；*Rosa26*R^{YFP} 小鼠构建 CDE 慢性肝损伤模型，在肝损伤恢复期和恢复后，这些 OPN^{+} LPCs 或胆管细胞分别产生 0.78%和 2.45%的肝细胞。新生的肝细胞整合到肝索中，形成胆管，表达肝特异性酶、积聚糖原，并在 PH 后增殖，与邻近的原生肝细胞一样。相比之下，OPN^{+} LPCs 在正常肝稳态期间，或其他肝损伤模型，如 PH 后、急性中毒性肝损伤或慢性肝损伤（CCl_4 诱导）期间均不产生肝细胞。也就是说，CDE 模型中，LPCs 或胆管上皮细胞可以分化为功能性肝细胞，但数量极少；在维持肝稳态或肝再生过程中，LPCs 并不能作为一个重要的肝细胞来源。而且，关于成熟肝细胞的示踪结果显示，在 DDC 或 CDE 饲料诱导的慢性肝损伤横型中，肝损伤后的再生是依赖已有的肝细胞来完成的。

当然，小鼠肝损伤模型并不能完全模拟人慢性肝疾病，即无法完全阻断肝中肝细胞的增殖。因此，这些模型对于研究 LPCs 在肝再生中的参与度具有一定的局限性。这一观点也被得到证实，通过过表达 p21 抑制肝细胞增殖，导致 $CK19^{+}$ 胆管上皮细胞显著再生肝细胞（约 15%）。因此，尽管在慢性肝损伤中胆管上皮细胞来源的传统的 LPCs 参与了修复或者再生，但它们的作用并不明显。

（二）LPCs 的可塑性

研究者在小鼠肝细胞中诱导性敲除 *Mdm2*，其敲除效率高达 98%以上，从而引起肝细胞的广泛凋亡、坏死和衰老。而这一结果导致大量的 LPCs 活化，这些 $Mdm2^{+}$ LPCs 通过完全的功能性重构保证了肝的存活。可见，位于汇管区的 LPCs 参与了肝细胞的生成并能完成肝的重构，这也为 LPCs 具有强大可塑性提供了证据。

（三）成熟肝细胞去分化成 LPCs

肝细胞和胆管上皮细胞均起源于胚胎发育过程中的肝母细胞。在成年期也观察到肝细胞和胆管上皮细胞之间的转换（图 25－3）。直到最近，肝细胞一直被认为是终末分化细胞，负责急性肝切除或损伤后的肝细胞克隆增殖，但在慢性肝损伤中贡献很少。然而，这一观点受到了诸多挑战，研究显示肝细胞可以转变为胆管上皮细胞表型，再分化为肝细胞。

体外研究表明，通过添加小分子物质可以将成熟的肝细胞转化为“双能细胞”，将这些双能细胞移植到 $Fah^{-/-}$ 和 uPA/SCID 肝损伤小鼠中，可以重构受体肝脏。此外，体内成熟的肝细胞能够转化成具有肝细胞和胆管上皮细胞特性（$SOX9^{+}$ $EPCAM^{-}$ $HNF4\alpha^{+}$）的双表型细胞。在 DDC 诱导的 Mxl－Cre；Sox9－EGFP 小鼠中，成熟的肝细胞能够转分化成双向分化潜能的细胞。为了特异性地示踪成熟肝细胞在肝损伤中的命运，研究者通过将野生型成熟肝细胞（$mTomato^{+}$）移植到 $Fah^{-/-}$ 小鼠中生成嵌合肝，移植后 10 周，发现宿主肝细胞区域被 $mTomato^{+}$ 供体细胞重构（95%～99%）。对该小鼠进行 DDC 诱导后，供体肝细胞来源的 $mTomato^{+}$ 细胞在汇管区明显可见，同时表达 LPCs 标志物，如 OPN、SOX9 和 HNF1β，被称为双向潜能的成熟肝前体细胞（hepatocyte-derived proliferative ducts，HepPDs）。体内谱系示踪和连续移植实验表明，这些肝细胞来源的 LPCs 保留了其起源的记忆，并在损伤停止后分化回肝细胞。而且，人的成熟肝细胞也同样被证实以相同的模式生成 HepPDs。

很显然，这些 HepPDs 不同于胆管来源的传统的前体细胞（biliary-derived proliferative ducts，BilPDs），包括细胞大小、细胞器、特异性标志物、基因的表达及在慢性肝损伤时分化成肝细胞的能力。如上述提到的，BilPDs 不能贡献于新生成的肝细胞，而 HepPDs 即便在连续移植后，也能够去分化成肝细胞。

此外，人们在出生时缺乏外周胆管的 $Alb-Cre^{+/-}$ $Rbpj^{f/f}$ $Hnf6^{f/f}$ 转基因小鼠中发现，肝细胞具有从头形成具有胆汁引流功能的成熟胆管上皮细胞的能力，证实了肝细胞向胆管上皮细胞的转分化。

三、肝星状细胞

（一）肝星状细胞概述

肝星状细胞（hepatic stellate cells，HSCs）是肝特异的间质细胞，在肝的生理功能和纤维化中发挥重要的作用。这类细胞富含维生素 A 和脂质小滴，存在于 Diss 间隙并与血窦上皮细胞和肝上皮细胞紧密相连。活化的 HSCs 表达 α 平滑肌肌动蛋白（α－

SMA)，又称为肌成纤维细胞。HSCs 是否通过间质上皮转化（mesenchymal-epithelial transition，MET）从而参与肝实质的再生仍备受争议。

（二）HSCs 在成熟肝中充当前体细胞角色的可能性

近期，胶质纤维酸性蛋白（GFAP）依赖的细胞命运示踪研究显示，活化的 HSCs 在肝损伤时贡献了 24%的肝细胞。然而，组成性 GFAP-Cre 表达系统的应用并不能完全排除绿色荧光蛋白（green fluorescent protein，GFP）标记的肝细胞来源于表达 GFAP 的胆管细胞的可能。但这些研究也提出了一个有趣的假设，即 HSCs 或许在成熟肝中发挥前体细胞的作用。而这一假设已被部分证实：研究者将分离出的 HSCs 移植到 2AAF/PHx 大鼠模型后，HSCs 通过形成间质组织、前体细胞、肝细胞和胆管上皮细胞参与宿主动物的肝再生。此外，多个体内外实验均证实，异位共表达转录因子 FOXA3、GATA4、HNF1A 和 HNF4A 后，肌成纤维细胞可以转化成诱导型肝细胞（induced hepatocytes，iHeps）。同时，有研究显示，在 BDL 和 PHx 模型中，大量的前体细胞、胆管上皮细胞及超过 25%的肝细胞均来源于 α-SMA^{+} 肌成纤维细胞。

然而，利用更高特异性的 Cre 重组酶 Lrat-Cre ERT2 小鼠（标记 99%的 HSCs），在药物毒性、胆汁淤积和脂肪肝疾病模型中，虽然 HSCs 能够生成 82%~96%的肌成纤维细胞，但 Lrat-Cre 标记的细胞，即 HSCs 均不产生肝祖细胞或胆管上皮细胞，从而排除了 HSCs 作为上皮祖细胞的可能性。与此观点一致，在 CDE 诱导的肝损伤模型中，人们发现 HSCs/肌成纤维细胞并不是新生成的 LPCs 和肝细胞的来源。

我们所看到的 HSCs 呈现的不同的现象或许可以归咎于肌成纤维细胞的异质性。在正常肝和胆汁淤积性的纤维化肝中分离出的一小群 Col-GFP^{+} Lrat^{-} 成纤维细胞，这些细胞主要集中在汇管区周围且不含维生素 A 和脂质小滴，符合汇管区成纤维细胞的特征，且基因表达模式多样。这些结果提示，汇管区成纤维细胞组成了一个特殊的成纤维细胞群，这群细胞非 HSCs 来源，范围上少于 HSCs，有可能在胆汁淤积性肝病中承担特殊的使命。

总之，依赖 Cre/LoxP 系统的细胞示踪技术为我们观察肝再生中新生肝细胞的来源提供了一个极其便利的途径。我们仍然无法排除肝细胞以外的其他细胞作为肝再生细胞来源的可能性，如 LPCs、胆管上皮细胞，甚至星状细胞。我们必须意识到，肝细胞存在细胞异质性。根据肝细胞的大小、不同的基因表达模式、代谢能力及特异性，肝细胞可以被分成不同的类群。此外，没有任何两个 LPCs 标志物能实现 100%的重叠，这就表明不同的 LPCs 群具有不同的细胞特异性。因此，针对不同刺激下的肝反应，很难去确定真正的细胞来源。这些细胞的作用或许是模型、疾病及种属特异性的。

第四节　肝再生的分子学机制

一、肝再生的机制概述

正常成人肝中的绝大多数肝细胞处于细胞周期的 G_0 期，很少发生细胞分裂。然而，在 PH 后，大约 95%的静止肝细胞迅速重新进入细胞周期。在肝再生过程中，肝中的每种细胞都表现出了不同的增殖动力学。其中，肝细胞是最早进入细胞周期的，在大鼠中，其 DNA 合成的峰值在 PH 后 20～24 小时，而在小鼠中，则在 36～48 小时达到峰值。

随着生物技术的发展及 Cre/LoxP 系统在细胞示踪技术中的应用和推广，越来越多的信号分子被证明在肝再生中发挥关键作用。在某些动物模型中，肝细胞直接受损并发生坏死，相关生长因子和细胞因子介导的通路被激活，从而调控细胞增殖。其中，生长因子主要包括肝细胞生长因子（hepatocyte growth factor，HGF）、表皮生长因子（EGF）、转化生长因子（TGF）、胰岛素和胰高血糖素等；细胞因子主要包括肿瘤坏死因子-α（TNF-α）和白细胞介素 6（IL-6）等。相关生长因子和细胞因子之间存在着复杂的相互作用，因此，单个基因的功能缺失很少导致肝再生的完全阻断。

二、细胞因子和生长因子在肝再生的启动、增殖和终止阶段的重要作用

（一）肝再生的启动、增殖和终止

在 PH 或肝损伤后，肝中同时启动几种信号。肠源性因子，如脂多糖（lipopolysaccharide，LPS），在肝损伤或 PH 后上调，并通过门静脉血供到达肝。LPS 激活肝非实质细胞（包括 Kupffer 细胞和星状细胞），从而增加了 TNF-α 和 IL-6 的产生。其他因子由胰腺（胰岛素）、十二指肠或唾液腺（EGF）、肾上腺（去甲肾上腺素）、甲状腺（T_3）和星状细胞（HGF）释放。这些因子的协同作用使肝细胞顺利从

G_0/G_1期进入S期，最终导致DNA合成和肝细胞增殖。HSCs分泌的TGF－β能够抑制肝细胞DNA合成，在肝细胞增殖期间被阻断，但在再生结束时恢复，以使肝细胞恢复到静止状态。

（二）生长因子介导的通路

血管内皮生长因子（vascular endothelial growth factor，VEGF）与内皮细胞结合，触发HSCs释放HGF前体，即pro－HGF。尿激酶型纤溶酶原激活物（urokinase－type plasminogen activator，uPA）和纤溶酶原蛋白酶切割pro－HGF，释放HGF。HGF与肝细胞上的Met受体结合，激活PI3K、AKT和S6激酶信号通路。HGF信号释放TGF－α和其他的下游信号，如AP1、JNK、pERKs、C/EBPβ和IGFBP1，这些信号通路同时受细胞因子调控。这些因子被认为可以激活TOR信号，并通过增加cyclins D和cyclins E，降低p27的表达水平导致细胞周期转换。

（三）细胞因子介导的通路

一些对于先天性免疫至关重要的分子，包括LPS、C3a和C5a及细胞间黏附分子（ICAMs），能够激活Kupffer细胞，进而产生TNF－α。TNF－α又反过来上调巨噬细胞中IL－6的水平。这两者可激活巨噬细胞邻近的肝细胞，导致肝细胞内STAT3的激活，引起干细胞因子（stem-cell factor，SCF）和一些与生长因子介导通路共有的蛋白的表达，从而推动细胞周期的转换，促进肝细胞增殖。

此外，多种抑制性蛋白也被激活，包括TGF－β，纤溶酶原激活物抑制剂（PAI），SOCS3和p27等细胞周期蛋白依赖性激酶抑制剂，分别在细胞因子和生长因子介导的这两条通路的不同阶段产生抑制作用，对于终止肝再生具有重要意义。生长因子和细胞因子参与肝再生示意见图25－4。

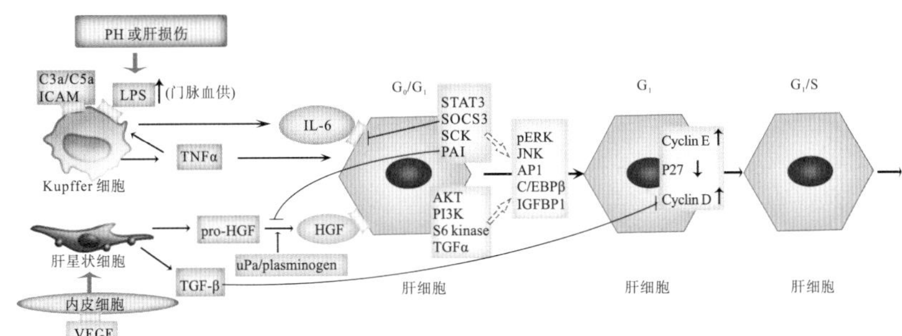

图25－4 生长因子和细胞因子参与肝再生示意图

三、Hippo/YAP、Notch、Wnt/β－catenin 等多种信号通路参与肝再生的调节

人类肝疾病经常涉及肝细胞的死亡，伴随着炎症及纤维化反应，甚至发生 LPCs 激活现象。LPCs 具有双向分化潜能，至于 LPCs 活化后是向肝细胞分化还是向胆管上皮细胞分化，背后的分子机制相当复杂。在稳态和肝损伤期间，肝细胞和胆管上皮细胞中 Hippo/YAP、Notch 和经典的 Wnt/β－catenin 信号通路对于维持肝代谢功能、增殖和转分化能力是必需的。

（一）Hippo/YAP、Notch 信号通路参与肝再生的调节

1. Hippo/YAP 信号通路推动肝细胞转化为胆管上皮细胞

Hippo/YAP 信号通路是细胞增殖和器官大小的重要调节因子。该信号级联的组成部分包括肿瘤抑制因子 NF2、WW45、MST1/2 及其底物激酶 Lats1/2。Hippo 信号通路的激活导致 Lats1/2 磷酸化 YAP，磷酸化的 YAP 滞留在细胞质或被降解进而失活。然而，活化的 YAP（未磷酸化）可进入细胞核调控下游靶基因的转录活性。

研究表明，肝细胞中 YAP 的激活导致肝细胞身份丧失，肝细胞转化为胆管上皮细胞，肝再生减弱。此外，酒精性肝炎患者的临床样本显示肝细胞中 YAP 高度活化，同时伴随着胆管上皮细胞标志物（SOX9、HNF1β）的表达增加。此外，在成熟肝细胞中条件性敲除 Hippo 通路下游效应因子 *Yap*/*Taz*，并不影响急性肝损伤后的肝细胞增殖；而在胆管上皮细胞中敲除 *Yap*/*Taz* 则会损害肝再生，并引起胆管消退。另有研究指出，YAP 在肝细胞中的表达使肝细胞特异性基因表达消失，从而特异性地获得类似内源性肝祖细胞的分子状态，同时，YAP 的高表达足以使 75%的成年肝细胞自主地向胆管上皮细胞或肝祖细胞转化。这些发现强调了 Hippo/YAP 信号在肝再生过程的汇管区肝细胞和胆管上皮细胞分化中发挥关键作用，其活性对肝细胞向胆管上皮细胞的去分化和克隆增殖至关重要。

2. Notch 信号通路作用于 Hippo/YAP 下游

在发育和肝损伤过程中，Notch 信号通路影响细胞分化、增殖和凋亡程序等，对于胆管的形成和修复是必需的。相邻细胞之间通过 Notch 受体交换的信号可以放大和巩固分子差异，最终决定细胞命运，如肝细胞中 Notch 信号通路的激活可诱导肝细胞在稳态和肝内胆管癌形成过程中重编程为胆管上皮细胞。此外，通过敲除 Notch 信号效应因子 RBP－Jkappa 抑制肝细胞中的 Notch 信号，可以减少 DDC 诱导的肝损伤模型中肝细胞向胆管上皮细胞的重编程。由于 Notch 信号作用于 Hippo/YAP 下游，因此

Hippo/YAP 信号在肝损伤中的作用可归因于 Notch 信号的调控。连续激活 Hippo 和 Notch 信号通路，使之表达其下游核心蛋白 YAP 和 NICD，成熟的肝细胞因此而获得 LPCs 特征，最终导致胆管细胞癌的发生。也就是说，Hippo/YAP 和 Notch 信号通路的异常活化促使肝细胞特异性基因消失，同时赋予肝细胞以 LPCs 的特征，并促进肝细胞向胆管上皮细胞转分化。

（二）经典的 Wnt/β−catenin 信号通路参与肝再生的调节

1. Wnt 信号通路概况

在个体发育过程中，Wnt 信号通路在控制细胞命运、增殖、迁移、极性和死亡方面扮演着不同的角色。经典的 Wnt/β−catenin 信号通路主要调控发育过程中细胞的命运。在没有 Wnt 信号的情况下，β−catenin 与含有 CK1α、GSK3β 和 APC 蛋白的细胞质复合物相结合。这促进了 β−catenin 的磷酸化及其与 β−Trcp 的结合，导致 β−catenin 被泛素化而降解；在 Wnt 信号存在的情况下，Wnt 与其受体 Frizzled 结合，从而激活 Dsh 蛋白，后者增强 GSK3β 的磷酸化进而抑制其活性，导致游离的未磷酸化 β−catenin（活性状态）在细胞质中积累并进入细胞核。入核后，β−catenin 与靶基因增强子元件上的 TCF/Lef 转录因子结合，激活下游靶基因的转录活性（图 25−5）。

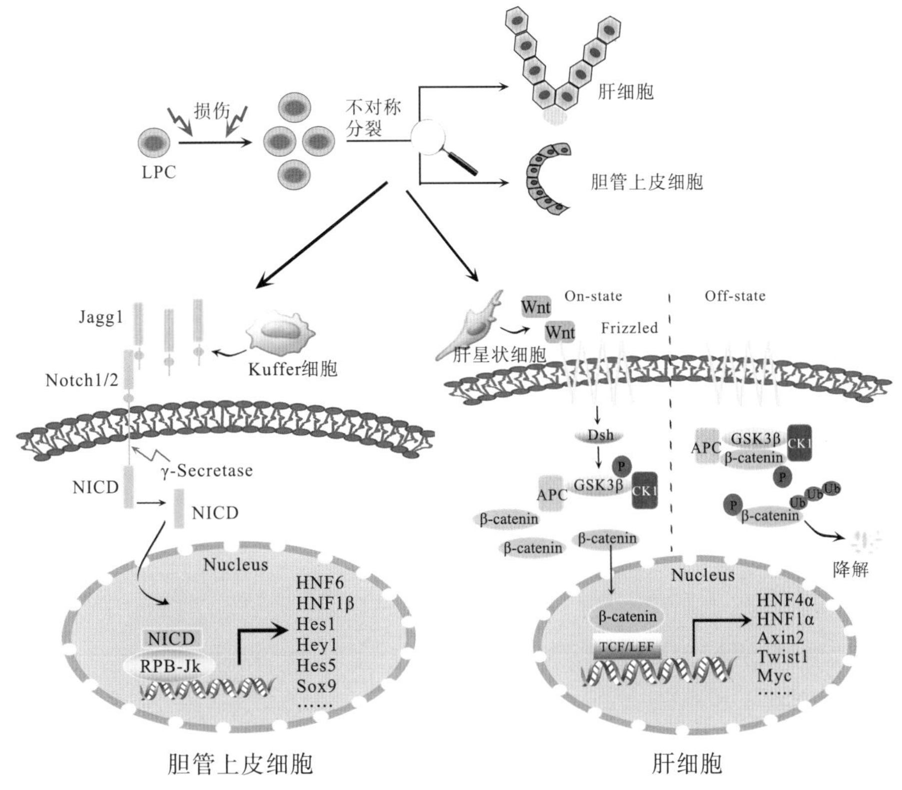

图 25−5　Notch、Wnt 信号通路参与肝再生的调节

2. Wnt/β-catenin信号通路有利于维持肝细胞增殖分化

在稳态的肝中，Wnt/β-catenin信号通路参与调控肝代谢分区。其中，β-catenin调节谷氨酰胺合成酶（GS）和某些细胞色素P450酶（CYPs）等基因的表达，β-catenin信号通路对肝再生的启动也至关重要。Wnt信号是中央静脉周围肝细胞和肝再生过程中β-catenin活性的主要上游效应因子。而Kupffer细胞是分泌肝再生过程中β-catenin激活所必需的Wnt配体的主要来源。最新的一项研究表明，在小鼠肝中，通过敲除Wnt通路的负调控因子*ZNRF*3和*RNF*43上调肝细胞中Wnt/β-catenin信号通路的活性，Wnt信号通路的异常激活增加了肝细胞的增殖，破坏了肝细胞的代谢分区，甚至引起肝肿瘤的形成。此外，内皮细胞和巨噬细胞提供的Wnt微环境在维持肝细胞增殖和代偿性功能中发挥着不可或缺的作用。

3. Notch和Wnt信号可直接调控LPCs的命运

令人惊奇的是，在人类病变肝和小鼠慢性肝损伤模型中，Notch和Wnt信号通过与活化的肌成纤维细胞或巨噬细胞的相互作用直接调节LPCs的命运。在小鼠胆管再生（DDC）模型中，肌成纤维细胞表达Jagged1（Notch配体）。Jagged1结合LPCs胞膜受体Notch1/2进而生成NICD胞内活性片段，激活了LPCs中的Notch信号通路，引起Notch靶基因如*Hes*1、*Hes*5和*Hey*1等的高表达，从而促进了LPCs向胆管上皮细胞的分化。此外，在肝细胞再生（CDE）模型中，巨噬细胞吞噬肝细胞碎片诱导Wnt3a表达，进而激活了LPCs中Wnt信号通路，引起Wnt靶基因如*Axin*2、*Sox*9、*Myc*和*Twist*1等的高表达，同时维持Numb（一种细胞命运决定因子）在这些细胞中的表达，并促进它们的肝细胞特异性，实现LPCs向肝细胞的分化。Numb是Wnt信号通路的直接转录靶点，同时，作为泛素连接酶，Numb也是Notch信号通路的负调控因子。因此，Numb成为Notch和Wnt信号通路在细胞命运决定过程中相互联系和作用的交叉点。这两条信号通路联合促进慢性肝损伤时成体肝实质的再生。

总之，随着新兴技术的出现，新型细胞追踪技术如ProTracer、单细胞测序技术等，将有助于进一步认识驱动肝细胞自我复制和细胞命运可塑性的动态信号通路，加深我们对肝再生的理解。

（纪洪杰　周永杰　石毓君）

思考题

1. 肝脏在何种条件下会启动再生？在肝脏再生研究中，Cre/LoxP系统的优点有哪些？

2. 肝脏中哪些细胞有成为“种子”细胞的潜力？

3. 肝脏是维持机体稳态的重要器官，那么在肝脏稳态维持及再生过程中涉及哪些学说？

参考文献

[1] Huang R, Zhang X, Gracia-Sancho J, et al. Liver regeneration: cellular origin and molecular mechanisms [J]. Liver Int, 2022, 42 (7): 1486－1495.

[2] Wei Y, Wang YG, Jia Y, et al. Liver homeostasis is maintained by midlobular zone 2 hepatocytes [J]. Science, 2021, 371 (6532): eabb1625.

[3] He L, Pu W, Liu X, et al. Proliferation tracing reveals regional hepatocyte generation in liver homeostasis and repair [J]. Science, 2021, 371 (6532): eabc4346.

[4] Monga S P. No zones left behind: democratic hepatocytes contribute to liver homeostasis and repair [J]. Cell Stem Cell, 2020, 26 (1): 2－3.

[5] Lin S, Nascimento E M, Gajera C R, et al. Distributed hepatocytes expressing telomerase repopulate the liver in homeostasis and injury [J]. Nature, 2018, 556 (7700): 244－248.

[6] Raven A, Lu W Y, Man T Y, et al. Cholangiocytes act as facultative liver stem cells during impaired hepatocyte regeneration [J]. Nature, 2017, 547 (7663): 350－354.

[7] Ji H, Lu Y, Shi Y. Seeds in the liver [J]. Acta Histochem, 2017, 119 (4): 349－356.

[8] Font-Burgada J, Shalapour S, Ramaswamy S, et al. Hybrid periportal hepatocytes regenerate the injured liver without giving rise to cancer [J]. Cell, 2015, 162 (4): 766－779.

[9] Lu W Y, Bird T G, Boulter L, et al. Hepatic progenitor cells of biliary origin with liver repopulation capacity [J]. Nat Cell Biol, 2015, 17 (8): 971－983.

[10] Wang B, Zhao L, Fish M, et al. Self-renewing diploid Axin2 (+) cells fuel homeostatic renewal of the liver [J]. Nature, 2015, 524 (7564): 180－185.

[11] Yimlamai D, Christodoulou C, Galli G G, et al. Hippo pathway activity influences liver cell fate [J]. Cell, 2014, 157 (6): 1324－1338.

[12] Tarlow B D, Pelz C, Naugler W E, et al. Bipotential adult liver progenitors are derived from chronically injured mature hepatocytes [J]. Cell Stem Cell, 2014, 15 (5): 605－618.

[13] Boulter L, Govaere O, Bird T G, et al. Macrophage-derived Wnt opposes Notch signaling to specify hepatic progenitor cell fate in chronic liver disease [J]. Nature medicine, 2012, 18 (4): 572－579.

[14] Español-Suñer R, Carpentier R, Van Hul N, et al. Liver progenitor cells yield functional hepatocytes in response to chronic liver injury in mice [J]. Gastroenterology, 2012, 143 (6): 1564－1575.

[15] Sackett S D, Li Z, Hurtt R, et al. Foxl1 is a marker of bipotential hepatic progenitor cells in mice [J]. Hepatology, 2009, 49 (3): 920－929.

[16] Fausto N, Campbell J S, Riehle K J. Liver regeneration [J]. Hepatology, 2006, 43: 45－53.

[17] Taub R. Liver regeneration: from myth to mechanism [J]. Nat Rev Mol Cell Biol, 2004, 5 (10): 836－847.

[18] Palmes D, Spiegel H U. Animal models of liver regeneration [J]. Biomaterials, 2004, 25 (9): 1601－1611.

[19] Zajicek G, Oren R, Weinreb M Jr. The streaming liver [J]. Liver, 1985, 5 (6): 293－300.